Kontinuierliche Messgrößen und
Stichprobenstrategien in Raum und Zeit

Hartmut Hebbel · Detlef Steuer

Kontinuierliche Messgrößen und Stichprobenstrategien in Raum und Zeit

mit Anwendungen in den Natur-, Umwelt-, Wirtschafts- und Finanzwissenschaften

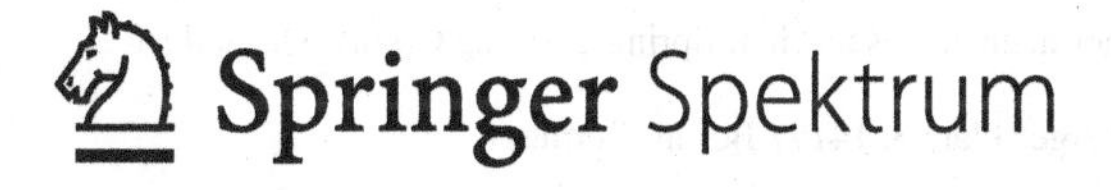

Hartmut Hebbel
Wirtschafts- und Sozialwissenschaften
Helmut-Schmidt-Universität/
Universität der Bundeswehr Hamburg
Witten, Deutschland

Detlef Steuer
Wirtschafts- und Sozialwissenschaften
Helmut-Schmidt-Universität/
Universität der Bundeswehr Hamburg
Ahrensburg, Deutschland

ISBN 978-3-662-65637-2 ISBN 978-3-662-65638-9 (eBook)
https://doi.org/10.1007/978-3-662-65638-9

Die Deutsche Nationalbibliothek verzeichnet diese Publikation in der Deutschen Nationalbibliografie; detaillierte bibliografische Daten sind im Internet über http://dnb.d-nb.de abrufbar.

Planung/Lektorat: Iris Ruhmann
Springer Spektrum ist ein Imprint der eingetragenen Gesellschaft Springer-Verlag GmbH, DE und ist ein Teil von Springer Nature.
Die Anschrift der Gesellschaft ist: Heidelberger Platz 3, 14197 Berlin, Germany

Für
Uschi, Daniela und Matthias

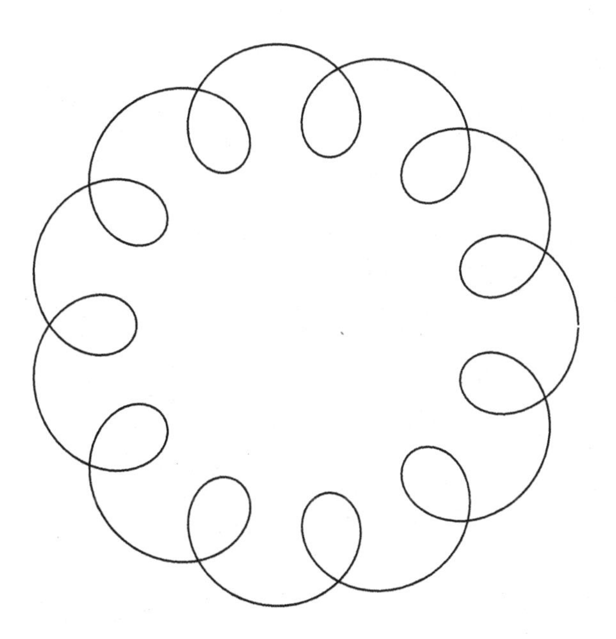

Vorwort

Der erste Autor war jahrzehntelang an verschiedenen Universitäten neben Forschung und Lehre u. a. im Bereich der statistischen Beratung und zahlreichen Forschungsprojekten für Ämter und Institutionen beteiligt. Die wissenschaftlichen Ergebnisse der anwendungsorientierten Tätigkeiten, insbesondere aus den Bereichen der Wasserwirtschaft und -reinhaltung sind auf viele Gebiete der Natur- und Umweltwissenschaften direkt übertragbar und flossen auch in die Lehre ein. Die in zahlreichen Skripten, Forschungsberichten und Fachzeitschriften enthaltenen neueren Methodiken sollen in diesem Buch zusammengefasst werden. Die Schwerpunkte liegen in der Entwicklung und Ausgestaltung mathematisch-statistischer Methoden in den Natur- und Umweltwissenschaften für kontinuierliche Prozesse sowie dem Entwurf geeigneter Stichprobenpläne in Raum und Zeit. Dabei wird speziell auf die Aspekte eingegangen, die in der üblichen Literatur nicht zu finden sind. Deshalb wird hier auch nicht das Kriging-Verfahren und die Variogrammanalyse, mit speziellen Voraussetzungen hinsichtlich der Messgrößen, behandelt. Zu diesen Themen existiert eine umfangreiche Literatur wie etwa Banerjee et al. (2004), Cressie and Wikle (2011), Montero et al. (2015), Müller (2007), Schafmeister (1999), Stein (1999), Wackernagel (2003).

Zu erwarten ist demzufolge nicht, dass umfassend die große Vielfalt der Probleme abschließend behandelt wird. Vielmehr sollen neuere und nützliche Werkzeuge bereitgestellt werden, so dass die interessierenden Fragestellungen zufriedenstellend beantwortet werden können. Lediglich einige spezielle Aufgaben werden in größerer Tiefe dargestellt.

Ausführlich werden die Gebiets/Intervall-Maßzahlen behandelt. Das Kapitel Stichprobenstrategien kreiert für diese Maßzahlen jeweils "beste" Schätzer in einer Klasse mit teils, auf den ersten Blick überraschenden Ergebnissen. Die umfangreichen, so in der Literatur nicht zu findenden Beweise sind zwar an den betreffenden Stellen aufgeführt, sollten sie jedoch abschreckend wirken, bitten die Autoren um Nachsicht. Die Theorie kann übergangen werden, wenn der Fokus auf der Anwendung liegt.

Kontinuierliche Messgrößen in Raum und Zeit treten insbesondere in den Natur- und Umweltwissenschaften auf. Da die Prozesse überwiegend nur stichprobenhaft an einigen Stellen bzw. Zeitpunkten beobachtet werden können, oftmals sogar nur mit Fehlern behaftet, stellt sich die Frage, wie gut die Gesamtsituation bezüglich der vorgegebenen Aufgaben und Ziele durch die Daten abgebildet wird. Aufgaben und Ziele sind beispielsweise die Erfassung, Darstellung, Beurteilung (Grenzwerteinhaltung oder -überschreitung), statistische Auswertung von Messsignalen sowie die Entwicklung und Ausgestaltung von statistischen Analyseverfahren und geeigneter Stichprobenpläne (multivariat und in Raum und Zeit).

Hinweise und Ideen von Praktikern (Chemikern, Biologen, Medizinern, Ingenieuren) fanden ihre Berücksichtigung, was zahlreiche Beispiele dokumentieren. Ihnen allen sei an dieser Stelle herzlich gedankt. Zuweilen war die Kommunikation nicht immer einfach und die Öffnung für neue Ansätze schwierig, speziell mit dem Argument: "Aber wir haben das doch schon immer so gemacht". Dazu kommen noch Begriffe und Bezeichnungen, die unterschiedlich verstanden werden. Parameter sind in der Statistik zu schätzende Kenngrößen, in den Naturwissenschaften die zu untersuchenden Messgrößen. Die Konzentration wird von Praktikern mit ρ bezeichnet und in der Statistik stellt ρ den Korrelationskoeffizienten von zwei Variablen dar.

Ein lobenswertes Beispiel für eine gelungene Zusammenarbeit ist dokumentiert in DIN A 90 (2008): *Die Berechnung von Frachten in fließenden Wässern*. Hier wurde das Thema Frachtberechnung in Fließgewässern unter Einbezug neuer mathematisch-statistischer Methoden umfassend behandelt und für Praktiker anhand zahlreicher Beispiele zugänglich gemacht.

Das Buch richtet sich demzufolge an alle, die sich mit Fragen zur Datengewinnung, Datenaufbereitung und Datendarstellung und insbesondere der Datenauswertung beschäftigen. Der Schwerpunkt liegt dabei auf Daten, die zu kontinuierlichen Messgrößen in Raum und Zeit gewonnen wurden und auf sachgerechten Methoden zu ihrer Auswertung. Die Inhalte sind auch für Lehrveranstaltungen in den Bereichen der Datenanalyse, Zeitreihenanalyse, multivariaten Verfahren, Stichprobentheorie und teilweise für Wirtschafts- und Finanzwissenschaftler (Chartanalyse) interessant.

April 2022 *Hartmut Hebbel und Detlef Steuer*

Inhaltsverzeichnis

Teil I
Kontinuierliche Messgrößen, diskrete Beobachtungen

Dieser Teil behandelt die theoretischen und empirischen Grundlagen zum Umgang mit kontinuierlichen Messgrößen in Raum und Zeit. Ausgangspunkt ist die Formulierung von allgemeinen Aufgaben und Zielen, einhergehend mit der Datengewinnung und -darstellung. Die grafisch-explorative Analyse ist ein wichtiges Instrument für die spätere Datenauswertung auf der Basis geeigneter mathematisch-statistischer Modelle.

Zu den Grundlagen zählen die Nichtüberschreitungsfunktion bzw. Dauerlinie, die abweichend von der üblichen Definition in Form von Werteanteilen auf Raum/Zeitanteile übertragen wird. In dieser Definition ist der Begriff auch für kontinuierliche Größen zugänglich. Daraus werden die p-Raum/Zeit-Quantile abgeleitet. Gebiets/Intervall-Maßzahlen wie -Mittelwert, -Varianz, -Kovarianz und speziell Auto/Kreuzkovarianz sind einfache Analyseinstrumente zur komprimierten Darstellung der Sachverhalte.

Kapitel 1
Einleitung

Zusammenfassung Die Einleitung gibt einen Überblick über die Aufgaben und Ziele, die mit kontinuierlichen Messgrößen in Raum und Zeit verbunden sind. Diskutiert werden die Möglichkeiten der Beobachtung. Es stellt sich die Frage, ob die Messgrößen kontinuierlich in Raum und Zeit oder nur diskret an einigen, gegebenenfalls zufällig ausgewählten Stellen erfasst werden können. Außerdem kann es sein, dass die Analysenwerte mit Unsicherheiten, beispielsweise einem Messfehler, behaftet sind. Modellbildungen, die zur Lösung der gestellten Aufgaben und Ziele geeignet sind, werden angesprochen.

1.1 Messgrößen und Daten

Zu kontrollierende Messgrößen in den Natur- und Umweltwissenschaften (beispielsweise Gütevariable oder Schadstoffe) können sowohl in Wasser (Flüsse, Seen, Abwasser, Trinkwasser), Luft (Stadtzentren) und Boden (Wälder, Äcker, Klärschlamm, Abfalldeponien, Sediment) als auch in vielen anderen Dingen (Lebensmittel, Spielzeug usw.) auftreten. Einige willkürliche Beispiele sind allgemeine Gütevariable (wie Temperatur, Sauerstoffgehalt, Leitfähigkeit, pH-Wert, Sauerstoffzehrung, Stickstoff- und Phosphorverbindungen, Kohlenstoffe), biologische Kenngrößen, organische Schadstoffe, Schwermetalle sowie speziell Luftschadstoffe (wie Kohlenstoffdioxid CO_2, Stickstoffoxide NOx, Feinstaubbelastung). Wesentlich ist, dass bei den Messgrößen (Merkmalen, Variablen), bezeichnet mit $X, Y, \ldots$, der räumliche und zeitliche Bezug eine wichtige Rolle spielt. Zu jeder Beobachtung muss angegeben werden, wo und wann die Messung der interessierenden Größen erfolgt ist.

Wird die Messgröße mit X, der Ort mit s und die Zeit mit t bezeichnet, dann beschreibt

$$X(s,t) \quad \text{die Messgröße } X \text{ am Ort } s \text{ zur Zeit } t\,.$$

Beispiele sind die Lufttemperatur LT, die Stickstoffdioxidbelastung NO_2 der Luft oder die Geschwindigkeit V eines PKW an einer (automatischen) Messstelle s zum

H. Hebbel und D. Steuer, *Kontinuierliche Messgrößen und Stichprobenstrategien in Raum und Zeit*, https://doi.org/10.1007/978-3-662-65638-9_1

Zeitpunkt t. Der betreffende Ort bzw. die Stelle s wird ggf. zwei- oder mehrdimensional bezeichnet mit $s = (s_1, s_2)$ oder $s = (s_1, s_2, s_3)$.

In seltenen Fällen kann die Größe $X(s, t)$ in einem vorgegebenen Gebiet G und Zeitintervall J von a bis b, geschrieben $J = [a, b]$, kontinuierlich beobachtet oder aufgezeichnet werden. Ein Ergebnis im Raum ist dann ein *Relief* $x(s)$ über G und in der Zeit eine *Zeitreihe* $x(t)$ in J. Beispielsweise kann der Pegelstand eines Gewässers durch so genannte Pegelschreiber kontinuierlich aufgezeichnet werden, siehe dazu Abb. 1.1.

In der Wassergütewirtschaft und in der Luftüberwachung gibt es automatische Messstationen, die verschiedene (einfach und schnell zu bestimmende) Messgrößen *"quasi-kontinuierlich"* aufzeichnen. Darunter werden 5- bis 30-minütige Mittelwerte verstanden, die durch Fernübertragung in eine Zentrale überspielt oder direkt an der Messstation gespeichert werden. Das ergibt große Datenmengen, die mit dem Schlagwort Big Data umschrieben werden können. Zur Speicherung, Verarbeitung und Auswertung sind spezielle Lösungen hinsichtlich Fachpersonal, Hard- und Software erforderlich.

Im Gegensatz zur quasi-kontinuierlichen Beobachtung kann meist nur in bestimmten ausgewählten Punkten (s, t) eine Variable untersucht werden. Im Prinzip ist zu unterscheiden zwischen einer theoretischen Messgröße $X(s, t)$ und ihrer konkreten Beobachtung bzw. Messung $x(s, t)$. Eng verbunden mit dieser Aussage ist die Frage, ob die Messgröße als *deterministisch*, *unscharf (vage)* oder als *stochastisch* anzusehen ist, was sehr wichtige Konsequenzen hinsichtlich der weitergehenden statistischen Datenauswertung hat.

Bei eindeutiger Definition von X und präziser Angabe von Ort s und Zeit t wäre $X(s, t)$ eine feste (nichtstochastische, nicht unscharfe) Größe. Unsicherheiten in der Angabe von Ort und Zeit für ein Ereignis oder grobe Maßskalen führen eher zu vagen Messgrößen (etwa mit einer Intervallangabe), siehe z. B. Viertl (2003). Erst durch Fehler in der Erfassung von X im Punkt (s, t) könnte die Messgröße als stochastisch angesehen werden. Ein zugehöriger *Messwert* oder *Analysenwert* $x(s, t)$ der Größe $X(s, t)$, der durch ein (chemisches) Analyseverfahren ermittelt wird, ist üblicherweise mit (Mess-)Fehlern behaftet.

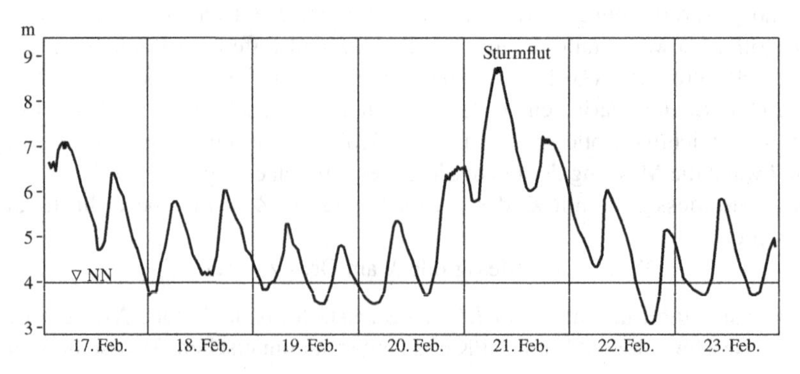

Abb. 1.1 Pegelbogen eines analogen Pegelschreibers an einer Messstelle mit Tideeinfluss und Tidedauer von 12 Std. 25 Min.

Von der praktischen Probennahme über die chemische Analytik bis hin zur Aufzeichnung des Zahlenergebnisses können eine Vielzahl von Fehlern auftreten, die in (nicht kontrollierbare) rein zufällige und (kontrollierbare) systematische Fehler eingeteilt werden können. Die systematischen Fehler können in der Regel durch eine sorgfältige Planung bei der Messwerterfassung vermieden werden. Daher werden, soweit es für das Problem relevant ist, nur die rein zufälligen Fehler in einem *Messmodell* berücksichtigt.

Werden jedoch die Messpunkte (s_i, t_i) nach einem Zufallsprinzip ausgewählt, dann sind auch die zugehörigen Messwerte $X(s_i, t_i)$, $i = 1, \ldots, n$, zufällig, ggf. überlagert durch einen zusätzlichen Messfehler. Verschiedene Stichprobenstrategien werden im Teil II behandelt.

> Der Einfachheit halber wird ein Punkt (s, t) am Ort s zur Zeit t abkürzend mit t bezeichnet, d. h. t stellt einen Ort, einen Zeitpunkt oder einen Ort zu einem Zeitpunkt dar, wenn nichts anderes gesagt wird.

1.2 Aufgaben und Ziele

Analysemodelle

Ein Ziel besteht ganz knapp umrissen darin, die räumliche und zeitliche Entwicklung bestimmter Messgrößen $Y_1, \ldots, Y_m$, der so genannten *Zielgrößen*, gegebenenfalls in Abhängigkeit weiterer *Einflussgrößen* $X_1, \ldots X_k, \ldots$ zu quantifizieren, d. h. ein Modell zu entwerfen, um je nach Aufgabenstellung den gemeinsamen Verlauf zu beschreiben, zu analysieren, zu kontrollieren, zu prognostizieren, zu simulieren oder nur zu dokumentieren. Im Vordergrund steht dann der Entwurf eines (deterministischen oder stochastischen) Modells, um aus den zugehörigen Daten die interessierende Struktur, bezeichnet mit f, zu ermitteln, veranschaulicht in Abb. 1.2.

Dazu müssten nicht nur alle Einflussgrößen bekannt, sondern sie müssten darüber hinaus, wie auch die Zielgrößen, lückenlos und fehlerfrei beobachtbar sein, um den m-dimensionalen *Systemoperator* f (die Black Box Funktion) aufzuspüren. In vielen Fällen genügt es, nur die k wesentlichen Einflussgrößen in die Untersuchungen einzubeziehen und alle übrigen unbedeutenden Einflussgrößen zu einer *nicht*

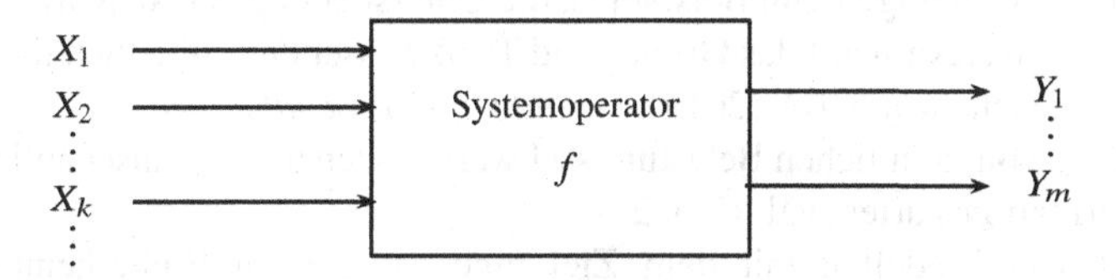

Abb. 1.2 Zielgrößen $Y_1 \ldots Y_m$ und Einflussgrößen $X_1 \ldots X_k \ldots$ in einem System mit dem m-dimensionalen Systemperator f.

beobachtbaren Restgröße U zusammenzufassen, die in jedem Punkt t als zufällig angesehen wird. U stellt damit einen sogenannten stochastischen Prozess (in Raum und Zeit) dar. Für diese Situation reduziert sich das Problem auf das Auffinden eines Systems der Art

$$Y(t) = \begin{pmatrix} Y_1(t) \\ \vdots \\ Y_m(t) \end{pmatrix} = f(X_1(t), \ldots, X_k(t)\,; U(t)) \quad \textit{Zustandsgleichung}$$

mit dem Vektor $Y(t)$ der Messgrößenwerte im Punkt t.

Über den m-dimensionalen Funktionstyp f und die stochastische Struktur von U sollten aufgrund sachlogischer und fachspezifischer Überlegungen nähere Angaben möglich sein. Oft wird der Funktionstyp parametrisiert. Dann hängt f nur von einem unbekannten Parametervektor β ab. Im Idealfall ist der Restprozess U ein (reines) weißes Rauschen.

Probleme, die über den Entwurf eines Modells gelöst werden können, sind beispielsweise

- Klimawandel und Erderwärmung mit dem 1.5°C Ziel. Gemeint ist der Anstieg der Jahres-Durchschnittstemperatur der erdnahen Atmosphäre und der Ozeane seit Anfang des Industriezeitalters, also ca. ab 1850. Als Ursachen gelten die anthropogene Anreicherung der Erdatmosphäre mit Treibhausgasen, speziell Kohlenstoffdioxid, Methan und Distickstoffmonoxid. Die Gründe sind die Verbrennung fossiler Brennstoffe, die Waldrodung und die Land- und Viehwirtschaft, siehe beispielsweise UBA (2021a): *Häufige Fragen zum Klimawandel*, mit zahlreichen Quellenangaben.
- Ursachenforschung bei weiteren umweltrelevanten Fragestellungen wie etwa zum so genannten *Waldsterben*, d. h. Untersuchung der Nadeln, Blätter, Stämme und Böden hinsichtlich wichtiger biologischer und chemischer *Kenngrößen* oder *Parameter* (als Synonym für Messgrößen) in Raum und Zeit oder zu langfristigen *Klimaveränderungen* und deren mutmaßliche Auswirkungen, vgl. *Waldbericht* BMEL (2021) mit umfangreichem Quellenverzeichnis.
- Suche von Zusammenhängen und Abhängigkeiten ausgewählter Inhaltsstoffe in einem Gewässer (See, Fluss, Grundwasser) sowie von Veränderungen der *"Wassermatrix"* in Raum und Zeit für Gewässergütebeurteilungen. Dazu gibt es viele Richtlinien wie etwa die Trinkwasser–Richtlinie(EU) 2020/2184, Grundwasser–Richtlinie(EU) 2006/118/EG, Wasserrahmen–Richtlinie(EU) 2000/60/EG, vgl. dazu auch UBA (2021): *Wasserrahmenrichtlinie* oder UBA (2017): *Gewässer in Deutschland: Zustand und Bewertung* mit großem Quellenverzeichnis, und umsetzende Verordnungen. Ein Beispiel ist die Untersuchung der Auswirkungen der Düngung von Äckern auf das Grund- und Trinkwasser einschließlich ihrer Quantifizierung, siehe u. a. UBA (2019): *Grundwasserbeschaffenheit.*
- Ermittlung von räumlichen Belastungsschwerpunkten und Veranschaulichung in Geoinformationskarten, vgl. Kap. 2.
- Entwurf von Modellen mit dem Ziel einer möglichen Früherkennung von Gefahrensituationen (z. B. Grenzwertüberschreitungen), siehe auch Kap. 8.

- Entwicklung von Stichprobenplänen (Messfrequenzen und Umfang) zur Festlegung von optimalen Messprogrammen bei vorgegebener Zielsetzung, vgl. dazu Kap. 5.
- Niederschlags-Abflussbeziehungen in einem Einzugsgebiet (rainfall-runoff-Modelle) und präzise lokale Hochwasserprognosen, siehe z. B. Maniak (2016).
- Konzentrations-Abfluss-Modelle, etwa zur Bestimmung von Frachten in Fließgewässern, vgl. Kap. 9.
- Ein gesonderter Spezialfall ist die Aufgabe der Kalibrierung eines Messinstruments zur Bestimmung einer (chemischen) Messgröße (über eine konzentrations- und zeitabhängige Eichkurve), vgl. DIN 38402-A51(2017): Kalibrierung von Analyseverfahren – Lineare Kalibrierfunktion.

Spätestens mit der Modellformulierung muss die Art der einbezogenen Variablen festgelegt werden. In dem obigen Systementwurf (Abb. 1.1) sind in einem Punkt t die Einflussvariablen $X_1, \ldots, X_k$ als fest und die nichtbeobachtbare Störgröße U als zufällig anzusehen, was zur Folge hat, dass die Zielgröße Y in t ebenfalls zufällig ist.

Sind alle Variablen in dem System zu n ausgewählten Punkten $t_1, \ldots, t_n$ beobachtbar, dann kann die Zustandsgleichung durch die Beobachtungs- bzw. Datengleichungen ergänzt werden zu dem Modell

$$Y(t) = f(X_1(t), \ldots, X_k(t)\,; U(t)) \qquad \text{Zustandsgleichung,}$$

$$\left.\begin{aligned} Y(t_1) &= f(X_1(t_1), \ldots, X_k(t_1)\,; U(t_1)) \\ &\vdots \\ Y(t_n) &= f(X_1(t_n), \ldots, X_k(t_n)\,; U(t_n)) \end{aligned}\right\} \qquad \text{Datengleichungen.}$$

Die Idee ist nun, aus den Datengleichungen die unbekannte Systemfunktion f zu schätzen. Oft wird die Funktion f in parametrisierter Form geschrieben, also in Abhängigkeit eines unbekannten Parametervektors β definiert. Dann ist der Parametervektor β aus den Datengleichungen zu schätzen, womit dann f bestimmt ist. Mit dem auf diese Art geschätzten f kann dann in der Zustandsgleichung die Zielgröße Y zu jedem beliebigen Punkt t *"prognostiziert"* werden, wenn die Einflussgrößen in t bekannt sind. Sind sie unbekannt, ist eine *"wenn-dann-Prognose"* möglich. Es wird gefragt, wenn die Einflussgrößen vorgegebene Werte annehmen, wie fällt dann die Zielgröße aus? Verschiedene Szenarien können durchgespielt werden, um eine optimale Strategie zu entwickeln, etwa um bestimmte Klimaziele zu erreichen.

Prognosemodelle

Bei einer reinen Prognoseaufgabe besteht das Ziel darin, eine (ein- oder mehrdimensionale) Messgröße X in einem Gebiet G, beobachtbar an n Stellen $t_1, \ldots, t_n$ aus den Teilgebieten $G_1, \ldots, G_n$ auf weitere interessierende Teilgebiete $G_{n+1}, \ldots, G_{n+m}$ zu übertragen, d. h. "vorherzusagen". Dazu sind in der Regel spezielle Informationen über den Zusammenhang von X in den verschiedenen Teilgebieten erforderlich (realistische Annahmen zu den Autokovarianzen oder zum Messrelief, vgl. Kap. 3).

Formal ist ein Modell gesucht, um aus den bekannten Daten $X(t_1), \ldots, X(t_n)$ von X aus den Teilgebieten $G_1, \ldots, G_n$ auf die (unbekannten) Werte von X für weitere ausgewählte Punkte $t_{n+1}, \ldots, t_{n+m}$ aus den Teilgebieten $G_{n+1}, \ldots, G_{n+m}$ zu schließen.

Ein typisches und übliches Modell ist ein linearer Ansatz. Bezeichnen

$$\mathbf{x} = \begin{pmatrix} X(t_1) \\ \vdots \\ X(t_n) \end{pmatrix} \quad \text{und} \quad \mathbf{y} = \begin{pmatrix} X(t_{n+1}) \\ \vdots \\ X(t_{n+m}) \end{pmatrix}$$

die Datenvektoren zu den Beobachtungen und zu prognostizierenden Werten, dann lautet das *lineare Prognosemodell*

$$\mathbf{y} = a + B\mathbf{x}\,.$$

Der unbekannte Vektor a und Matrix B sind über ein geeignetes Kriterium (kleinster mittlerer quadratischer Fehler) zu schätzen, um damit einen Prognosewert $\widehat{\mathbf{y}}$ für $\mathbf{y}$ zu erhalten.

Komponentenmodelle

Eine andere Aufgabe resultiert aus der Fragestellung, spezielle Komponenten in einer Messgröße Y zu isolieren, die zwar das Resultat bestimmter, jedoch im Einzelnen nicht beobachtbarer Einflussgrößen sind. Allein aus den Messdaten von Y (in Raum und Zeit) müssen die Komponenten ermittelt werden, über die zumindest Vorstellungen bezüglich ihres typischen Verlaufs bestehen, z. B. langsame (langfristige) und überwiegend dauerhafte Veränderungen oder zyklische Schwankungen (in Raum und Zeit), deren Muster sich von Periode zu Periode (leicht) verändern darf.

Bei einem additiven Zusammenwirken von zwei, nach Gruppen von Einflussgrößen trennbaren, jedoch nicht beobachtbaren Komponenten X_1 und X_2 sowie einer nicht beobachtbaren Restgröße U liegt das Modell

$$Y = X_1 + X_2 + U \qquad \textit{Komponentenmodell}$$

zugrunde. Ein wichtiges Beispiel sind die Komponenten *Trend-Konjunktur* (kurz Trend) und *Saison-Kalender* (kurz Saison) in Zeitreihen. Eine *Trendbereinigung* liefert dann die Saison plus Rest und eine *Saisonbereinigung* den Trend plus Rest. Die *Glättung* einer Zeitreihe entspricht in der Regel der Ermittlung der Trend-Saisonkomponente, also von Y ohne Rest (*glatte Komponente*).

Faktorenmodelle

Das klassische Faktorenmodell geht von einer Vielzahl von beobachtbaren Variablen X_i aus, die miteinander korrelieren und definiert sind auf einer Grundgesamtheit G von Untersuchungseinheiten $s \in G$ (Objekten, Individuen). Die Variablen sollen zurückgeführt werden auf wenige nicht beobachtbare Variablen F_j, die meist unkorreliert sein sollen, ggf. ergänzt durch nicht beobachtbare spezifische Fehler U_i, $i = 1, \dots, p$, $j = 1, \dots, q$. Dann heißt das Modell

$$X_i(s) = \mu_X^{(i)} + \sum_{j=1}^{q} a_{ij} F_j(s) + U_i(s), \quad i = 1, \dots, p, \quad s \in G$$

ein *Faktorenmodell* oder ein *faktor(en)analytisches Modell*. Die Werte $\mu_X^{(i)}$ sind die Mittelwerte der Variablen X_i und die unbekannten Koeffizienten a_{ij} die so genannten *Ladungen* von F_j in X_i bzw. von X_i auf F_j.

Ursprünglich wurde das Modell in den Sozialwissenschaften entwickelt. Aus einer Vielzahl von Tests (Items) sollten Faktoren wie Intelligenz, Begabung, Anschauungsvermögen bestimmt werden. Das Ziel ist, allein aus den Beobachtungen der Variablen X_i an n Objekten aus G die unbekannten Faktoren F_j zu extrahieren, so dass sie einer sachgerechten Interpretation zugänglich sind. Das Modell wird auch hier ergänzt durch die n Beobachtungsgleichungen. Die Aufgabe ist jedoch nur lösbar, wenn sehr spezielle Annahmen über die Zusammenhänge (Varianzen und Kovarianzen) der Variablen und Faktoren getroffen werden. Dabei gibt es eine Vielzahl von Verfahren.

Soll das klassische Faktorenmodell für Messgrößen in Raum und Zeit Anwendung finden, muss die Grundgesamtheit G als ein Gebiet oder (Zeit-)Intervall aufgefasst werden. Die Objekte bzw. Individuen s sind dann Raum-Zeitpunkte in einem Gebiet G. Das Faktorenmodell muss auf diese Anwendung umgeschrieben werden.

1.3 Modell bei Messunsicherheit

Ein Sonderfall liegt vor, wenn ein zugehöriger *Messwert* oder *Analysenwert* $x(t)$ einer Größe $X(t)$ an einer Stelle t aus dem betrachteten Gebiet G, der durch ein (chemisches) Analyseverfahren ermittelt wird, mit einem (additiven) Messfehler $\varepsilon(t)$ behaftet ist. Von der praktischen Probennahme über die chemische Analytik bis hin zur Aufzeichnung des Zahlenergebnisses können eine Vielzahl von Fehlern auftreten, die in (nicht kontrollierbare) rein zufällige und (kontrollierbare) systematische Fehler eingeteilt werden können. Die systematischen Fehler sind in der Regel durch eine sorgfältige Planung bei der gesamten Probenahmeprozedur und einer zertifizierten Laboranalytik vermeidbar.

Daher werden nur die rein zufälligen Fehler bei der Datenauswertung berücksichtigt, wenn sie problemrelevant sind, etwa bei einer Prüfung auf Grenzwertverletzung. Der Messvorgang liefert nicht den wahren Wert $X(t)$, sondern einen fehlerbehafteten Wert $X_\varepsilon(t)$ einer Probe von der Messstelle t aus dem Gebiet G. Der additive Messfehler $\varepsilon(t)$ wird als eine Zufallsvariable interpretiert mit identischer Verteilungsfunktion $F_{\varepsilon(t)}(x) = P(\varepsilon(t) \leq x)$, $x \in \mathbb{R}$, und Erwartungswert 0 sowie Varianz σ_ε^2, genannt *Messvarianz* oder *Fehlervarianz*. Die Verteilungsfunktion $F_{\varepsilon(t)}$ von $\varepsilon(t)$, geschrieben $\varepsilon(t) \sim F_{\varepsilon(t)}$, hängt also nicht von der Messstelle $t \in G$ ab.

Das *theoretische Messmodell* für eine Messgröße X im Gebiet G lautet damit

$$X_\varepsilon(t) = X(t) + \varepsilon(t) \quad \text{mit} \quad \varepsilon(t) \sim F_{\varepsilon(t)}\,, \quad t \in G$$

und die Messfehlerverteilungen von $\varepsilon(t)$ werden für alle $t \in G$ als identisch angesehen mit Erwartungswert 0 und Varianz σ_ε^2.

Für die endlich vielen ausgewählten Messpunkte $t_i \in G$, $i = 1, \ldots, n$, gilt dann das *empirische Messmodell*

$$X_\varepsilon(t_i) = X(t_i) + \varepsilon(t_i) \quad \text{mit} \quad \varepsilon(t_i) \sim F_{\varepsilon(t_i)}\,, \quad i = 1, \ldots, n\,,$$

wobei die Messfehler $\varepsilon(t_i)$ zusätzlich als unabhängig angesehen werden, vgl. Abb. 1.3 und 1.4.

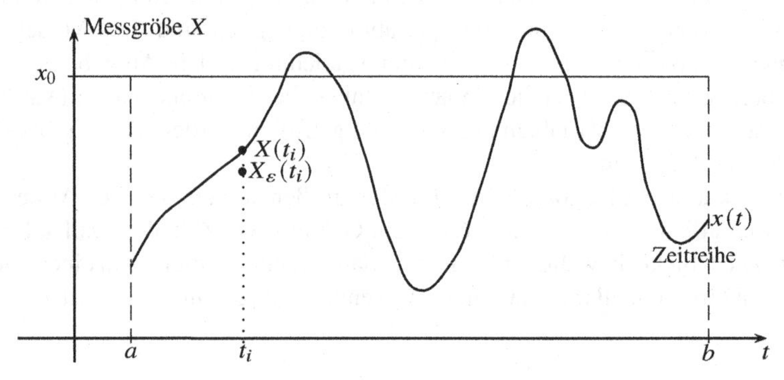

Abb. 1.3 Ein theoretischer Verlauf $x(t)$ einer Messgröße X im Zeitintervall von a bis b, ein Zufallsfehler-behafteter Messwert $X_\varepsilon(t_i)$ zum Zeitpunkt t_i und Grenzwert x_0.

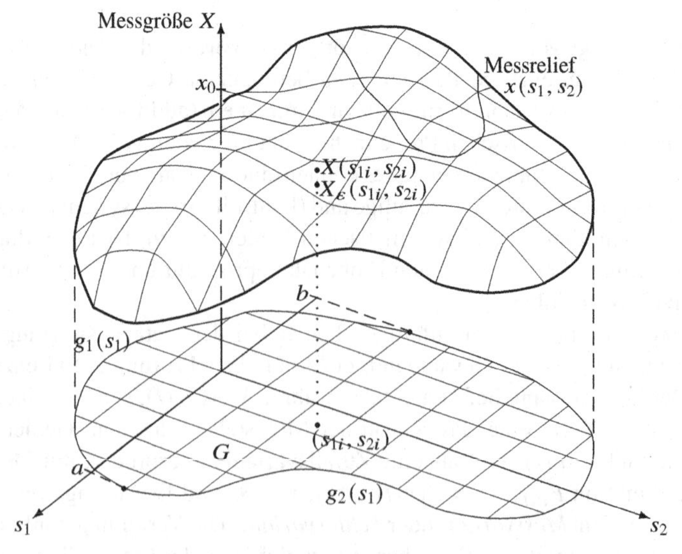

Abb. 1.4 Ein theoretischer Verlauf $x(s_1, s_2)$ einer Messgröße X im Gebiet G, ein Zufallsfehler-behafteter Messwert $X_\varepsilon(s_{1i}, s_{2i})$ an der Stelle (s_{i1}, s_{i2}) und ein Grenzwert x_0.

Die gemeinsame Fehlerverteilung

$$F_{\varepsilon(t_1),\ldots,\varepsilon(t_n)}(x_1,\ldots,x_n) = P\big(\varepsilon(t_1) \le x_1,\ldots,\varepsilon(t_n) \le x_n\big)$$

ist dann das Produkt der eindimensionalen identischen Verteilungen, gegeben durch $F_{\varepsilon(t_i)}(x_i) = P(\varepsilon(t_i) \le x_i), i = 1,\ldots,n.$

Häufig wird für $F_{\varepsilon(t)}$ die Normalverteilung angenommen, so dass $\varepsilon(t) \sim \mathrm{N}(0,\sigma_\varepsilon^2)$ für $t \in G$ und $\varepsilon(t_i) \sim \mathrm{N}(0,\sigma_\varepsilon^2)$ unabhängig für $i = 1,\ldots,n$ gilt.

> Im Folgenden wird nicht streng zwischen Groß- und Kleinschreibung unterschieden, da aus dem Kontext klar wird, ob der noch nicht realisierte Wert oder der konkrete Zahlenwert gemeint ist.

Kapitel 2
Grafisch-explorative Verfahren

Zusammenfassung Am Anfang einer jeden Analyse erfolgt eine grafische Veranschaulichung des Datenmaterials, um einen ersten Eindruck über die Abläufe und Strukturen sowie die Zusammenhänge und Abhängigkeiten zu gewinnen. Die verschiedenen Möglichkeiten werden vorgestellt und durch Beispiele illustriert. Mit der Nichtüberschreitungsfunktion bzw. Dauerlinie als Gebiets/(Zeit-)Intervallanteile und den p-Raum/Zeit-Quantilen werden Analyseinstrumente aus der Praxis umdefiniert und in Rechenbeispielen erläutert.

2.1 Flächen- und Kurvendiagramme

Theoretisch-kontinuierliche Situation

Eine theoretische Raum- oder Zeitreihe (Verlaufskurve) wird meist in einem Kurvendiagramm veranschaulicht, ggf. mit Geoinformationen verknüpft, vgl. Abb. 2.1 und 2.2.

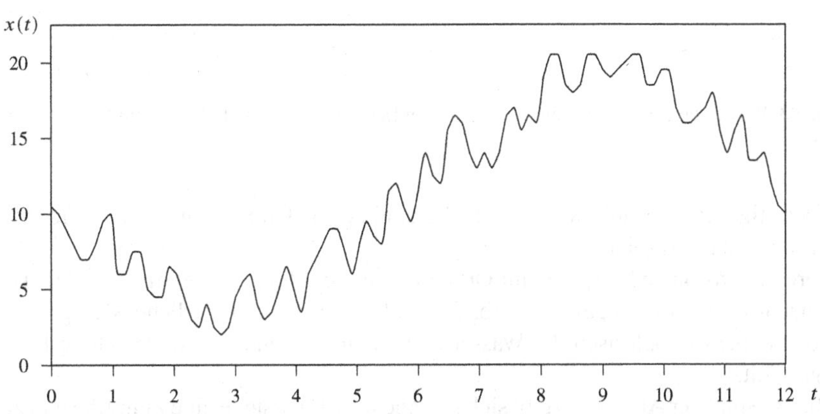

Abb. 2.1 Zeitkontinuierliche Reihe $x(t)$ (Zeitpfad) an einem festen Ort mit einem dominanten Jahresgang in den 12 Monaten eines Jahres.

H. Hebbel und D. Steuer, *Kontinuierliche Messgrößen und Stichprobenstrategien in Raum und Zeit*, https://doi.org/10.1007/978-3-662-65638-9_2

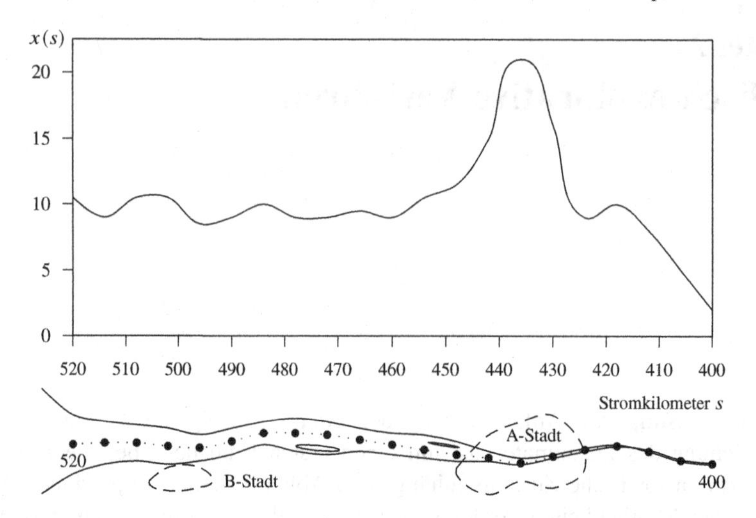

Abb. 2.2 Raumkontinuierliche Ganglinie $x(s)$ (Längsprofil) einer Messgröße entlang der Mittellinie eines Flusses von km 520 bis 400.

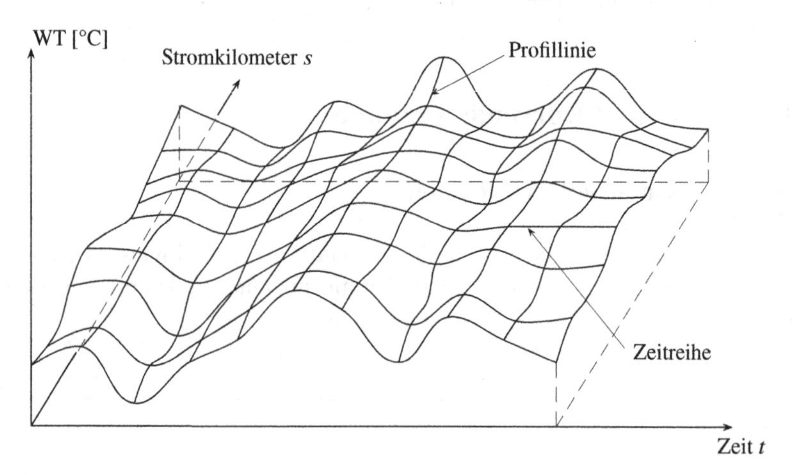

Abb. 2.3 Wassertemperatur WT längs einer Flussmittellinie im Abschnitt A bis B im Verlauf eines Monats.

Derartige Längsprofile wie in Abb. 2.2 sind beispielsweise durch Hubschrauberbeprobungen realisierbar.

Dreidimensionale Beispiele mit Orts- und Zeitkoordinaten oder mit zwei Ortskoordinaten zeigen die folgenden Abb. 2.3 und 2.4 Als kontinuierliche Messgrößen werden dabei exemplarisch die Wassertemperatur WT und die Niederschlagshöhe h_N gewählt.

Im Beispiel der Abb. 2.3 ergibt sich für eine feste Flussstelle eine Zeitreihe und zu einen festen Zeitpunkt eine Profillinie. Das theoretische Messrelief kann praktisch über eine quasi-kontinuierliche Beobachtung gewonnen werden.

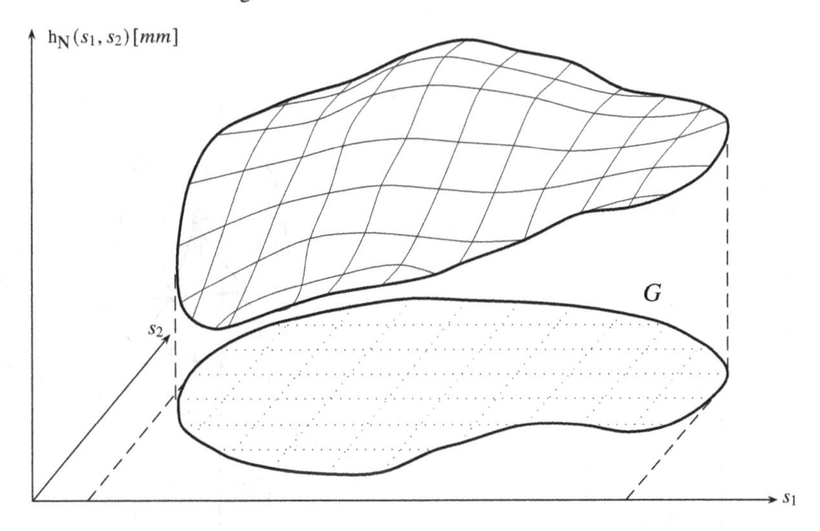

Abb. 2.4 Niederschlagshöhe h_N [mm] in jedem Punkt von einem Gebiet G in einem Zeitraum (die Höhe 1 mm entspricht der Menge von 1 l/m^2).

Durch Niederschlagsmesser (analog oder digital) kann die Niederschlagshöhe der Abb. 2.4 an einer Stelle für ein bestimmtes Zeitintervall praktisch erfasst werden.

Empirisch-diskrete Situation

In der empirischen Situation stellt sich die Frage, wie verfahren werden soll, wenn eine an sich kontinuierliche (oder auch diskrete) Variable nur in einigen bestimmten Punkten gemessen wird, also wenn aus dem wahren Verlauf nur wenige Werte bekannt sind, vgl. Abb. 2.5.

Zur Verdeutlichung der Anordnung der Werte ist es empfehlenswert, die Punkte gradlinig (z. B. dünn oder gestrichelt) zu verbinden. Ähnliches gilt für räumliche Daten (z. B. mit Verwendung von Dreiecken, Triangulierung), siehe Abb. 2.6.

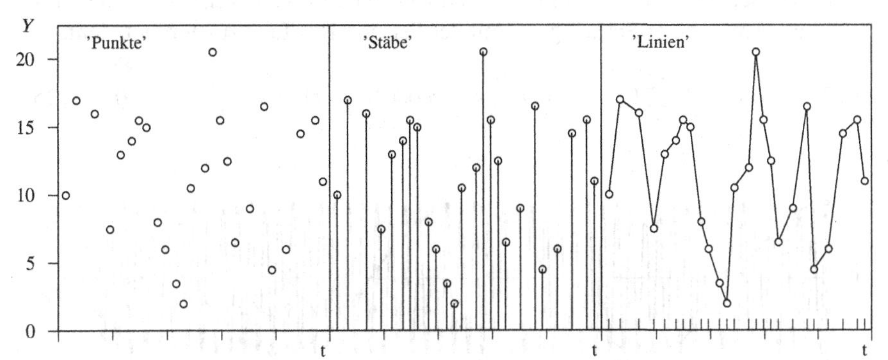

Abb. 2.5 Diskret beobachtete (quasi-)kontinuierliche Variable $Y(t)$ in drei unterschiedlichen Darstellungsarten, wobei im Prinzip nur die dritte geeignet ist.

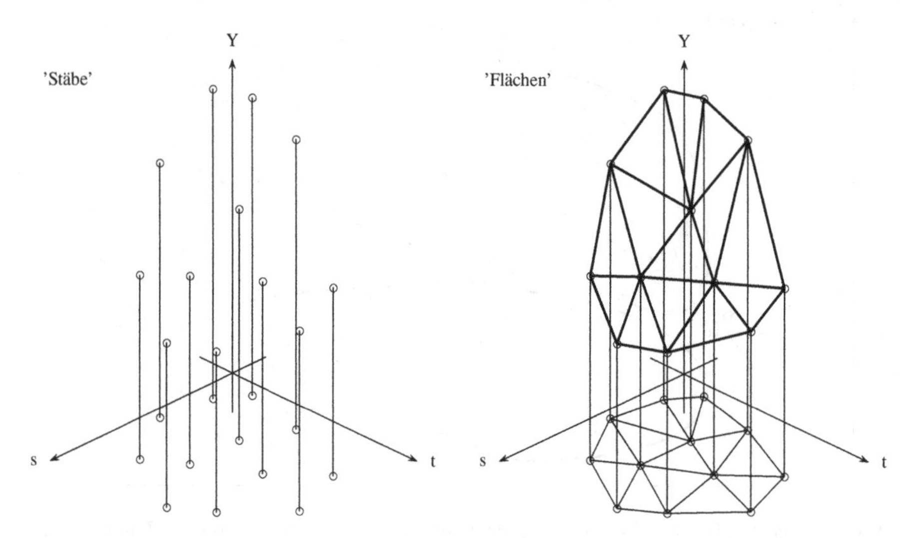

Abb. 2.6 Diskret beobachtete (quasi-)kontinuierliche Variable $Y(s,t)$ in 'Flächen'-Darstellung, geeigneter als 'Stäbe'-Darstellung.

Es sollte jedoch in der Überschrift oder Legende deutlich vermerkt werden, dass nur einige Punkte aus dem kontinuierlichen Prozess beobachtet wurden und dass auf gar keinen Fall die Verbindungslinien als Approximation oder Interpolation des sonst unbekannten Prozessverlaufs angesehen werden können. Vielmehr kann sich zwischen den Beobachtungspunkten eine enorme Dynamik verbergen, so dass das Gesamtbild die Realität stark verzerrt darstellt.

Insbesondere ist bei zyklischen Prozessen Vorsicht geboten. Ein äquidistante Abtastung mit der gleichen Periode führt dazu, dass nur Werte beobachtet werden, die konstant ausfallen. Bei einer anderen Abtastfrequenz kann es dazu führen, dass fälschlicherweise eine Schwingung mit einer größeren Periode ermittelt wird, obwohl eine Schwingung mit einer kleineren Periode vorliegt.

Im Beispiel der Abb. 2.7 wird eine Jahresganglinie der Länge von 364 Tagen mit einem Wochengang, also mit Periode $S = 7$ Tage bzw. Frequenz $\lambda = 2\pi/S$ betrachtet. Bei einer Abtastung im Abstand von 364/25=14,56 werden die 26 Punkte fälschlicherweise einer Schwingung mit der Periode 182 Tage zugeordnet, denn

$$\cos(2\pi\frac{1}{7}t) = \cos(2\pi\frac{52}{25}k) = \cos(2\pi\frac{2}{25}k) = \cos(2\pi\frac{1}{182}t),\ t = \frac{364}{25}k,\ k = 0,\ldots,25\,.$$

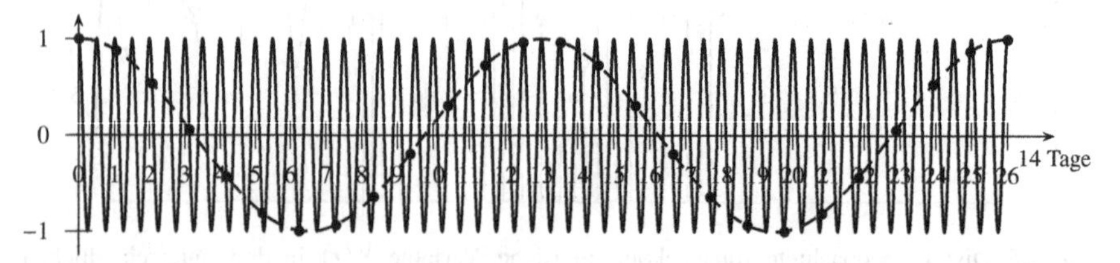

Abb. 2.7 Frequenzverfälschungseffekt (Alias-Effekt) bei äquidistanter Abtastung einer trigonometrischen Schwingung.

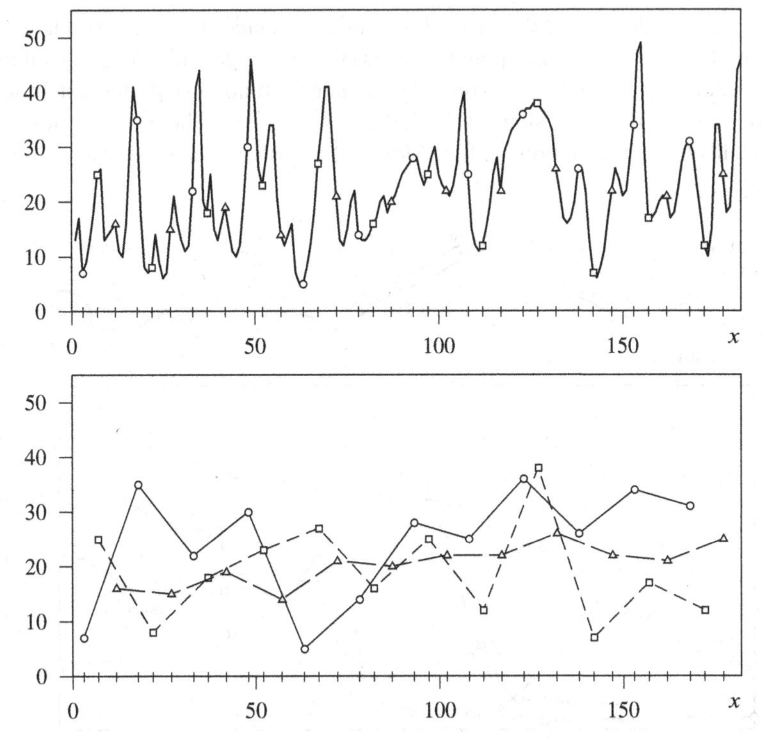

Abb. 2.8 (Quasi-)kontinuierliche Ganglinie (182 Werte) und verschiedene äquidistante Einzelbeobachtungsreihen, linear verbunden (jeder 15. Wert, beginnend mit $x = 3$, 7 bzw. 12).

Das Beispiel in Abb. 2.8 zeigt, wie unterschiedlich die Verläufe selbst bei gleicher Abtastrate sein können, wenn nur die Startpunkte verschieden sind. Die Beobachtungsdichte ist hier nicht ausreichend gewählt. Abgesehen davon, dass die kurzfristigen Schwankungen nicht erfasst werden können, scheint nicht einmal der Trend genügend gut abgebildet.

Als Fazit ist festzuhalten, dass schon bei der Datenerfassung sehr genau überlegt werden muss, mit welcher "Beobachungs-Intensität" eine Messgröße untersucht werden soll, damit die gewünschten Aussagen noch möglich sind bzw. die gestellten Fragen beantwortet werden können.

Eine grafisch-explorative Analyse sollte stets am Anfang einer geeigneten Modellbildung stehen, um weitergehende Aussagen ableiten zu können. In der empirisch-diskreten Situation gibt es neben der klassischen 3D-Darstellung viele weitere Möglichkeiten, um mehrdimensionale Messgrößen in Abhängigkeit mehrerer Dimensionen darzustellen. Analog zu mehrdimensionalen Tabellen wird eine Ganglinie (Verlaufskurve, Profillinie) für die übrigen Messgrößen- bzw. Koordinatenkombinationen wiederholt. Dabei ist auf eine genügende Datendichte zu achten, so dass keine wesentliche Information unterdrückt wird. Wichtig ist, dass möglichst viel Information in den Abbildungen enthalten ist, so dass die sachlichen, zeitlichen und örtlichen Zusammenhänge und Abhängigkeiten gut erkennbar sind.

Das Beispiel der Abb. 2.9 zeigt die Profillinien von vier Messgrößen entlang eines Flussabschnitts zu einem Zeitpunkt. Die Zusammenhänge und Abhängigkeiten der Messgrößen untereinander und von der regionalen Situation sind klar ersichtlich.

Ein weiteres Beispiel, siehe Abb. 2.10, zeigt die Zeitreihenverläufe des Sauerstoffgehalts O_2 in acht Jahren an fünf Messstellen (MSt) in einem Flussverlauf.

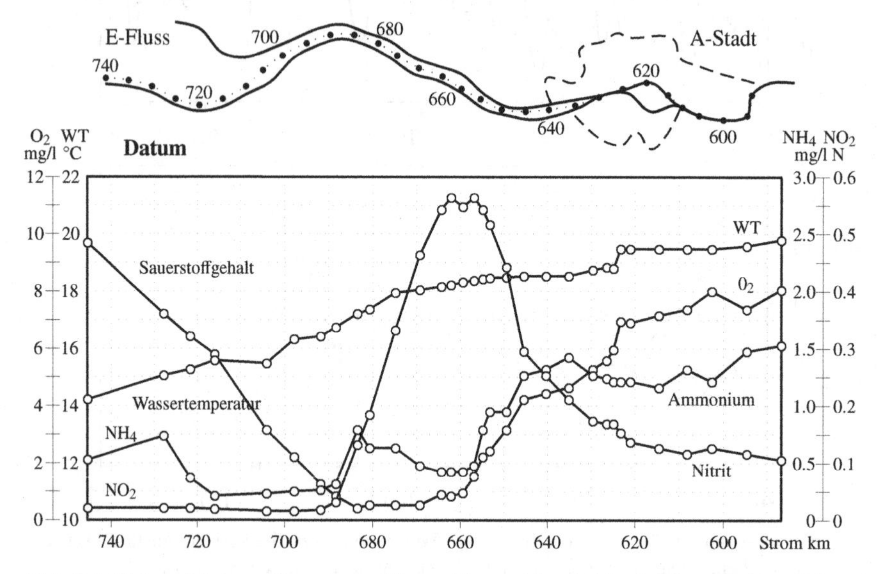

Abb. 2.9 Diskrete Längsprofile mehrerer Messgrößen und ihre Abhängigkeiten zu einem Zeitpunkt entlang eines Flussabschnitts.

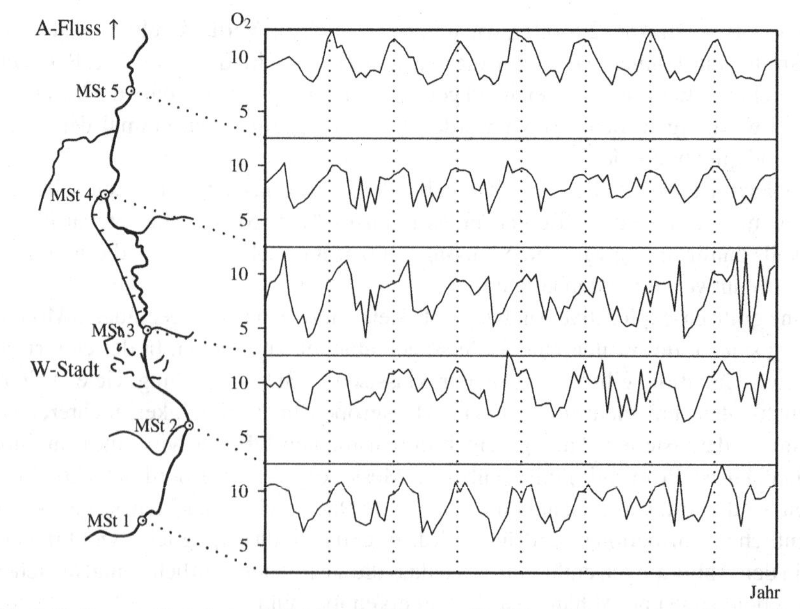

Abb. 2.10 Sauerstoffgehalt (mg/l O_2) in acht Jahren an fünf Messstellen an einem Fluss.

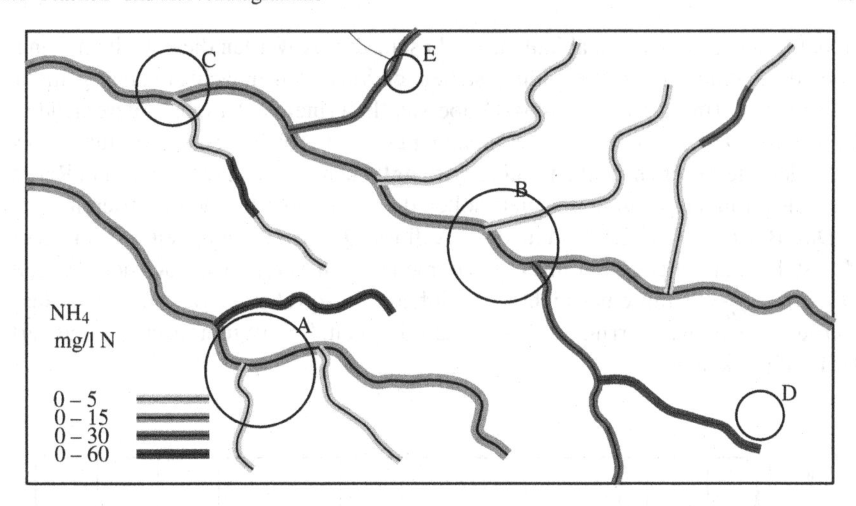

Abb. 2.11 Wertebereiche der Messgröße Ammonium NH_4 in den Flüssen einer Region (mit Großstädten A bis E) in einem Jahr.

Die Ganglinien zeigen den typischen Jahresgang, der aber an den verschiedenen Messstellen unterschiedlich ausgeprägt ist. Insbesondere an den Messstellen 2 und 3 ergeben sich stärkere Abweichungen vom 'Normalverlauf', was auf lokale Einflüsse zurückzuführen ist.

In der Grafik Abb. 2.11 wurde eine Geoinformationskarte verwendet. Die wichtigsten Flüsse und Großstädte sind eingezeichnet. Für einen Wasserinhaltsstoff sind die wesentlichen Wertebereiche aus einem Jahr farblich angegeben, die hier nur in Graustufen abgebildet sind. Üblicherweise werden die Regenbogenfarben von Violett, Blau bis Orange, Rot verwendet oder die modifizierten Ampelfarben von (dunkel-) Grün über Gelb-Farben bis (dunkel-) Rot. Dabei stellt Rot den schlechtesten Zustand dar. Karten sind in so genannten Geoinformationssystemen (GIS) oft frei verfügbar, z. B. GDZ (2022).

Diese Darstellungen wurden beispielsweise in Hebbel (1988) S. 566-576, verwendet und sind auch in vielen aktuellen Berichten zur Umweltthematik zu finden, insbesondere herausgegeben von "Umweltämtern", etwa FGG Elbe (2009), LLUR Schleswig-Holstein (2014) S. 31-32 oder UBA (2017) S. 45-47.

Multivariate Darstellungen

Die Einzeldarstellungen dienen in erster Linie dazu, Charakteristika in einem Verlauf selbst zu finden, z. B. den Prozess prägende Periodizitäten, Trends oder Besonderheiten (kleinere, größere, kürzere, längere, lokale, globale oder wiederkehrende Effekte). Ist die Zielsetzung dagegen auf das Erkennen und Erforschen von Zusammenhängen und Abhängigkeiten zwischen verschieden Messgrößen im Verlauf von Raum und Zeit ausgerichtet, so muss das grafische "Datasnooping" als Vorstufe zur

Modellfindung multivariat ablaufen. Zu diesem Zweck werden die einzelnen Ganglinien der sachlogisch in Verbindung stehenden Variablen zunächst in einer gemeinsamen Grafik (mit gleicher Abszisse) übersichtlich (ineinander oder untereinander) dargestellt. Dadurch werden Zusammenhangs- und Abhängigkeitsstrukturen zwischen den Messgrößen sichtbar und es wird ggf. auch deutlich, wie sie sich in Raum und Zeit verändern. Einige Beispiele sollen diese Arbeitsweise demonstrieren.

Das Beispiel Abb. 2.12 zeigt, dass Abfluss Q und Leitfähigkeit LF an einer Messstelle im Fließgewässer invers zusammenhängen, vereinfacht nach dem Modell $LF_t = a + \frac{b}{Q_t} e^{U_t}$ mit einer nichtbeobachtbaren Restgröße U_t. Bei hohem Abfluss (Verdünnungseffekt) verringert sich die Leitfähigkeit. Der asymptotische Grundwert der Leitfähigkeit ist a.

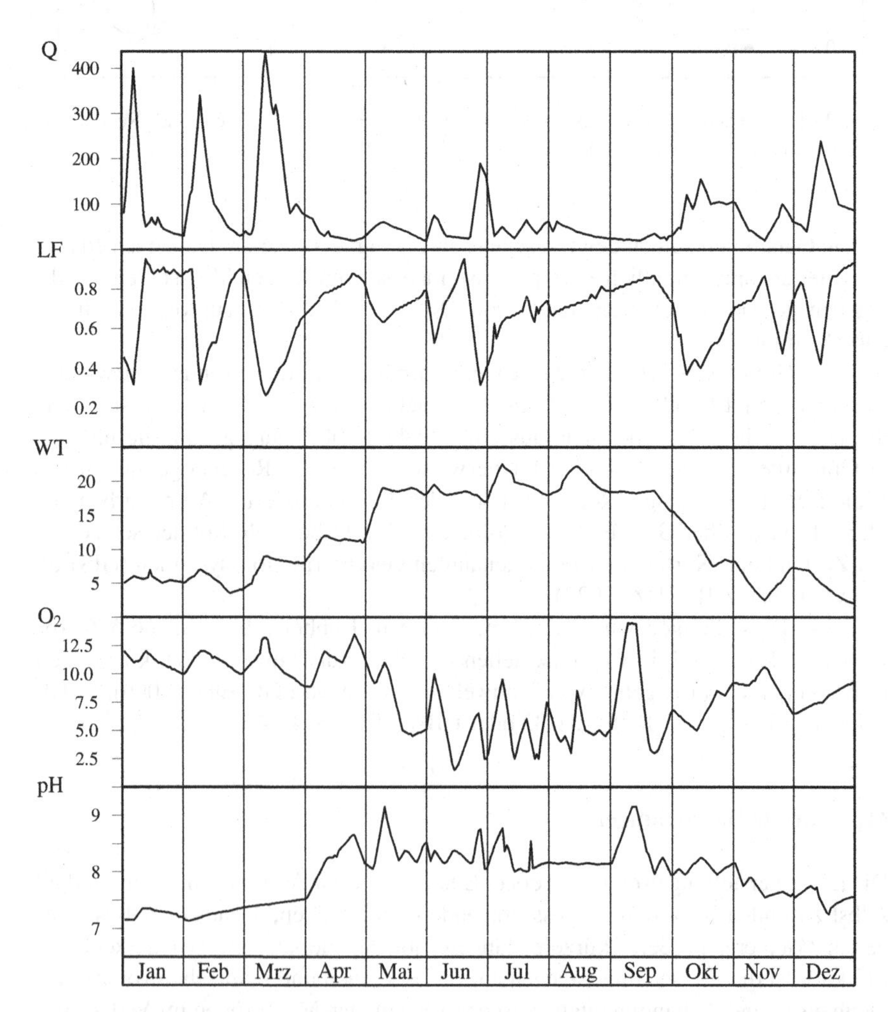

Abb. 2.12 Multivariate Bildanalyse sachlogisch zusammenhängender Messgrößen (Abfluss Q [m^3/s], elektrische Leitfähigkeit [mS/cm], Wassertemperatur [°C], Sauerstoffgehalt [mg/l], pH-Wert) an einer repräsentativen Messstelle im Fließgewässer.

Die Wassertemperatur WT und der Sauerstoffgehalt O_2 weisen einen typischen Jahresgang auf, aber invers zueinander. Im Sommer steigt die Wassertemperatur, während sich der Sauerstoffgehalt verringert, jedoch mit größeren Schwankungen, vgl. dazu Abb. 2.14. Auch der pH-Wert zeigt einen Jahresgang mit höheren Werten im Sommer als im Winter.

Die Leitfähigkeit LF in einem Fließgewässer wird meist durch den Chloridgehalt CL bestimmt. Daher gibt es auch für Chlorid CL die typisch inverse Beziehung mit dem Abfluss Q. Abb. 2.13 ist ein Beleg für diesen Zusammenhang.

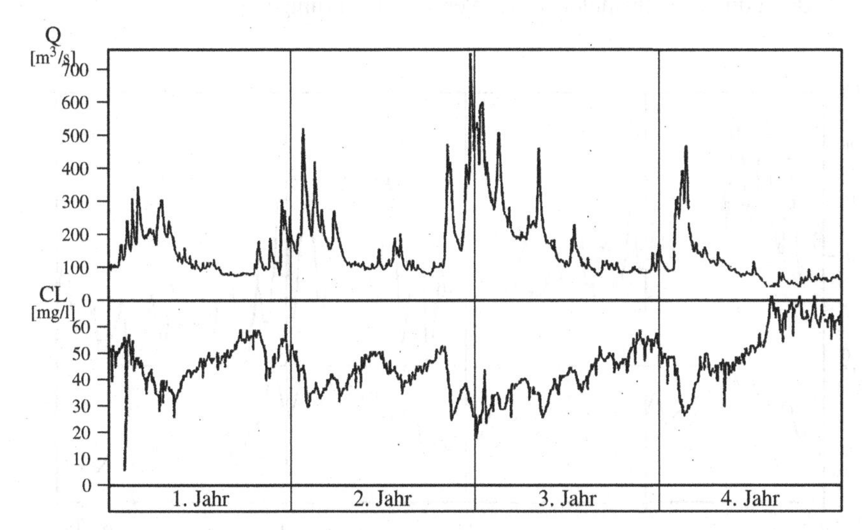

Abb. 2.13 Abfluss Q und Cloridgehalt Cl an einer (Fluss-)Messstelle über 4 Jahre, quasikontinuierlich gemessen (Stundenmittelwerte).

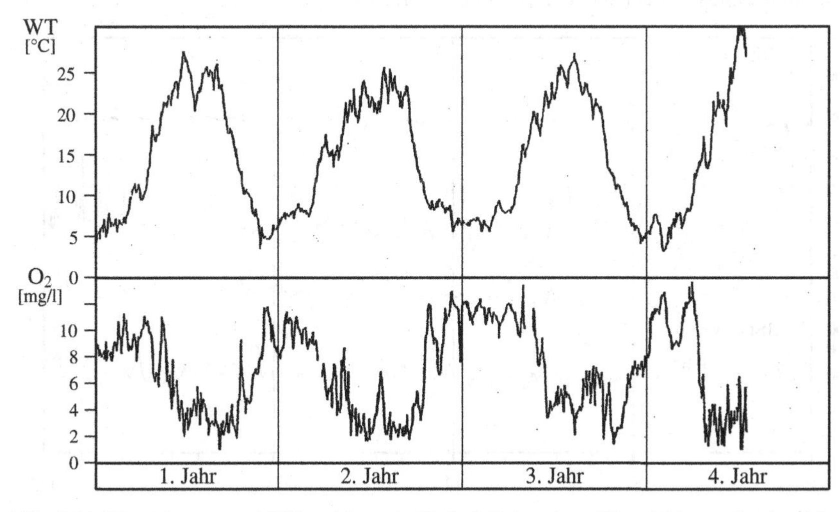

Abb. 2.14 Wassertemperatur WT und Sauerstoffgehalt O_2 an einer (Fluss-) Messstelle über 4 Jahre, quasikontinuierlich gemessen (1/2-Stundenmittelwerte).

Die typischen jahreszeitlich bedingten gegenläufigen Veränderungen der Wassertemperatur WT und des Sauerstoffgehalts O_2 sind auch in Abb. 2.14 gut zu erkennen. Ebenso ist ersichtlich, dass der Sauerstoffgehalt additiv zur Jahresschwingung meist eine größere Dynamik (Schwankungsbreite) aufweist.

In weiteren Beispielen werden die verschiedenartigsten Zusammenhänge von Messgrößen (quasikontinuierlich als 1/2-Stundenmittelwerte) illustriert.

Abb. 2.15 veranschaulicht den täglichen Zusammenhang von der Lufttemperatur LT und der Wassertemperatur WT an einer Fluss-Messstelle über einen Monat hinweg. Die Dynamik von LT ist gegenüber WT größer. LT hat viele kleine Schwankungen (bedingt durch Wolkenfelder). Der Verlauf ist "unruhiger".

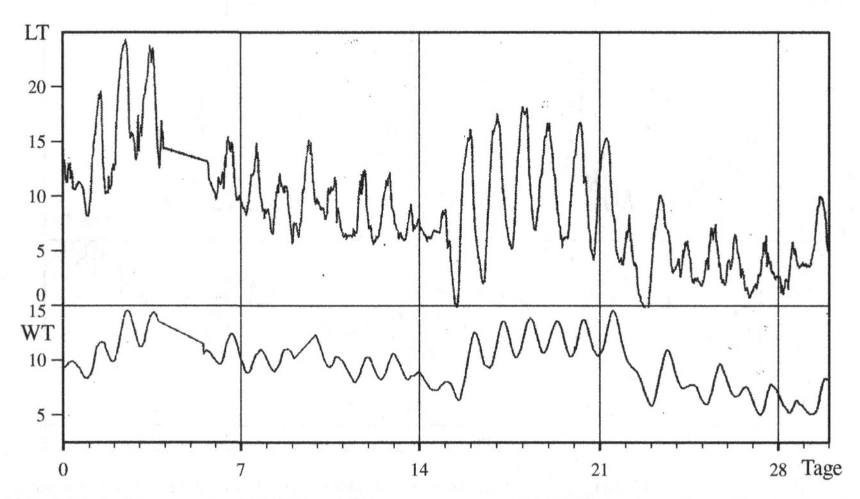

Abb. 2.15 Lufttemperatur LT [°C] und Wassertemperatur WT [°C] an einer Fluss-Messstation in einem ausgewählten Monat (April) im Ganglinien-Vergleich.

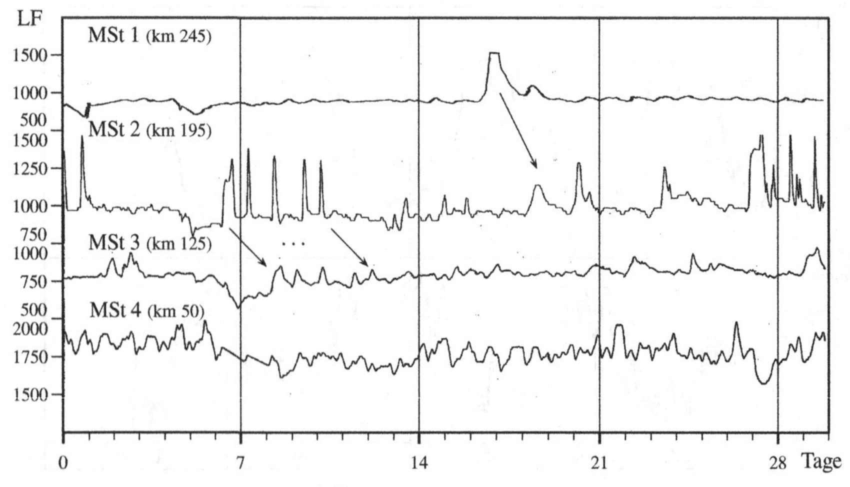

Abb. 2.16 Elektrische Leitfähigkeit LF [μS/cm] an vier aufeinander folgenden Messstationen an einem Fließgewässer in einem ausgewählten Monat (Oktober).

Die Phasen von WT sind leicht nach rechts verschoben (im Stundenbereich). Während LT sinkt, steigt noch WT, solange LT nicht unter das Niveau von WT fällt. Ein geeignetes Modell wäre $WT(t) = a_0 + \sum_{j=0}^{k} w_j LT(t-j) + U_t$ mit der Zeit t in $1/2h$ und einer unbeobachtbaren Restgröße U_t. Für die "Glättungsgewichte" w_j mit $j = 0, \ldots k$ (z. B. $k = 15$) kann ein passendes Schema gewählt werden. Damit lässt sich die Wassertemperatur aufgrund der natürlichen Einflüsse prognostizieren. Abweichungen von den realen Messwerten $WT(t)$ weisen auf besondere Einträge im Gewässer hin. Der Ansatz könnte als ein Baustein in einem automatischen globalen Gewässerüberwachungssystem dienen.

In Abb. 2.16 lassen sich die Zusammenhänge der Ganglinien einer Messgröße an verschiedenen Messstellen im Flussverlauf ablesen. Deutlich erkennbar ist, mit welcher Zeitverzögerung und Dämpfung sich eine Störung im Flussverlauf (abhängig vom Abfluss) fortsetzt. Der Zeitunterschied der Störungen in Kurve 2 und 3 liegt bei zwei ca. Tagen. Die Zusammenhänge sind auch hier durch eine Modellrechnung quantifizierbar.

2.2 Scatterplots und Assoziationsplots

Scatterplots (Zusammenhangsdiagramme)

Vergleichende Darstellungen des vorherigen Abschnitts dienen der Aufdeckung von Zusammenhängen und Abhängigkeiten. Sie sind der Ausgangspunkt für entsprechende mathematisch-statistische Modellentwürfe. Zur Unterstützung der vergleichenden Darstellungen sind so genannte Scatterplots (Streuungsdiagramme oder besser Zusammenhangsdiagramme) geeignet.

Im Gegensatz zur deskriptiven multivariaten Statistik haben in der Raum-Zeitreihenanalyse die "Objekte" (d. h. hier Orte entlang einer Dimension und Zeitpunkte), an denen die Variablen gemessen werden, eine bestimmte Ordnung, die es zu berücksichtigen gilt. Also ist es hierbei wichtig, dass die Ordnung der Daten zusätzlich in das Bild eingetragen wird, entweder durch Nummerierung oder durch Verbinden der Daten. Auf diese Weise lassen sich die Abhängigkeitsstrukturen bzw. Zusammenhänge zweier Variabler $X(t), Y(t)$ $(t \in [\,a, b\,])$ genauer analysieren und gleichzeitig die Raum-Zeit-Einflüsse beobachten.

Die Punkte $\big(X(t), Y(t)\big)$ beschreiben einen Weg in der x-y-Ebene, wenn der Parameter t bzw. die Einzelwerte $t_1, \ldots, t_n$ das Intervall von a bis b durchlaufen. Zusätzlich kann eine dritte Variable $Z(t)$ berücksichtigt werden, indem für bestimmte Bereiche von Z verschiedene Punktesymbole oder Farben auf der Weglinie verwendet werden ("Isolinien").

Die Punktepaare $\big(X(t), Y(t)\big)$ in Abb. 2.17 durchlaufen in der x-y-Ebene den Weg von $t = 0$ (Anfangspunkt) bis $t = 6$ (Endpunkt). Die Abbildung zeigt ein typisches Muster einer Ellipse mit Schlaufen (Hysterese-Effekt), wenn die Kurvenverläufe Schwingungen aufweisen. Die empirische Situation mit den sieben Abtastwerten

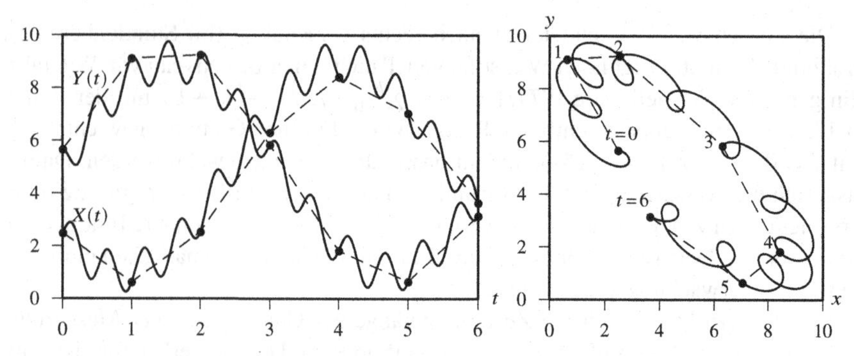

Abb. 2.17 Zwei Ganglinien $X(t), Y(t)$ und ihr Scatterplot $\big(X(t), Y(t)\big)$ für $t \in [0, 6]$.

$t = 0, \ldots, 6$ erfasst die hochfrequente Schwingung nicht, so dass diese auch nicht im Scatterplot ersichtlich ist.

Im diskreten Fall endlich vieler Werte können aus dem Scatterplot problemlos die Originalreihen zurückgewonnen werden, wenn an den Punkten die Reihenfolge (bzw. zumindest Anfangs- oder Endpunkt) angegeben ist, vgl. gestrichelte Linien in Abb. 2.17. In diesem Fall haben die Ganglinien und der Scatterplot denselben Informationsgehalt, nur in anderer Sichtweise.

Der Sachverhalt, dass zwei phasenverschobene trigonometrische Schwingungen im Scatterplot zu einer Ellipse (speziell Kreis wie in Abb. 2.18) führen, ist leicht zu beweisen und liefert eine nützliche Interpretationshilfe des Scatterplots.

Satz Die durch t parametrisierte Kurve $\big(X(t), Y(t)\big)$ mit den Funktionen

$$X(t) = x_0 + \cos \lambda t \quad \text{und} \quad Y(t) = y_0 + \cos(\lambda t - \varphi)\,, \qquad t \in \mathbb{R}$$

(Frequenz $\lambda = \frac{2\pi}{P}$ und Periode P) genügt der Ellipsengleichung[1]

$$(Y(t) - y_0)^2 - 2\cos\varphi(Y(t) - y_0)(X(t) - x_0) + (X(t) - x_0)^2 = \sin^2\varphi\,.$$

Für $\varphi = \frac{\pi}{2}$ ergibt sich ein Kreis (siehe Abb. 2.18). Ist $\varphi = 0$ (keine Verschiebung), dann ergibt sich trivialerweise eine positiv geneigte Gerade. $\varphi = \pi$ (Verschiebung um eine halbe Periodenlänge) liefert eine negativ geneigte Gerade. □

Beweis Einsetzen von $\cos \lambda t = X(t) - x_0$ in die zweite Funktionsgleichung unter Anwendung der Additionstheoreme ergibt

$$\begin{aligned} Y(t) - y_0 &= \cos\lambda t \cos\varphi + \sin\lambda t \sin\varphi\,, \qquad \sin^2\lambda t = 1 - \cos^2\lambda t \\ &= (X(t) - x_0)\cos\varphi + \sqrt{1 - (X(t) - x_0)^2}\sin\varphi \end{aligned}$$

und Quadrieren (mit dem cos-Term auf der anderen Seite) liefert

$$\begin{aligned} (Y(t) - y_0)^2 - 2(Y(t) - y_0)(X(t) - x_0)\cos\varphi + (X(t) - x_0)^2\cos^2\varphi &= \\ = \sin^2\varphi - (X(t) - x_0)^2\sin^2\varphi\,. \end{aligned}$$

Mit $\sin^2\varphi + \cos^2\varphi = 1$ folgt der erste Teil der Behauptung.

[1] Ellipse: $a_{11}x^2 + 2a_{12}xy + a_{22}y^2 = b^2$, speziell $\frac{x^2}{a^2} + \frac{y^2}{b^2} = 1$

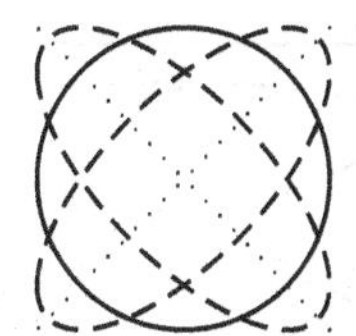
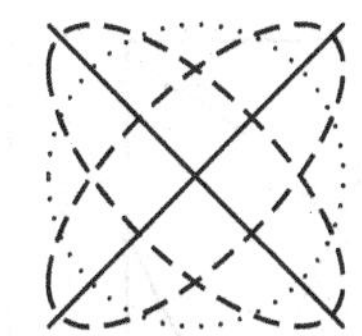
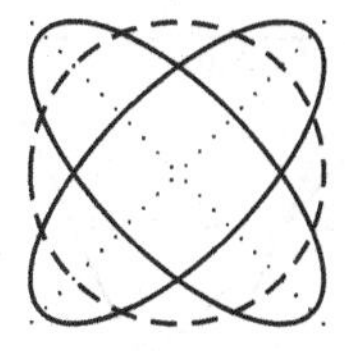

Für $\varphi = \frac{\pi}{2}$ ist $\cos\varphi = 0$ und $\sin\varphi = 1$. Damit ergibt sich ein Kreis um (x_0, y_0) mit dem Radius Eins (Bild 1). Ist $\varphi = 0$, so folgt aus der Definition $X(t) - x_0 = Y(t) - y_0$ (Gerade mit Steigung $+1$) und für $\varphi = \pi$ folgt wegen $\cos(\lambda t - \pi) = -\cos\lambda t$ die Beziehung $X(t) - x_0 = -Y(t) + y_0$ (Gerade mit Steigung -1) (Bild 2). Die Werte $\varphi = \frac{\pi}{4}$ und $\varphi = \frac{3\pi}{4}$ liefern Ellipsen (Bild 3). □

Werden die Grundschwingungen durch höherfrequente und phasenverschobene Schwingungen überlagert, ergeben sich im Scatterplot zusätzlich "Schlaufen" (Hysterese-Effekt), wie die Abb. 2.19 zeigt. Dabei können die Schlaufen breiter (runder) oder schmaler (ovaler) ausfallen, je nach Phasenverschiebung der sogenannten Oberwellen im Vergleich zueinander.

Das Beispiel Abb. 2.20 zeigt zwei trigonometrische Funktionen, eine mit doppelter Periode, aber gleicher Amplitude, so dass nur zwei Schlaufen entstehen.

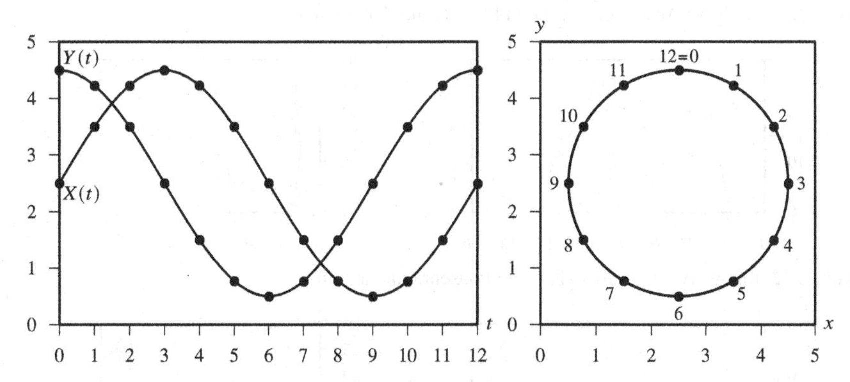

Abb. 2.18 Mit 1/4 Periodenlänge in der Phase verschobene trigonometrische Schwingungen $X(t)$, $Y(t)$ im Kurvendiagramm und im Scatterplot $\big(X(t), Y(t)\big)$.

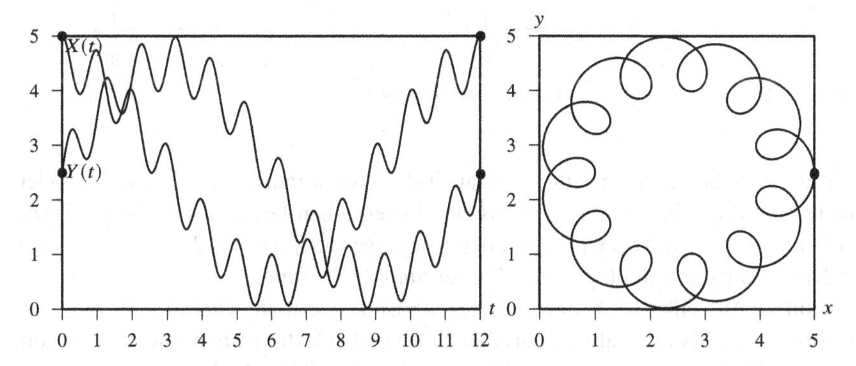

Abb. 2.19 Überlagerte und jeweils phasenverschobene trigonometrische Schwingungen $X(t), Y(t)$ im Kurvendiagramm und im Scatterplot $\big(X(t), Y(t)\big)$.

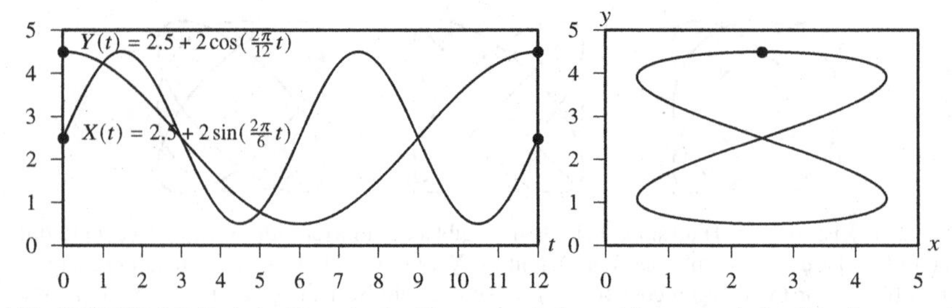

Abb. 2.20 Mit 1/2 Periodenlänge in der Phase verschobene trigonometrische Schwingungen im Kurvendiagramm und Scatterplot.

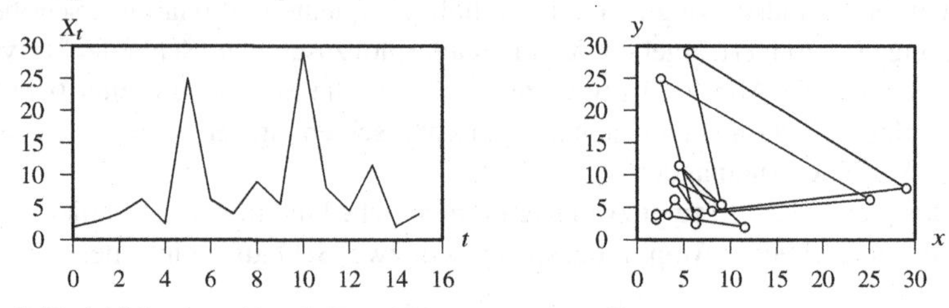

Abb. 2.21 Additive Ausreißer (AO) und Phasenraumdarstellung

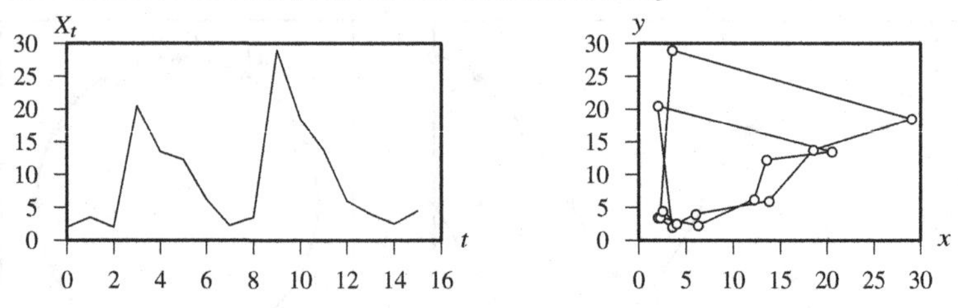

Abb. 2.22 Innovative Ausreißer (IO) und Phasenraumdarstellung

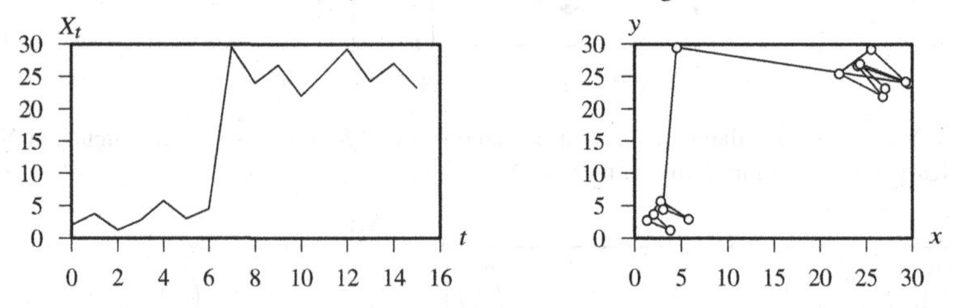

Abb. 2.23 Niveauänderung (Shift) und Phasenraumdarstellung

In der Praxis werden Scatterplots auch dazu verwendet, um "Ausreißer" oder andere Auffälligkeiten in den empirischen Datenreihen besser zu erkennen. Dazu werden die Einzelwerte $X(t_i)$ gegen den Vorgänger $X(t_{i-1})$, $i = 2, \ldots, n$, in einem x-y-Diagramm dargestellt, genannt *Phasenraumdarstellung*.

Additive Ausreißer (AO) liegen vor, wenn Einzelwerte im Verlauf auffällig sind, vgl. Abb. 2.21. Als innovative Ausreißer (IO) werden Extremsituationen angesehen, die in der Wirkung verzögert nachlassen, siehe Abb. 2.22. Andere Auffälligkeiten sind z. B. Niveauänderungen (Shifts), d. h. eine deutliche Veränderung bleibt dauerhaft bestehen, vgl. Abb. 2.23.

Assoziationsplots

Bei gleichzeitiger Analyse mehrerer Messgrößen $X_1, \ldots, X_k$ in Abhängigkeit von Ort oder Zeit t können paarweise Vergleiche durchgeführt werden. Das führt zu einer $k \times k$ Scatterplotmatrix, auch *Assoziationsplot* genannt. In den Diagonalfeldern liegen alle Punkte jeweils auf der Geraden $y = x$. Die Bilder oberhalb und unterhalb der Diagonalfelder sind symmetrisch, da nur x und y vertauscht ist. Daher genügt es, nur einen dieser Teile zu plotten.

Im Beispiel aus Abb. 2.12 mit fünf Variablen ergibt sich dann eine 5×5 Matrix, von der hier aus Symmetriegründen der untere Teil dargestellt ist. Die Zusammen-

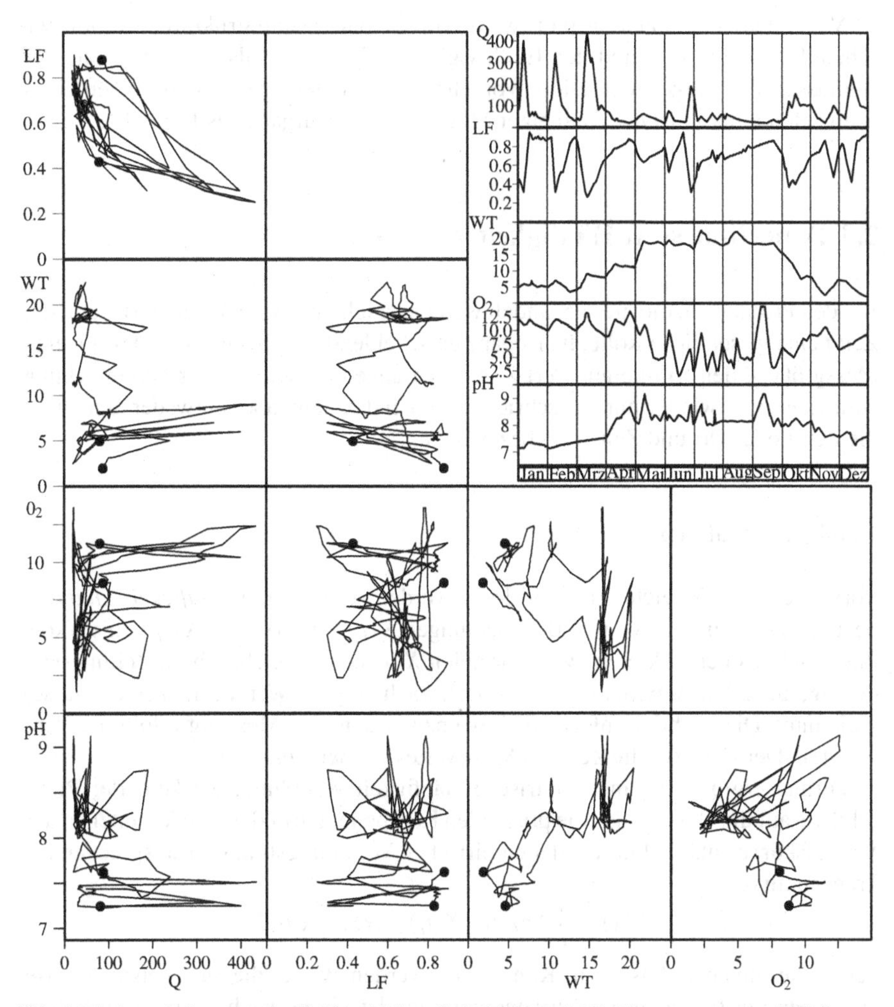

Abb. 2.24 Assoziationsplot der Größen Abfluss Q, Leitfähigkeit LF, Wassertemperatur WT, Sauerstoffgehalt O_2 und pH-Wert aus Abb. 2.12 (eingeblendet), jeweils mit Anfangs- und Endpunkt.

hänge und Abhängigkeiten der Variablen untereinander werden so aus einer anderen Sicht veranschaulicht, vgl. Abb. 2.24 mit eingeblendeter Abb. 2.12.

Einige inhaltliche Anmerkungen zum Beispiel in Abb. 2.24 sollen bei der Interpretation eines Scatterplots helfen. Im LF-Q-Diagramm ist deutlich der inverse (hyperbolische) Zusammenhang zwischen LF und Q erkennbar. Die Wassertemperatur im Vergleich zu Q und LF zeigt ein deutlich unterschiedliches Verhalten bei niedrigen und höheren Temperaturen, also im Winter und im Sommer. Ein ähnliches Verhalten ist beim pH-Wert im Vergleich zu Q und LF zu erkennen. Die Zusammenhänge im Bereich von 7 bis 8 fallen anders aus als im Bereich zwischen 8 bis 9. Der sonst typische entgegengesetzte phasenverschobene jahreszeitliche Einfluss in O_2 und WT ist nicht sehr ausgeprägt, da das kreisförmige Muster erheblich gestört ist.

Mit Hilfe der Assoziationsplots werden die Abhängigkeitsstrukturen sowohl zwischen der Zielgröße Y und den Einflussgrößen $X_1, \ldots, X_k$ als auch innerhalb der Einflussgrößen aufgedeckt. Diese Vorgehensweise unterstützt das Auffinden eines geeigneten Funktionstyps f bei einer Modellentwurfsaufgabe aus Kapitel 1.

2.3 Dauerlinie statt Häufigkeitsanalyse

Bei den Problemen, die hier behandelt werden, spielt überwiegend der Ort s und die Zeit t eine wesentliche Rolle. Es ist ganz entscheidend zu wissen, wo und wann eine Messgröße X den ermittelten Wert $X(s,t) = x$ angenommen hat. Zur Vereinfachung wird statt (s,t) wieder nur t geschrieben. Der Index kann aber entweder den Ort s, die Zeit t oder Ort und Zeit (s,t) bezeichnen.

Häufigkeitsanalysen

Vorwiegend im Bereich der Hydrologie werden so genannte *Häufigkeitsanalysen* bezüglich der (endlich vielen) Beobachtungen $X(t_1)$, $X(t_2), \ldots, X(t_n)$ einer (kontinuierlichen oder diskreten) Messvariablen X aus einem Gebiet bzw. Zeitintervall durchgeführt, d. h. es wird nur noch notiert, wie häufig ein Wert (ggf. in einer Klasse) vorkommt. Die wichtige Information, wo bzw. wann eine Messung erfolgt ist, geht verloren. Der Ort bzw. die Zeit des Messwertes werden ignoriert.

Formal ergibt sich eine empirische Häufigkeitsverteilung, die keinerlei Rückschlüsse auf die "Dynamik", die prägenden Komponenten und Besonderheiten in der Verlaufskurve zulässt. Für die, der empirischen Verteilungsfunktion entsprechenden Treppenkurve

$$F(x) = \frac{1}{n}\text{Anzahl}\left(X(t_i) \leq x\right), \quad x \in \mathbb{R}$$

gelten die gleichen Aussagen. Konstruktiv werden Werte, die sich beispielsweise auf einen Tag beziehen, im Kurvendiagramm der Größe nach geordnet mit einer Tageslänge als (gespiegelte) Sprunghöhe.

Bei fehlenden Werten ergibt sich dann das Problem, dass die "Häufigkeitskurve" vor dem eigentlichen Ende des betrachteten Intervalls abschließt. Vermeidbar ist das Problem, wenn entweder der fehlende Wert durch den Mittelwert der benachbarten Werte ersetzt oder als (gespiegelte) Sprunghöhe die Zahl 1.5 gewählt wird.

Wie Abb. 2.25 zeigt, lassen sich eine Vielzahl verschiedenartigster Datenreihen $X(t_i)$ (nämlich $n!$ bei n Daten) konstruieren, die alle dieselbe Häufigkeitsverteilung bzw. empirische Verteilungsfunktion liefern. Daher ist nicht unmittelbar ersichtlich, welche Vorteile eine *Häufigkeitsdarstellung*, die unter Verzicht auf die Information in der zeitlichen Struktur erstellt wird, gegenüber einem Kurvendiagramm hat.

Stattdessen lädt sie zu Fehlinterpretationen ein, nämlich dann, wenn versucht wird, die empirische Häufigkeitsverteilung durch eine theoretische Zufallsverteilung zu approximieren und im Sinne von Wahrscheinlichkeiten, mit denen sich bestimmte Werte realisieren, zu interpretieren. In diesem Fall wird stillschweigend vorausgesetzt, dass die Daten $X(t_1)$, $X(t_2), \ldots, X(t_n)$ Realisierungen ein und desselben Zufallsexperiments, d. h. von unabhängig identisch verteilten Zufallsvariablen sind. In der hydrologischen (und sogar statistischen) Literatur sind derartige Trugschlüsse zu finden, wobei die außergewöhnlichsten statistischen Verteilungen den Daten angepasst und irgend welche "Vertrauensbereiche" berechnet werden. Prozesse mit unabhängig identisch verteilten Variablen $X(t)$ in Raum und Zeit, die ein solches Vorgehen rechtfertigen würden, treten in der Praxis jedoch höchst selten auf.

Vielmehr unterliegt eine Messvariable X im Laufe von Raum und Zeit den Wirkungen sich verändernder Einflussgrößen, so dass bei jeder Beobachtung $X(t_i)$, $i = 1, \ldots, n$ jeweils verschiedene, nicht vergleichbare Randbedingungen vorliegen. Ein Ziel einer Datenanalyse ist es in diesem Fall, wie unter Kapitel 1 ausgeführt, ein Modell zu finden, das X in Abhängigkeit der wesentlichen Einflussgrößen und einer nicht beobachtbaren Restgröße U erklärt. Lediglich für die Restgröße U ist im Idealfall die Annahme von unabhängig identisch verteilten Variablen $U(t)$ sinnvoll (weißes Rauschen).

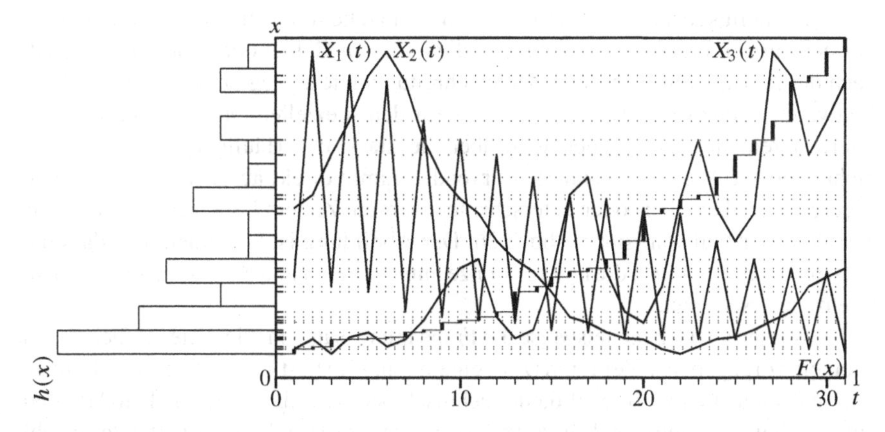

Abb. 2.25 Drei Verlaufskurven $X_j(t)$ mit derselben "Häufigkeitsverteilung" $h(x)$ und (in das Diagramm gespiegelten) "empirischen Verteilungsfunktion" $F(x)$.

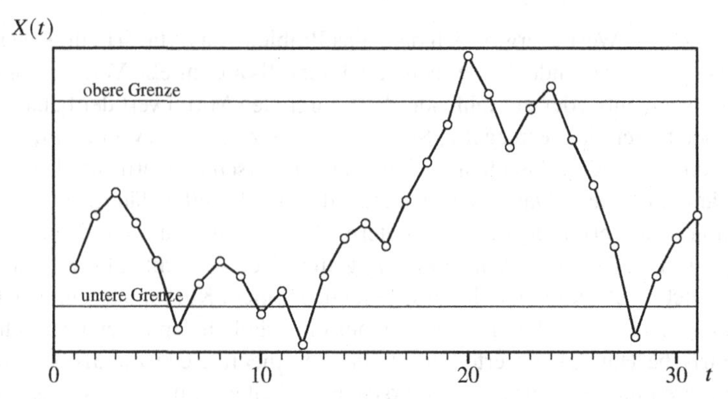

Abb. 2.26 Über- und Unterschreitung vorgegebener Grenzwerte durch eine Messreihe $X(t)$ in einem Intervall von 31 Tagen t.

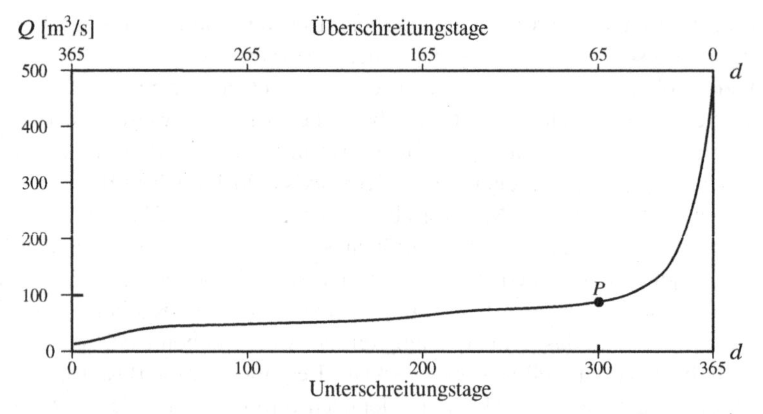

Abb. 2.27 (Anzahl-)Abflussdauerlinie an einer Messstelle in einem Jahr.

Eine Häufigkeitsanalyse, losgelöst von Wahrscheinlichkeitsinterpretationen, ist nur bei solchen Problemen angebracht, die in einem Gebiet oder Intervall lediglich nach der Anzahl von Über- oder Unterschreitungen festgelegter Werte (Richtwerte, Leitwerte, Grenzwerte) fragen, ohne sich für den speziellen Ort oder Zeitpunkt zu interessieren. In diesen Fällen wird aber die klassische Häufigkeitsverteilung gar nicht benötigt. Vielmehr kann im Kurvendiagramm direkt ausgezählt werden, wie oft die Schranken über- oder unterschritten werden. Zudem lässt sich noch ablesen, wann das der Fall war, siehe Abb. 2.26. Der Abbildung ist zu entnehmen, dass die Messreihe an vier Tagen die untere Grenze unterschreitet und an drei Tagen die obere Grenze überschreitet.

Im Wasserbau ist beispielsweise die Frage interessant, an wie vielen Arbeitstagen in einem vorgegebenen Zeitraum (z. B. einem Jahr) ein bestimmter Pegelstand x über- oder unterschritten wird, weil dann, technisch bedingt, die erforderlichen Arbeiten eingestellt werden müssen. Eine zuverlässige Prognose für die zu erwartende Anzahl der Ausfall-Tage ist für die Kalkulation der Kosten wichtig. Im Hinblick auf die speziellen Fragen veröffentlichen Wasserwirtschaftsämter und ähnliche Institutionen so genannte (Anzahl-)Dauerlinien, d. h. absolute empirische Verteilungsfunktionen Anzahl($X(t_i) \leq x$), die interpoliert (geglättet) sind. Dabei werden im Unterschied zu statistischen Verteilungen auf der Ordinate die x-Werte und auf der Abszisse die Anzahlen d eingetragen.

Abb. 2.27 zeigt ein Beispiel einer (Anzahl-) Abflussdauerlinie. Der "Dauerlinien"-Punkt P in der Abbildung bedeutet, dass an 300 Tagen im Jahr der Abflusswert von $x = 100$ unterschritten und an 65 Tagen überschritten wird (siehe obere Achse).

Im Prinzip ergibt sich die "Dauerlinie", wenn die einzelnen Tages-Abflusswerte der Größe nach (aufsteigend) geordnet werden. Die entstehende Treppenkurve (gespiegelte absolute empirische Verteilungsfunktion) wird dann geeignet interpoliert.

Dauerlinie bzw. Nichtüberschreitungsfunktion

Die zuvor beschriebene Konfusion, resultierend aus der empirischen Häufigkeitsverteilung bzw. empirischen Verteilungsfunktion einer zeitdiskreten Messreihe, wird vermieden, wenn die Fragestellung leicht abgewandelt wird. Gesucht wird nun nicht mehr die Anzahl oder der Anteil der Über- oder Unterschreitungen festgelegter Werte in einem Zeitraum, sondern die *Flächengröße* im Gesamtgebiet bzw. ihr Flächenanteil oder die *Zeitdauer* im Gesamtintervall bzw. ihr Zeitanteil, für die ein gegebener Wert über- oder unterschritten wird. Diese Flächen- bzw. Zeitinterpretation (weg von der Anzahlinterpretation) eröffnet zusätzlich die Möglichkeit, auch raum- und zeitkontinuierliche Messkurven zu betrachten. Zudem ist diese Definition bei der Untersuchung der statistischen Eigenschaften und dem Design von Raum-Zeit-Stichprobenplänen für kontinuierliche Messgrößen sehr nützlich.

Definition 1 (Dauerlinie bzw. Nichtüberschreitungsfunktion) In einem Gebiet G (speziell Intervall) mit der Gebietsgröße $|G|$ sei eine Messgröße X bzw. Messkurve $X(t)$ mit $t \in G$ gegeben.

(1) Der Gebietsanteil $D(x)$, für den die Messgröße X im Gebiet G den vorgegebenen Wert $x \in \mathbb{R}$ nicht überschreitet, heißt *Dauerlinie* oder *Nichtüberschreitungsfunktion* von X im Gebiet G.

Bezeichnet $\lambda(X \leq x)$ die Gesamtgröße der Teilgebiete (als Summe der einzelnen Teilgebietsgrößen) in G, für die $X \leq x$ ist, so wird

$$D(x) = \frac{1}{|G|}\lambda(X \leq x), \quad x \in \mathbb{R}.$$

geschrieben. Für ein Intervall $G = [a, b]$ ist $|G| = b - a$, vgl. Abb. 2.28.

Die Gesamtgröße $\lambda(X \leq x)$ der Nichtüberschreitung von x durch X in G stellt die *absolute Dauerlinie (Nichtüberschreitungsfunktion)* dar.

(2) Jedem Beobachtungspunkt t_i aus G wird ein ("repräsentatives") Teilgebiet G_i der Größe $|G_i|$, $i = 1, \ldots, n$ zugeordnet, so dass diese eine Zerlegung von G darstellen. Für die Beobachtungen $X(t_i)$ heißt die Treppenfunktion

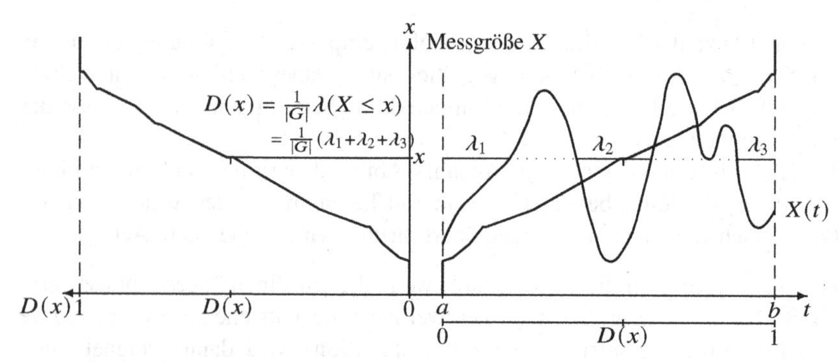

Abb. 2.28 Theoretische Messkurve $X(t)$ im Zeitintervall $[a, b]$, Dauerlinie $D(x)$ und in das Kurvendiagramm gespiegelte Dauerlinie.

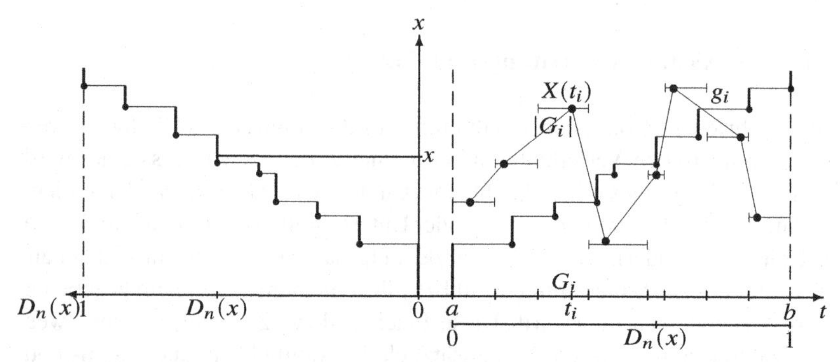

Abb. 2.29 Messwerte $X(t_i)$ mit zugeordneten Messintervallen G_i der Längen $|G_i|$ und empirische Dauerlinie $D_n(x)$ (auch gespiegelt).

$$D_n(x) = \frac{1}{|G|} \sum_{i:X(t_i) \le x} |G_i| = \sum_{i:X(t_i) \le x} g_i \quad \text{mit} \quad g_i = \frac{|G_i|}{|G|}, \quad i = 1, \ldots, n$$

die *empirische Dauerlinie* bzw. *empirische Nichtüberschreitungsfunktion* der empirischen Messwerte $X(t_i)$, vgl. Abb. 2.29.

Die (gespiegelte) empirische Dauerlinie $D_n(x)$ der Messwerte $X(t_i) \in G_i$, $i = 1, \ldots, n$ aus einem Intervall G stellt praktisch die der Größe der Messwerte nach geordnete empirische Treppenfunktion dar. Die (horizontalen) Sprunghöhen von $D_n(x)$ sind dabei die Teilintervall-Längenanteile $g_i = |G_i|/|G|$, $i = 1, \ldots, n$. Die empirische Dauerlinie ist damit die Dauerlinie der empirischen Treppenfunktion. Sind alle g_i gleich (also $1/n$), dann stimmen formal (aber nicht inhaltlich) die empirische Dauerlinie und die empirische Verteilungsfunktion überein. □

Damit die Gesamtgebietsgröße $\lambda\,(X \le x)$ existiert, wird stets vorausgesetzt, dass die Menge $\{t \in G \mid X(t) \le x\}$ (im Sinne von Lebesgue) messbar ist. Dann heißt auch die Funktion X selbst messbar. Eine bis auf höchstens abzählbar viele Sprungstellen stetige Funktion ist z. B. (im Sinne von Lebesgue) messbar.

Ist X eine Messvariable über einem zweidimensionalen Gebiet G, begrenzt durch die Funktionen $g_1(s)$ und $g_2(s)$ für $s \in [a, b]$, berechnet sich die Gebietsgröße aus

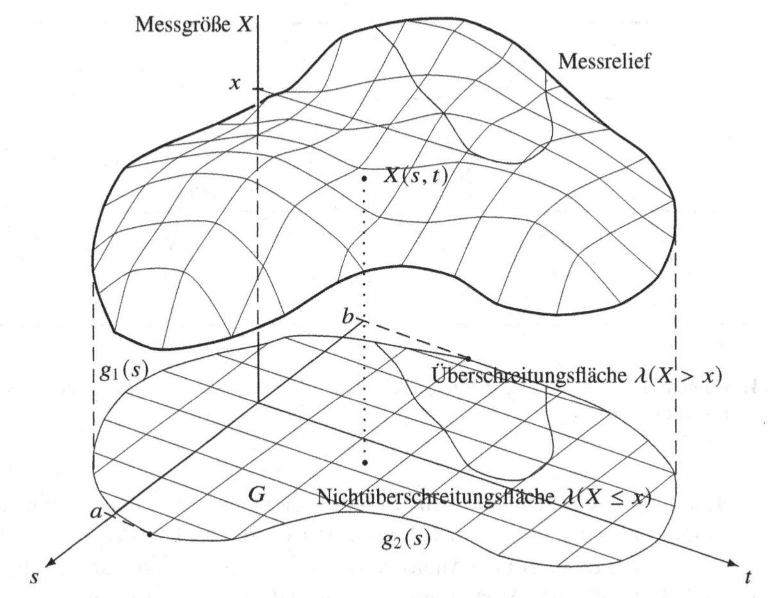

Abb. 2.30 Messvariable X in einem Gebiet G mit der Messfläche (Messrelief) $X(s,t)$ über G und Überschreitungsfläche $\lambda(X > x)$ sowie Nichtüberschreitungsfläche $\lambda(X \leq x)$.

$$|G| = \int_a^b \big(g_2(s) - g_1(s)\big)\, ds\,.$$

Für die Nichtüberschreitungsfunktion von X über G, definiert durch

$$D(x) = \frac{1}{|G|}\lambda(X \leq x), \quad x \in \mathbb{R},$$

ist $\lambda(X \leq x)$ der Flächeninhalt von G, für den die Messfläche $X(s,t)$ den Wert x nicht überschreitet, vgl. Abb. 2.30. Die empirische Nichtüberschreitungsfunktion

$$D_n(x) = \frac{1}{|G|} \sum_{i:X(t_i)\leq x} |G_i| = \sum_{i:X(t_i)\leq x} g_i \quad \text{mit} \quad g_i = \frac{|G_i|}{|G|}, \quad i = 1,\dots,n$$

in dieser Situation wird entsprechend interpretiert.

Definition 2 (mehrdimensionale Dauerlinie) (1) Der Gebietsanteil $D(x_1,\dots,x_k)$ insgesamt, für den die k Messkurven $X_1(t),\dots,X_k(t)$ im Gebiet G gleichzeitig die vorgegebenen Werte $x_1,\dots,x_k \in \mathbb{R}$ nicht überschreiten, heißt die *gemeinsame Dauerlinie* bzw. *gemeinsame Nichtüberschreitungsfunktion* von $X_1,\dots,X_k$ im Gebiet G. Bezeichnet $\lambda(X_1 \leq x_1,\dots,X_k \leq x_k)$ die Gesamt-Gebietsgröße in G, für die gleichzeitig $X_1 \leq x_1,\dots,X_k \leq x_k$ ist, so wird

$$D(x_1,\dots,x_k) = \frac{1}{|G|}\lambda(X_1 \leq x_1,\dots,X_k \leq x_k), \quad x_1,\dots,x_k \in \mathbb{R}$$

geschrieben, vgl. Abb. 2.31.

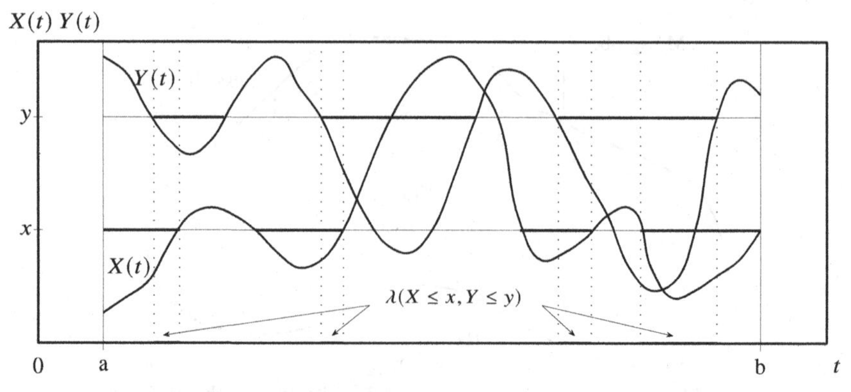

Abb. 2.31 Gemeinsame Nichtüberschreitungsdauer $\lambda(X \leq x, Y \leq y)$ zweier Messkurven $X(t)$, $Y(t)$ im Intervall $G = [a, b]$.

Zwei Messfunktionen X, Y in einem Gebiet G heißen dauerlinien-unabhängig, wenn die gemeinsame Dauerlinie das Produkt der einzelnen Dauerlinien ist, d. h. wenn $D(x, y) = D(x)\, D(y)$ gilt (in Analogie zur Definition der Unabhängigkeit von Zufallsvariablen X, Y über die Verteilungsfunktionen durch $F(x, y) = F_X(x)\, F_Y(y)$). Eine entsprechende Definition gilt für k Messfunktionen $X_1, \ldots, X_k$ in G.

(2) Für die gemeinsamen Beobachtungen $X_1(t_i), \ldots, X_k(t_i)$ zu den Punkten t_i aus den Teilgebieten G_i der Größen $|G_i|$, $i = 1, \ldots, n$, die eine Zerlegung von G darstellen, heißt die k-dimensionale Treppenfunktion

$$D(x_1, \ldots, x_k) = \frac{1}{|G|} \sum_{i \in I} |G_i| = \sum_{i \in I} g_i \quad \text{mit} \quad g_i = \frac{|G_i|}{|G|}, \quad i = 1, \ldots, n$$

gemeinsame empirische Dauerlinie bzw. *gemeinsame empirische Nichtüberschreitungsfunktion*, wobei $I = \{i \mid X_1(t_i) \leq x_1, \ldots, X_k(t_i) \leq x_k\}$. □

Folgerung (Eigenschaften einer Dauerlinie) Nach Konstruktion der Dauerlinie $D(x)$ einer Messkurve $X(t)$ im Intervall $G = [a, b]$ gelten die Aussagen:

(1) Die Dauerlinie $D(x)$, $x \in \mathbb{R}$, einer Messkurve $X(t)$ in einem Gebiet G, $t \in G$, ist monoton nicht abnehmend und es gilt

$$D(x) = 0 \quad \text{für} \quad x \leq \min_{t \in G} X(t), \qquad D(x) = 1 \quad \text{für} \quad x \geq \max_{t \in G} X(t).$$

(2) Für eine monoton steigende Messkurve $X(t)$, $t \in G = [a, b]$ fallen die (gespiegelte) Dauerlinie $D(x)$ und $X(t)$ in G zusammen, wenn das Intervall G auf $[0, 1]$ normiert wird, siehe Abb. 2.32 links. Bei monoton fallenden $X(t)$ ist $D(x)$ spiegelbildlich zu $X(t)$ in G, vgl. Abb. 2.32 rechts.

(3) Gilt an einer Stelle x_0 für die Dauer $\lambda(X = x_0) > 0$ (z. B. weil dort X konstant ist), dann hat D in dem Punkt x_0 eine Sprungstelle.

In Abb. 2.33 links setzt sich diese "Sprunghöhe" aus zwei Teilen zusammen, in denen $X(t)$ jeweils konstant mit x_0 ist. Damit ist die Dauerlinie an dieser Stelle x_0 nicht stetig und auch nicht differenzierbar.

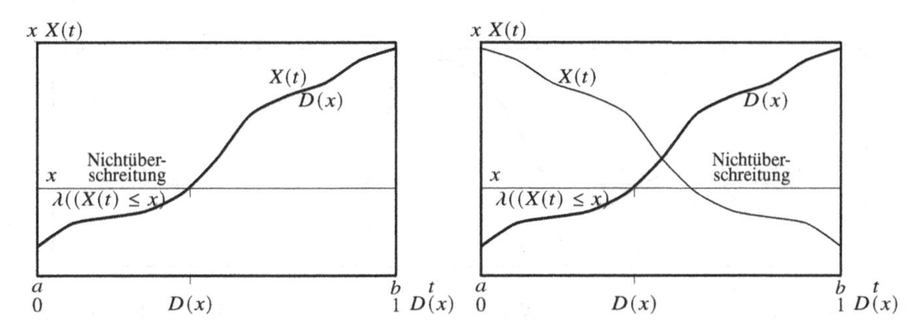

Abb. 2.32 Monotone Messkurven $X(t)$ und (gespiegelte) Dauerlinien $D(x)$

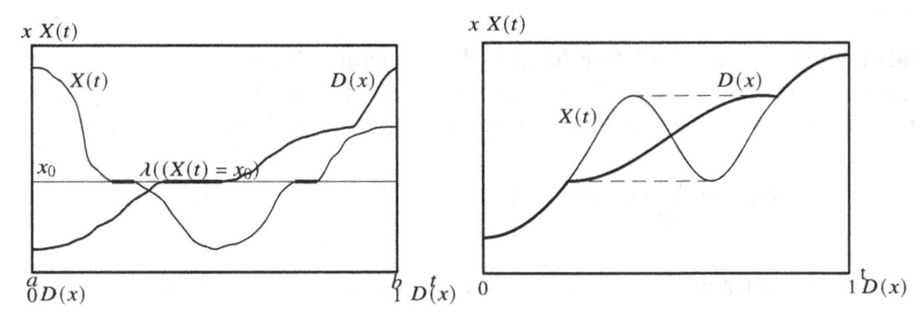

Abb. 2.33 Links: Lokal konstante Messkurve $X(t)$ mit Wert x_0 und Dauerlinie $D(x)$. Rechts: Messkurve $X(t)$ mit relativen Extrema und Dauerlinie $D(x)$.

(4) Relative Extremwerte der Messkurve $X(t)$ in $G = [a, b]$ führen gewöhnlich in der Dauerlinie $D(x)$ an diesen Stellen zu "Knickstellen", vgl. Abb. 2.33 rechts.

Damit ist die Dauerlinie dort zwar stetig, aber nicht differenzierbar und besitzt demnach auch keine "Dauerlinien-Dichtefunktion", obwohl die Messkurve $X(t)$ selbst stetig differenzierbar ist.

(5) Analog zu den Randverteilungen bei mehrdimensionalen Verteilungen von Zufallsvariablen gilt

$$\lim_{y\to\infty} D(x, y) = D(x), \quad \lim_{x\to\infty} D(x, y) = D(y). \qquad \square$$

Die Dauerlinienwerte $D(x)$ stellen definitionsgemäß Gebietsanteile (Flächen/ Zeitanteile) und keine Wahrscheinlichkeiten dar, d. h. D ist keine Verteilungsfunktion (im Sinne der Wahrscheinlichkeitstheorie und Statistik), obwohl sie alle ihre mathematischen Eigenschaften besitzt. Es mangelt hier an einem geeigneten Zufallsexperiment. Erst wenn ein Messzeitpunkt t rein zufällig aus J ausgewählt wird (die zugehörige Zufallsvariable sei mit T bezeichnet), dann zeigt sich (siehe Kapitel 4), dass dann der als zufällig anzusehende Messwert $X(T)$ als Verteilungsfunktion die Dauerlinie D besitzt.

Der folgende Satz bei einer Zerlegung des Gebiets in Teilgebiete bildet die Grundlage für die praktische Berechnung einer Dauerlinie aus den Dauerlinien der Teilgebiete, veranschaulicht in Abb. 2.34 für ein Intervall $G = [a, b]$.

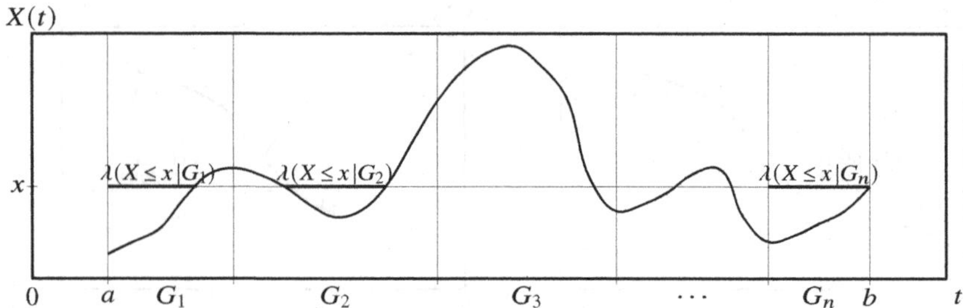

Abb. 2.34 Nichtüberschreitungsdauer $\lambda(X(t) \leq x)$, aufgeteilt in die einzelnen Nichtüberschreitungsdauern $\lambda(X(t) \leq x \mid G_i)$, $i = 1, \ldots, n$.

Satz (Dauerlinie bei Gebietszerlegung) Die Dauerlinie D einer Messkurve X über dem Gebiet G der Gebietsgröße $|G|$, zerlegt in die Teilgegiete G_i der Gebietsgrößen $|G_i|$, ist das gewichtete Mittel der Dauerlinien D_i von X in G_i, $i = 1, \ldots, n$, d. h.

$$D(x) = \sum_{i=1}^{n} D_i(x)\, g_i \quad \text{mit} \quad g_i = \frac{|G_i|}{|G|}, \quad i = 1, \ldots, n. \qquad \square$$

Beweis Es gilt (vgl. Abb. 2.34) $D_i(x) = \frac{1}{|G_i|}\lambda(X \leq x \mid G_i)$, $i = 1, \ldots, n$ und damit

$$D(x) = \frac{1}{|G|}\lambda(X \leq x) = \frac{1}{|G|}\sum_{i=1}^{n}\lambda(X \leq x \mid G_i) = \frac{1}{|G|}\sum_{i=1}^{n} D_i(x)\, |G_i| = \sum_{i=1}^{n} D_i(x)\, g_i\,. \quad \square$$

Umgekehrt kann zu einem gegebenem Wert $p \in [0, 1]$ über die Dauerlinie $D(x)$ abgelesen werden, welcher Wert x_p von der Messkurve X im Gebiet G in einer Gebietsgröße von $p \times |G|$ nicht überschritten wird, d. h. $p = D(x_p)$. Diese Überlegung führt zu den so genannten *p-Raum/Zeit-Quantilen.*

2.4 p -Raum/Zeit-Quantile

Definition (p-Raum/Zeit-Quantil) (1) Das *p -Raum/Zeit-Quantil* x_p mit $0 < p < 1$ ist als Inverse der Dauerlinie $D(x) = \frac{1}{|G|}\lambda(X(t) \leq x)$ einer Messgröße X über einem Gebiet G definiert durch

$$D(x_p) = p \quad \text{bzw.} \quad D(x) \leq p \;\text{ für }\; x < x_p \;\text{ und }\; D(x) \geq p \;\text{ für }\; x \geq x_p\,,$$

d. h. der Gebietsanteil der Messwerte mit $X(t) \leq x_p$ ist p, vgl. Bild.

(2) Das *empirische p -Raum/Zeit-Quantil* x_p $(0 < p < 1)$ ist definiert als "Inverse" der empirischen Dauerlinie $D_n(x) = \sum_{i:X(t_i)\leq x} g_i$ definiert durch

$$D_n(x) \leq p \;\text{ für }\; x < x_p \;\text{ und }\; D_n(x) \geq p \;\text{ für }\; x \geq x_p\,.$$

Der Gebietsanteil aller Messwerte mit $X(t_i) \leq x_p$ ist (maximal) p, vgl. folgendes Bild.

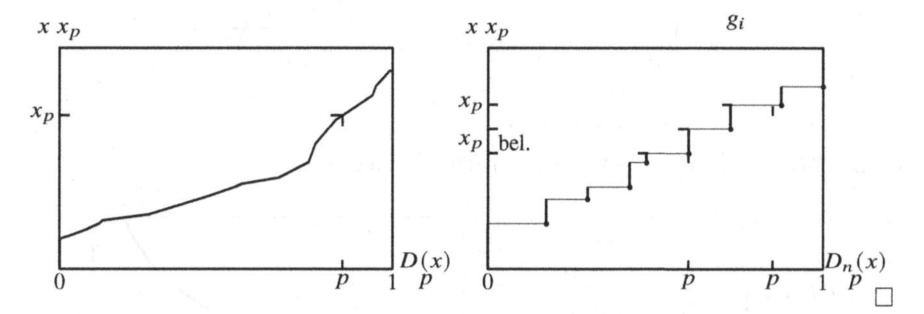

□

Die Raum/Zeit-Quantilsfunktion x_p in Abhängigkeit von $p \in [0,1]$ stellt im Prinzip die (gespiegelte) Dauerlinie $D(x)$ dar, weil die Abszisse der $D(x)$-Achse und die Ordinate der x-Achse entspricht.

Beispiel (theoretisch) (1) Für die konstante Messkurve $X(t) = c$ in dem Intervall $G = [a, b]$ ist $D(x)$ ist die "Einpunkt-Dauerlinie", vergleichbar der Einpunkt-Verteilung aus der Statistik, vgl. Eigenschaft (3) der Dauerlinie, d. h.

$$D(x) = \frac{1}{b-a}\lambda(X \le x) = \begin{cases} 0 & x < c\,, \\ 1 & x \ge c\,. \end{cases}$$

(2) Für die lineare Messkurve $X(t) = c + \frac{d-c}{b-a}(t-a)$ im Intervall $G = [a, b]$ gilt

$$D(x) = \begin{cases} 0 & x < c \\ \frac{x-c}{d-c} & c \le x \le d \\ 1 & x > d \end{cases}$$

$$D'(x) = \begin{cases} \frac{1}{d-c} & c \le x \le d \\ 0 & \text{sonst,} \end{cases}$$

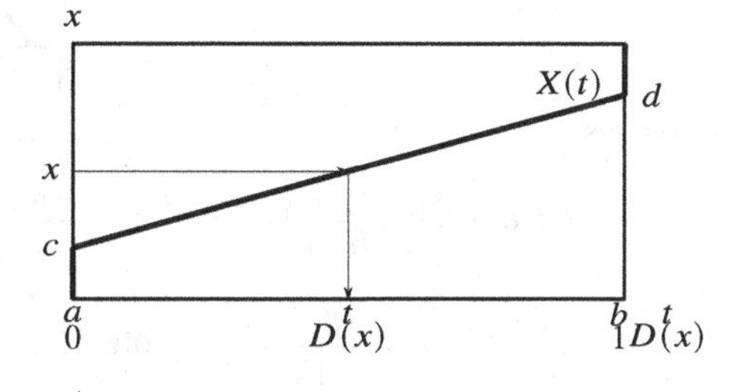

denn aus

$$x = c + \frac{d-c}{b-a}(t-a)\,, \quad x \in [c,d] \quad \text{folgt} \quad D(x) = \frac{1}{b-a}(t-a) = \frac{x-c}{d-c}\,.$$

Somit ist $D(x)$ vergleichbar mit der Verteilungsfunktion der Gleichverteilung. Im Beispiel ist $c < d$. Für $c > d$ wäre $X(t)$ zu $D(x)$ "spiegelbildlich", vgl. dazu die Eigenschaft (2) der Dauerlinie.

(3) Damit formal die Dauerlinie einer stetigen Verteilungsfunktion der Statistik entspricht, müsste $X(t)$ unbeschränkt sein, wenn wie üblich der Definitionsbereich $\mathbb{R}$ oder $\mathbb{R}_+$ ist, vgl. (4) und (5). Es sei denn, die Verteilung mit der Dichte $f(x)$ und Verteilungsfunktion $F(x)$ wird gestutzt, entweder durch einen Wert c von oben oder von unten durch

$$f_{(\leq c)}(x) = \begin{cases} \frac{f(x)}{F(c)} & x \leq c \\ 0 & x > c \end{cases} \quad \text{bzw.} \quad f_{(>c)}(x) = \begin{cases} \frac{f(x)}{1-F(c)} & x > c \\ 0 & x \leq c \end{cases}$$

oder in Kombination beider Varianten.

(4) Sei $X(t) = -\frac{1}{\nu} \ln\left(1 - \frac{t-a}{b-a}\right)$ für $t \in [a, b]$. Dann gilt

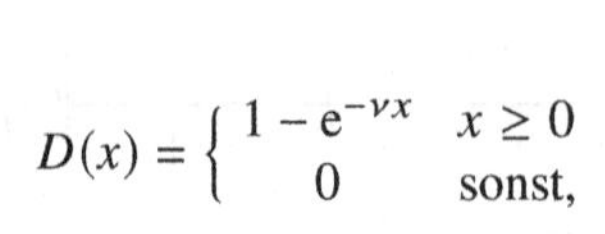

$$D(x) = \begin{cases} 1 - \mathrm{e}^{-\nu x} & x \geq 0 \\ 0 & \text{sonst,} \end{cases}$$

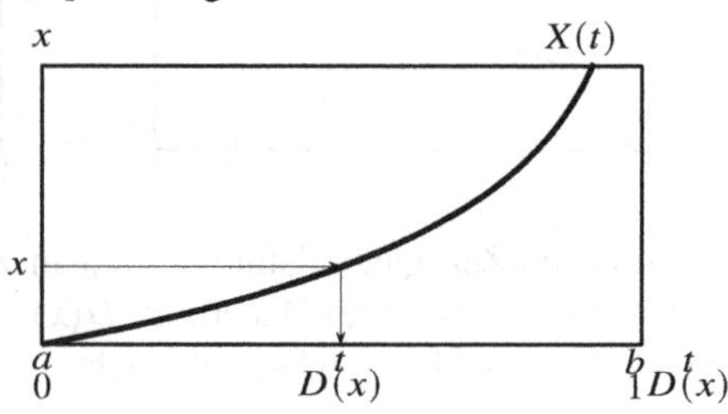

denn aus

$$x = -\frac{1}{\nu} \ln\left(1 - \frac{t-a}{b-a}\right), \quad x \geq 0 \quad \text{folgt} \quad D(x) = \frac{1}{b-a}(t-a) = 1 - \mathrm{e}^{-\nu x}$$

und formal entspricht $D(x)$ der Exponentialverteilung. Für das Intervall-Quantil x_p mit $D(x_p) = p$ gilt $x_p = -\frac{1}{\nu} \ln(1-p)$.

(5) Sei $X(t) = \alpha + \beta \ln(\frac{t-a}{b-t})$ für $t \in [a, b]$. Dann gilt

$$D(x) = \frac{1}{1 + \mathrm{e}^{-\frac{x-\alpha}{\beta}}}, \quad x \in \mathbb{R},$$

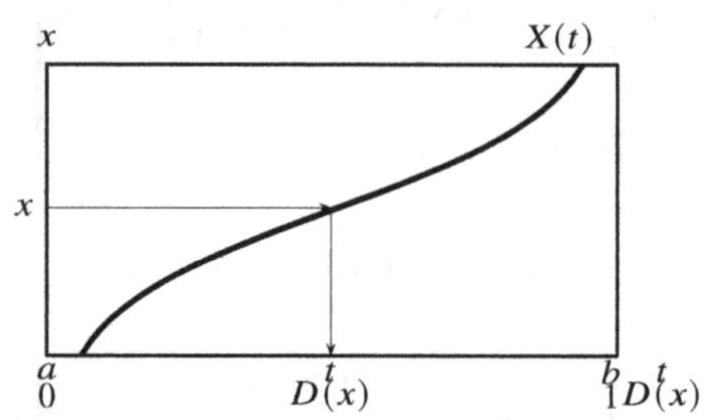

denn aus

$$x = \alpha + \beta \ln\left(\frac{t-a}{b-t}\right), \quad \mathrm{e}^{\frac{x-\alpha}{\beta}} = \frac{t-a}{b-t}, \quad a + b\mathrm{e}^{\frac{x-\alpha}{\beta}} = t\left(1 + \mathrm{e}^{\frac{x-\alpha}{\beta}}\right),$$

$$t - a = \frac{a + b\mathrm{e}^{\frac{x-\alpha}{\beta}}}{1 + \mathrm{e}^{\frac{x-\alpha}{\beta}}} - a = \frac{(b-a)\mathrm{e}^{\frac{x-\alpha}{\beta}}}{1 + \mathrm{e}^{\frac{x-\alpha}{\beta}}} \quad \text{folgt} \quad D(x) = \frac{1}{b-a}(t-a) = \frac{1}{1 + \mathrm{e}^{-\frac{x-\alpha}{\beta}}}, \quad x \in \mathbb{R}.$$

(6) Für die Messkurve

$$X(t) = c + d \sin\left(2\pi \frac{t-a}{b-a}\right), \quad t \in [a, b]$$

mit der Periode $b - a$ gilt an der Stelle $x = X(t)$

$$x = c + d \sin(2\pi \frac{t-a}{b-a}) \quad \text{bzw.} \quad 2\pi \frac{t-a}{b-a} = \arcsin\left(\frac{x-c}{d}\right)$$

und damit, wie dem Bild entnommen werden kann, $D(x) = \frac{1}{b-a}\left(\frac{b-a}{2} + 2(t-a)\right)$, also

$$D(x) = \begin{cases} \frac{1}{2} + \frac{1}{\pi} \arcsin\left(\frac{x-c}{d}\right) \\ \qquad x \in [\,c-d, c+d] \\ 0 \qquad x < c-d \\ 1 \qquad x > c+d\,. \end{cases}$$

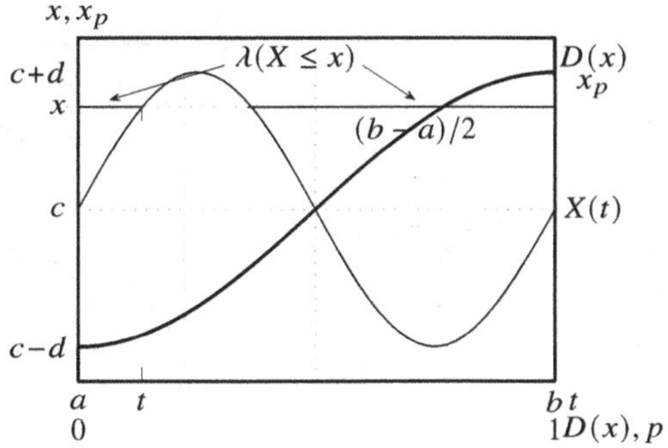

Die p-Quantilsfunktion x_p berechnet sich aus

$$p = D(x_p) = \frac{1}{2} + \frac{1}{\pi} \arcsin\left(\frac{x_p - c}{d}\right)$$

$$\pi\left(p - \frac{1}{2}\right) = \arcsin\left(\frac{x_p - c}{d}\right) \quad \text{bzw.} \quad \sin\left(\pi\left(p - \frac{1}{2}\right)\right) = \frac{x_p - c}{d}$$

und damit ist

$$x_p = c + d \sin\left(\pi\left(p - \frac{1}{2}\right)\right), \quad p \in [\,0, 1\,]\,.$$

(7) Die Messkurve aus (6) sei erweitert zu einer Funktion mit der Periode $\frac{b-a}{n}$, d. h.

$$X(t) = c + d \sin\left(2\pi n \frac{t-a}{b-a}\right), \quad t \in [a, b]\,, \quad n \in \mathbb{N}\,.$$

$$D(x) = \begin{cases} \frac{1}{2} + \frac{1}{\pi} \arcsin\left(\frac{x-c}{d}\right) \\ \qquad x \in [\,c-d, c+d] \\ 0 \qquad x < c-d \\ 1 \qquad x > c+d\,. \end{cases}$$

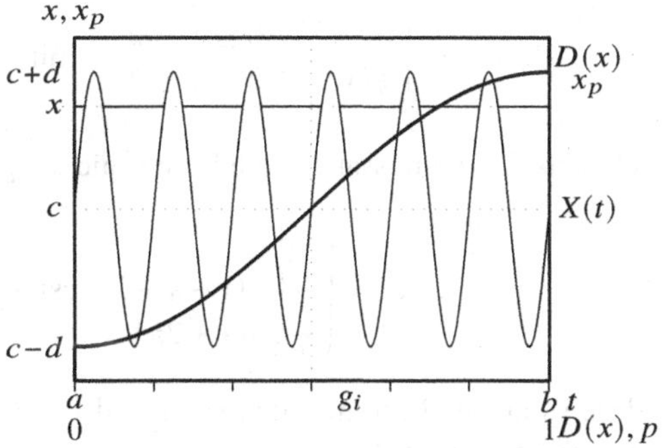

Dann ändert sich die Dauerlinie nicht, denn auf jedem Teilintervall mit Gewicht $g_i = \frac{1}{n}$ gilt nach (6) für die Teil-Dauerlinie und damit nach dem Zerlegungssatz

$$D_i(x) = \frac{1}{2} + \frac{1}{\pi} \arcsin\left(\frac{x-c}{d}\right) \quad \text{und} \quad D(x) = \frac{1}{n} \sum_{i=1}^{n} D_i(x) = \frac{1}{2} + \frac{1}{\pi} \arcsin\left(\frac{x-c}{d}\right),$$

also bleibt $D(x)$ gegenüber (6) unverändert.

(8) Im Beispiel (6) wird für

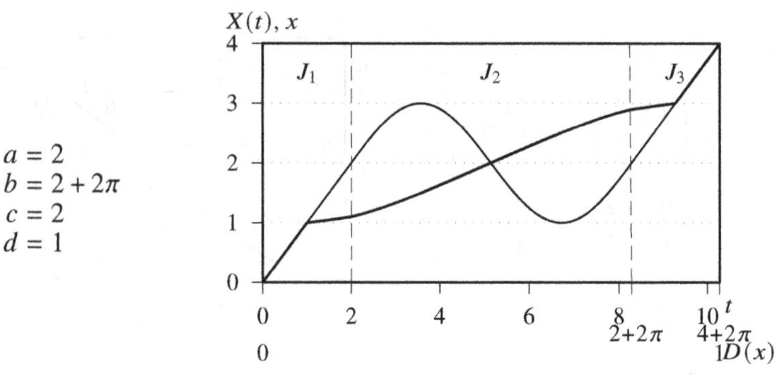

die Funktion $X(t)$ linear und stetig differenzierbar auf das Intervall $[\,0, 4+2\pi\,]$ ausgedehnt zu

$$X(t) = \begin{cases} t & 0 \leq t \leq 2 \\ 2 + \sin(t-2) & 2 < t \leq 2+2\pi \\ t - 2\pi & 2+2\pi < t \leq 4+2\pi \end{cases}$$

Für die drei Teilintervalle $J_1 = [\,0, 2\,]$, $J_2 = [\,2, 2+2\pi\,]$, $J_3 = [\,2+2\pi, 4+2\pi\,]$ gilt für die jeweiligen Dauerlinien und Gewichtsfaktoren

$$D_1(x) = \begin{cases} \frac{1}{2}x & 0 \leq x \leq 2 \\ 1 & 2 < x \leq 4 \end{cases} \quad \text{mit} \quad g_1 = \frac{2}{4+2\pi},$$

$$D_2(x) = \begin{cases} 0 & 0 \leq x \leq 1 \\ \frac{1}{2} + \frac{1}{\pi}\arcsin(x-2) & 1 < x \leq 3 \\ 1 & 3 < x \leq 4 \end{cases} \quad \text{mit} \quad g_2 = \frac{2\pi}{4+2\pi},$$

$$D_3(x) = \begin{cases} 0 & 0 \leq x \leq 2 \\ \frac{1}{2}(x-2) & 2 < x \leq 4 \end{cases} \quad \text{mit} \quad g_3 = \frac{2}{4+2\pi}.$$

Nach dem Zerlegungssatz ist die Dauerlinie die gewichtete Summe

$$D(x) = \begin{cases} \frac{1}{4+2\pi}x & 0 \leq x \leq 1 \\ \frac{1}{4+2\pi}(x + \pi + 2\arcsin(x-2)) & x < 1 \leq 3 \\ \frac{1}{4+2\pi}(x + 2\pi) & 3 \leq x \leq 4 \end{cases}$$

und sie ist an den Extremstellen $x = 1$ und $x = 3$ von $X(t)$ nicht differenzierbar, vgl. Eigenschaften einer Dauerlinie. □

Beispiel (angewandt) (1) Umwelt, Feinstaubbelastung: Gemessen wird Feinstaub in der Partikelgröße PM 10 und PM 2,5 (Partikel mit einem aerodynamischen Durchmesser von höchstens 10 bzw. 2,5 Mikrometer). Nach der EU-Richtlinie 2008/50/EG (Luftqualitätsrichtlinie) gelten die Grenzwerte: Die PM 10-Konzentration von 50 Mikrogramm pro Kubikmeter ($\mu g/m^3$) im Tagesmittel (24 h) darf nur an höchstens 35 Tagen im Kalenderjahr überschritten werden, was etwa einem 10% Jahresquantil entspricht, wenn die Anzahl von 35 Tagen als Zeitdauer interpretiert wird, vgl. auch UBA (2019a), BMVU (2019), EU-Richtlinie 2016/2284 und EU (2020). Durch flächendeckende automatische Messnetze werden die Werte PM 10 und PM 2,5 überwacht. Dazu werden Feinstaubsensoren eingesetzt, siehe z. B. LUBW (2017). Die Messnetzdichte ist in Ballungsräumen (verkehrsnahe Stationen) höher als im Umland. Problematisch ist die Auswahl geeigneter Messstellen um festzustellen, ob die Grenzwerte eingehalten werden (Stichprobenfehler, Messfehler), vgl. folgende Kapitel.

(2) Verkehrswesen, Straßenbau (Straßenverkehrsplanung): Die Verkehrsnachfrage $q_N(t)$ [Kfz/h] eines Streckenabschnitts im Bezugsintervall t ist die Verkehrsstärke $q(t)$ [Kfz/h] im Intervall t, die am Beginn der Strecke ankommen würde, wenn keine Überlastung vorliegt. Bei einer Staubildung ist die Verkehrsnachfrage eine unbekannte Größe, die geeignet geschätzt werden muss. Übliche Bezugsintervalle t sind 1 Min, 5 Min, 15 Min und 1 Std. Für die verkehrstechnische Bemessung einer Straßenverkehrsanlage (Größe und Unterbau) ist nicht relevant, zu welchen Zeiten die Nachfrage entsteht, sondern die Dauer der Nachfrage. Da kleine Bezugsintervalle zu kurzfristig sehr schwankenden Werten führen, ist es üblich, die stündliche Verkehrsnachfrage an einem Straßenquerschnitt eines Jahres absteigend zu sortieren (beginnend mit dem größten Stundenwert). Diese "Dauerlinie" der $365 \times 24 = 8760$ Werte dient als wesentliches Kriterium für die Straßenverkehrsplanung, siehe dazu beispielsweise Kichhoff (2002), Brilon (2007) oder Geistefeldt u. a. (2017).

(3) Bauingenieurwissenschaft, Klimaanlagen: Die Jahresdauerlinie der Tagesdurchschnittstemperatur wird bei der Bemessung einer Klimaanlage benötigt. Dabei ist der Umweltaspekt von zunehmender Bedeutung, siehe etwa UBA (2020).

(4) Wasserversorgung: Im Rahmen der Wasserversorgung ist die Wasserabgabe-Ganglinie und Wasserabgabe-Dauerlinie von besonderer Systemrelevanz, vgl. beispielsweise Fritsch u. a. (2014).

(5) Hydrologie, Wasserbau: Die Abflussdauerlinien (Durchflussdauerlinien) bilden die Grundlage beispielsweise für den Hochwasserschutz. Beim Wasserbau (vgl. Abschnitt 2.3) ist wesentlich, wie lange ein bestimmter Pegelstand über- oder unterschritten wird, weil in diesen Fällen keine Arbeiten (vom Schiff aus) möglich sind. Wann genau diese Zeiten vorliegen, ist nicht von Bedeutung.

(6) Energiewirtschaft, Energiemanagement: Die Belastungslinien (Tag, Woche, Monat, Jahr) der Strom-Leistungsabgaben (Grundlast, Spitzenlast) in kW sind für die Energieträger und Netzbetreiber von großem Interesse. Das Konzept der Anzahl-Dauerlinien, speziell für die Zeiträume Jahr und Tag, hat eine lange Tradition, vgl. Wolf und Junge (1959). Die Tagesdauerlinie Strom [kW] für den Zeitraum 0 - 24 Stunden basiert auf 1/4-Stundenwerten. Im Jahr 2050 soll die Stromerzeugung vollständig aus erneuerbaren Quellen erfolgen, siehe Klaus u. a. (2010) UBA. □

Kapitel 3
Gebiets/Intervall-Maßzahlen

Zusammenfassung Für eine sachliche Bewertung von Messgrößen $X(t)$ in Raum und Zeit in Bezug auf das betrachtete Gebiet bzw. Intervall G sind neben der Nichtüberschreitungsfunktion bzw. Dauerlinie charakterisierende Maßzahlen hilfreich. Dabei können sich die Begriffe sowohl auf die theoretische Situation als auch auf den empirischen Fall endlich vieler Daten beziehen. Beide Varianten werden parallel angegeben. Beispielsweise wurde schon der Begriff von Gebiets- und Intervall-Mittelwerten (Stundenmittelwerte, Tagesmittelwerte) verwendet, ohne ihn genauer zu definieren. Das wird nun nachgeholt und der Zusammenhang mit der Dauerlinie erläutert. Außerdem ist zu einem Mittelwert immer auch ein geeigneter Streuungsparameter (Varianz) informativ. Für zwei Messgrößen $X(t)$, $Y(t)$ ist ein Zusammenhangsparameter (Kovarianz) charakterisierend.

3.1 Gebiets- bzw. Intervall-Mittelwert

In einem Gebiet G, begrenzt durch die beiden Funktionen $f_1(s)$ und $f_2(s)$ mit $a \leq s \leq b$ bzw. in einem Intervall G von a bis b werden verschiedene Messgrößen X, Y betrachtet. Die Fläche des Gebiets G berechnet sich dann aus

$$|G| = \int\int_G \mathrm{d}s\,\mathrm{d}t = \int_a^b \big(f_2(s) - f_1(s)\big)\,\mathrm{d}s$$

und die Länge des Intervalls G beträgt $|G| = b - a$.

Den ausgewählten n Messstellen (s_i, t_i) bzw. t_i werden (gedanklich) geeignete Messgebiete bzw. -intervalle G_i, die eine Zerlegung von G darstellen, zugeordnet, vgl. Abb. 3.1. Ihre Größen werden mit $|G_i|$ und ihre Größenanteile mit $g_i = |G_i|/|G|$ bezeichnet (Messgewichte), $i = 1, \ldots, n$. Im Prinzip sind lediglich die "Messgewichte" g_i (geeignet) festzulegen.

Zur Vereinfachung der Schreibweise stellt der Wert t ggf. das Wertepaar (s, t) dar. Analog wird $\mathrm{d}t$ als $\mathrm{d}s\,\mathrm{d}t$ usw. und das Integralzeichen ggf. als mehrfach ange-

H. Hebbel und D. Steuer, *Kontinuierliche Messgrößen und Stichprobenstrategien in Raum und Zeit*, https://doi.org/10.1007/978-3-662-65638-9_3

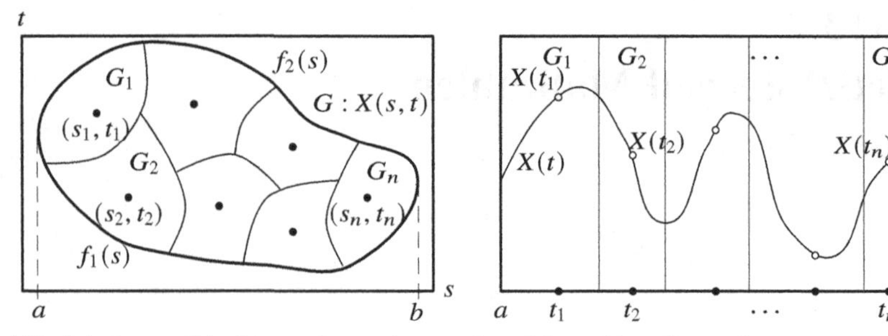

Abb. 3.1 Ausgewählte Messstellen und zugeordnete Messgebiete G_i, $i = 1, \ldots, n$.

sehen. Exemplarisch werden beim Begriff im folgenden Abschnitt beide Varianten dargestellt. Entsprechend gelten die Formulierungen auch für den Raum-Zeit-Fall, siehe auch DIN A 90 (2008) und Hebbel (2009).

Der Begriff Gebiet G bezieht sich theoretisch auf den k-dimensionalen Fall $\mathbb{R}_k$ und ist speziell eine (zweidimensionale) Fläche im $\mathbb{R}_2$ oder ein (eindimensionales) Intervall im $\mathbb{R}_1$, wenn nichts anderes gesagt wird.

Definition (Gebiets-Mittelwert) Der *theoretische Gebiets-Mittelwert* der Messgröße X bzw. Messfläche $X(s,t)$ oder Messkurve $X(t)$ im Gebiet G ist gegeben durch

$$\mu_X = \frac{1}{|G|} \int\int_G X(s,t)\,\mathrm{d}s\,\mathrm{d}t \quad \text{bzw.} \quad \mu_X = \frac{1}{|G|} \int_G X(t)\,\mathrm{d}t\,.$$

Der *empirische Gebiets-Mittelwert* der Messgröße X im Gebiet G ist gegeben durch

$$\bar{x} = \sum_{i=1}^{n} X(s_i, t_i)\, g_i \quad \text{bzw.} \quad \bar{x} = \sum_{i=1}^{n} X(t_i)\, g_i\,.$$

mit geeigneten Messgewichten $g_i \geq 0$ und $\sum_{i=1}^{n} g_i = 1$. □

Ist $X(s,t)$ eine (integrierbare) Messfläche über einem Gebiet G, begrenzt durch die beiden Funktionen $f_1(s)$ und $f_2(s)$ mit $a \leq s \leq b$, so gilt

$$\mu_X = \frac{1}{|G|} \int\int_G X(s,t)\,\mathrm{d}s\,\mathrm{d}t = \frac{1}{|G|} \int_a^b \left(\int_{f_1(s)}^{f_2(s)} X(s,t)\,\mathrm{d}t \right) \mathrm{d}s$$

mit dem Gebietsinhalt $|G| = \int_a^b \left(f_2(s) - f_1(s)\right) \mathrm{d}s$.

Der bemerkenswerte und leicht herleitbare Zusammenhang von Gebiets-Mittelwert und Dauerlinie wird formuliert im

Satz 1 (Gebiets-Mittelwert und Dauerlinie) Ist $X(t)$ eine Messkurve mit ggf. negativen Werten im Gebiet G und μ_X der Mittelwert und bezeichnet $D(x)$ die Dauerlinie, dann gilt, ggf. mit $x_{\max} = \infty$ und $x_{\min} = -\infty$,

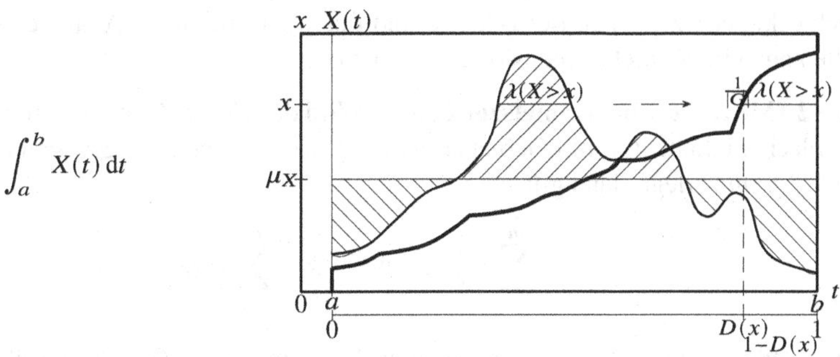

Abb. 3.2 Zur Berechnung des Integrals von X in $[\,a, b\,]$.

$$\mu_X = \int_0^{x_{\max}} \big(1 - D(x)\big)\,\mathrm{d}x - \int_{x_{\min}}^{0} D(x)\,\mathrm{d}x\,,$$

d. h. das Volumen bzw. die Fläche unter der Messkurve in G entspricht der Fläche unter der gespiegelten Dauerlinie, vgl. Abbildung 3.2. Insbesondere gilt für eine nicht negative Messkurve

$$\mu_X = \int_0^{x_{\max}} \big(1 - D(x)\big)\,\mathrm{d}x\,. \qquad \square$$

Beweis Wird das Volumen unter der Messkurve $X(t)$ durch die "horizontalen Schnittflächen" $\lambda(X > x)$, $x \in \mathbb{R}$ ausgewertet, so folgt (siehe Abbildung 3.2, eindimensionaler Fall)

$$\mu_X = \frac{1}{|G|}\int_G X(t)\,\mathrm{d}t = \frac{1}{|G|}\left(\int_0^{\infty} \lambda(X > x)\,\mathrm{d}x - \int_{-\infty}^{0} \lambda(X \le x)\,\mathrm{d}x\right)$$

und mit $D(x) = \frac{1}{|G|}\lambda(X \le x) = 1 - \frac{1}{|G|}\lambda(X > x)$ ergibt sich die Behauptung. Die Berechnung des Integrals durch Auswertung der Fläche mit den "horizontalen Streifen" $\lambda(X > x)$ führt zum so genannten Lebesgue-Integral von X im Intervall $G = [a, b]$. Die Auswertung der Fläche durch "vertikale Streifen" entspricht dem Riemann-Integral. Der mehrdimensionale Fall ist analog. $\square$

Bemerkung Ist die Dauerlinie D einer Messkurve X differenzierbar (dazu darf X im Allgemeinen keine relativen Extrema besitzen), dann folgt (mit Hilfe partieller Integration, $u' = 1$, $v = 1 - D(x)$ bzw. $v = D(x)$)

$$\mu_X = \int_{-\infty}^{\infty} x\,D'(x)\,\mathrm{d}x$$

in Analogie zur Definition des Erwartungswertes einer Zufallsvariablen. Im Beispiel (1) aus Abschnitt 2.4 p-Raum/Zeit-Quantile gilt für die Dauerlinie

$$D(x) = \frac{1}{2} + \frac{1}{\pi}\arcsin\Big(\frac{x-c}{d}\Big)\,,\quad D'(x) = \frac{1}{\pi d}\frac{1}{\sqrt{1 - (\frac{x-c}{d})^2}}\,,\quad x \in [\,c-d, c+d\,]$$

mit $D'(c \pm d) = \infty$, $D'(c) = \frac{1}{\pi d}$ und $D'(x)$ hat im Intervall $[c - d, c + d]$ eine U-Form. $\square$

Zur Interpretation von μ_X kann Abb. 3.2 herangezogen werden. Die (schraffierten) Flächen insgesamt zwischen der Messkurve $X(t)$ und μ_X oberhalb sowie unterhalb sind im Intervall G gleich. Ist die Messkurve $X(t)$ im Intervall G nicht negativ, so ist die Fläche zwischen der t-Achse und der Messkurve $X(t)$ in G identisch mit der

Rechteckfläche zwischen der t-Achse und der μ_X-Linie in G. Analoge Aussagen gelten auch in der mehrdimensionalen Situation.

Satz 2 (Mittelwert bei Gebietszerlegung) Wird das Gebiet G in die Teilgebiete G_i der Flächeninhalte $|G_i|$ mit Gebietsmitteln $\mu_X^{(i)}$ bzw. $\overline{x}_i$ und Messgewichten $g_i = \frac{|G_i|}{|G|}$, $i = 1, \ldots, m$ zerlegt, dann gilt

$$\mu_X = \sum_{i=1}^{m} \mu_X^{(i)} g_i \quad \text{und} \quad \overline{x} = \sum_{i=1}^{m} \overline{x}_i g_i ,$$

wobei jedes Teilgebiet G_i in "Messgebiete" G_{ip} mit $t_{ip} \in G_{ip}$ der Größen $|G_{ip}|$, $p = 1, \ldots, n_i$, aufgeteilt ist und $|G_i| = \sum_{p=1}^{n_i} |G_{ip}|$ sowie $\overline{x}_i = \sum_{p=1}^{n_i} X(t_{ip}) \frac{|G_{ip}|}{|G_i|}$ gilt. Demnach ist das Gebietsmittel das gewichtete Mittel der Teilgebietsmittel. □

Beweis Es gilt

$$\mu_X = \frac{1}{|G|} \int_G X(t)\,\mathrm{d}t = \frac{1}{|G|} \sum_{i=1}^{m} \int_{G_i} X(t)\,\mathrm{d}t = \sum_{i=1}^{m} \frac{|G_i|}{|G|} \frac{1}{|G_i|} \int_{G_i} X(t)\,\mathrm{d}t = \sum_{i=1}^{m} \mu_X^{(i)} g_i ,$$

$$\overline{x} = \sum_{i=1}^{m} \sum_{p=1}^{n_i} X(t_{ip}) \frac{|G_{ip}|}{|G|} = \sum_{i=1}^{m} \sum_{p=1}^{n_i} X(t_{ip}) \frac{|G_{ip}|}{|G_i|} \frac{|G_i|}{|G|} = \sum_{i=1}^{m} \overline{x}_i g_i .$$

□

Je besser die empirischen Teilgebietsmittel $\overline{x}_i$ mit den theoretischen Werten $\mu_X^{(i)}$ übereinstimmen, desto genauer ist die "Schätzung" $\overline{x}$ für μ_X. Deshalb ist es zweckmäßig, wenn die Teilgebiete so gewählt werden, dass innerhalb der Gebiete die Messgröße X jeweils eine geringe Schwankung aufweist. Gibt es jeweils nur einen Messpunkt t_i in den Teilgebieten, dann sollte dieser so gewählt sein, dass $X(t_i) = \mu_X^{(i)}$ gilt (theoretisch stets möglich, wenn die vollständige Ganglinie bekannt wäre, Mittelwertsatz der Integralrechnung). In diesem Fall gilt dann $\mu_X = \overline{x}$.

Beispiel (1) Je nach Wahl eines Zeitintervalls G können Minuten-, Stunden-, Tages-, Monats- oder Jahresmittelwerte an einer Messstelle bezüglich einer Messgröße X ermittelt werden. Die Minutenmittel können zu Stundenmitteln, die Stundenmittel zu Tagesmitteln usw. aggregiert werden.

(2) Je nach Wahl eines geografischen Gebiets G kann der Mittelwert in einer Region, einem Land, einem Erdteil oder weltweit, etwa bezüglich der Lufttemperatur berichtet werden. Ein aktueller Jahresmittelwert im Vergleich zum Mittelwert in einem früheren langjährigen Referenzzeitraum (z. B. 1981 bis 2010) dient als Indikator für die Erwärmung in einem Land oder der Erderwärmung.

(3) Bezüglich der Feinstaubbelastung (vgl. Beispiel (1) zu p-Quantilen in Abschnitt 2.4) gelten für die Kalenderjahr-Mittelwerte die (einzuhaltenden) Grenzwerte 40 $\mu g/m^3$ PM 10 und 25 $\mu g/m^3$ PM 2.5, siehe auch UBA (2021b).

(4) Der EU-Grenzwert für die Belastung der Luft mit Stickstoffdioxid NO_2 für bestimmte festgelegte Ballungsräume (Städte, Regionen) beträgt nach der Luftqualitätsrichtlinie 2008/50/EG 40 $\mu g/m^3$ Luft als Jahresmittelwert. Überwacht wird der Wert in Städten an ausgewählten, meist über 50 Straßenstellen. □

Für alle Beispiele stellt sich die Frage, wie die (theoretischen) Mittelwerte praktisch berechnet werden sollen. Es müssen zum einen über einen geeigneten Stichprobenplan "repräsentative" Messstellen ausgewählt werden und zum anderen muss der Stichproben-Fehler abgeschätzt werden. Verschiedene Stichprobenpläne werden später vorgestellt.

Neben der Angabe eines Gebiets-/Intervall-Mittelwerts ist auch ein Maß für die Abweichung der Messgröße vom Mittelwert in der Sache hilfreich.

3.2 Gebiets/Intervall-Varianz

Definition (Gebiets-Varianz) Vorgelegt sei wieder eine Messgröße X in einem Gebiet G mit dem Flächeninhalt $|G|$. Die *theoretische Gebiets-Varianz* der Messgröße X bzw. Messfunktion $X(t)$ im Gebiet G ist die theoretische mittlere quadratische Abweichung der Funktion von μ_X in G, also

$$\sigma_X^2 = \frac{1}{|G|} \int_G \left(X(t) - \mu_X\right)^2 \mathrm{d}t = \frac{1}{|G|} \int_G X^2(t)\, \mathrm{d}t - \mu_X^2 .$$

Zu den ausgewählten Messpunkten t_i werden geeignete Teilgebiete G_i bestimmt, die eine Zerlegung von G darstellen und $g_i = |G_i|/|G|$ bezeichnen die Messgewichte für $i = 1, \ldots, n$.

Die *empirische Gebiets-Varianz* der Messgröße X ist die empirische mittlere quadratische Abweichung vom entsprechenden Gebiets-Mittelwert im Gebiet G, gegeben durch

$$s_X^2 = \sum_{i=1}^{n} \left(X(t_i) - \bar{x}\right)^2 g_i = \sum_{i=1}^{n} X^2(t_i)\, g_i - \bar{x}^2. \qquad \square$$

Interpretation Die Gebiets-Varianz ist ein Maß für die Abweichung ("Variabilität") der Messkurve X vom Mittelwert μ_X im Gebiet G. Sie stellt die mittlere quadratische Abweichung vom Mittelwert dar. Schwanken die Funktionswerte $X(t)$ wenig (um μ_X), desto kleiner ist der Wert für die Varianz. Weichen sie stark vom Mittelwert ab, dann ist die Varianz groß. Die Varianz Null ist äquivalent damit, dass X konstant in G ist. Mit "Variabilität" ist folglich nicht eine "Dynamik" im Sinne von häufigem Hin- und Herschwanken gemeint. Ein linearer Trend kann ebenso zur gleichen Varianz führen, wie eine hochfrequente Schwingung.

Satz (Varianz bei Gebietszerlegung) Wird das Gebiet G in die Teilgebiete G_i der Gebietsinhalte $|G_i|$ mit Gebietsmitteln $\mu_X^{(i)}$ bzw. $\bar{x}_i$ und Gebietsvarianzen $\sigma_X^{(i)2}$ bzw. $s_X^{(i)2}$ sowie Messgewichten $g_i = |G_i|/|G|$, $i = 1, \ldots, m$ zerlegt, dann gilt

$$\sigma_X^2 = \sigma_{X,\mathrm{int}}^2 + \sigma_{X,\mathrm{ext}}^2 \quad \text{mit} \quad \begin{aligned} \sigma_{X,\mathrm{int}}^2 &= \sum_{i=1}^{m} \sigma_X^{(i)2} g_i \\ \sigma_{X,\mathrm{ext}}^2 &= \sum_{i=1}^{m} \left(\mu_X^{(i)} - \mu_X\right)^2 g_i = \sum_{i=1}^{m} \mu_X^{(i)2} g_i - \mu_X^2 , \end{aligned}$$

und

$$s_X^2 = s_{X,\text{int}}^2 + s_{X,\text{ext}}^2 \quad \text{mit} \quad \begin{array}{l} s_{X,\text{int}}^2 = \sum_{i=1}^{m} s_{X,i}^2 g_i \\ s_{X,\text{ext}}^2 = \sum_{i=1}^{m} (\overline{x}_i - \overline{x})^2 g_i = \sum_{i=1}^{m} \overline{x}_i^2 g_i - \overline{x}^2 , \end{array}$$

wobei jedes Teilgebiet G_i in "Messgebiete" G_{ip} mit $t_{ip} \in G_{ip}$ der Größen $|G_{ip}|$, $p = 1, \ldots, n_i$, aufgeteilt ist, so dass $|G_i| = \sum_{p=1}^{n_i} |G_{ip}|$ und

$$\overline{x}_i = \sum_{p=1}^{n_i} X(t_{ip}) \frac{|G_{ip}|}{|G_i|}, \quad s_X^{(i)2} = \sum_{p=1}^{n_i} \left(X(t_{ip}) - \overline{x}_i\right)^2 \frac{|G_{ip}|}{|G_i|}, \quad i = 1, \ldots, m .$$

Demnach setzt sich die Gebietsvarianz additiv zusammen aus dem gewichteten Mittel der Teilvarianzen, bezeichnet als interne Varianz und der Varianz der Teilmittel, genannt externe Varianz. □

Beweis Es gilt

$$\begin{aligned}
\sigma_X^2 &= \frac{1}{|G|} \int_G (X(t) - \mu_X)^2 \, \mathrm{d}t = \frac{1}{|G|} \sum_{i=1}^{m} \int_{G_i} (X(t) - \underbrace{\mu_X^{(i)} + \mu_X^{(i)}}_{0} - \mu_X)^2 \, \mathrm{d}t \\
&= \frac{1}{|G|} \sum_{i=1}^{m} \Bigg[\int_{G_i} (X(t) - \mu_X^{(i)})^2 \mathrm{d}t + 2(\mu_X^{(i)} - \mu_X) \overbrace{\int_{G_i} (X(t) - \mu_X^{(i)}) \, \mathrm{d}t}^{0} + \\
&\qquad + (\mu_X^{(i)} - \mu_X)^2 \underbrace{\int_{G_i} dt}_{|G_i|} \Bigg] \\
&= \sum_{i=1}^{m} \frac{|G_i|}{|G|} \frac{1}{|G_i|} \int_{G_i} (X(t) - \mu_X^{(i)})^2 \, \mathrm{d}t + \sum_{i=1}^{m} \frac{|G_i|}{|G|} (\mu_X^{(i)} - \mu_X)^2 \\
&= \sum_{i=1}^{m} \sigma_X^{(i)2} g_i + \sum_{i=1}^{m} (\mu_X^{(i)} - \mu_X)^2 g_i ,
\end{aligned}$$

$$\begin{aligned}
s_X^2 &= \sum_{i=1}^{m} \sum_{p=1}^{n_i} (X(t_{ip}) - \overline{x})^2 \frac{|G_{ip}|}{|G|} = \sum_{i=1}^{m} \sum_{p=1}^{n_i} (X(t_{ip}) - \underbrace{\overline{x}_i + \overline{x}_i}_{0} - \overline{x})^2 \frac{|G_{ip}|}{|G|} \\
&= \sum_{i=1}^{m} \sum_{p=1}^{n_i} (X(t_{ip}) - \overline{x}_i)^2 \frac{|G_{ip}|}{|G_i|} \frac{|G_i|}{|G|} + 2 \sum_{i=1}^{m} \overbrace{\sum_{p=1}^{n_i} (X(t_{ip}) - \overline{x}_i)}^{0} (\overline{x}_i - \overline{x}) \frac{|G_{ip}|}{|G|} + \\
&\qquad + \sum_{i=1}^{m} (\overline{x}_i - \overline{x})^2 \underbrace{\sum_{p=1}^{n_i} \frac{|G_{ip}|}{|G_i|}}_{1} \frac{|G_i|}{|G|} .
\end{aligned}$$

□

Für den Fall, dass $X(t)$ jeweils konstant in G_i (also dort gleich $\mu_X^{(i)}$) ist, wäre dann auch $s_X^2 = \sigma_X^2$, denn es wären alle $\sigma_X^{(i)2} = 0$. Je variabler die Messgröße in den Teilgebieten ist, um so unsicherer werden die "Schätzungen" sowohl für das Gebietsmittel als auch die Gebietsvarianz.

3.3 Gebiets/Intervall-Kovarianz

Definition (Gebiets-Kovarianz) Die *theoretische Gebiets-Kovarianz* der Messgrößen X, Y bzw. Messfunktionen $X(t)$, $Y(t)$ im Gebiet G mit Gebiets-Mittelwerten

μ_X, μ_Y ist definiert durch

$$\sigma_{XY} = \frac{1}{|G|}\int_G \big(X(t)-\mu_X\big)\big(Y(t)-\mu_Y\big)\,\mathrm{d}t = \frac{1}{|G|}\int_G X(t)Y(t)\,\mathrm{d}t - \mu_X\mu_Y$$
$$= \mu_{XY} - \mu_X\mu_Y\,.$$

Formal gilt $\sigma_{XX} = \sigma_X^2$.

Die *empirische Gebiets-Kovarianz* der Messgrößen X und Y im Gebiet G ist definiert durch

$$s_{XY} = \sum_{i=1}^{m} \big(X(t_i)-\overline{x}\big)\big(Y(t_i)-\overline{y}\big)\,g_i = \sum_{i=1}^{m} X(t_i)Y(t_i)g_i - \overline{x}\,\overline{y} = \overline{xy} - \overline{x}\,\overline{y}\,.$$

Formal gilt $s_{XX} = s_X^2$.

Die Gebiets-Kovarianz ist ein Maß für den theoretischen bzw. empirischen *linearen Zusammenhang* von X und Y in G. □

Diese Eigenschaft wird im folgenden Abschnitt näher untersucht. Aus ihr leitet sich eine überraschend einfache Aussage ab.

Folgerung Der Mittelwert des Produkts der Größen X und Y stimmt genau dann mit dem Produkt der Mittelwerte der Größen X und Y überein, wenn die Gebiets-Kovarianz gleich Null ist, d. h. wenn die Größen im Gebiet unkorreliert sind. In Kurzschreibweise gilt

$$\mu_{XY} = \mu_X\,\mu_Y\,,\quad \overline{xy} = \overline{x}\,\overline{y} \quad \text{genau dann wenn} \quad \sigma_{XY} = 0\,,\quad s_{XY} = 0\,.$$ □

Satz (Kovarianz bei Gebietszerlegung) Wird das Gebiet G in die Teilgebiete G_i der Inhalte $|G_i|$ mit Gebietsmitteln $\mu_X^{(i)}$, $\mu_Y^{(i)}$ bzw. $\overline{x}_i$, $\overline{y}_i$ und Gebietskovarianzen $\sigma_{XY}^{(i)}$ bzw. $s_{XY}^{(i)}$ sowie Messgewichten $g_i = |G_i|/|G|$, $i = 1,\ldots,n$ zerlegt, dann gilt

$$\sigma_{XY} = \sigma_{XY,\text{int}} + \sigma_{XY,\text{ext}} \quad \text{bzw.} \quad s_{XY} = s_{XY,\text{int}} + s_{XY,\text{ext}}$$

$$\sigma_{XY,\text{int}} = \sum_{i=1}^{m} \sigma_{XY}^{(i)} g_i,\quad \sigma_{XY,\text{ext}} = \sum_{i=1}^{m} \big(\mu_X^{(i)}-\mu_X\big)\big(\mu_Y^{(i)}-\mu_Y\big)g_i = \sum_{i=1}^{m} \mu_X^{(i)}\,\mu_Y^{(i)}\,g_i - \mu_X\mu_Y,$$

$$s_{XY,\text{int}} = \sum_{i=1}^{m} s_{XY}^{(i)} g_i,\quad s_{XY,\text{ext}} = \sum_{i=1}^{m} \big(\overline{x}_i-\overline{x}\big)\big(\overline{y}_i-\overline{y}\big)g_i = \sum_{i=1}^{m} \overline{x}_i\overline{y}_i g_i - \overline{x}\,\overline{y},$$

wobei jedes Teilgebiet G_i in "Messgebiete" G_{ip} mit $t_{ip} \in G_{ip}$ der Größen $|G_{ip}|$, $p = 1,\ldots,n_i$, aufgeteilt ist, so dass $|G_i| = \sum_{i=1}^{n_i} |G_{ip}|$ und

$$\overline{x}_i = \sum_{p=1}^{n_i} X(t_{ip})\frac{|G_{ip}|}{|G_i|}$$
$$\overline{y}_i = \sum_{p=1}^{n_i} Y(t_{ip})\frac{|G_{ip}|}{|G_i|}$$
$$s_{XY}^{(i)} = \sum_{i=1}^{n_i} \big(X(t_{ip})-\overline{x}\big)\big(Y(t_{ip})-\overline{y}\big)\frac{|G_{ip}|}{|G_i|}\,.$$

Demnach setzt sich die Gebietskovarianz additiv zusammen aus dem gewichteten Mittel der Teilkovarianzen, bezeichnet als interne Kovarianz und der Kovarianz der Teilmittel, genannt externe Kovarianz. □

Beweis Der Beweis wird analog der Varianz bei Gebietszerlegung gezeigt, wobei in den Quadraten ein X durch Y ersetzt wird. □

3.4 Gebiets/Intervall-Korrelation

Definition (Gebiets-Korrelation) Die *theoretische Gebiets-Korrelation* der Messgrößen X, Y bzw. Messfunktionen $X(t), Y(t)$ im Gebiet G ist ein auf den Bereich -1 bis 1 normiertes Maß für ihren theoretischen linearen Zusammenhang in G und ist gegeben durch

$$\varrho_{XY} = \frac{\sigma_{XY}}{\sigma_X \sigma_Y}$$

mit den Gebiets-Varianzen σ_X^2, σ_Y^2 und der Gebiets-Kovarianz σ_{XY}.

Die *empirische Gebiets-Korrelation* der Messgrößen X und Y im Gebiet G ist ein auf den Bereich -1 bis 1 normiertes Maß für ihren empirischen linearen Zusammenhang in G, gegeben durch

$$r_{XY} = \frac{s_{XY}}{s_X s_Y}$$

mit den Gebiets-Varianzen s_X^2, s_Y^2 und der Gebiets-Kovarianz s_{XY}. □

Bemerkung (1) Die theoretische Gebiets-Maßzahl ϱ_{XY} gibt an, wie gut die Werte $X(t), Y(t)$ in G auf einer linearen Modellfunktion der Art

$$Y(t) = \alpha + \beta X(t) + U(t)\,, \quad t \in G \quad \text{mit} \quad \mu_U = 0\,, \quad \sigma_{XU} = 0$$

liegen. Die Messgröße Y wird im Gebiet G zerlegt in eine lineare Komponente $\alpha + \beta X$ und in eine dazu gebiets-unkorrelierte Komponente U. Aus $\mu_U = 0$ und $\sigma_{XU} = 0$ ergeben sich die Gleichungen

$$\mu_Y = \alpha + \beta \mu_X\,, \quad Y(t) - \mu_Y = \beta\big(X(t) - \mu_X\big) + U(t)\,, \quad t \in G\,, \quad \sigma_{XY} = \beta \sigma_X^2.$$

Die Bedingung $\sigma_{XU} = 0$ ist äquivalent damit, dass die Komponente U minimale Gebiets-Varianz σ_U^2 besitzt. Das Kleinst-Quadrate-Prinzip $\min_{\alpha,\beta} \int_G U^2(t)\,dt$ liefert dieselben Werte für α und β.

Werden die Gleichungen nach $U(t)$ aufgelöst und ihre Gebiets-Varianzen berechnet, ergibt sich $\sigma_U^2 = \sigma_Y^2 - \sigma_{XY}^2/\sigma_X^2$. Für $\varrho_{XY} = 1\ (-1)$, d. h. $\sigma_{XY}^2 = \sigma_X^2 \sigma_Y^2$ ist die Gerade positiv (negativ) geneigt und die Abweichungen $U(t)$ sind identisch Null im betrachteten Gebiet, da in diesem Fall $\sigma_U^2 = 0$ ist. Für $\rho_{XY} = 0$, also $\sigma_{XY} = 0$ spielt der lineare Teil im Modell keine Rolle und X und Y heißen dann theoretisch *gebiets-unkorreliert* oder *linear unabhängig* im Gebiet G.

(2) Analog gibt die empirische Gebiets-Maßzahl r_{XY} an, wie gut die Werte $X(t_i)$, $Y(t_i)$ in G auf einer linearen Modellfunktion der Art

$$Y(t_i) = \alpha + \beta X(t_i) + U(t_i), \quad i = 1, \ldots, n \quad \text{mit} \quad \overline{u} = 0, \quad s_{XU} = 0$$

liegen. Die Messwerte von Y werden im Gebiet G zerlegt in eine lineare Komponente $\alpha + \beta X$ und in eine dazu empirisch gebiets-unkorrelierte Komponente U. Die Bedingungen $\overline{u} = 0$ und $s_{XU} = 0$ liefern die Gleichungen

$$\overline{y} = \alpha + \beta\overline{x}, \quad Y(t_i) - \overline{y} = \beta\big(X(t_i) - \overline{x}\big) + U(t_i), \quad i = 1, \ldots, n, \quad s_{XY} = \beta s_X^2.$$

Die Forderung $s_{XU} = 0$ ist gleichbedeutend damit, dass die empirische Gebiets-Varianz der Komponente U minimal ist. Das empirische Kleinst-Quadrate-Prinzip $\min_{\alpha,\beta} \sum_{i=1}^{n} U^2(t_i)$ führt zu denselben Werten für α und β.

Werden die Gleichungen nach $U(t_i)$ aufgelöst und ihre Gebiets-Varianzen berechnet, ergibt sich $s_U^2 = s_Y^2 - s_{XY}^2/s_X^2$. Für $r_{XY} = 1\,(-1)$, d. h. $s_{XY}^2 = s_X^2 s_Y^2$ ist die Modellfunktion positiv (negativ) geneigt und die Abweichungen $U(t_i)$ sind identisch Null im betrachteten Gebiet, da in diesem Fall $s_U^2 = 0$ ist. Für $r_{XY} = 0$, also $s_{XY} = 0$ spielt der lineare Teil im Modell keine Rolle. In diesem Fall heißen X und Y empirisch *gebiets-unkorreliert* oder *linear unabhängig* im Gebiet G.

(3) Bei der Berechnung der Gebiets-Kovarianz von zwei Größen X und Y kann die eine Größe Y durch ihre so genannte lineare *Regressionsfunktion*

$$\widehat{Y}(t) = \mu_Y + \big(X(t) - \mu_X\big)\frac{\sigma_{XY}}{\sigma_X^2} \quad \text{mit} \quad \mu_{\widehat{Y}} = \mu_Y, \qquad t \in G$$

$$\widehat{Y}(t_i) = \overline{y} + \big(X(t_i) - \overline{x}\big)\frac{s_{XY}}{s_X^2} \quad \text{mit} \quad \overline{\widehat{y}} = \overline{y}, \quad i = 1, \ldots, n.$$

ersetzt werden, weil es nur auf den linearen Zusammenhang ankommt, denn

$$\begin{aligned}\sigma_{X\widehat{Y}} &= \frac{1}{|G|}\int_G \big(X(t) - \mu_X\big)\big(\widehat{Y}(t) - \mu_{\widehat{Y}}\big)\,\mathrm{d}t \\ &= \frac{1}{|G|}\int_G \big(X(t) - \mu_X\big)\big(X(t) - \mu_X\big)\frac{\sigma_{XY}}{\sigma_X^2}\,\mathrm{d}t = \sigma_{XY}\,.\end{aligned}$$

Der empirische Fall wird analog gezeigt.

(4) Je größer $|\rho_{XY}|$ bzw. $|r_{XY}|$ ist, desto näher liegen die die Werte $Y(t)$ in einer (Hyper-) Ebene bzw. auf einer Geraden. Ist $\rho_{XY} = 0$ bzw. $r_{XY} = 0$, dann ist kein linearer Zusammenhang im Scatterplot zu erkennen. Das bedeutet aber nicht, dass generell kein Zusammenhang zwischen X und Y existiert. Es besteht nur kein linearer Zusammenhang. Ein anderer (sogar exakter) funktionaler Zusammenhang kann dagegen sehr wohl vorliegen, obwohl die Messgrößen unkorreliert sind. □

Die Gebiets-Korrelation hängt danach sowohl von ihren Funktionstypen (in t) als auch vom betrachteten Gebiet G ab, aus dem t stammt, vgl. nachfolgende Beispiele.

Beispiel (1) Besteht zwischen den Messgrößen $X(t)$ und $Y(t)$ der quadratische Zusammenhang

$$Y(t) = y_0 + \big(X(t) - x_0\big)^2, \quad t \in G = [a, b]$$

und ist $Z(t) = \big(X(t) - \mu_X\big)\big(Y(t) - \mu_Y\big)$ eine ungerade Funktion im Intervall $[a, b]$, d. h. ist $Z(-t) = -Z(t)$ für $t \in [a, b]$ mit $a = -b$, dann gilt $\sigma_{XY} = 0$.

Exemplarisch sei

$$X(t) = x_0 + t\,, \quad Y(t) = y_0 + t^2 = y_0 + \big(X(t) - x_0\big)^2\,, \quad t \in [\,a, b\,]\,.$$

Dann ist

$$\begin{aligned}
\mu_X &= \frac{1}{b-a}\int_a^b X(t)\,\mathrm{d}t = x_0 + \frac{1}{b-a}\cdot\frac{1}{2}t^2\Big|_a^b = x_0 + \frac{1}{2}(a+b)\\
\mu_Y &= \frac{1}{b-a}\int_a^b Y(t)\,\mathrm{d}t = y_0 + \frac{1}{b-a}\cdot\frac{1}{3}t^3\Big|_a^b = y_0 + \frac{1}{3}(a^2+ab+b^2)\\
\sigma_{XY} &= \frac{1}{b-a}\int_a^b \big(X(t)-\mu_X\big)\big(X(t)-\mu_Y\big)\,\mathrm{d}t\\
&= \frac{1}{b-a}\int_a^b \big(t - \tfrac{1}{2}(a+b)\big)\big(t^2 - \tfrac{1}{3}(a^2+ab+b^2)\big)\,\mathrm{d}t
\end{aligned}$$

und speziell für $a = -b$

$$\sigma_{XY} = \frac{1}{2b}\int_{-b}^b t\,(t^2 - \tfrac{1}{3}b^2)\,\mathrm{d}t = 0\,, \quad \rho_{XY} = 0$$

bzw. für $a = 0$ und $b = 2$

$$\begin{aligned}
\sigma_{XY} &= \frac{1}{2}\int_0^2 (t-1)\big(t^2 - \tfrac{4}{3}\big)\,\mathrm{d}t = \frac{1}{2}\Big[\frac{1}{4}t^4 - \frac{1}{3}t^3 - \frac{2}{3}t^2 + \frac{4}{3}t\Big]_0^2 = \frac{2}{3}\\
\rho_{XY} &= \frac{\sigma_{XY}}{\sigma_X\sigma_Y} = \frac{1}{8}\sqrt{30} = 0.68 \quad \text{mit}
\end{aligned}$$

$$\sigma_X^2 = \frac{1}{2}\int_0^2 (t-1)^2\,\mathrm{d}t = \frac{1}{3}\,, \quad \sigma_Y^2 = \frac{1}{2}\int_0^2 \big(t^2 - \tfrac{4}{3}\big)^2\,\mathrm{d}t = \frac{64}{45}\,.$$

(2) Für die Funktionen

$$X(t) = x_0 + \cos t\,, \quad Y(t) = y_0 + \cos(t-\varphi) = y_0 + \cos t\cos\varphi + \sin t\sin\varphi$$

mit $t \in [\,0, 2\pi\,]$ gilt nach dem Satz in Abschnitt 2.2 Scatterplots der funktionale (elliptische) Zusammenhang

$$\big(Y(t)-y_0\big)^2 - 2\cos\varphi\big(Y(t)-y_0\big)\big(X(t)-x_0\big) + \big(X(t)-x_0\big)^2 = \sin^2\varphi\,.$$

Es ergibt sich

$$\mu_X = \int_0^{2\pi} X(t)\,\mathrm{d}t = x_0\,, \quad \mu_Y = \int_0^{2\pi} Y(t)\,\mathrm{d}t = y_0$$

$$\begin{aligned}
\sigma_{XY} &= \frac{1}{2\pi}\int_0^{2\pi} \big(X(t)-\mu_X\big)\big(Y(t)-\mu_Y\big)\,\mathrm{d}t\\
&= \frac{1}{2\pi}\int_0^{2\pi} \cos t(\cos t\cos\varphi + \sin t\sin\varphi)\,\mathrm{d}t = \frac{1}{2}\cos\varphi\,, \quad \varrho_{XY} = \cos\varphi
\end{aligned}$$

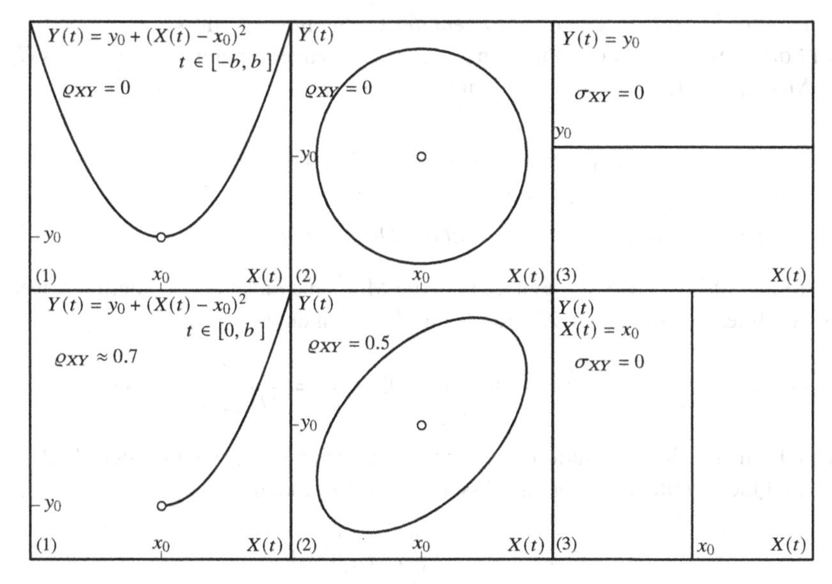

Abb. 3.3 Grafische Veranschaulichung zu den Beispielen (1) bis (3).

mit

$$\sigma_X^2 = \int_0^{2\pi} \cos^2 t \, \mathrm{d}t = \frac{1}{2}, \quad \sigma_Y^2 = \int_0^{2\pi} \cos^2(t - \varphi) \, \mathrm{d}t = \frac{1}{2}.$$

Damit gilt

$$\varrho_{XY} = \cos\varphi = \begin{cases} \pm 1 & \varphi = 0, \pi \quad \text{Gerade} \\ 0 & \varphi = \frac{\pi}{2} \quad \text{Kreis} \\ \pm\frac{1}{2} & \varphi = \frac{\pi}{3}, \frac{3\pi}{3} \quad \text{Ellipse.} \end{cases}$$

(3) Ist eine der beiden Messgrößen $X(t)$ oder $Y(t)$ konstant in G, dann folgt unmittelbar aus der Definition der Gebiets-Kovarianz $\sigma_{XY} = 0$. □

Zur Veranschaulichung der Beispiele (1) bis (3) vgl. Abb. 3.3 mit verschiedenen Situationen zu den Korrelationen in der Ausprägung einer bestimmten "Richtung".

3.5 Höhere Gebiets/Intervall-Momente

Analog zur Varianz und Kovarianz können sogenannte höhere Gebiets-Momente für $k, l \in \mathbb{N}$ definiert werden.

Definition (Gebiets-Momente) Für die Messgrößen X, Y bzw. Messfunktionen $X(t), Y(t)$ im Gebiet G mit Gebietsinhalt $|G|$ heißt

$$\sigma_{X^{(k)}Y^{(l)}} = \frac{1}{|G|} \int_G \left(X(t) - \mu_X\right)^k \left(Y(t) - \mu_Y\right)^l \mathrm{d}t$$

das *theoretische zentrale Gebiets-Moment der Ordnung* (k, l) mit $k, l \in \mathbb{N}$.

Für die Messdaten an den Punkten $t_1, \ldots, t_n$ mit zugeordneten Messgebieten G_i bzw. Messgewichten $g_i = |G_i|/|G|$ heißt

$$s_{X^{(k)}Y^{(l)}} = \sum_{i=1}^{n} \big(X(t_i) - \overline{x}\big)^k \big(Y(t_i) - \overline{y}\big)^l g_i$$

das *empirische zentrale Gebiets-Moment der Ordnung* (k, l). □

Für mehr als zwei Messgrößen können die Momente entsprechend definiert werden. Von Interesse sind auch die nicht-zentralen Momente

$$\mu_{X^kY^l} = \frac{1}{|G|}\int_G X^k(t)Y^l(t)\,\mathrm{d}t \quad \text{speziell} \quad \mu_{XY} = \frac{1}{|J|}\int_G X(t)Y(t)\,\mathrm{d}t\,.$$

Beispiel Für die Konzentration $C(t)$ eines Wasserinhaltsstoffes und den Abfluss $Q(t)$ am Querschnitt eines Fließgewässers ist die so genannte Fracht

$$F = |J|\mu_{CQ} = \int_J C(t)Q(t)\,\mathrm{d}t$$

für ein Zeitintervall J von Interesse. Diese Größe beantwortet die Frage, welche Menge eines Wasserinhaltsstoffes im Zeitintervall J an dem Flussquerschnitt transportiert wird. Aus diesem Grund werden später bei den Stichprobenplänen nicht nur Schätzer für μ_X, μ_Y, σ_{XY} usw., sondern auch für μ_{XY} untersucht. □

3.6 Auto- und Kreuzkovarianzen in einem Gebiet

Für translations-invariante Teilgebiete G_i in einem Gebiet G können für Messvariable X, Y *Gebiets-Autokovarianzen* und *-Kreuzkovarianzen* definiert werden.

Zweckmäßiger Weise werden die einzelnen Teilgebiete G_i für $i = 1, \ldots, n$ auf ein "Referenzgebiet", üblicherweise G_1 bezogen. Sie können durch eine Verschiebung mit dem Abstandsvektor h_i mit dem Referenzgebiet zur Deckung gebracht werden, siehe Abb. 3.4.

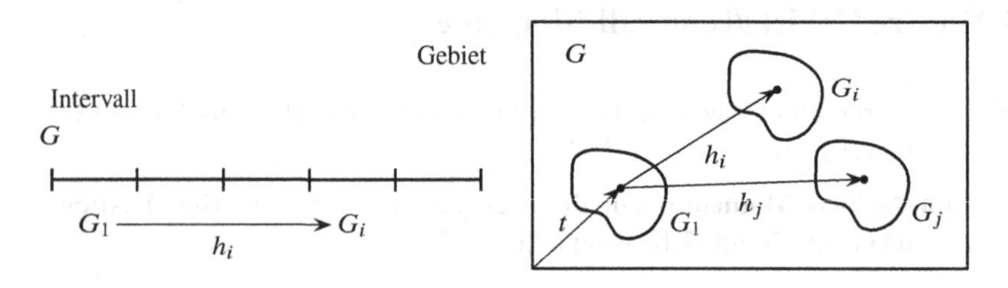

Abb. 3.4 Translations-invariante Teilintervalle/-gebiete G_i in einem Intervall/Gebiet G.

Bei einem Intervall G müssen alle Teilintervallen G_i für $i = 1, \ldots, n$ gleich lang sein, damit sie durch eine Verschiebung um h_i zur Deckung gebracht werden können, wie in Abb. 3.4 dargestellt.

Definition (**Gebiets-Auto/Kreuzkovarianz**) Ein Gebiet G enthalte translationsinvariante Teilgebiete G_i der Größen $|G_i|$, jeweils um den "Abstand" h_i zum "Referenzgebiet" G_1 verschoben, $i = 1, \ldots, n$. Für Messgrößen X, Y heißt die Maßzahl

$$\sigma_X^{(ij)} = \frac{1}{|G_1|} \int_{G_1} \left(X(t+h_i) - \mu_X^{(i)}\right)\left(X(t+h_j) - \mu_X^{(j)}\right) \mathrm{d}t = \sigma_X^{(ji)}$$

Gebiets-Autokovarianz von X in G_i und G_j,

$$\sigma_{XY}^{(ij)} = \frac{1}{|G_1|} \int_{G_1} \left(X(t+h_i) - \mu_X^{(i)}\right)\left(Y(t+h_j) - \mu_Y^{(j)}\right) \mathrm{d}t = \sigma_{YX}^{(ji)}$$

Gebiets-Kreuzkovarianz von X in G_i und Y in G_j, $i, j = 1, \ldots, n$, mit

$$\mu_X^{(i)} = \frac{1}{|G_i|} \int_{G_i} X(t)\,\mathrm{d}t = \frac{1}{|G_1|} \int_{G_1} X(t+h_i)\,\mathrm{d}t \quad \text{Gebiets-Mittelwert von } X \text{ in } G_i$$

$$\begin{aligned} \sigma_{XY}^{(i)} &= \frac{1}{|G_i|} \int_{G_i} \left(X(t) - \mu_X^{(i)}\right)\left(Y(t) - \mu_Y^{(i)}\right) \mathrm{d}t \quad \text{Gebiets-Kovarianz von } X \text{ und } Y \text{ in } G_i \\ &= \frac{1}{|G_1|} \int_{G_1} \left(X(t+h_i) - \mu_X^{(i)}\right)\left(Y(t+h_i) - \mu_Y^{(i)}\right) \mathrm{d}t = \sigma_{XY}^{(ii)} \end{aligned}$$

und speziell

$$\begin{aligned} \sigma_X^{(i)2} &= \frac{1}{|G_i|} \int_{G_i} \left(X(t) - \mu_X^{(i)}\right)^2 \mathrm{d}t \quad \text{Gebiets-Varianz von } X \text{ in } G_i \\ &= \frac{1}{|G_1|} \int_{G_1} \left(X(t+h_i) - \mu_X^{(i)}\right)^2 \mathrm{d}t = \sigma_X^{(ii)} = \sigma_{XX}^{(ii)} \,. \end{aligned}$$

□

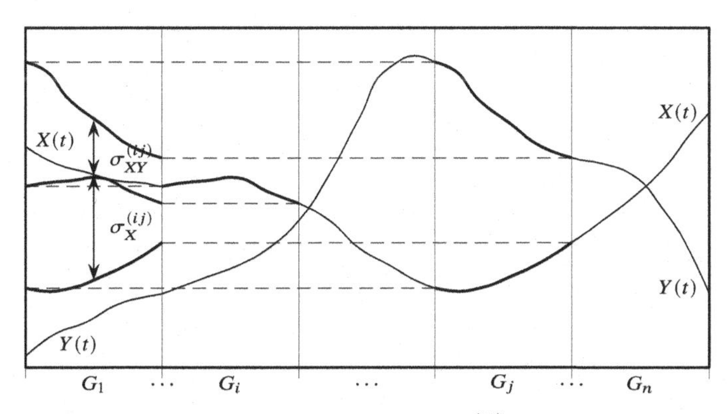

Abb. 3.5 Zur Interpretation der Gebiets-Autokovarianzen $\sigma_X^{(ij)}$ und -Kreuzkovarianzen $\sigma_{XY}^{(ij)}$

Interpretation Die Kreuzkovarianzen $\sigma_{XY}^{(ij)}$ und Autokovarianzen $\sigma_X^{(ij)}$ sind ein Maß für den linearen Zusammenhang der Teilstücke

$$X(t),\ t \in G_i \quad \text{und} \quad Y(t),\ \text{bzw.}\ X(t),\ t \in G_j$$

der Messkurven, wenn sie auf ein gemeinsames Gebiet verschoben werden, z. B. nach G_1.

Analog können höhere Momente, auch für mehrere Messgrößen X, Y, W, ..., definiert werden durch

$$\sigma_{X^{(r)}Y^{(s)}W^{(q)}}^{(ijk)} = \frac{1}{|G_1|} \int_{G_1} \left(X(t+h_i) - \mu_X^{(i)}\right)^r \left(Y(t+h_j) - \mu_Y^{(j)}\right)^s \left(W(t+h_k) - \mu_W^{(k)}\right)^q \mathrm{d}t\,.$$

Stellen die Teilgebiete G_i eine Zerlegung von G dar, dann gilt $|G_i| = \frac{1}{n}|G|$ und die Werte $\sigma_{XY}^{(ij)}$, $i, j = 1, \ldots, n$ werden üblicherweise zusammengefasst in einer Matrix. Ist in diesem Fall G ein Intervall, dann ist $h_i = (i-1)h$, wobei $h = |G_i| = \frac{1}{n}|G|$, $i = 1, \ldots, n$.

Die Definition ist vergleichbar mit dem Variogramm in der Geostatistik. Bei geeigneten Annahmen über die Kreuz- bzw. Autokovarianzen ist eine "Prognose" für den unbekannten Variablenwert in einem Teilgebiet möglich, ausgehend von den bekannten Werten in den anderen Teilgebieten, vgl. Kapitel Prognosemodelle.

Definition (Momentenschätzer) Lässt sich ein theoretischer Parameter θ als Funktion von theoretischen Momenten darstellen, so heißt eine Schätzung $\widehat{\theta}$ von θ *Momentenschätzer*, wenn die theoretischen Momente durch ihre empirischen ersetzt werden. □

Teil II
Mischproben- und Stichprobenstrategien

Da kontinuierliche Messgrößen in der Regel nicht lückenlos, sondern nur punktuell erfasst werden können, kommt der Art und Weise, wie die einzelnen Messpunkte ausgewählt werden, eine entscheidende Rolle zu. Von der Strategie der Auswahl der Messpunkte hängt die Güte der berechneten empirischen Maßzahlen ab, die im Sinne der Statistik eine Schätzung darstellen. Jede Schätzung besitzt eine Varianz und eine Verzerrung und mithin einen mittleren quadratischen Fehler, der möglichst zu quantifizieren ist. Wie üblich in der Stichprobentheorie, sind auch hier die Formeln dafür teilweise sehr lang und das erschwert die Lesbarkeit, was sich aber nicht vermeiden lässt. Der mittlere quadratische Fehler ist ein geeignetes Hilfsmittel, um den besten Schätzer in einer Situation zu finden.

Untersucht werden die Mischprobenstrategie und als wichtiger Baustein zunächst die rein zufällige Auswahl eines Messpunktes. Hier besteht ein wichtiger Zusammenhang zur Dauerlinie, wie sie hier definiert ist. Darauf aufbauend, werden neben der bewussten Auswahl die rein zufällige Auswahl aller Messpunkte und die geschichtete sowie systematische Raum-Zeit-Stichprobe untersucht.

Kapitel 4
Mischprobe und Einpunktstichprobe

Zusammenfassung Die Mischprobenstrategie und die Einpunktstichprobe, d. h. die rein zufällige Auswahl eines Messpunktes sind von ganz unterschiedlicher Natur, aber grundlegend für die Aufgabe, eine Messgröße in einem Gebiet hinsichtlich bestimmter Fragestellungen zu untersuchen. Während die Mischprobe das Gebiet, zumeist ein (Zeit-)Intervall, vollständig untersucht, wird bei der Einpunktstichprobe das Gebiet nur an einer Stelle beprobt. Jedoch ist die Einpunktstichprobe mit ihren mathematisch-statistischen Eigenschaften von grundlegender Bedeutung für Stichprobenstrategien, die das gesamte Gebiet betreffen. Eine immer wieder gestellte Frage ist, ob die Mischprobenstrategie oder eine geeignete Stichprobenstrategie zur Lösung des Problems gewählt werden soll. Die Theorie der Einpunktstichprobe liefert einen wesentlichen Beitrag zur Klärung dieser Frage.

4.1 Mischprobenstrategie

Die Mischprobenstrategie stellt im Sinne der Statistik streng genommen keine Stichprobe dar, weil kein Auswahlprinzip zum Tragen kommt. Sie wird ganz überwiegend für Zeitintervalle und in der Hydrologie angewendet. Deshalb wird sie nur für diesen Spezialfall formuliert.

J J_1 J_2 $\cdots$ J_n

Messgrößen X, Y: a ⊢—+—+—+—+—⊣ b

Definition (**Mischprobenstrategie**) Zunächst wird das Gesamtzeitintervall J der Länge $|J|$ in Teilintervalle J_i der Längen $|J_i|$ $(i = 1, \ldots, n)$ eingeteilt, in die so genannten *Messintervalle*, üblicherweise gleich groß gewählt. In den Messintervallen wird der (sich im Zeitablauf ändernden) Grundgesamtheit (im Allgemeinen ein Fließgewässer) jeweils eine (zeitproportionale) Mischprobe entnommen, d. h. in kleinen zeitlichen äquidistanten Abständen innerhalb eines Messintervalls werden Proben gleichen Volumens entnommen und zu einer gemeinsamen Probe vereinigt. Dieses Vorgehen heißt *Mischprobenstrategie*. □

H. Hebbel und D. Steuer, *Kontinuierliche Messgrößen und Stichprobenstrategien in Raum und Zeit*, https://doi.org/10.1007/978-3-662-65638-9_4

Aus dieser Definition ergibt sich unmittelbar der

Satz (Mittelwert und weitere Momente) Die (chemische) Analyse der Mischproben bezüglich der Messgröße X liefert rein theoretisch jeweils die Intervall-Mittelwerte $\mu_X^{(i)}$ in den Messintervallen J_i mit den Gewichten $g_i = |J_i|/|J|$ für $i = 1, \ldots, n$.
(1) Mit $\mu_X = \sum_i \mu_X^{(i)} g_i$ ergibt sich sehr präzise der Intervall-Mittelwert.

(2) Die Intervall-Varianz der Werte $\mu_X^{(i)}$ ist jedoch nur eine gute Approximation für die externe Varianz $\sigma^2_{X,\text{ext}} = \sum_i (\mu_X^{(i)} - \mu_X)^2 g_i$.

(3) Die interne Varianz $\sigma^2_{X,\text{int}} = \sum_i \sigma_X^{(i)2} g_i$ und die Gesamtvarianz $\sigma_X^2 = \sigma^2_{X,\text{int}} + \sigma^2_{X,\text{ext}}$ können nicht erfasst werden, weil die internen Varianzen $\sigma_X^{(i)2}$ in J_i durch die Mischprobe nicht zu ermitteln sind. □

4.2 Rein zufällige Auswahl eines Messpunktes

Der folgende Satz über die rein zufällige Auswahl eines Messpunktes T, kurz Einpunktstichprobe aus dem Gebiet bzw. Intervall G ist von fundamentaler Bedeutung für die Konzipierung geeigneter Stichprobenpläne in Raum und Zeit.

Satz 1 (Verteilung von $X(T)$) Seien $X_1, \ldots, X_k$ Messgrößen im Gebiet G und T eine rein zufällige Auswahl eines Punktes aus G. Dann ist die gemeinsame Verteilungsfunktion F der (vor der Realisierung von T zufälligen) Messwerte $X_1(T), \ldots, X_k(T)$ in G gegeben durch die gemeinsame Dauerlinie, d. h.

$$F(x_1, \ldots, x_k) = P\big(X_1(T) \le x_1, \ldots, X_k(T) \le x_k\big) = D(x_1, \ldots, x_k)$$

mit $x_1, \ldots, x_k \in \mathbb{R}$.

Sind die Messgrößen $X_1, \ldots, X_k$ dauerlinien-unabhängig, dann sind die Zufallsvariablen $X_1(T), \ldots, X_k(T)$ (stochastisch) unabhängig.

Insbesondere gilt für eine Messgröße X in G mit der Dauerlinie $D_X(x)$, $x \in \mathbb{R}$ und eine rein zufällige Auswahl T eines Punktes aus G

$$F_{X(T)}(x) = P\big(X(T) \le x\big) = D_X(x)\,, \quad x \in \mathbb{R}\,.$$

Damit ist auch ein p-Raum/Zeit-Quantil x_p, definiert durch $D_X(x_p) = p$, zugleich das p-Quantil der Verteilung von $X(T)$, also $F_{X(T)}(x_p) = p$.

Sei $Z(T)$ definiert durch

$$Z(T) = \begin{cases} 1 & \text{für} \quad T \in \{t \in G \mid X(t) \le x_p\} \\ 0 & \text{für} \quad T \in \{t \in G \mid X(t) > x_p\}. \end{cases}$$

Dann gilt

$$P(Z(T) = 1) = p\,,\ P(Z(T) = 0) = 1 - p\,, \quad \mathrm{E}(Z(T)) = p\,,\ \mathrm{Var}(Z(T)) = p(1 - p)$$

und $Z(T)$ ist Null-Eins- oder Bernoulli-verteilt mit dem Parameter p bzw. Binomial $\mathrm{B}(1, p)$-verteilt. □

Beweis Die rein zufällige Auswahl T eines Punktes aus dem Gebiet $G \subset \mathbb{R}_n$ der Größe $|G|$ ist gleichverteilt mit der Dichte $f(t) = \frac{1}{|G|}$ für $t \in G$ und Null sonst. Für eine beliebige (Lebesgue-messbare) Teilmenge $A \subset G$ mit der Gesamtgröße $\lambda(A) = |A|$ und der Indikatorfunktion $\mathbb{1}_A$ ($\mathbb{1}_A(t) = 1$ für $t \in A$ und 0 sonst) gilt dann definitionsgemäß

$$P(T \in A) = \int_{\mathbb{R}_n} \mathbb{1}_A(t) f(t)\,\mathrm{d}t = \frac{1}{|G|}\int_G \mathbb{1}_A(t)\,\mathrm{d}t = \frac{1}{|G|}\int_A \mathrm{d}t = \frac{1}{|G|}\lambda(A)\,.$$

Ist speziell A die messbare Menge der "Nichtüberschreitungspunkte"

$$A = \{t \in G \mid X_1(t) \leq x_1, \ldots, X_k(t) \leq x_k\}\,,$$

folgt unmittelbar

$$P\big(X_1(T) \leq x_1, \ldots, X_k(T) \leq x_k\big) = \frac{1}{|G|}\lambda(X_1 \leq x_1, \ldots, X_k \leq x_k) = D(x_1, \ldots, x_k)\,.$$

Aus der Definition $D(x_1, \ldots, x_k) = D(x_1) \cdot \ldots \cdot D(x_n)$ der Dauerlinien-Unabhängigkeit folgt direkt $F(x_1, \ldots, x_k) = F_{X(T_1)}(x_1) \cdot \ldots \cdot F_{X(T_k)}(x_k)$, d. h. die Zufallsvariablen sind dann (stochastisch) unabhängig.

Durch $x_p \in \mathbb{R}$ wird das Gebiet G zerlegt in "Nichtüberschreitungspunkte" $\{t \in G | X(t) \leq x_p\}$ und "Überschreitungspunkte" $\{t \in G | X(t) > x_p\}$. Ihre Gebietsinhalte sind dementsprechend $\lambda(X \leq x_p) = |G|D(x_p)$ und $\lambda(X > x_p) = |G|(1 - D(x_p))$, so dass die Wahrscheinlichkeit, rein zufällig einen "Nichtüberschreitungspunkt" auszuwählen, konstruktionsgemäß p beträgt, d. h. $P(Z(T) = 1) = p$. Entsprechend ist die Wahrscheinlichkeit, rein zufällig einen "Überschreitungspunkt" auszuwählen, gegeben durch $1 - p$, d. h. $P(Z(T) = 0) = 1 - p$.

Damit gilt $\mathrm{E}(Z(T)) = p$ als Summe der Realisierungen mal ihren Wahrscheinlichkeiten und $\mathrm{Var}(Z(T)) = \mathrm{E}(Z^2(T)) - (\mathrm{E}(Z(T)))^2 = p - p^2 = p(1 - p)$. □

Mit diesem Satz lässt sich die klassische Stichprobentheorie (endlicher Grundgesamtheiten) unmittelbar auf unendliche (kontinuierliche) Grundgesamtheiten übertragen. Der Satz ist das Analogon zu der bekannten Aussage: Bei einer rein zufälligen Auswahl I eines "Objektes" aus einer endlichen Grundgesamtheit G mit den Merkmalen $X_1, \ldots, X_k$ ist die Wahrscheinlichkeit dafür, dass $\big(X_1(I), \ldots, X_k(I)\big) = (x_1, \ldots, x_k)$, gleich der relativen Häufigkeit dieses Werte-k-Tupels. Die Sätze über die Maßzahlen bei einer Gebietszerlegung bilden eine weitere Grundlage für die Konzipierung geeigneter Stichprobenpläne in Raum und Zeit für die Auswahl der Messstellen bzw. Messzeitpunkte.

In der Praxis werden zur Gewinnung der Messgrößendaten im Wesentlichen die Mischprobenstrategie (bei Fließgewässern) und die Stichprobenstrategie, insbesondere die systematische Raum-Zeit-Stichprobe zugrunde gelegt, vgl. folgende Kapitel.

Satz 2 (Momente von $X(T), Y(T)$) (1) Seien X eine Messgröße im Gebiet G mit Gebiets-Mittel μ_X und Gebiets-Varianz σ_X^2 sowie T ein gleichverteilter zufälliger Messpunkt in G, dann gilt

$$\mathrm{E}\big(X(T)\big) = \mu_X\,, \quad \mathrm{Var}\big(X(T)\big) = \mathrm{E}\big((X(T) - \mu_X)^2\big) = \sigma_X^2\,.$$

(2) Seien X, Y zwei Messgrößen im Gebiet G mit Gebiets-Kovarianz σ_{XY} und T ein gleichverteilter zufälliger Messpunkt in G, dann gilt

$$\begin{aligned}\mathrm{E}\big(X(T)\,Y(T)\big) &= \mu_{XY}\,,\\ \mathrm{Cov}(X(T), Y(T)) &= \mathrm{E}\big((X(T) - \mu_X)(Y(T) - \mu_Y)\big) = \sigma_{XY} = \mu_{XY} - \mu_X\mu_Y\,.\end{aligned}$$

Für Momente höherer Ordnung $r + s \geq 3$ ergibt sich analog

$$\begin{aligned} \mathrm{E}\left(X^r(T)\,Y^s(T)\right) &= \mu_{X^r Y^s}\,, \\ \mathrm{Cov}(X^{(r)}(T), Y^{(s)}(T)) &= \mathrm{E}\left((X(T)-\mu_X)^r(Y(T)-\mu_X)^s\right) = \sigma_{X^{(r)}Y^{(s)}}\,. \end{aligned}$$

(3) Der Analysenwert $X(T)$ zum rein zufälligen Zeitpunkt T sei zusätzlich mit einem Messfehler behaftet nach dem theoretischen Messmodell $X_\varepsilon(t) = X(t) + \varepsilon(t)$ aus Abschnitt 1.3 mit $\mathrm{E}(\varepsilon(t)) = 0$ und $\mathrm{Var}(\varepsilon(t)) = \sigma_\varepsilon^2$ für eine Realisierung $T = t \in G$. Damit liegt eine zweifache Zufallsvariable $X_\varepsilon(T)$ vor. Der Messpunkt T ist rein zufällig aus G gewählt und die Messung $X_\varepsilon(t)$ selbst ist an der Stelle $T = t \in G$ mit einem Zufallsfehler behaftet.

Ist $F_{X_\varepsilon(t)}$ die Verteilungsfunktion und $f_{X_\varepsilon(t)}$ die Dichte der messfehlerbehafteten Messung $X_\varepsilon(t)$ an einer Stelle $t \in G$, dann gilt theoretisch für die Verteilungsfunktion $F_{X_\varepsilon(T)}(x) = P(X_\varepsilon(T) \leq x)$ und für die Dichte $f_{X_\varepsilon(T)}(x), x \in \mathbb{R}$, der zweifachen Zufallsvariablen $X_\varepsilon(T)$

$$F_{X_\varepsilon(T)}(x) = \frac{1}{|G|}\int_G F_{X_\varepsilon(t)}(x)\,\mathrm{d}t\,, \quad f_{X_\varepsilon(T)}(x) = \frac{1}{|G|}\int_G f_{X_\varepsilon(t)}(x)\,\mathrm{d}t\,.$$

Demnach ist die Verteilung von $X_\varepsilon(T)$ das Gebiets-Mittel aller Messverteilungen $F_{X_\varepsilon(t)}$ bzw. $f_{X_\varepsilon(t)}$ (eine sogenannte Mischverteilung) der messfehlerbehafteten $X_\varepsilon(t)$.

Für das p-Quantil x_p der Verteilung von $X_\varepsilon(T)$ gilt folglich

$$p = F_{X_\varepsilon(T)}(x_p) = \frac{1}{|G|}\int_G F_{X_\varepsilon(t)}(x_p)\,\mathrm{d}t = \mu_p \quad \text{mit} \quad p(t) = F_{X_\varepsilon(t)}(x_p)\,, \quad t \in G\,.$$

Ferner ist

$$\begin{aligned} \mathrm{E}\left(X_\varepsilon(T)\right) = \mu_X\,, \quad \mathrm{E}\left(X_\varepsilon^2(T)\right) &= \mu_{X^2} + \sigma_\varepsilon^2\,, \\ \mathrm{Var}\left(X_\varepsilon(T)\right) = \mathrm{E}\left((X_\varepsilon(T) - \mu_X)^2\right) &= \sigma_X^2 + \sigma_\varepsilon^2\,, \end{aligned}$$

wobei entsprechend der bisherigen Bezeichnungen

$$\begin{aligned} \mu_X &= \frac{1}{|G|}\int_G X(t)\,\mathrm{d}t\,, \quad \mu_{X^2} = \frac{1}{|G|}\int_G X^2(t)\,\mathrm{d}t\,, \\ \sigma_X^2 &= \frac{1}{|G|}\int_G \left(X(t) - \mu_X\right)^2 \mathrm{d}t = \mu_{X^2} - \mu_X^2\,. \end{aligned}$$

Während sich im Erwartungswert von $X_\varepsilon(T)$ der Messfehler "herausmittelt", besteht die Varianz von $X_\varepsilon(T)$ aus der Summe von Gebiets-Varianz σ_X^2 und Messvarianz σ_ε^2. □

Beweis Für eine beliebige (Lebesgue-messbare) Funktion $h : \mathbb{R} \to \mathbb{R}$ und eine beliebige Zufallsvariable $T : \Omega \to \mathbb{R}$, definiert auf einem Wahrscheinlichkeitsraum $(\Omega, \mathcal{A}, P)$ mit der Dichte f_T, ist der Erwartungswert von $h(T)$ definitionsgemäß gegeben durch

$$\mathrm{E}(h(T)) = \int_{\mathbb{R}} h(t) f_T(t)\,\mathrm{d}t\,,$$

direkt übertragbar auf den mehrdimensionalen Fall $\mathbb{R}_n$.

Ist speziell T gleichverteilt mit der Dichte $f_T(t) = \frac{1}{|G|}$ für $t \in G$ und Null sonst, dann gilt

$$\mathrm{E}(h(T)) = \frac{1}{|G|}\int_G h(t)\,\mathrm{d}t = \mu_{h(T)}\,.$$

(1) Daraus folgt unmittelbar

$$\begin{aligned}\mathrm{E}\left(X(T)\right) &= \int_{\mathbb{R}} X(t) f_T(t)\,\mathrm{d}t = \frac{1}{|G|}\int_G X(t)\,\mathrm{d}t = \mu_X\\ \mathrm{Var}\left(X(T)\right) &= \int_{\mathbb{R}} \left(X(t)-\mu_X\right)^2 f_T(t)\,\mathrm{d}t = \frac{1}{|G|}\int_G \left(X(t)-\mu_X\right)^2\mathrm{d}t = \sigma_X^2\,.\end{aligned}$$

(2) Ferner gilt dementsprechend

$$\mathrm{E}\left(X^r(T)\,Y^s(T)\right) = \frac{1}{|G|}\int_G \left(X^r(t)Y^s(t)\right)\mathrm{d}t = \mu_{X^rY^s}\,,$$

$$\begin{aligned}\mathrm{Cov}\left(X^{(r)}(T), Y^{(s)}(T)\right) &= \int_{\mathbb{R}} \left((X(t)-\mu_X)^r\,(Y(t)-\mu_Y)^s\right) f_T(t)\,\mathrm{d}t\\ &= \frac{1}{|G|}\int_G \left((X(t)-\mu_X)^r\,(Y(t)-\mu_Y)^s\right)\mathrm{d}t = \sigma_{X^{(r)}Y^{(s)}}\,.\end{aligned}$$

und für $r = s = 1$ ergibt sich der angegebene Spezialfall.

(3) Mit der totalen Wahrscheinlichkeit $P(A) = \int_{\mathbb{R}_n} P(A|T=t) f_T(t)\,\mathrm{d}t$ und $f_T(t) = 1/|G|$ für $t \in G$ und 0 sonst, gilt

$$F_{X_\varepsilon(T)}(x) = P\big(X_\varepsilon(T) \le x\big) = \int_{\mathbb{R}_n} P\big(X_\varepsilon(T) \le x \,|\, T = t\big) f_T(t)\,\mathrm{d}t = \frac{1}{|G|}\int_G F_{X_\varepsilon(t)}(x)\,\mathrm{d}t\,.$$

Diese Beziehungen übertragen sich direkt auf die Dichten und das p-Quantil von $X_\varepsilon(T)$.

Für die Dichte $f_{X_\varepsilon(t)}(x)$, $x \in \mathbb{R}$, von $X_\varepsilon(t) = X(t) + \varepsilon(t)$, $t \in G$, gilt definitionsgemäß

$$\int_{\mathbb{R}} f_{X_\varepsilon(t)}(x)\,\mathrm{d}x = 1\,,\quad \int_{\mathbb{R}} x f_{X_\varepsilon(t)}(x)\,\mathrm{d}x = X(t)\,,\quad \int_{\mathbb{R}} (x - X(t))^2 f_{X_\varepsilon(t)}(x)\,\mathrm{d}x = \sigma_\varepsilon^2\,.$$

Damit ergibt sich

$$\begin{aligned}\mathrm{E}\left(X_\varepsilon(T)\right) &= \int_{\mathbb{R}} x f_{X_\varepsilon(T)}(x)\,\mathrm{d}x = \frac{1}{|G|}\int_G \left(\int_{\mathbb{R}} x f_{X_\varepsilon(t)}(x)\,\mathrm{d}x\right)\mathrm{d}t = \frac{1}{|G|}\int_G X(t)\,\mathrm{d}t = \mu_X\,,\\ \mathrm{Var}\left(X_\varepsilon(T)\right) &= \int_{\mathbb{R}} (x-\mu_X)^2 f_{X_\varepsilon(T)}(x)\,\mathrm{d}x = \frac{1}{|G|}\int_G \left(\int_{\mathbb{R}} (x-\mu_X)^2 f_{X_\varepsilon(t)}(x)\,\mathrm{d}x\right)\mathrm{d}t\\ &= \frac{1}{|G|}\int_G \left(\int_{\mathbb{R}} \left((x-X(t))^2 + \left(X(t)-\mu_X\right)^2 + 2\left(x - X(t)\right)\left(X(t)-\mu_X\right)\right)\right.\\ &\qquad\qquad \left. f_{X_\varepsilon(t)}(x)\,\mathrm{d}x\right)\mathrm{d}t\\ &= \frac{1}{|G|}\int_G \left(\sigma_\varepsilon^2 + \left(X(t)-\mu_X\right)^2\right)\mathrm{d}t = \sigma_\varepsilon^2 + \sigma_X^2.\end{aligned}$$

Anzumerken ist, dass das Resultat auch mit den Rechenregeln für zweifache Zufallsvariable leicht hergeleitet werden kann, und zwar unter Anwendung von (1) durch

$$\begin{aligned}\mathrm{E}\left(X_\varepsilon(T)\right) &= \mathrm{E}\big(\underbrace{\mathrm{E}\left(X_\varepsilon(T)|T\right)}_{X(T)}\big) = \mu_X\\ \mathrm{Var}\left(X_\varepsilon(T)\right) &= \mathrm{E}\big(\underbrace{\mathrm{Var}\left(X_\varepsilon(T)|T\right)}_{\sigma_\varepsilon^2(T)=\sigma_\varepsilon^2}\big) + \mathrm{Var}\big(\underbrace{\mathrm{E}\left(X_\varepsilon(T)|T\right)}_{X(T)}\big) = \sigma_\varepsilon^2 + \sigma_X^2\end{aligned}$$

Schließlich gilt

$$\mathrm{E}\left(X_\varepsilon^2(T)\right) = \mathrm{Var}\left(X_\varepsilon(T)\right) + \left(\mathrm{E}(X_\varepsilon)\right)^2 = \sigma_\varepsilon^2 + \sigma_X^2 + \mu_X^2 = \sigma_\varepsilon^2 + \mu_{X^2}\,.$$

□

Beispiel (1) Spezialfall $X_\varepsilon(t)$ in Satz 2 (3) ohne Messfehler, d. h. $\sigma_\varepsilon^2 = 0$: Dann nimmt $X_\varepsilon(t)$ nur den einen Wert $X(t)$ an und ist folglich einpunktverteilt mit $F_{X_\varepsilon(t)}(x) = 1$ für $x \geq X(t)$ und 0 sonst, $t \in G$. Also gilt mit der Indikatorfunktion $\mathbb{1}_A$ für die Nichtüberschreitungsmenge $A = \{t \in G \mid X(t) \leq x\}$

$$F_{X_\varepsilon(T)}(x) = \frac{1}{|G|}\int_G F_{X_\varepsilon(t)}(x)\,\mathrm{d}t = \frac{1}{|G|}\int_G \mathbb{1}_A(t)\,\mathrm{d}t = \frac{1}{|G|}\lambda\big(X(t) \leq x\big) = D_X(x)$$

in Übereinstimmung mit dem Resultat in Satz 1.

Das p-Quantil x_p der Verteilung $F_{X_\varepsilon(T)}$ ist damit zugleich das p-Quantil der Dauerlinie D_X, denn

$$p = F_{X_\varepsilon(T)}(x_p) = D_X(x_p)\,.$$

(2) Spezialfall in Satz 2 (3) mit konstantem Verlauf $X(t) = \mu_X$, d. h. $\sigma_X^2 = 0$ und $X_\varepsilon(t) = \mu_X + \varepsilon(t)$, $t \in G$: Dann gilt mit der Verteilungsfunktion F_ε der identisch verteilten Fehler $\varepsilon(t)$

$$F_{X_\varepsilon(t)}(x) = P\big(X_\varepsilon(t) \leq x\big) = P\big(\varepsilon(t) \leq x - \mu_X\big) = F_\varepsilon(x - \mu_X)\,, \quad t \in G$$

und demnach

$$F_{X_\varepsilon(T)}(x) = \frac{1}{|G|}\int_G F_{X_\varepsilon(t)}(x)\,\mathrm{d}t = F_\varepsilon(x - \mu_X)\,, \quad x \in \mathbb{R}\,.$$

Für den Zufall in $X_\varepsilon(T)$ ist nur noch der Messfehler maßgebend, da für die zufällige Messpunktauswahl $T = t$ immer der gleiche Wert μ_X für $X(t)$, $t \in G$, beobachtet wird, so dass $\mathrm{E}(X_\varepsilon(T)) = \mu_X$ und $\mathrm{Var}(X_\varepsilon(T)) = \sigma_\varepsilon^2$ gilt. Das p-Quantil der der Verteilung $F_{X_\varepsilon(T)}$ ist in diesem Fall zugleich das p-Quantil der zentrierten Fehlerverteilung, denn

$$p = F_{X_\varepsilon(T)}(x_p) = F_\varepsilon(x_p - \mu_X)\,.$$

(3) Die Situationen (1) und (2) stellen die beiden Grenzfälle für $X_\varepsilon(T)$ dar, zwischen denen sich die Verteilungen bewegen. Für sehr kleine Messfehler (σ_ε^2 nahe Null) ist nach (1) die Verteilungsfunktion von $X_\varepsilon(T)$ annähernd die Dauerlinie $D_X(x)$, $x \in \mathbb{R}$. Ist $X(t)$ nahezu konstant μ_X in G (σ_X^2 nahe Null), dann ergibt sich als Verteilung von $X_\varepsilon(T)$ näherungsweise die Fehlerverteilung um den Erwartungswert μ_X.

Die Verteilung von $X_\varepsilon(T)$ ist in diesem Sinne eine Mischung aus der Dauerlinie und der Fehlerverteilung. Die "Nähe" zu der einen oder anderen Verteilung richtet sich nach der Dominanz der Varianzen σ_X^2 und σ_ε^2. Für sehr große Gebiete G wird eher σ_X^2 dominieren. Für sehr kleine Bereiche G wird eher der Messfehler mit σ_ε^2 bedeutungsvoll sein.

Am Beispiel normalverteilter Messfehler lässt sich der Sachverhalt illustrieren. Die Messungen $X_\varepsilon(t)$ an den Stellen $t \in G$ seinen normalverteilt mit Erwartungswert $X(t)$ und Varianz σ_ε^2, also

$$X_\varepsilon(t) \sim \mathrm{N}(X(t), \sigma_\varepsilon^2) \quad \text{mit Dichte} \quad f_{X_\varepsilon(t)}(x) = \frac{1}{\sqrt{2\pi}\sigma_\varepsilon}\mathrm{e}^{-\frac{1}{2\sigma_\varepsilon^2}(x - X(t))^2}\,, \quad x \in \mathbb{R}\,.$$

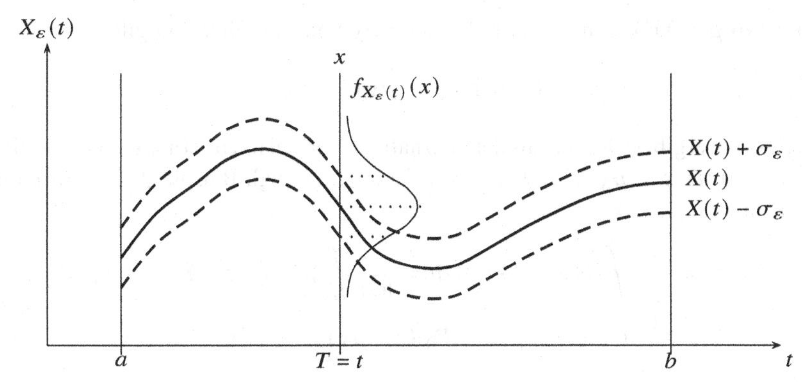

Abb. 4.1 Zur Entstehung der Mischverteilung von $X_\varepsilon(T)$ mit zufälligem Messpunkt T und unabhängig identisch normalverteilten Messfehlern $\varepsilon(t)$.

Dann gilt

$$f_{X_\varepsilon(T)}(x) = \frac{1}{|G|}\int_G f_{X_\varepsilon(t)}(x)\,\mathrm{d}t = \frac{1}{|G|}\int_G \frac{1}{\sqrt{2\pi}\sigma_\varepsilon}\mathrm{e}^{-\frac{1}{2\sigma_\varepsilon^2}(x-X(t))^2}\,\mathrm{d}t$$

$$= \frac{1}{\sqrt{2\pi}\sigma_\varepsilon}\mathrm{e}^{-\frac{1}{2\sigma_\varepsilon^2}(x-\mu_X)^2}\frac{1}{|G|}\int_G \mathrm{e}^{-\frac{1}{2\sigma_\varepsilon^2}\left((X(t)-\mu_X)^2-2(x-\mu_X)(X(t)-\mu_X)\right)}\,\mathrm{d}t$$

mit

$$\mathrm{E}\left(X_\varepsilon(T)\right) = \mu_X \quad \text{und} \quad \mathrm{Var}\left(X_\varepsilon(T)\right) = \sigma_X^2 + \sigma_\varepsilon^2.$$

Aber $X_\varepsilon(T)$ ist in der Regel nicht mehr $\mathrm{N}(\mu_X, \sigma_X^2 + \sigma_\varepsilon^2)$-verteilt.

Abb. 4.1 veranschaulicht diesen Sachverhalt. □

Satz 3 (Verteilung der Summe) Seien X, Y Messgrößen im Gebiet G und S, T zwei rein zufällig und damit unabhängig gleichverteilte Messpunkte in G. Die Summe $Z = X(S) + Y(T)$ hat dann die Verteilungsfunktion

$$F_Z(z) = \frac{1}{|G|}\int_G D_X\big(z - Y(t)\big)\,\mathrm{d}t = \frac{1}{|G|}\int_G D_Y\big(z - X(s)\big)\,\mathrm{d}s, \quad z \in \mathbb{R}.$$

Diese ist vergleichbar mit der Faltungsformel für die Verteilung der Summe zweier Zufallsvariablen. □

Beweis Mit der Dichte $f_T(t) = 1/|G|$ für $t \in G$, und 0 sonst, für T, der Formel der totalen Wahrscheinlichkeit und Satz 1 gilt

$$F_Z(z) = P(Z \le z) = P\big(X(S) + Y(T) \le z\big) = \int_G P\big(S(S) + Y(T) \mid T = t\big) f_T(t)\,\mathrm{d}t$$

$$= \frac{1}{|G|}\int_G P\big(X(S) \le z - Y(t)\big)\,\mathrm{d}t = \frac{1}{|G|}\int_G F_{X(S)}\big(z - Y(t)\big)\,\mathrm{d}t$$

$$= \frac{1}{|G|}\int_G D_X\big(z - Y(t)\big)\,\mathrm{d}t$$

bzw. analog

$$F_Z(z) = \frac{1}{|G|}\int_G F_{Y(T)}\big(z - X(s)\big)\,\mathrm{d}s = \frac{1}{|G|}\int_G D_Y\big(z - X(s)\big)\,\mathrm{d}s.$$ □

Bemerkung (1) Für den Sonderfall $X(s) = \mu_X$ konstant für $s \in G$ gilt

$$F_Z(z) = D_Y(z - \mu_X)\,, \quad z \in \mathbb{R}\,.$$

Das Resultat ergibt sich auch aus der alternativen Formel mit der Einpunkt-Dauerlinie $D_X(x) = 0$ für $x < \mu_X$ und $D_X(x) = 1$ für $x \geq \mu_X$, vgl. Beispiel (1) in Abschnitt 2.4, denn

$$\begin{aligned} F_Z(z) &= \frac{1}{|G|} \int_G D_X\big(z - Y(t)\big)\,\mathrm{d}t = \frac{1}{|G|} \int_G \{t \in G \mid z - Y(t) \geq \mu_X\}\,\mathrm{d}t \\ &= \frac{1}{|G|} \lambda(Y \leq z - \mu_X) = D_Y(z - \mu_X)\,, \quad z \in \mathbb{R}\,. \end{aligned}$$

(2) Für den Sonderfall $Y(t) = \mu_Y$ konstant für $t \in G$ gilt analog

$$F_Z(z) = D_X(z - \mu_Y)\,, \quad z \in \mathbb{R}\,.$$

Der allgemeine Fall ist also eine "Mischung" der beiden Dauerlinien $D_Y(z - \mu_X)$ und $D_X(z - \mu_Y)$, $z \in \mathbb{R}$. □

Kapitel 5
Raum-Zeit-Stichprobenstrategien

Zusammenfassung Da Messvariable in einem Gebiet in der Regel nicht (quasi-) kontinuierlich beobachtbar sind, müssen in geeigneter Weise Stellen ausgewählt werden, um dort die Variablen zu messen. Betrachtet werden Raum-Zeit-Stichprobenstrategien wie bewusste Auswahl der Messpunkte, rein zufällige Auswahl der Messpunkte, geschichtete Rau-Zeit-Stichprobe und die systematische Raum-Zeit-Stichprobe. In allen Fällen werden geeignete Schätzer für Momente der Messgrößen untersucht mit teils, auf den ersten Blick überraschenden Ergebnissen. Die zumeist längeren Beweise können übergangen werden, wenn die Anwendung im Vordergrund steht.

Können die Messvariablen in einem Gebiet G nicht (quasi-) kontinuierlich erfasst werden, dann stellt sich die Frage, an welchen einzelnen Stellen $t_1, \ldots, t_n$ in G die Variablen gemessen werden sollen, um möglichst zuverlässige, allgemeine Aussagen, z. B. über p-Quantile, Mittelwerte oder Varianzen in G, zu erhalten.

Dazu werden in diesem Kapitel verschiedene Raum-Zeit-Stichprobenpläne und geeignete Schätzer für interessierende Gebiets-Maßzahlen vorgestellt. Die Auswahl der Messpunkte $t_1, \ldots, t_n$ aus einem Gebiet G erfolgt in der Regel nach bestimmten (Zufalls-) Kriterien. Untersucht werden interessierende Messgrößen $X_1, \ldots, X_k$ mit dem Ziel, die gewünschten Informationen aus der Stichprobe zu gewinnen.

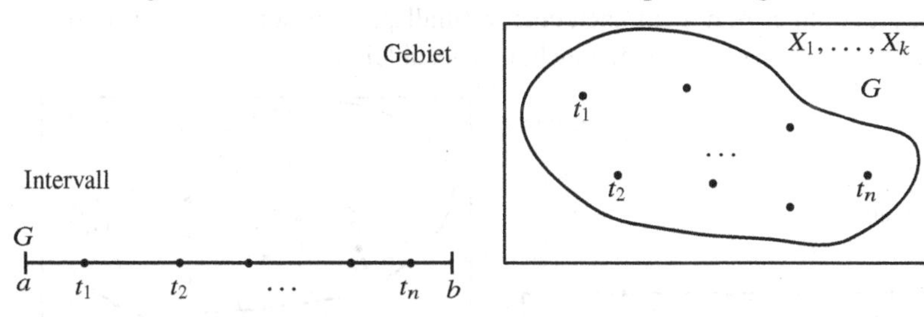

Definition (Raum-Zeit-Stichprobenplan) Die Strategie, nach der über ein spezielles Auswahlprinzip ein n–tupel $(t_1, \ldots, t_n)$ von Messpunkten aus einem gegebenem Gebiet G realisiert wird, heißt ein *Raum-Zeit-Stichprobenplan* und wird bezeichnet mit $(T_1, \ldots, T_n)$, wobei die Komponenten $T_1, \ldots, T_n$ das Auswahlverfahren vor der Realisierung beschreiben und im Allgemeinen Zufallsvariable darstellen. □

H. Hebbel und D. Steuer, *Kontinuierliche Messgrößen und Stichprobenstrategien in Raum und Zeit*, https://doi.org/10.1007/978-3-662-65638-9_5

Werden gemäß eines derartigen Raum-Zeit-Stichprobenplans die Messgrößen $X_1(t), \ldots, X_k(t)$ in einem Gebiet G untersucht, dann sind vor der Realisierung der n Beobachtungspunkte auch die *Stichprobenmessreihen*

$$\begin{array}{c}(X_1(T_1), \ldots, X_1(T_n)) \\ \vdots \\ (X_k(T_1), \ldots, X_k(T_n))\end{array}$$

vom Auswahlverfahren abhängig und besitzen im Fall von Zufallsvariablen (statistische) Verteilungen und Momente wie z. B. Erwartungswerte, Varianzen und Kovarianzen, die für verschiedene Situationen in den folgenden Abschnitten berechnet werden. Dabei sind insbesondere geeignete Gewichtungen g_i, $i = 1, \ldots, n$, für die Stichprobendaten festzulegen.

Bei Stichprobenstrategien wird zwischen

- bewussten (nicht zufälligen) Stichproben (QUOTA)

bzw. Beurteilungs- oder Erfahrungsstichproben aus dem Gebiet der deskriptiven Statistik, insbesondere der Markt- und Meinungsforschung und

- zufälligen Stichproben (RANDOM)

aus dem Gebiet der induktiven Statistik, speziell der Stichprobentheorie, unterschieden. Die Literatur betrachtet ganz überwiegend endliche Grundgesamtheiten, vgl. etwa den Klassiker Cochran (1991, 2013) oder Stenger (1986).

5.1 Bewusste Auswahl der Messpunkte

Die so genannte bewusste Auswahlstrategie $(T_1, \ldots, T_n)$ von n konkreten Messpunkten $(t_1, \ldots, t_n)$ aus einem Gebiet G mit Gebietsinhalt $|G|$ ordnet (gedanklich) jedem ausgewählten Punkt t_i anhand der vorgegebenen Kriterien ein "Messgebiet" G_i der Größe $|G_i|$ bzw. ein "Messgewicht" $g_i = |G_i|/|G|$ zu, $i = 1, \ldots, n$.

Die Auswahl erfolgt nicht nach einem Zufallsprinzip, sondern nach bestimmten Kriterien, die sich aus dem Untersuchungsziel ableiten.

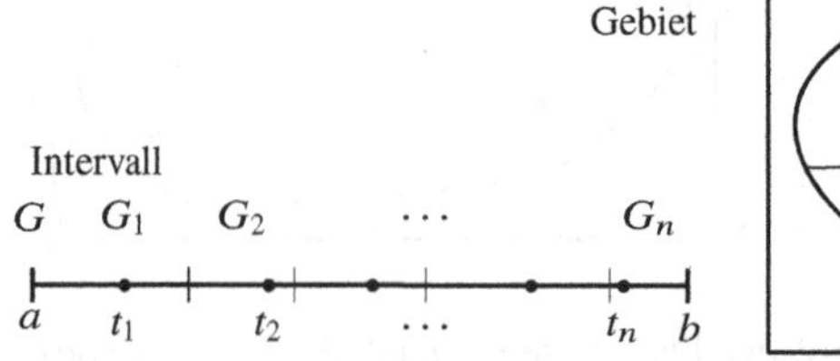

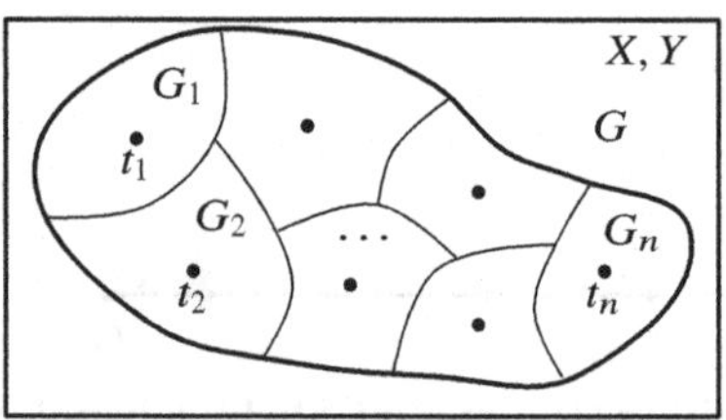

Damit ist die bewusste Auswahlstrategie ein deskriptives und kein induktives Verfahren der Statistik. Für die Theoretiker ist somit die bewusste Auswahlstrategie von untergeordnetem Interesse. Hingegen hat sie in der Praxis eine ebenso wichtige Bedeutung wie etwa in der Markt- und Meinungsforschung oder empirischen Sozialforschung, stellvertretend dazu ADM (2014) und Kromrey (2001). Die Beurteilungs-

bzw. Erfahrungsstichproben unterliegen letztlich einer subjektiven Entscheidung und nicht dem objektiven Zufall, sodass keine Gesetzmäßigkeiten der Wahrscheinlichkeitstheorie zum Tragen kommen und keine Angaben über den Stichprobenfehler (Varianz, Verzerrung) möglich sind. Für Nicht-Sachkundige hat der Zufallsbegriff einen faden Beigeschmack, wie das Zitat aus Noelle (1963) zeigt: "Sie überlassen die Auswahl dem Zufall? Das ist aber sehr leichtsinnig."

Dennoch sind die bewussten Stichproben auch in den Natur- und Umweltwissenschaften von erheblicher Bedeutung, allein schon deshalb, weil ein ausgewählter Messpunkt zumindest auch "zugänglich" sein muss, um dort eine Probe nehmen zu können. Außerdem macht es für viele Fragestellungen keinen Sinn, alle Punkte in dem zu untersuchenden Gebiet G für eine mögliche Auswahl in Betracht zu ziehen, etwa weil bestimmte Gegenden für das Problem gar keine Rolle spielen. Beispielsweise ist die Feinstaubbelastung nur an bestimmten Schwerpunkten von besonderer Bedeutung. Daher werden in diesem Fall gezielt kritische Stellen (Belastungsschwerpunkte) ausgewählt, um die vorgegebenen Grenzwerte zu überwachen.

Wichtige Beispiele für eine bewusste Auswahl sind die

- Typische Auswahl:

Die Auswahlstrategie bestimmt Messstellen in Teilgebieten, die für die Grundgesamtheit als "typisch" gelten im Sinne der Untersuchungsvariablen (Kontrollgrößen). Sie sollen ein verkleinertes Abbild der Grundgesamtheit darstellen und damit allgemeine Aussagekraft haben.

- Auswahl nach dem Konzentrationsprinzip:

Bei dieser Auswahlstrategie werden die "wesentlichen" Messstellen mit den zugeordneten Messgebieten in die Untersuchung einbezogen, die für das Problem relevant sind (z. B. Belastungsschwerpunkte).

Die so genannte *Quotenauswahl*, die in der Markt- und Meinungsforschung sehr beliebt ist, basiert auf dem persönlichen Interview und wird deshalb bei Stichproben in Raum und Zeit weniger geeignet sein. Es sei denn, die Quotenauswahl bezieht sich auf bestimmte Merkmale, die eine Messstelle aufweisen soll und die Datengewinnung durch Befragung wird ersetzt durch Beobachtung (bzw. Messung).

Liegt das Hauptaugenmerk auf der Erfassung mittlerer Werte der Messgrößen X, Y, ist es zweckmäßig, die einzelnen Messpunkte t_i bewusst so auszuwählen, dass sie für die nähere Umgebung (die Messteilmenge) G_i $(i = 1, \ldots, n)$ im Sinne der Zielsetzung "Mittelwert-repräsentativ" sind. Aber es muss dann nicht gleichzeitig $X(t_i) \approx \mu_X^{(i)}$ und $Y(t_i) \approx \mu_Y^{(i)}$ gelten.

Über die statistische Güte der Schätzer

$$\overline{X} = \sum_{i=1}^{n} X(t_i) g_i \quad \text{für} \quad \mu_X, \qquad \overline{Y} = \sum_{i=1}^{n} Y(t_i) g_i \quad \text{für} \quad \mu_Y,$$

$$S_X^2 = \sum_{i=1}^{n} \left(X(t_i) - \overline{X}\right)^2 g_i \text{ für } \sigma_X^2, \quad S_{XY} = \sum_{i=1}^{n} \left(X(t_i) - \overline{X}\right)\left(Y(t_i) - \overline{Y}\right) g_i \text{ für } \sigma_{XY}$$

können keine allgemeinen Aussagen erfolgen.

Im Fall $X(t_i) \approx \mu_X^{(i)}$ ist zwar $\overline{X}$ eine gute Approximation für $\mu_X = \sum_i \mu_Y^{(i)} g_i$. Aber durch S_X^2 wird dann nur die externe Varianz $\sigma_{X,\text{ext}}^2 = \sum_i (\mu_X^{(i)} - \mu_X)^2 g_i$ gut approximiert, nicht jedoch die Gesamtvarianz $\sigma_X^2 = \sigma_{X,\text{int}}^2 + \sigma_{X,\text{ext}}^2$.

Im Prinzip ist bei dieser Vorgehensweise eine sehr gute Kenntnis der Variablen in den Teilmengen erforderlich, beispielsweise, dass in $|G_i|$ nur geringe Schwankungen der Messgrößen auftreten. Die genauere Kenntnis des Verlaufs der Messgrößen in den Teilmengen wird aber im Allgemeinen nicht vorliegen.

5.2 Mittlerer quadratischer Fehler

Für Zufallsstichproben ist der mittlere quadratische Fehler MSE eine wichtige Größe zur Beurteilung der Güte eines Schätzers.

Definition (Mittlerer quadratischer Fehler MSE) Als Vergleichskriterium eines Schätzers $\widehat{\theta}$ für eine Gebiets-Maßzahl θ, basierend auf einem Raum-Zeit-Stichprobenplan nach dem Zufallsprinzip, ist der *mittlere quadratische Fehler (Mean Square Error, MSE)*

$$\text{MSE}(\widehat{\theta}, \theta) = \text{E}[(\widehat{\theta} - \theta)^2] = \text{E}[(\widehat{\theta} - \text{E}(\widehat{\theta}) + \text{E}(\widehat{\theta}) - \theta)^2] = \text{Var}(\widehat{\theta}) + \text{bias}^2(\widehat{\theta}, \theta)$$

mit

$$\text{Var}(\widehat{\theta}) = \text{E}[(\widehat{\theta} - \text{E}(\widehat{\theta}))^2], \quad \text{bias}(\widehat{\theta}, \theta) = \text{E}(\widehat{\theta}) - \theta \quad \text{Verzerrung, bias}$$

ein geeignetes statistisches Hilfsmittel. □

Ist der Schätzer $\widehat{\theta}$ erwartungstreu (unverzerrt) für θ, also $\text{E}(\widehat{\theta}) = \theta$, dann ist $\text{Var}(\widehat{\theta})$ ein geeignetes Vergleichskriterium. Je kleiner die Varianz ausfällt, desto präziser (besser) ist der Schätzwert $\widehat{\theta}$ für den gesuchten Wert θ.

Ein erwartungstreuer Schätzer $\widehat{\theta_1}$ für θ mit minimaler Varianz muss aber nicht der beste sein. Es kann einen leicht verzerrten Schätzer $\widehat{\theta_2}$ für θ geben, der eine weit kleinere Varianz besitzt, so dass $\text{MSE}(\widehat{\theta_2}, \theta) < \text{MSE}(\widehat{\theta_1}, \theta) = \text{Var}(\widehat{\theta_1})$. Die Erwartungstreue allein ist daher kein wesentliches Kriterium. Dieser Aspekt ist stets zu beachten.

Beispiel Sei $X_1, \ldots, X_n$ eine einfache Zufallsstichprobe bezüglich der Zufallsvariablen X (d. h. alle X_i sind unabhängig identisch verteilt wie X) mit $\mu = \text{E}(X)$, $\sigma^2 = \text{Var}(X)$ und außerdem sei $\sigma^2 = k\mu^2$, k bekannt.

Dann ist

$$\overline{X}_k = \frac{1}{n+k} \sum_{i=1}^{n} X_i \quad \text{mit} \quad \text{E}(\overline{X}_k) = \frac{n}{n+k}\,\mu, \quad \text{Var}(\overline{X}_k) = \frac{n}{(n+k)^2}\,\sigma^2$$

der beste lineare Schätzer für μ mit $\text{MSE}(\overline{X}_k, \mu) = \frac{1}{n+k}\,\sigma^2$ und

$$\overline{X} = \frac{1}{n} \sum_{i=1}^{n} X_i \quad \text{mit} \quad \text{E}(\overline{X}) = \mu, \quad \text{Var}(\overline{X}) = \frac{1}{n}\sigma^2 > \frac{1}{n+k}\sigma^2 = \text{MSE}(\overline{X}_k, \mu)$$

der beste lineare unverzerrte Schätzer für μ. □

Beweis Sei $\widehat{\mu} = \sum_i c_i X_i$ ein beliebiger linearer Schätzer für μ. Dann gilt

$$\mathrm{E}(\widehat{\mu}) = \mu \sum_i c_i = \mu c\,, \quad c = \sum_i c_i\,, \quad \mathrm{Var}(\widehat{\mu}) = \sigma^2 \sum_i c_i^2$$

und speziell

$$\mathrm{E}(\overline{X}_k) = \frac{n}{n+k}\mu\,, \;\; \mathrm{Var}(\overline{X}_k) = \frac{n}{(n+k)^2}\sigma^2, \quad \mathrm{E}(\overline{X}) = \mu\,, \;\; \mathrm{Var}(\overline{X}) = \frac{1}{n}\sigma^2.$$

Damit ist

$$\begin{aligned}
\mathrm{MSE}(\widehat{\mu},\mu) &= \mathrm{Var}(\widehat{\mu}) + (\mathrm{E}(\widehat{\mu}) - \mu)^2 = \sigma^2 \sum_i c_i^2 + \mu^2 (c-1)^2 \\
&= \sigma^2 \sum_i \Big(c_i - \frac{1}{n+k} + \frac{1}{n+k}\Big)^2 + \mu^2 \Big(c - \frac{n}{n+k} + \underbrace{\frac{n}{n+k} - 1}_{-\frac{k}{n+k}}\Big)^2 \\
&= \sigma^2 \sum_i \Big(c_i - \frac{1}{n+k}\Big)^2 + \mu^2 \Big(c - \frac{n}{n+k}\Big)^2 + \sigma^2 \frac{n}{(n+k)^2} + \mu^2 \frac{k^2}{(n+k)^2} \\
&\quad + 2\sigma^2 \frac{1}{n+k} \sum_i \Big(c_i - \frac{1}{n+k}\Big) - 2\mu^2 \Big(c - \frac{n}{n+k}\Big) \frac{k}{n+k} \\
\mathrm{MSE}(\widehat{\mu},\mu) &= \mathrm{MSE}(\overline{X}_k,\mu) + \sigma^2 \sum_i \Big(c_i - \frac{1}{n+k}\Big)^2 + \mu^2 \Big(c - \frac{n}{n+k}\Big)^2 \\
&\quad + 2\Big(c - \frac{n}{n+k}\Big) \underbrace{\Big(\sigma^2 \frac{1}{n+k} - \mu^2 \frac{k}{n+k}\Big)}_{0 \text{ für } k\mu^2 = \sigma^2}
\end{aligned}$$

und $\mathrm{MSE}(\widehat{\mu},\mu) = \mathrm{MSE}(\overline{X}_k,\mu)$ genau dann, wenn $c_i = \frac{1}{n+k}$ und damit $c = \frac{n}{n+k}$. □

Anwendungen sind beispielsweise
(1) X exponentialverteilt $\mathrm{Ex}(\lambda)$ mit $\mu = \frac{1}{\lambda}$, $\sigma^2 = \frac{1}{\lambda^2}$, d. h. $\sigma^2 = k\mu^2$, $k = 1$.
(2) X $\mathrm{F}_{m,n}$-verteilt mit $\mu = \frac{n}{n-2}$, $\sigma^2 = \frac{2n^2(m+n-2)}{m(n-2)^2(n-4)}$ und $k = \frac{2(m+n-2)}{m(n-4)}$.

Satz (Minimum MSE) Seien $\widehat{\Theta}_1$, $\widehat{\Theta}_2$ zwei Schätzer für Θ. Die Linearkombination

$$\widehat{\theta} = (1-\lambda)\widehat{\Theta}_1 + \lambda\widehat{\Theta}_2 = \begin{cases} \widehat{\Theta}_1 + \lambda(\widehat{\Theta}_2 - \widehat{\Theta}_1) \\ \widehat{\Theta}_2 + (1-\lambda)(\widehat{\Theta}_1 - \widehat{\Theta}_2) \end{cases} \quad \text{als Schätzer für } \Theta$$

hat den kleinsten mittleren quadratischen Fehler, wenn

$$\lambda = -\frac{\mathrm{E}[(\widehat{\Theta}_1 - \Theta)(\widehat{\Theta}_2 - \widehat{\Theta}_1)]}{\mathrm{E}[(\widehat{\Theta}_2 - \widehat{\Theta}_1)^2]} \quad \text{bzw.} \quad 1 - \lambda = \frac{\mathrm{E}[(\widehat{\Theta}_2 - \Theta)(\widehat{\Theta}_2 - \widehat{\Theta}_1)]}{\mathrm{E}[(\widehat{\Theta}_2 - \widehat{\Theta}_1)^2]}$$

gilt. Erreichbar ist für dieses λ die Fehlerreduktion

$$\mathrm{MSE}(\widehat{\Theta},\Theta) = \begin{cases} \mathrm{MSE}(\widehat{\Theta}_1,\Theta) - \dfrac{\big(\mathrm{E}[(\widehat{\Theta}_1-\Theta)(\widehat{\Theta}_2-\widehat{\Theta}_1)]\big)^2}{\mathrm{E}[(\widehat{\Theta}_2-\widehat{\Theta}_1)^2]} \\ \mathrm{MSE}(\widehat{\Theta}_2,\Theta) - \dfrac{\big(\mathrm{E}[(\widehat{\Theta}_2-\Theta)(\widehat{\Theta}_1-\widehat{\Theta}_2)]\big)^2}{\mathrm{E}[(\widehat{\Theta}_1-\widehat{\Theta}_2)^2]} \end{cases}.$$ □

Beweis Mit $\mathrm{MSE}(\widehat{\Theta}_1,\Theta) = \mathrm{E}[(\widehat{\Theta}_1 - \Theta)^2]$ und $\mathrm{MSE}(\widehat{\Theta}_2,\Theta) = \mathrm{E}[(\widehat{\Theta}_2 - \Theta)^2]$ gilt

$$\begin{aligned}
\mathrm{MSE}(\widehat{\Theta},\Theta) &= \mathrm{E}[(\widehat{\Theta} - \Theta)^2] = \mathrm{E}[(\widehat{\Theta}_1 + \lambda(\widehat{\Theta}_2 - \widehat{\Theta}_1) - \Theta)^2] \\
&= \mathrm{E}[(\widehat{\Theta}_1 - \Theta)^2] + \lambda^2\,\mathrm{E}[(\widehat{\Theta}_2 - \widehat{\Theta}_1)^2] + 2\lambda\,\mathrm{E}[(\widehat{\Theta}_1 - \Theta)(\widehat{\Theta}_2 - \widehat{\Theta}_1)]\,.
\end{aligned}$$

Die Minimierung bezüglich λ, also Nullsetzen der Ableitung nach λ liefert

$$2\lambda\,\mathrm{E}[(\widehat{\Theta}_2-\widehat{\Theta}_1)^2]+2\,\mathrm{E}[(\widehat{\Theta}_1-\Theta)(\widehat{\Theta}_2-\widehat{\Theta}_1)]=0\,,\quad \lambda=-\frac{\mathrm{E}[(\widehat{\Theta}_1-\Theta)(\widehat{\Theta}_2-\widehat{\Theta}_1)]}{\mathrm{E}[(\widehat{\Theta}_2-\widehat{\Theta}_1)^2]}$$

und für dieses λ ist dann

$$\mathrm{MSE}(\widehat{\Theta},\Theta)=\mathrm{E}[(\widehat{\Theta}_1-\Theta)^2]-\frac{\left(\mathrm{E}[(\widehat{\Theta}_1-\Theta)(\widehat{\Theta}_2-\widehat{\Theta}_1)]\right)^2}{\mathrm{E}[(\widehat{\Theta}_2-\widehat{\Theta}_1)^2]}\,.$$ □

Bemerkung (1) Die Gewichtungen $1-\lambda$ und λ für $\widehat{\Theta}_1$ und $\widehat{\Theta}_2$ richten sich nach ihrem Beitrag im Gesamtmaß $\mathrm{E}[(\widehat{\Theta}_2-\widehat{\Theta}_1)^2]$ (Gesamtvarianz). Für die Anwendung muss die Gewichtung λ geeignet geschätzt werden, um eine Reduzierung des mittleren quadratischen Fehlers zu erreichen.

(2) Für erwartungstreue Schätzer gilt

$$\lambda=-\frac{\mathrm{Cov}(\widehat{\Theta}_1,\widehat{\Theta}_2-\widehat{\Theta}_1)}{\mathrm{Var}(\widehat{\Theta}_2-\widehat{\Theta}_1)}\,,\qquad 1-\lambda=\frac{\mathrm{Cov}(\widehat{\Theta}_2,\widehat{\Theta}_2-\widehat{\Theta}_1)}{\mathrm{Var}(\widehat{\Theta}_2-\widehat{\Theta}_1)}$$

und für dieses λ ist

$$\mathrm{Var}(\widehat{\Theta})=\mathrm{Var}(\widehat{\Theta}_1)-\frac{\mathrm{Cov}^2(\widehat{\Theta}_1,\widehat{\Theta}_2-\widehat{\Theta}_1)}{\mathrm{Var}(\widehat{\Theta}_2-\widehat{\Theta}_1)}=\mathrm{Var}(\widehat{\Theta}_2)-\frac{\mathrm{Cov}^2(\widehat{\Theta}_2,\widehat{\Theta}_1-\widehat{\Theta}_2)}{\mathrm{Var}(\widehat{\Theta}_1-\widehat{\Theta}_2)}\,.$$ □

5.3 Rein zufällige Auswahl aller Messpunkte

Der einfachste Stichprobenplan, der auf einem Zufallsprinzip basiert, ist die rein zufällige Auswahl $(t_1,\ldots,t_n)$ der Messpunkte t_i aus dem Gebiet G mit dem Inhalt $|G|$. Vor der Realisierung der Messpunkte stellen die "Ziehungen" T_i im Auswahlverfahren $(T_1,\ldots,T_n)$ unabhängig identisch gleichverteilte Zufallsvariable dar mit der Dichte $f(t)=\frac{1}{|G|}$ für $t\in G$ und Null sonst.

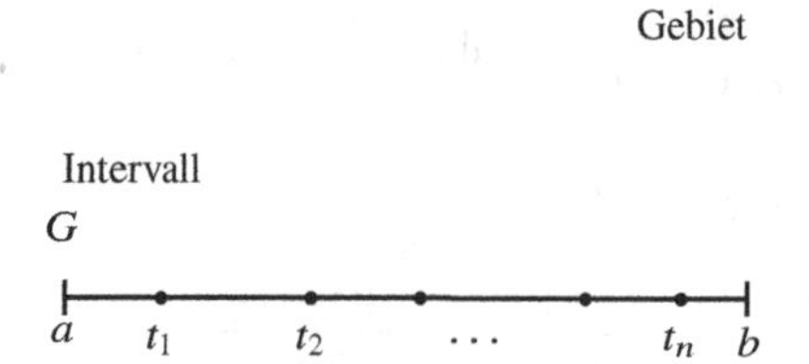

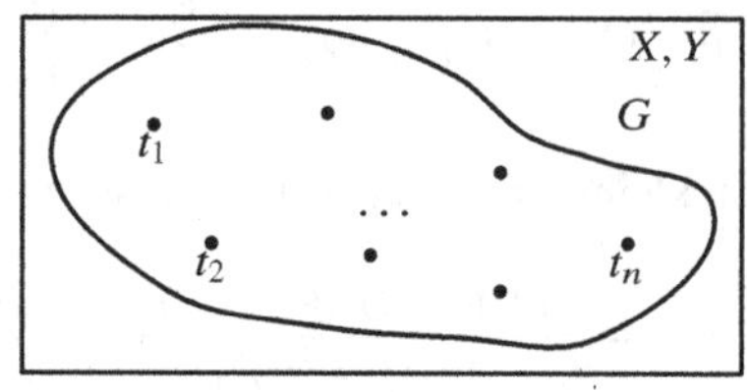

Definition ((reine) Raum-Zeit-Zufallsstichprobe) Ein Raum-Zeit-Stichprobenplan $(T_1,\ldots,T_n)$ im Gebiet G heißt eine *(reine) Raum-Zeit-Zufallsstichprobe*, wenn die zufälligen Messpunkte T_i, $i=1,\ldots,n$, unabhängig identisch gleichverteilt auf G sind. □

Zu den Messgrößen X, Y in G sind meist die Momente μ_X, μ_Y, μ_{XY} und $\mathrm{Var}(X)$, $\mathrm{Var}(Y)$ und $\mathrm{Cov}(X,Y)$ von Interesse, die aber nicht beobachtet werden können, da die Messgrößen nicht kontinuierlich, sondern nur stichprobenweise erfasst werden. Daher sind geeignete Schätzer für diese Momente und insbesondere geeignete Messgewichte gesucht.

Untersucht werden insbesondere die linearen Stichprobenfunktionen

$$\widehat{\mu}_X = \sum_{i=1}^{n} c_i X(T_i) \;\text{ für } \mu_X, \quad \widehat{\mu}_Y = \sum_{j=1}^{n} d_j Y(T_j) \;\text{ für } \mu_Y$$

und die koquadratischen Stichprobenfunktionen

$$\widehat{\theta} = \sum_{i=1}^{n} \sum_{j=1}^{n} h_{ij} X(T_i) Y(T_j) \;\text{ für } \sigma_{XY}, \; \mu_{XY}, \;\text{ bzw. } \mu_X \mu_Y$$

im Hinblick auf die "beste" Wahl der jeweiligen Messgewichte. Zur Vorbereitung dieser Aufgabe dient der allgemeine

Satz 1 (Stichprobenfunktionen) Seien X, Y zwei Messgrößen im Gebiet G mit den zuvor bezeichneten Momenten und $(T_1, \ldots, T_n)$ eine reine Zufallsstichprobe in G. Die Summen über i, j gelten jeweils für $i, j = 1, \ldots, n$.
(1) Für eine lineare Stichprobenfunktion

$$\widehat{\mu}_X = \sum_i c_i \, X(T_i) \quad \text{gilt} \quad \mathrm{E}(\widehat{\mu}_X) = \mu_X \sum_i c_i \,, \quad \mathrm{Var}(\widehat{\mu}_X) = \sigma_X^2 \sum_i c_i^2 \,.$$

Für eine weitere lineare Stichprobenfunktion

$$\widehat{\mu}_Y = \sum_j d_j \, Y(T_j) \quad \text{gilt} \quad \mathrm{Cov}(\widehat{\mu}_X, \widehat{\mu}_Y) = \sigma_{XY} \sum_i c_i d_i \,.$$

Bezeichnet $\mathrm{Cov}(\widehat{\mu}_X^{(r)}, \widehat{\mu}_Y^{(s)}) = \mathrm{E}\left[(\widehat{\mu}_X - \mathrm{E}(\widehat{\mu}_X))^r (\widehat{\mu}_Y - \mathrm{E}(\widehat{\mu}_Y))^s \right]$, $r, s \in \mathbb{N}$, dann ist

$$\mathrm{Cov}(\widehat{\mu}_X, \widehat{\mu}_Y^{(2)}) = \sigma_{XY^{(2)}} \sum_i c_i d_i^2 \,, \quad \mathrm{Cov}(\widehat{\mu}_X^{(2)}, \widehat{\mu}_Y) = \sigma_{X^{(2)}Y} \sum_i c_i^2 d_i \,,$$

$$\mathrm{Cov}(\widehat{\mu}_X^{(2)}, \widehat{\mu}_Y^{(2)}) = \sigma_X^2 \sigma_Y^2 \sum_{i \neq j}\sum c_i^2 d_j^2 + 2\,\sigma_{XY}^2 \sum_{i \neq j}\sum c_i d_i c_j d_j + \sigma_{X^{(2)}Y^{(2)}} \sum_i c_i^2 d_i^2 .$$

(2) Für zwei koquadratische Stichprobenfunktion

$$\widehat{\theta}_1 = \sum_i \sum_j h_{ij}^{(1)} \, X(T_i) Y(T_j) \,, \quad \widehat{\theta}_2 = \sum_i \sum_j h_{ij}^{(2)} \, X(T_i) Y(T_j)$$

mit ($* = 1$ oder 2)

$$h_* = \sum_i h_{ii}^{(*)}, \;\; h_{i\bullet}^{(*)} = \sum_j h_{ij}^{(*)}, \;\; h_{\bullet j}^{(*)} = \sum_i h_{ij}^{(*)}, \;\; H_* = \sum_i \sum_j h_{ij}^{(*)} = \sum_i h_{i\bullet}^{(*)} = \sum_j h_{\bullet j}^{(*)}$$

gilt

$$\mathrm{E}(\widehat{\theta}_1) = \mu_X \mu_Y H_1 + \sigma_{XY} h_1 ,$$

$$\begin{aligned}
\mathrm{Var}(\widehat{\theta}_1) = {} & \mu_X^2 \sigma_Y^2 \sum_j h_{\bullet j}^{(1)2} + 2\mu_X \mu_Y \sigma_{XY} \sum_i h_{i\bullet}^{(1)} h_{\bullet i}^{(1)} + \mu_Y^2 \sigma_X^2 \sum_i h_{i\bullet}^{(1)2} \\
& + 2\mu_X \sigma_{XY^{(2)}} \sum_j h_{\bullet j}^{(1)} h_{jj}^{(1)} + 2\mu_Y \sigma_{X^{(2)}Y} \sum_i h_{i\bullet}^{(1)} h_{ii}^{(1)} \\
& + (\sigma_{X^{(2)}Y^{(2)}} - \sigma_X^2 \sigma_Y^2 - 2\sigma_{XY}^2) \sum_i h_{ii}^{(1)2} + \sigma_X^2 \sigma_Y^2 \sum_i \sum_j h_{ij}^{(1)2} + \sigma_{XY}^2 \sum_i \sum_j h_{ij}^{(1)} h_{ji}^{(1)}
\end{aligned}$$

und

$$\operatorname{Cov}(\widehat{\mu}_X, \widehat{\theta}_1) = \mu_X \sigma_{XY} \sum_j c_j h_{\bullet j}^{(1)} + \mu_Y \sigma_X^2 \sum_i c_i h_{i\bullet}^{(1)} + \sigma_{X^{(2)}Y} \sum_i c_i h_{ii}^{(1)},$$

$$\operatorname{Cov}(\widehat{\mu}_Y, \widehat{\theta}_1) = \mu_X \sigma_Y^2 \sum_j d_j h_{\bullet j}^{(1)} + \mu_Y \sigma_{XY} \sum_i d_i h_{i\bullet}^{(1)} + \sigma_{XY^{(2)}} \sum_i d_i h_{ii}^{(1)}$$

sowie

$$\operatorname{Cov}(\widehat{\theta}_1, \widehat{\theta}_2) =$$

$$\begin{aligned}
&= \mu_X^2 \sigma_Y^2 \sum_j h_{\bullet j}^{(1)} h_{\bullet j}^{(2)} + \mu_X \mu_Y \sigma_{XY} \sum_i (h_{i\bullet}^{(1)} h_{\bullet i}^{(2)} + h_{\bullet i}^{(1)} h_{i\bullet}^{(2)}) + \mu_Y^2 \sigma_X^2 \sum_i h_{i\bullet}^{(1)} h_{i\bullet}^{(2)} \\
&+ \mu_X \sigma_{XY^{(2)}} \sum_j (h_{\bullet j}^{(1)} h_{jj}^{(2)} + h_{jj}^{(1)} h_{\bullet j}^{(2)}) + \mu_Y \sigma_{X^{(2)}Y} \sum_i (h_{i\bullet}^{(1)} h_{ii}^{(2)} + h_{ii}^{(1)} h_{i\bullet}^{(2)}) \\
&+ (\sigma_{X^{(2)}Y^{(2)}} - \sigma_X^2 \sigma_Y^2 - 2\sigma_{XY}^2) \sum_i h_{ii}^{(1)} h_{ii}^{(2)} + \sigma_X^2 \sigma_Y^2 \sum_i \sum_j h_{ij}^{(1)} h_{ij}^{(2)} + \sigma_{XY}^2 \sum_i \sum_j h_{ij}^{(1)} h_{ji}^{(2)}.
\end{aligned}$$

(3) Für zwei quadratische Stichprobenfunktion

$$\widehat{\theta}_1 = \sum_i \sum_j h_{ij}^{(1)} X(T_i) X(T_j), \quad \widehat{\theta}_2 = \sum_i \sum_j h_{ij}^{(2)} X(T_i) X(T_j)$$

gilt mit den Bezeichnungen von (2)

$$\operatorname{E}(\widehat{\theta}_1) = \mu_X^2 H_1 + \sigma_X^2 h_1,$$

$$\begin{aligned}
\operatorname{Var}(\widehat{\theta}_1) = \mu_X^2 \sigma_X^2 \sum_i (h_{i\bullet}^{(1)} + h_{\bullet i})^{(1)2} + 2\mu_Y \sigma_{X^{(3)}} \sum_i (h_{i\bullet}^{(1)} + h_{\bullet i}^{(1)}) h_{ii}^{(1)} \\
+ (\sigma_{X^{(4)}} - 3\sigma_X^4) \sum_i h_{ii}^{(1)2} + \sigma_X^4 \sum_i \sum_j (h_{ij}^{(1)2} + h_{ij}^{(1)} h_{ji}^{(1)})
\end{aligned}$$

$$\operatorname{Cov}(\widehat{\mu}_X, \widehat{\theta}_1) = \mu_X \sigma_X^2 \sum_i c_i (h_{i\bullet}^{(1)} + h_{\bullet i}^{(1)}) + \sigma_{X^{(3)}} \sum_i c_i h_{ii}^{(1)}$$

sowie

$$\begin{aligned}
\operatorname{Cov}(\widehat{\theta}_1, \widehat{\theta}_2) &= \mu_X^2 \sigma_X^2 \sum_i (h_{i\bullet}^{(1)} + h_{\bullet i}^{(1)})(h_{i\bullet}^{(2)} + h_{\bullet i}^{(2)}) \\
&+ \mu_X \sigma_{X^{(3)}} \sum_i \left((h_{i\bullet}^{(1)} + h_{\bullet i}^{(1)}) h_{ii}^{(2)} + h_{ii}^{(1)} (h_{i\bullet}^{(2)} + h_{\bullet i}^{(2)})\right) \\
&+ (\sigma_{X^{(4)}} - 3\sigma_X^4) \sum_i h_{ii}^{(1)} h_{ii}^{(2)} + \sigma_X^4 \sum_i \sum_j (h_{ij}^{(1)} h_{ij}^{(2)} + h_{ij}^{(1)} h_{ji}^{(2)}).
\end{aligned}$$

(4) Die Messgröße X sei auch (quasi-)kontinuierlich beobachtbar und mithin μ_X bekannt. Für eine linear-koquadratische Stichprobenfunktion

$$\widehat{\eta}_1 = \mu_X \widehat{\mu}_{1Y} + \widehat{\theta}_1 \quad \text{mit} \quad \widehat{\mu}_{1Y} = \sum_j d_{1j} Y(T_j), \; d_1 = \sum_j d_{1j}$$

gilt dann mit den Bezeichnungen von (2)

$$\mathrm{E}(\widehat{\eta}_1) = \mu_X\mu_Y(d_1 + H_1) + \sigma_{XY}h_1 = \mu_X\mu_Y(d_1 + H_1 - h_1) + \mu_{XY}h_1 ,$$

$$\mathrm{Var}(\widehat{\eta}_1) = \mu_Y^2\sigma_X^2 \sum_i h_{i\bullet}^{(1)2} + 2\mu_X\mu_Y\sigma_{XY} \sum_i (d_{1i}+h_{\bullet i}^{(1)})h_{i\bullet}^{(1)} + \mu_X^2\sigma_Y^2 \sum_j (d_{1j}+h_{\bullet j}^{(1)})^2$$
$$+2\mu_X\sigma_{XY^{(2)}} \sum_j (d_{1j} + h_{\bullet j}^{(1)})h_{jj}^{(1)} + 2\mu_Y\sigma_{X^{(2)}Y} \sum_i h_{i\bullet}^{(1)} h_{ii}^{(1)}$$
$$+(\sigma_{X^{(2)}Y^{(2)}} - \sigma_X^2\sigma_Y^2 - 2\sigma_{XY}^2) \sum_i h_{ii}^{(1)2} + \sigma_X^2\sigma_Y^2 \sum_i\sum_j h_{ij}^{(1)2} + \sigma_{XY}^2 \sum_i\sum_j h_{ij}^{(1)} h_{ji}^{(1)}.$$

Für eine weitere linear-koquadratische Stichprobenfunktion

$$\widehat{\eta}_2 = \mu_X\widehat{\mu}_{2Y} + \widehat{\theta}_2 \quad \text{mit} \quad \widehat{\mu}_{2Y} = \sum_j d_{2j}Y(T_j), \;\; d_2 = \sum_j d_{2j}$$

gilt

$$\mathrm{Cov}(\widehat{\eta}_1, \widehat{\eta}_2) =$$
$$= \mu_Y^2\sigma_X^2 \sum_i h_{i\bullet}^{(1)} h_{i\bullet}^{(2)} + \mu_X^2\sigma_Y^2 \sum_j \left((d_{1j} + h_{\bullet j}^{(1)})(d_{2j} + h_{\bullet j}^{(2)})\right)$$
$$+\mu_X\mu_Y\sigma_{XY} \sum_i \left((d_{1i}+h_{\bullet i}^{(1)})h_{i\bullet}^{(2)} + (d_{2i}+h_{\bullet i}^{(2)})h_{i\bullet}^{(1)}\right)$$
$$+\mu_X\sigma_{XY^{(2)}} \sum_j \left((d_{1j} + h_{\bullet j}^{(1)})h_{jj}^{(2)} + (d_{2j} + h_{\bullet j}^{(2)})h_{jj}^{(1)}\right)$$
$$+\mu_Y\sigma_{X^{(2)}Y} \sum_i \left(h_{i\bullet}^{(1)} h_{ii}^{(2)} + h_{ii}^{(1)} h_{i\bullet}^{(2)}\right) + (\sigma_{X^{(2)}Y^{(2)}} - \sigma_x^2\sigma_Y^2 - 2\sigma_{XY}^2)\sum_i h_{ii}^{(1)} h_{ii}^{(2)}$$
$$+\sigma_X^2\sigma_Y^2\sum_i\sum_j h_{ij}^{(1)} h_{ij}^{(2)} + \sigma_{XY}^2\sum_i\sum_j h_{ij}^{(1)} h_{ji}^{(2)}.$$

□

Beweis Setze

$$U_i = X(T_i) - \mu_X , \quad V_j = Y(T_j) - \mu_Y .$$

Dann gilt

$$\widehat{\mu}_X = \sum_i c_i(\mu_X + U_i) = \mu_X \sum_i c_i + \sum_i c_i U_i ,$$
$$\widehat{\mu}_Y = \sum_j d_j(\mu_Y + V_j) = \mu_Y \sum_j d_j + \sum_j d_j V_j$$

und ($* = 1$ oder 2)

$$\widehat{\theta}_* = \sum_i\sum_j h_{ij}^{(*)}(\mu_X + U_i)(\mu_Y + V_j)$$
$$= \mu_X\mu_Y H_* + \mu_X \sum_j h_{\bullet j}^{(*)} V_j + \mu_Y \sum_i h_{i\bullet}^{(*)} U_i + \sum_i\sum_j h_{ij}^{(*)} U_i V_j .$$

Nun ist

$$\mathrm{E}(U_i) = 0, \quad \mathrm{E}(V_j) = 0$$

und wegen der Unabhängigkeit der T_i, T_j, speziell $\mathrm{E}(U_i^r V_j^s) = \mathrm{E}(U_i^r)\,\mathrm{E}(V_j^s)$ $(i \neq j)$ für $r, s \in \mathbb{N}$ usw., gilt

$$\mathrm{E}(U_iU_k) = \begin{cases} \sigma_X^2 & i = k \\ 0 & \text{sonst} \end{cases} \qquad \mathrm{E}(U_iV_j) = \begin{cases} \sigma_{XY} & i = j \\ 0 & \text{sonst} \end{cases} \qquad \mathrm{E}(V_jV_l) = \begin{cases} \sigma_Y^2 & j = l \\ 0 & \text{sonst} \end{cases}$$

$$\mathrm{E}(U_iU_kV_l) = \begin{cases} \sigma_{X^{(2)}Y} & i = k = l \\ 0 & \text{sonst} \end{cases} \qquad \mathrm{E}(U_iV_jV_l) = \begin{cases} \sigma_{XY^{(2)}} & i = j = l \\ 0 & \text{sonst} \end{cases}$$

$$\mathrm{E}(U_iV_jU_kV_l) = \begin{cases} \sigma_{X^{(2)}Y^{(2)}} & i=j=k=l \\ \sigma_X^2\sigma_Y^2 & i=k\neq j=l \\ \sigma_{XY}^2 & i=j\neq k=l,\ i=l\neq j=k \\ 0 & \text{sonst} \end{cases} \qquad \text{für} \quad i,j,k,l = 1,\ldots,n\,.$$

(1) Damit folgt

$$\begin{aligned}
\mathrm{E}(\widehat{\mu}_X) &= \mu_X \sum_i c_i \\
\mathrm{Cov}(\widehat{\mu}_X, \widehat{\mu}_Y) &= \mathrm{E}\big[\big(\sum_i c_iU_i\big)\big(\sum_j d_jV_j\big)\big] = \sum_i\sum_j c_id_j\,\mathrm{E}(U_iV_j) \\
\mathrm{Cov}(\widehat{\mu}_X, \widehat{\mu}_Y^{(2)}) &= \mathrm{E}\big[\big(\sum_i c_iU_i\big)\big(\sum_j d_jV_j\big)^2\big] = \sum_i\sum_j\sum_l c_id_jd_l\,\mathrm{E}(U_iV_jV_l) \\
\mathrm{Cov}(\widehat{\mu}_X^{(2)}, \widehat{\mu}_Y) &= \mathrm{E}\big[\big(\sum_i c_iU_i\big)^2\big(\sum_j d_jV_j\big)\big] = \sum_i\sum_k\sum_l c_ic_kd_l\,\mathrm{E}(U_iU_kV_l) \\
\mathrm{Cov}(\widehat{\mu}_X^{(2)}, \widehat{\mu}_Y^{(2)}) &= \mathrm{E}\big[\big(\sum_i c_iU_i\big)^2\big(\sum_j d_jV_j\big)^2\big] = \sum_i\sum_j\sum_k\sum_l c_id_jc_kd_l\,\mathrm{E}(U_iV_jU_kV_l)
\end{aligned}$$

und mit den obigen Erwartungswert-Ausdrücken ergeben sich die entsprechenden Behauptungen. Wird in $\mathrm{Cov}(\widehat{\mu}_X, \widehat{\mu}_Y)$ speziell $X = Y$, $c_i = d_i$ gesetzt, ergibt sich unmittelbar $\mathrm{Var}(\widehat{\mu}_X)$.

(2) Nun ist (wieder mit $* = 1$ oder 2)

$$\begin{aligned}
\mathrm{E}(\widehat{\theta}_*) &= \mu_X\mu_Y H_* + \sigma_{XY} h_* \\
\mathrm{E}\big(\widehat{\theta}_* - \mathrm{E}(\widehat{\theta}_*)\big) &= \mu_X \sum_j h_{\bullet j}^{(*)} V_j + \mu_Y \sum_i h_{i\bullet}^{(*)} U_i + W_*, \quad W_* = \sum_i\sum_j h_{ij}^{(*)} U_iV_j - \sigma_{XY} h_*
\end{aligned}$$

mit

$$\mathrm{E}(W_*) = 0, \qquad \begin{aligned} \mathrm{E}(W_*V_l) &= \sum_i\sum_j h_{ij}^{(*)}\,\mathrm{E}(U_iV_jV_l) = \sigma_{XY^{(2)}} \sum_i h_{ii}^{(*)} \\ \mathrm{E}(W_*U_k) &= \sum_i\sum_j h_{ij}^{(*)}\,\mathrm{E}(U_iV_jU_k) = \sigma_{X^{(2)}Y} \sum_i h_{ii}^{(*)} \end{aligned}$$

$$\begin{aligned}
\mathrm{E}(W_1W_2) &= \sum_i\sum_j\sum_k\sum_l h_{ij}^{(1)} h_{kl}^{(2)}\,\mathrm{E}(U_iV_jU_kV_l) - \sigma_{XY}^2 h_1h_2 \\
&= \sigma_{X^{(2)}Y^{(2)}} \sum_i h_{ii}^{(1)}h_{ii}^{(2)} + \sigma_X^2\sigma_Y^2 \sum\sum_{i\neq j} h_{ij}^{(1)}h_{ij}^{(2)} + \sigma_{XY}^2\Big(\sum\sum_{i\neq j}\big(h_{ii}^{(1)}h_{jj}^{(2)} + h_{ij}^{(1)}h_{ji}^{(2)}\big) - h_1h_2\Big) \\
&= \big(\sigma_{X^{(2)}Y^{(2)}} - \sigma_{XY}^2\big) \sum_i h_{ii}^{(1)}h_{ii}^{(2)} + \sigma_X^2\sigma_Y^2 \sum\sum_{i\neq j} h_{ij}^{(1)}h_{ij}^{(2)} + \sigma_{XY}^2 \sum\sum_{i\neq j} h_{ij}^{(1)}h_{ji}^{(2)} \\
&= \big(\sigma_{X^{(2)}Y^{(2)}} - \sigma_X^2\sigma_Y^2 - 2\sigma_{XY}^2\big) \sum_i h_{ii}^{(1)}h_{ii}^{(2)} + \sigma_X^2\sigma_Y^2 \sum_i\sum_j h_{ij}^{(1)}h_{ij}^{(2)} + \sigma_{XY}^2 \sum_i\sum_j h_{ij}^{(1)}h_{ji}^{(2)},
\end{aligned}$$

denn $h_1h_2 = \sum_i\sum_j h_{ii}^{(1)}h_{jj}^{(2)} = \sum\sum_{i\neq j} h_{ii}^{(1)}h_{jj}^{(2)} + \sum_i h_{ii}^{(1)}h_{ii}^{(2)}$ und

$$\begin{aligned}
\mathrm{Cov}(\widehat{\mu}_X, \widehat{\theta}_1) &= \mathrm{E}\big[\big(\sum_i c_iU_i\big)\big(\mu_X \sum_j h_{\bullet j}^{(1)} V_j + \mu_Y \sum_i h_{i\bullet}^{(1)} U_i + W_1\big)\big] \\
&= \mu_X\sigma_{XY} \sum_j c_jh_{\bullet j}^{(1)} + \mu_Y\sigma_X^2 \sum_i c_ih_{i\bullet}^{(1)} + \sigma_{X^{(2)}Y} \sum_i c_ih_{ii}^{(1)}, \\
\mathrm{Cov}(\widehat{\mu}_Y, \widehat{\theta}_1) &= \mathrm{E}\big[\big(\sum_j d_jV_j\big)\big(\mu_X \sum_j h_{\bullet j}^{(1)} V_j + \mu_Y \sum_i h_{i\bullet}^{(1)} U_i + W_1\big)\big] \\
&= \mu_X\sigma_Y^2 \sum_j d_jh_{\bullet j}^{(1)} + \mu_Y\sigma_{XY} \sum_i d_ih_{i\bullet}^{(1)} + \sigma_{XY^{(2)}} \sum_i d_ih_{ii}^{(1)},
\end{aligned}$$

$$\begin{aligned}
&\mathrm{Cov}(\widehat{\theta}_1, \widehat{\theta}_2) = \\
&= \mathrm{E}\Big[\big(\mu_X \sum_j h_{\bullet j}^{(1)} V_j + \mu_Y \sum_i h_{i\bullet}^{(1)} U_i + W_1\big)\big(\mu_X \sum_j h_{\bullet j}^{(2)} V_j + \mu_Y \sum_i h_{i\bullet}^{(2)} U_i + W_2\big)\Big] \\
&= \mu_X^2 \sigma_Y^2 \sum_j h_{\bullet j}^{(1)} h_{\bullet j}^{(2)} + \mu_X \mu_Y \sigma_{XY} \sum_i (h_{i\bullet}^{(1)} h_{\bullet i}^{(2)} + h_{\bullet i}^{(1)} h_{i\bullet}^{(2)}) + \mu_Y^2 \sigma_X^2 \sum_i h_{i\bullet}^{(1)} h_{i\bullet}^{(2)} \\
&\quad + \mu_X \sigma_{XY^{(2)}} \sum_j (h_{\bullet j}^{(1)} h_{jj}^{(2)} + h_{\bullet j}^{(2)} h_{jj}^{(1)}) + \mu_Y \sigma_{X^{(2)}Y} \sum_i (h_{i\bullet}^{(1)} h_{ii}^{(2)} + h_{i\bullet}^{(2)} h_{ii}^{(1)}) + \mathrm{E}(W_1 W_2)\,.
\end{aligned}$$

Wird $h_{ij}^{(2)} = h_{ij}^{(1)}$ gesetzt, dann ist $\widehat{\theta}_2 = \widehat{\theta}_1$ und $\mathrm{Cov}(\widehat{\theta}_1, \widehat{\theta}_2)$ wird zu $\mathrm{Var}(\widehat{\theta}_1)$.

(3) Setze in (2) $Y = X$. Dann ist definitionsgemäß $\sigma_{XY} = \sigma_X^2$ und $\sigma_{X^{(2)}Y^{(2)}} = \sigma_{X^{(4)}}$ sowie $\sigma_{XY^{(2)}} = \sigma_{X^{(2)}Y} = \sigma_{X^{(3)}}$ und es ergibt sich direkt die Behauptung.

(4) Aus (1) und (2) folgt unmittelbar

$$\begin{aligned}
\mathrm{E}(\widehat{\eta}_1) &= \mu_X \mathrm{E}(\widehat{\mu}_{1Y}) + \mathrm{E}(\widehat{\theta}_1) \\
&= \mu_X \mu_Y (d_1 + H_1) + \sigma_{XY} h_1 = \mu_X \mu_Y (d_1 + H_1 - h_1) + \mu_{XY} h_1\,.
\end{aligned}$$

und

$$\begin{aligned}
&\mathrm{Cov}(\widehat{\eta}_1, \widehat{\eta}_2) = \\
&= \mu_X^2 \mathrm{Cov}(\widehat{\mu}_{1Y}, \widehat{\mu}_{2Y}) + \mu_X \mathrm{Cov}(\widehat{\mu}_{1Y}, \widehat{\theta}_2) + \mu_X \mathrm{Cov}(\widehat{\mu}_{2Y}, \widehat{\theta}_1) + \mathrm{Cov}(\widehat{\theta}_1, \widehat{\theta}_2) \\
&= \mu_X^2 \sigma_Y^2 \sum_j d_{1j} d_{2j} + \mu_X^2 \sigma_Y^2 \sum_j d_{1j} h_{\bullet j}^{(2)} + \mu_X \mu_Y \sigma_{XY} \sum_i d_{1i} h_{i\bullet}^{(2)} + \mu_X \sigma_{XY^{(2)}} \sum_i d_{1i} h_{ii}^{(2)} \\
&\quad + \mu_X^2 \sigma_Y^2 \sum_j d_{2j} h_{\bullet j}^{(1)} + \mu_X \mu_Y \sigma_{XY} \sum_i d_{2i} h_{i\bullet}^{(1)} + \mu_X \sigma_{XY^{(2)}} \sum_i d_{2i} h_{ii}^{(1)} + \mathrm{Cov}(\widehat{\theta}_1, \widehat{\theta}_2)\,.
\end{aligned}$$

Die Varianzformel ergibt sich aus der Kovarianzformel, wenn dort $\widehat{\eta}_1 = \widehat{\eta}_2$, also $d_{2j} = d_{1j}$ und $h_{ij}^{(2)} = h_{ij}^{(1)}$ gesetzt wird. □

Satz 2 (BLUE, BQUE und BLQUE) Seien X, Y zwei Messgrößen im Gebiet G mit Gebiets-Mittelwerten μ_X, μ_Y, Gebiets-Varianzen σ_X^2, σ_Y^2 und Gebiets-Kovarianz σ_{XY} sowie $(T_1, \ldots, T_n)$ eine reine Raum-Zeit-Zufallsstichprobe in G.

(1) Das Stichprobenmittel

$$\overline{X} = \frac{1}{n} \sum_{i=1}^{n} X(T_i) \quad \text{ist BLUE für} \quad \mu_X\,,$$

d. h. **B**ester **L**inearer **U**nverzerrter (erwartungstreuer) Schätzer (**E**stimator) für μ_X mit

$$\mathrm{E}(\overline{X}) = \mu_X, \quad \mathrm{Var}(\overline{X}) = \frac{1}{n}\sigma_X^2, \quad \mathrm{Cov}(\overline{X}, \overline{Y}) = \frac{1}{n}\sigma_{XY}, \quad \text{wobei } \overline{Y} = \frac{1}{n} \sum_{i=1}^{n} Y(T_i).$$

(2) Sei $Z = XY$ mit $Z(t) = X(t)Y(t)$ für $t \in G$. Das Stichprobenmittel

$$\overline{Z} = \frac{1}{n} \sum_{i=1}^{n} Z(T_i) = \frac{1}{n} \sum_{i=1}^{n} X(T_i)Y(T_i) = \overline{XY} \quad \text{ist BQUE für} \quad \mu_Z = \mu_{XY}\,,$$

d. h. **B**ester ko**Q**uadratischer **U**nverzerrter (erwartungstreuer) Schätzer (**E**stimator) für $\mu_Z = \mu_{XY}$ mit

$$\begin{aligned}
\mathrm{E}(\overline{Z}) &= \mu_Z = \mu_{XY}\,,\\
\mathrm{Var}(\overline{Z}) &= \frac{1}{n}\sigma_Z^2 = \frac{1}{n}\big(\mu_X^2\sigma_Y^2 + 2\mu_X\mu_Y\sigma_{XY} + \mu_Y^2\sigma_X^2 + 2\mu_X\sigma_{XY^{(2)}} + 2\mu_Y\sigma_{X^{(2)}Y}\\
&\qquad + \sigma_{X^{(2)}Y^{(2)}} - \sigma_{XY}^2\big)\,,\\
\mathrm{Cov}(\overline{X},\overline{Z}) &= \frac{1}{n}\sigma_{XZ} = \frac{1}{n}\big(\mu_Y\sigma_X^2 + \mu_X\sigma_{XY} + \sigma_{X^{(2)}Y}\big)\,,\\
\mathrm{Cov}(\overline{Y},\overline{Z}) &= \frac{1}{n}\sigma_{YZ} = \frac{1}{n}\big(\mu_X\sigma_Y^2 + \mu_Y\sigma_{XY} + \sigma_{XY^{(2)}}\big)\,.
\end{aligned}$$

(3) Das Stichprobenmittel

$$\overline{X^2} = \frac{1}{n}\sum_{i=1}^{n} X^2(T_i) \quad \text{ist BQUE für} \quad \mu_{X^2}$$

mit

$$\begin{aligned}
\mathrm{E}(\overline{X^2}) &= \mu_{X^2},\\
\mathrm{Var}(\overline{X^2}) &= \frac{1}{n}\sigma_{X^2}^2 = \frac{1}{n}\big(4\mu_X^2\sigma_X^2 + 4\mu_X\sigma_{X^{(3)}} + \sigma_{X^{(4)}} - \sigma_X^4\big)\,,\\
\mathrm{Cov}(\overline{X},\overline{X^2}) &= \frac{1}{n}\sigma_{XX^2} = \frac{1}{n}\big(2\mu_X\sigma_X^2 + \sigma_{X^{(3)}}\big)\,.
\end{aligned}$$

(4) Für $n > 1$ ist die Stichprobenfunktion

$$K_{XY} = \frac{1}{n(n-1)}\sum_{i\neq j}^{n}\sum^{n} X(T_i)Y(T_j) = \frac{n}{n-1}\overline{X}\,\overline{Y} - \frac{1}{n-1}\overline{Z}$$

(nicht jedoch $\overline{X}\,\overline{Y}$) BQUE für $\mu_X\mu_Y$ mit

$$\begin{aligned}
\mathrm{E}(K_{XY}) &= \mu_X\mu_Y\,, \quad \mathrm{E}(\overline{X}\,\overline{Y}) = \mu_X\mu_Y + \frac{1}{n}\sigma_{XY}\,,\\
\mathrm{Var}(K_{XY}) &= \frac{1}{n}\Big(\mu_X^2\sigma_Y^2 + 2\mu_X\mu_Y\sigma_{XY} + \mu_Y^2\sigma_X^2 + \frac{1}{n-1}\big(\sigma_X^2\sigma_Y^2 + \sigma_{XY}^2\big)\Big)\,,\\
\mathrm{Cov}(\overline{X},K_{XY}) &= \frac{1}{n}\big(\mu_X\sigma_{XY} + \mu_Y\sigma_X^2\big), \qquad \mathrm{Cov}(\overline{Y},K_{XY}) = \frac{1}{n}\big(\mu_X\sigma_Y^2 + \mu_Y\sigma_{XY}\big)\,,\\
\mathrm{Cov}(\overline{Z},K_{XY}) &= \frac{1}{n}\big(\mu_Y^2\sigma_X^2 + 2\mu_X\mu_Y\sigma_{XY} + \mu_X^2\sigma_Y^2 + \mu_X\sigma_{XY^{(2)}} + \mu_Y\sigma_{X^{(2)}Y}\big)\,.
\end{aligned}$$

(5) Für $n > 1$ ist die Stichprobenfunktion

$$K_X^2 = \frac{1}{n(n-1)}\sum_{i\neq j}^{n}\sum^{n} X(T_i)X(T_j) = \frac{n}{n-1}\overline{X}^2 - \frac{1}{n-1}\overline{X^2}$$

(nicht jedoch $\overline{X}^2$) BQUE für μ_X^2 mit

$$\begin{aligned}
\mathrm{E}(K_X^2) &= \mu_X^2, \quad \mathrm{E}(\overline{X}^2) = \mu_X^2 + \frac{1}{n}\sigma_X^2,\\
\mathrm{Var}(K_X^2) &= \frac{2}{n}\Big(2\mu_X^2\sigma_X^2 + \frac{1}{n-1}\sigma_X^4\Big)\,,\\
\mathrm{Cov}(\overline{X},K_X^2) &= \frac{2}{n}\mu_X\sigma_X^2\,,\\
\mathrm{Cov}(\overline{X^2},K_X^2) &= \frac{2}{n}\big(2\mu_X\sigma_X^2 + \mu_X\sigma_{X^{(3)}}\big)
\end{aligned}$$

(6) Für $n > 1$ ist die Stichprobenkovarianz

$$S_{XY} = \frac{1}{n-1}\sum_{i=1}^{n}(X(T_i) - \overline{X})(Y(T_i) - \overline{Y})$$
$$= \frac{n}{n-1}(\overline{Z} - \overline{X}\,\overline{Y}) = \overline{Z} - K_{XY} \quad \text{BQUE für} \quad \sigma_{XY}$$

mit

$$\mathrm{E}(S_{XY}) = \sigma_{XY},$$
$$\mathrm{Var}(S_{XY}) = \frac{1}{n}\left(\sigma_{X^{(2)}Y^{(2)}} - \sigma_X^2\sigma_Y^2 - 2\sigma_{XY}^2\right) + \frac{1}{n-1}\left(\sigma_X^2\sigma_Y^2 + \sigma_{XY}^2\right),$$
$$\mathrm{Cov}(\overline{X}, S_{XY}) = \frac{1}{n}\sigma_{X^{(2)}Y}, \quad \mathrm{Cov}(\overline{Y}, S_{XY}) = \frac{1}{n}\sigma_{XY^{(2)}},$$
$$\mathrm{Cov}(K_{XY}, S_{XY}) = \frac{1}{n}\left(\mu_X\sigma_{XY^{(2)}} + \mu_Y\sigma_{X^{(2)}Y} - \frac{1}{n-1}(\sigma_X^2\sigma_Y^2 + \sigma_{XY}^2)\right).$$

(7) Für $n > 1$ ist die Stichprobenvarianz

$$S_X^2 = \frac{1}{n-1}\sum_{i=1}^{n}(X(T_i) - \overline{X})^2 = \frac{n}{n-1}(\overline{X^2} - \overline{X}^2) = \overline{X^2} - K_X^2 \quad \text{BQUE für} \quad \sigma_X^2$$

mit

$$\mathrm{E}(S_X^2) = \sigma_X^2,$$
$$\mathrm{Var}(S_X^2) = \frac{1}{n}\left(\sigma_{X^{(4)}} - 3\sigma_X^4\right) + \frac{2}{n-1}\sigma_X^4,$$
$$\mathrm{Cov}(\overline{X}, S_X^2) = \frac{1}{n}\sigma_{X^{(3)}},$$
$$\mathrm{Cov}(K_X^2, S_X^2) = \frac{2}{n}\left(\mu_X\sigma_{X^{(3)}} - \frac{2}{n-1}\sigma_X^4\right).$$

(8) Für die Messgröße X sei zusätzlich μ_X bekannt. Erwartungstreue Schätzer für $\mu_Z = \mu_{XY} = \mu_X\mu_Y + \sigma_{XY}$ sind dann nach (1), (2) und (6) sowohl $\overline{Z}$ als auch $\mu_X\overline{Y} + S_{XY} = \mu_X\overline{Y} + \overline{Z} - K_{XY}$, $(n > 1)$. Die Linearkombination

$$\overline{Z}_\lambda = (1-\lambda)\overline{Z} + \lambda(\mu_X\overline{Y} + \overline{Z} - K_{XY}) = \overline{Z} + \lambda(\mu_X\overline{Y} - K_{XY}), \quad \lambda \in \mathbb{R}$$

ist BLQUE für $\mu_Z = \mu_{XY}$ mit

$$\mathrm{Var}(\overline{Z_\lambda}) = \frac{1}{n}\Big[\sigma_{X^{(2)}Y^{(2)}} - \sigma_{XY}^2 + \frac{\lambda^2}{n-1}(\sigma_X^2\sigma_Y^2 + \sigma_{XY}^2) + 2\mu_X\sigma_{XY^{(2)}}$$
$$+ 2(1-\lambda)\mu_Y\sigma_{X^{(2)}Y} + \mu_X^2\sigma_Y^2 + 2(1-\lambda)\mu_X\mu_Y\sigma_{XY} + (1-\lambda)^2\mu_Y^2\sigma_X^2\Big],$$
$$\mathrm{Cov}(\overline{Y}, \overline{Z_\lambda}) = \frac{1}{n}\left(\sigma_{XY^{(2)}} + \mu_X\sigma_Y^2 + (1-\lambda)\mu_Y\sigma_{XY}\right).$$

Spezialfälle sind $\overline{Z}_\lambda = \overline{Z}$ für $\lambda = 0$ und $\overline{Z}_\lambda = \mu_X\overline{Y} + S_{XY}$ für $\lambda = 1$. □

Beweis (1) Sei $\widehat{\mu}_X = \sum_i c_i X(T_i)$ ein beliebiger linearer Schätzer für μ_X. Dann gilt nach Satz 1 (1)

$$\mathrm{E}(\widehat{\mu}_X) = \mu_X\sum_i c_i, \quad \mathrm{Var}(\widehat{\mu}_X) = \sigma_X^2\sum_i c_i^2.$$

Nun ist $\mathrm{E}(\widehat{\mu}_X) = \mu_X$ für alle μ_X genau dann, wenn $\sum_i c_i = 1$ und in diesem Fall gilt

$$\mathrm{Var}(\widehat{\mu}_X) = \sigma_X^2 \sum_i \left(c_i - \frac{1}{n} + \frac{1}{n}\right)^2 = \sigma_X^2 \sum_i \left(c_i - \frac{1}{n}\right)^2 + \frac{1}{n}\sigma_X^2 \geq \frac{1}{n}\sigma_X^2 .$$

$\mathrm{Var}(\widehat{\mu}_X) = \frac{1}{n}\sigma_X^2$ ist gleichbedeutend mit $\sum_i (c_i - \frac{1}{n})^2 = 0$ bzw. $c_i = \frac{1}{n}$ für $i = 1, \ldots, n$, d. h. im Sinne kleinster Varianz ist $\widehat{\mu}_X = \overline{X}$ bester linearer erwartungstreuer Schätzer für μ_X. $\mathrm{Cov}(\overline{X}, \overline{Y}) = \frac{1}{n}\sigma_{XY}$ ergibt sich unmittelbar aus Satz 1 (1) mit $c_i = d_i = \frac{1}{n}$.

(2) Sei $\widehat{\mu}_Z = \sum_i \sum_j h_{ij} X(T_i) Y(T_j)$ ein beliebiger (ko)quadratischer Schätzer für μ_Z. Dann gilt nach Satz 1 (2) für $\widehat{\theta}_1 = \widehat{\mu}_Z$ ($*$ entfällt) wegen $\sigma_{XY} = \mu_Z - \mu_X \mu_Y$

$$\mathrm{E}(\widehat{\mu}_Z) = \mu_X \mu_Y H + \sigma_{XY} h = \mu_X \mu_Y (H - h) + \mu_Z h ,$$

$$\begin{aligned}\mathrm{Var}(\widehat{\mu}_Z) = {} & \mu_X^2 \sigma_Y^2 \sum_j h_{\cdot j}^2 + 2\mu_X \mu_Y \sigma_{XY} \sum_i h_{i\cdot} h_{\cdot i} + \mu_Y^2 \sigma_X^2 \sum_i h_{i\cdot}^2 \\ & + 2\mu_X \sigma_{XY^{(2)}} \sum_j h_{\cdot j} h_{jj} + 2\mu_Y \sigma_{X^{(2)}Y} \sum_i h_{i\cdot} h_{ii} \\ & + (\sigma_{X^{(2)}Y^{(2)}} - \sigma_X^2 \sigma_Y^2 - 2\sigma_{XY}^2) \sum_i h_{ii}^2 + \sigma_X^2 \sigma_Y^2 \sum_i \sum_j h_{ij}^2 + \sigma_{XY}^2 \sum_i \sum_j h_{ij} h_{ji}\end{aligned}$$

mit $h = \sum_i h_{ii}$, $H = \sum_i \sum_j h_{ij}$, $h_{i\cdot} = \sum_j h_{ij}$, $h_{\cdot j} = \sum_i h_{ij}$. Offenbar ist $\mathrm{E}(\widehat{\mu}_Z) = \mu_Z$ für alle μ_Z und μ_X, μ_Y genau dann, wenn

$$h = 1, \quad H = 1 .$$

Speziell für $h_{ij} = 0$, $i \neq j$ und $h_{ii} = \frac{1}{n}$, also $h = 1$, $H = 1$, $H - h = 0$, $h_{i\cdot} = \frac{1}{n}$, $h_{\cdot j} = \frac{1}{n}$ ist $\widehat{\mu}_Z = \overline{Z}$ mit

$$\mathrm{E}(\overline{Z}) = \mu_Z ,$$

$$\begin{aligned}\mathrm{Var}(\overline{Z}) = {} & \frac{1}{n}\big(\sigma_{X^{(2)}Y^{(2)}} - \sigma_{XY}^2 + 2\mu_X \sigma_{XY^{(2)}} + 2\mu_Y \sigma_{X^{(2)}Y} \\ & + \mu_X^2 \sigma_Y^2 + 2\mu_X \mu_Y \sigma_{XY} + \mu_Y^2 \sigma_X^2\big)\end{aligned}$$

und den angegeben Gleichungen für $\mathrm{Cov}(\overline{X}, \overline{Z})$ sowie $\mathrm{Cov}(\overline{Y}, \overline{Z})$.

Für den Fall $h = 1, H = 1$ sei $\widehat{\theta}_2 = \sum_i \sum_j h_{ij}^{(2)} X(T_i) Y(T_j)$ mit $h_{ij}^{(2)} = h_{ij}, i \neq j, h_{ii}^{(2)} = h_{ii} - \frac{1}{n}$, also $h_2 = 0$, $H_2 = H - 1 = 0$. Dann ist

$$\widehat{\mu}_Z = \overline{Z} + \widehat{\theta}_2 ,$$

$$\mathrm{Var}(\widehat{\mu}_Z) = \mathrm{Var}(\overline{Z}) + \mathrm{Var}(\widehat{\theta}_2) + 2\,\mathrm{Cov}(\overline{Z}, \widehat{\theta}_2) .$$

Nach Satz 1 (2) ist dort speziell für $\widehat{\mu}_Z = \overline{Z} = \overline{XY}$ ($h_{ij} = 0, i \neq j$, $h_{ii} = \frac{1}{n}$, $h_{i\cdot} = \frac{1}{n}$, $h_{\cdot j} = \frac{1}{n}$)

$$\begin{aligned}\mathrm{Cov}(\overline{Z}, \widehat{\theta}_2) = {} & \frac{1}{n}\mu_X^2 \sigma_Y^2 H_2 + \frac{2}{n}\mu_X \mu_Y \sigma_{XY} H_2 + \frac{1}{n}\mu_Y^2 \sigma_X^2 H_2 \\ & + \frac{1}{n}\mu_X \sigma_{XY^{(2)}} (h_2 + H_2) + \frac{1}{n}\mu_Y \sigma_{X^{(2)}Y} (h_2 + H_2) + \frac{1}{n}(\sigma_{X^{(2)}Y^{(2)}} - \sigma_{XY}^2) h_2 = 0 .\end{aligned}$$

Damit ist stets

$$\mathrm{Var}(\widehat{\mu}_Z) \geq \mathrm{Var}(\overline{Z})$$

und Gleichheit gilt für $\widehat{\theta}_2 = 0$, d. h. für $\widehat{\mu}_Z = \overline{Z}$. Also ist im Sinne der kleinsten Varianz $\overline{Z}$ BQUE für μ_Z.

(3) Die Aussagen folgen unmittelbar aus (2) für den Spezialfall $Y = X$.

(4) Sei $\widehat{\theta}_1 = \sum_i \sum_j h_{ij} X(T_i) Y(T_j)$ ein beliebiger (ko)quadratischer Schätzer für $\mu_X \mu_Y$. $\mathrm{E}(\widehat{\theta}_1)$, $\mathrm{Var}(\widehat{\theta}_1)$ sind schon zuvor im Beweis zu (2) berechnet. Nun ist $\mathrm{E}(\widehat{\theta}_1) = \mu_X \mu_Y$ für alle μ_X, μ_Y, σ_{XY} genau dann, wenn

$$h = 0, \quad H = 1 .$$

Speziell für $h_{ij} = \frac{1}{n(n-1)}$, $i \neq j$ und $h_{ii} = 0$, also $h = 0$, $h_{i\cdot} = \frac{1}{n}$, $h_{\cdot j} = \frac{1}{n}$, $H = 1$ ist $\widehat{\theta}_1 = K_{XY}$ mit

$$\begin{aligned}\mathrm{E}(K_{XY}) &= \mu_X\mu_Y \\ \mathrm{Var}(K_{XY}) &= \frac{1}{n}\mu_Y^2\sigma_X^2 + 2\mu_X\mu_Y\sigma_{XY} + \mu_X^2\sigma_Y^2 + \frac{1}{n-1}(\sigma_X^2\sigma_Y^2 + \sigma_{XY}^2)\,.\end{aligned}$$

Die angegebenen Gleichungen für $\mathrm{Cov}(\overline{X},K_{XY})$, $\mathrm{Cov}(\overline{Y},K_{XY})$, $\mathrm{Cov}(K_{XY},\overline{Z})$ folgen unmittelbar aus Satz 1 (2) für $\widehat{\mu}_X = \overline{X}$, $\widehat{\mu}_Y = \overline{Y}$, $\widehat{\theta}_1 = K_{XY}$ und $\widehat{\theta}_2 = \overline{Z}$.

Im Fall $h = 0$, $H = 1$ sei nun $\widehat{\theta}_2 = \sum_i\sum_j h_{ij}^{(2)}X(T_i)Y(T_j)$ mit $h_{ii}^{(2)} = 0$, $h_{ij}^{(2)} = h_{ij} - \frac{1}{n(n-1)}$, $i \neq j$, also $h_2 = 0$, $h_{i\bullet}^{(2)} = 0$, $h_{\bullet j}^{(2)} = 0$, $H_2 = 0$. Dann ist

$$\begin{aligned}\widehat{\theta}_1 &= K_{XY} + \widehat{\theta}_2 \\ \mathrm{Var}(\widehat{\theta}_1) &= \mathrm{Var}(K_{XY}) + \mathrm{Var}(\widehat{\theta}_2) + 2\,\mathrm{Cov}(K_{XY},\widehat{\theta}_2)\,.\end{aligned}$$

Nach Satz 1 (2) ist dort speziell für $\widehat{\theta}_1 = K_{XY}$ ($h_{ij} = \frac{1}{n(n-1)}$, $i \neq j$, $h_{ii} = 0$, $h_{i\bullet} = \frac{1}{n}$, $h_{\bullet j} = \frac{1}{n}$, $H = 1$)

$$\begin{aligned}\mathrm{Cov}(K_{XY},\widehat{\theta}_2) &= \frac{1}{n}\mu_X^2\sigma_Y^2 H_2 + \frac{2}{n}\mu_X\mu_Y\sigma_{XY}H_2 + \frac{1}{n}\mu_Y^2\sigma_X^2 H_2 \\ &\quad + \frac{1}{n}\mu_X\sigma_{XY^{(2)}}h_2 + \frac{1}{n}\mu_Y\sigma_{X^{(2)}Y}h_2 + \frac{1}{n(n-1)}\sigma_X^2\sigma_Y^2 H_2 + \frac{1}{n(n-1)}\sigma_{XY}^2 H_2 = 0\,.\end{aligned}$$

Damit ist stets

$$\mathrm{Var}(\widehat{\theta}_1) \geq \mathrm{Var}(K_{XY})$$

und Gleichheit gilt für $\widehat{\theta}_2 = 0$, d. h. für $\widehat{\theta}_1 = K_{XY}$. Also ist im Sinne kleinster Varianz K_{XY} BQUE für $\mu_X\mu_Y$.

(5) Die Aussagen ergeben sich direkt aus (4) für den Spezialfall $Y = X$. Mit

$$\overline{X}^2 = \frac{n-1}{n}K_X^2 - \frac{1}{n}\overline{X^2}\,,\quad \sigma_X^2 = \mu_{X^2} - \mu_X^2 \text{ ist } \mathrm{E}(\overline{X}^2) = \frac{n-1}{n}\mu_X^2 + \frac{1}{n}\mu_{X^2} = \mu_X^2 + \frac{1}{n}\sigma_X^2\,.$$

(6) Es gilt

$$S_{XY} = \overline{Z} - K_{XY} = \frac{1}{n}\sum_i X(T_i)Y(T_i) - \frac{1}{n(n-1)}\sum_{i\neq j}\sum X(T_i)Y(T_j)\,.$$

Sei $\widehat{\theta}_1 = \sum_i\sum_j h_{ij}X(T_i)Y(T_j)$ ein beliebiger koquadratischer Schätzer für $\sigma_{XY} = \mu_Z - \mu_X\mu_Y$. Die Momente $\mathrm{E}(\widehat{\theta}_1)$, $\mathrm{Var}(\widehat{\theta}_1)$ sind bereits im Beweis unter (2) berechnet. Folglich ist $\mathrm{E}(\widehat{\theta}_1) = \sigma_{XY}$ für alle μ_X, μ_Y, σ_{XY} genau dann, wenn

$$h = 1\,,\quad H = 0\,.$$

Speziell für $h_{ij} = -\frac{1}{n(n-1)}$, $i \neq j$ und $h_{ii} = \frac{1}{n}$, also $h = 1$, $h_{i\bullet} = 0$, $h_{\bullet j} = 0$, $H = 0$ ist $\widehat{\theta}_1 = S_{XY}$ mit

$$\begin{aligned}\mathrm{E}(S_{XY}) &= \sigma_{XY}\,, \\ \mathrm{Var}(S_{XY}) &= \frac{1}{n}(\sigma_{X^{(2)}Y^{(2)}} - \sigma_X^2\sigma_Y^2 - 2\sigma_{XY}^2) + \frac{1}{n-1}(\sigma_X^2\sigma_Y^2 + \sigma_{XY}^2)\,,\end{aligned}$$

Im Fall $h = 1$, $H = 0$ sei $\widehat{\Theta}_2 = \sum_i\sum_j h_{ij}^{(2)}X(T_i)Y(T_j)$ mit $h_{ii}^{(2)} = h_{ii} - \frac{1}{n}$, $h_{ij}^{(2)} = h_{ij} + \frac{1}{n(n-1)}$, $i \neq j$, also $h_2 = h - 1 = 0$, $h_{i\bullet}^{(2)} = h_{i\bullet} = 0$, $h_{\bullet j}^{(2)} = h_{\bullet j} = 0$. Dann ist

$$\begin{aligned}\widehat{\theta}_1 &= S_{XY} + \widehat{\theta}_2 \\ \mathrm{Var}(\widehat{\theta}_1) &= \mathrm{Var}(S_{XY}) + \mathrm{Var}(\widehat{\theta}_2) + 2\,\mathrm{Cov}(S_{XY},\widehat{\theta}_2)\,.\end{aligned}$$

Nach Satz 1 (2) ist dort speziell für $\widehat{\theta}_1 = S_{XY}$

$$\begin{aligned}\mathrm{Cov}(S_{XY},\widehat{\theta}_2) &= \frac{1}{n}\mu_X\sigma_{XY^{(2)}}H_2 + \frac{1}{n}\mu_Y\sigma_{X^{(2)}Y}H_2 \\ &\quad + \frac{1}{n}(\sigma_{X^{(2)}Y^{(2)}} - \sigma_{XY}^2)h_2 - \frac{1}{n(n-1)}(\sigma_X^2\sigma_Y^2 + \sigma_{XY}^2)(H_2 - h_2) = 0\,.\end{aligned}$$

Damit ist stets

$$\operatorname{Var}(\widehat{\theta}_1) \geq \operatorname{Var}(S_{XY})$$

und Gleichheit gilt für $\widehat{\theta}_2 = 0$, d. h. für $\widehat{\theta}_1 = S_{XY}$. Also ist im Sinne kleinster Varianz S_{XY} BQUE für σ_{XY}.

Die Momente können auch direkt aus $S_{XY} = \overline{Z} - K_{XY}$ berechnet werden:

$$\begin{aligned}
\operatorname{Var}(S_{XY}) &= \operatorname{Var}(\overline{Z}) + \operatorname{Var}(K_{XY}) - 2\operatorname{Cov}(\overline{Z}, K_{XY}),\\
\operatorname{Cov}(\overline{X}, S_{XY}) &= \operatorname{Cov}(\overline{X}, \overline{Z}) - \operatorname{Cov}(\overline{X}, K_{XY}),\\
\operatorname{Cov}(\overline{Y}, S_{XY}) &= \operatorname{Cov}(\overline{Y}, \overline{Z}) - \operatorname{Cov}(\overline{Y}, K_{XY}),\\
\operatorname{Cov}(K_{XY}, S_{XY}) &= \operatorname{Cov}(\overline{Z}, K_{XY}) - \operatorname{Var}(K_{XY}).
\end{aligned}$$

(7) Die Aussagen folgen aus (6) für den Spezialfall $Y = X$.

(8) Sei

$$\widehat{\eta}_1 = \mu_X \widehat{\mu}_{1Y} + \widehat{\theta}_1 \quad \text{mit} \quad \widehat{\mu}_{1Y} = \sum_j d_{1j} Y(T_j), \quad \widehat{\theta}_1 = \sum_i \sum_j h_{ij} X(T_i) Y(T_j)$$

ein beliebiger linearer koquadratischer Schätzer für μ_Z. Nach Satz 1 (4) gilt dann mit $d_1 = \sum_j d_{1j}$, $h = \sum_i h_{ii}$, $h_{i\bullet} = \sum_j h_{ij}$, $h_{\bullet j} = \sum_i h_{ij}$, $H = \sum_i \sum_j h_{ij}$

$$\begin{aligned}
\operatorname{E}(\widehat{\eta}_1) &= \mu_X \mu_Y (d_1 + H - h) + \mu_Z h,\\
\operatorname{Var}(\widehat{\eta}_1) &= \mu_Y^2 \sigma_X^2 \sum_i h_{i\bullet}^2 + 2\mu_X \mu_Y \sigma_{XY} \sum_i (d_{1i} + h_{\bullet i}) h_{i\bullet} + \mu_X^2 \sigma_Y^2 \sum_j (d_{1j} + h_{\bullet j})^2\\
&\quad + 2\mu_X \sigma_{XY^{(2)}} \sum_j (d_{1j} + h_{\bullet j}) h_{jj} + 2\mu_Y \sigma_{X^{(2)}Y} \sum_i h_{i\bullet} h_{ii}\\
&\quad + (\sigma_{X^{(2)}Y^{(2)}} - \sigma_X^2 \sigma_Y^2 - 2\sigma_{XY}^2) \sum_i h_{ii}^2 + \sigma_X^2 \sigma_Y^2 \sum_i \sum_j h_{ij}^2 + \sigma_{XY}^2 \sum_i \sum_j h_{ij} h_{ji}.
\end{aligned}$$

Nun ist $\operatorname{E}(\widehat{\eta}_1) = \mu_Z$ für alle μ_X, μ_Z genau dann, wenn

$$d_1 + H - h = 0, \quad h = 1 \quad \text{bzw.} \quad H = 1 - d_1, \quad h = 1.$$

Für den linear koquadratischen Schätzer

$$\overline{Z}_\lambda = \mu_X \sum_i \frac{\lambda}{n} Y(T_i) + \Big(\sum_i \frac{1}{n} X(T_i) Y(T_i) + \sum_{i \neq j} \sum \frac{-\lambda}{n(n-1)} X(T_i) Y(T_j) \Big)$$

mit

$$d_{1j} = \frac{\lambda}{n}, \quad h_{ii} = \frac{1}{n}, \quad h_{ij} = \frac{-\lambda}{n(n-1)}, \; i \neq j$$

also

$$d_1 = \lambda, \quad h = 1, \quad h_{i\bullet} = h_{\bullet j} = \frac{1-\lambda}{n}, \quad H = 1 - \lambda,$$

sind die Bedingungen der Erwartungstreue erfüllt. Damit gilt für $\widehat{\eta}_1 = \overline{Z}_\lambda$

$$\begin{aligned}
\operatorname{E}(\overline{Z}_\lambda) &= \mu_Z,\\
\operatorname{Var}(\overline{Z}_\lambda) &= \frac{1}{n} \big(\mu_Y^2 \sigma_X^2 (1-\lambda)^2 + 2\mu_X \mu_Y \sigma_{XY} (1-\lambda) + \mu_X^2 \sigma_Y^2\\
&\quad + 2\mu_X \sigma_{XY^{(2)}} + 2\mu_Y \sigma_{X^{(2)}Y} (1-\lambda)\\
&\quad + (\sigma_{X^{(2)}Y^{(2)}} - \sigma_{XY}^2) + \sigma_X^2 \sigma_Y^2 \frac{\lambda^2}{n-1} + \sigma_{XY}^2 \frac{\lambda^2}{n-1} \big).\\
\operatorname{Cov}(\overline{Y}, \overline{Z}_\lambda) &= \lambda \mu_X \operatorname{Var}(\overline{Y}) + \operatorname{Cov}(\overline{Y}, \overline{Z}) - \lambda \operatorname{Cov}(\overline{Y}, K_{XY}))\\
&= \frac{1}{n} (\lambda \mu_X \sigma_Y^2 + \sigma_{XY^{(2)}} + \mu_X \sigma_Y^2 + \mu_Y \sigma_{XY} - \lambda \mu_X \sigma_Y^2 - \lambda \mu_Y \sigma_{XY}). \qquad \square
\end{aligned}$$

Bemerkung (1) Es gilt

$$\overline{Z}_\lambda = \lambda \mu_X \overline{Y} + (\overline{Z} - \lambda K_{XY}) = \overline{Z} - \lambda (K_{XY} - \mu_X \overline{Y})$$

und

$$K_{XY} - \mu_X \overline{Y} = \frac{1}{n}\Big(\frac{1}{n-1}\sum_{i \neq j}\sum X(T_i)Y(T_j) - \mu_X \sum_j Y(T_j)\Big)$$
$$= \frac{1}{n}\sum_j \Big(\frac{1}{n-1}\sum_{i \neq j} X(T_i) - \mu_X\Big)Y(T_j)$$
$$= \frac{1}{n}\sum_j (\overline{X}_{(j)} - \mu_X)Y(T_j) = \frac{1}{n}\sum_j U_{(j)}Y(T_j) = \overline{W}$$

mit den erwartungstreuen "delete-1 Jackknife-Schätzern" $\overline{X}_{(j)} = \frac{1}{n-1}\sum_{i \neq j} X(T_i)$ für μ_X, den Resten $U_{(j)} = \overline{X}_{(j)} - \mu_X$ mit $E(U_{(j)}) = 0$ sowie $W_j = U_{(j)}Y(T_j)$, $j = 1, \ldots, n$. Folglich ist

$$\overline{Z}_\lambda = \overline{Z} - \lambda \overline{W} \quad \text{und} \quad \mathrm{Var}(\overline{Z}_\lambda) = \mathrm{Var}(\overline{Z}) + \lambda^2\,\mathrm{Var}(\overline{W}) - 2\lambda\,\mathrm{Cov}(\overline{Z}, \overline{W})\,.$$

Für das optimale λ mit minimaler Varianz von $\overline{Z}_\lambda$ gilt (vgl. Abschnitt 5.1)

$$\lambda\,\mathrm{Var}(\overline{W}) = \mathrm{Cov}(\overline{Z}, \overline{W})\,, \quad \lambda = \frac{\mathrm{Cov}(\overline{Z}, \overline{W})}{\mathrm{Var}(\overline{W})}$$

und damit

$$\mathrm{Var}(\overline{Z}_\lambda) = \mathrm{Var}(\overline{Z}) - \frac{\mathrm{Cov}^2(\overline{Z}, \overline{W})}{\mathrm{Var}(\overline{W})} = \mathrm{Var}(\overline{Z})\big(1 - \varrho^2\big)\,, \quad \varrho = \frac{\mathrm{Cov}(\overline{Z}, \overline{W})}{\sqrt{\mathrm{Var}(\overline{Z})\,\mathrm{Var}(\overline{W})}}\,.$$

Je stärker der lineare Zusammenhang von $\overline{Z}$ und $\overline{W}$ ist, desto besser ist bei geeigneter Wahl von λ der "stetigkeits-korrigierte" Schätzer $\overline{Z}_\lambda$ gegenüber $\overline{Z}$.

(2) Der verzerrte Schätzer $\overline{X}\,\overline{Y}$ für $\mu_X\,\mu_Y$ ist in der Regel schlechter als K_{XY}, da

$$\mathrm{MSE}(\overline{X}\,\overline{Y}, \mu_X\,\mu_Y) = \mathrm{Var}(\overline{X}\,\overline{Y}) + \frac{1}{n^2}\sigma_{XY}^2 = \frac{(n-1)^2}{n^2}\mathrm{Var}(K_{XY} + \frac{1}{n-1}\overline{Z}) + \frac{1}{n^2}\sigma_{XY}^2$$
$$\overset{i.A.}{>} \mathrm{Var}(K_{XY})\,,$$

es sei denn, $\overline{Z}$ und K_{XY} sind stark negativ korreliert. Bei positiven μ_X und μ_Y müssten dann nach der Formel für $\mathrm{Cov}(\overline{Z}, K_{XY})$ die Werte σ_{XY}, $\sigma_{XY^{(2)}}$ und $\sigma_{X^{(2)}Y}$ negativ ausfallen. Entsprechendes gil für den verzerrten Schätzer $\overline{X}^2$ für μ_X^2. □

5.4 Geschichtete Raum-Zeit-Stichprobe

Die geschichtete Raum-Zeit-Stichprobe ist im Allgemeinen genauer als eine reine Zufallsstichprobe in Raum und Zeit, weil durch die Schichtung in einem Gebiet G auf die unterschiedliche Variabilität der Messvariblen Rücksicht genommen werden kann. Dadurch werden die Varianzen der Schätzer verringert. In den Schichten G_i werden dann reine Zufallsstichproben $(T_{i1}, \ldots, T_{in_i})$ gezogen, $i = 1, \ldots m$ mit dem Gesamt-Stichprobenumfang $n = \sum_{i=1}^m n_i$.

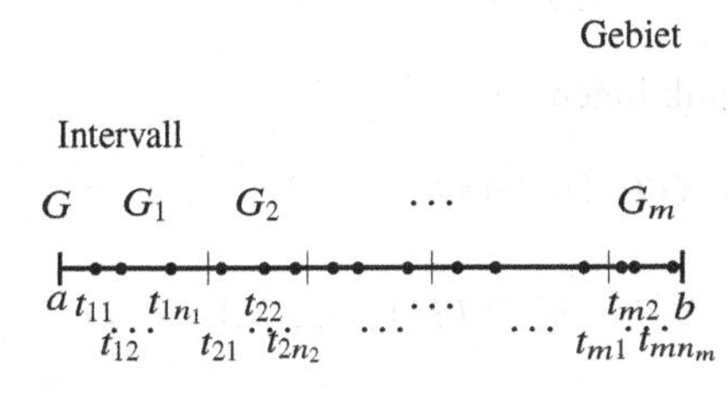

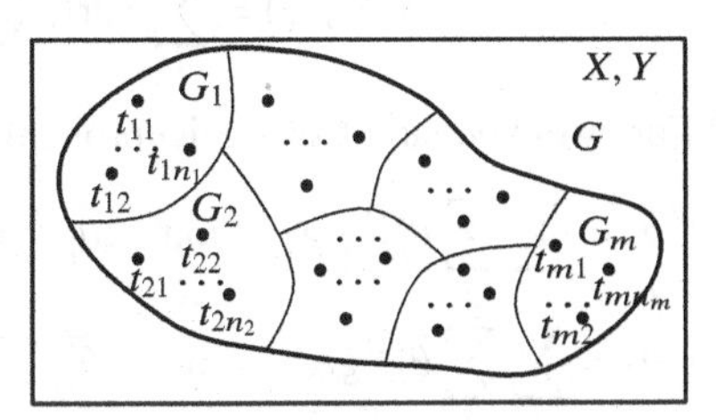

Definition (Geschichtete Raum-Zeit-Stichprobe) Das Gesamtgebiet G sei zerlegt in die Teilgebiete G_i der Größen $|G_i|, i=1,\dots,m$. Ein Raum-Zeit-Stichprobenplan, der innerhalb der einzelnen Teilgebiete, den sogenannten *Schichten*, unabhängig reine Zufallsstichproben (Schichtenstichproben)

$$\boldsymbol{T}_i = (T_{i1},\dots,T_{in_i}) \quad \text{von } n_i \text{ Messpunkten}, \quad i=1,\dots,m$$

zieht und damit insgesamt $n = \sum_{i=1}^m n_i$ Messpunkte in G auswählt, heißt eine *geschichtete Raum-Zeit-Stichprobe* in G, geschrieben $(\boldsymbol{T}_1,\dots,\boldsymbol{T}_m)$. □

Der folgende allgemeine Satz dient zur Vorbereitung der wesentlichen Aussagen über die üblichen Stichprobenfunktionen analog zur reinen Raum-Zeit-Zufallsstichprobe. Dabei wird angegeben, wie von den einzelnen Schichten G_i auf die "Grundgesamtheit" G hochgerechnet werden kann.

Zur Vermeidung größerer Vielfachsummen wird in den Schichten die Vektor-Matrix-Schreibweise mit dem Transponiertzeichen (') verwendet.

$$\begin{aligned} X(\boldsymbol{T}_i)' &= \left(X(\boldsymbol{T}_{i1})\dots X(\boldsymbol{T}_{in_i})\right), \quad \mathbf{1}'_{n_i} = \underbrace{(1\ \dots\ 1)}_{n_i \text{ Einsen}} \\ Y(\boldsymbol{T}_j)' &= \left(X(\boldsymbol{T}_{j1})\dots X(\boldsymbol{T}_{jn_j})\right), \quad \mathbf{1}'_{n_j} = \underbrace{(1\ \dots\ 1)}_{n_j \text{ Einsen}} \end{aligned} \quad i,j=1,\dots,m.$$

Satz 1 (Stichprobenfunktionen) Seien X, Y zwei Messgrößen im Gebiet G der Größe $|G|$, zerlegt in die Teilgebiete G_i der Größen $|G_i|$ mit den Messgewichten $g_i = |G_i|/|G|$ und $(\boldsymbol{T}_1,\dots,\boldsymbol{T}_m)$ eine geschichtete Raum-Zeit-Stichprobe in G.

(1) Für zwei lineare Stichprobenfunktion

$$\begin{aligned} \widehat{\mu}_X &= \sum_i \widehat{\mu}_X^{(i)} g_i \quad \text{mit} \quad \widehat{\mu}_X^{(i)} = c_i' X(\boldsymbol{T}_i) = \sum_{p=1}^{n_i} c_{ip} X(T_{ip}), \quad i=1,\dots,m \\ \widehat{\mu}_Y &= \sum_j \widehat{\mu}_Y^{(j)} g_j \quad \text{mit} \quad \widehat{\mu}_Y^{(j)} = d_j' Y(\boldsymbol{T}_j) = \sum_{q=1}^{n_j} d_{jq} Y(T_{jq}), \quad j=1,\dots,m \end{aligned}$$

gilt

$$\begin{aligned} \mathrm{E}(\widehat{\mu}_X) &= \sum_i \mathrm{E}(\widehat{\mu}_X^{(i)}) g_i = \sum_i \mu_X^{(i)} g_i c_i' \mathbf{1}_{n_i} \\ \mathrm{Cov}(\widehat{\mu_X}, \widehat{\mu}_Y) &= \sum_i \mathrm{Cov}(\widehat{\mu}_X^{(i)}, \widehat{\mu}_Y^{(i)}) g_i^2 = \sum_i \sigma_{XY}^{(i)} g_i^2 c_i' d_i\,. \end{aligned}$$

und speziell

$$\mathrm{Var}(\widehat{\mu}_X) = \sum_i \mathrm{Var}(\widehat{\mu}_X^{(i)}) g_i^2 = \sum_i \sigma_X^{(i)2} g_i^2 c_i' c_i\,.$$

(2) Für zwei koquadratische Stichprobenfunktionen

$$\begin{aligned} \widehat{\theta}_1 &= \sum_i \sum_j \widehat{\theta}_{ij}^{(1)} g_i g_j \quad \text{mit} \quad \widehat{\theta}_{ij}^{(1)} = X(\boldsymbol{T}_i)' H_{ij}^{(1)} Y(\boldsymbol{T}_j), \quad i,j=1,\dots,m \\ \widehat{\theta}_2 &= \sum_i \sum_j \widehat{\theta}_{ij}^{(2)} g_i g_j \quad \text{mit} \quad \widehat{\theta}_{ij}^{(2)} = X(\boldsymbol{T}_i)' H_{ij}^{(2)} Y(\boldsymbol{T}_j), \quad i,j=1,\dots,m \end{aligned}$$

und (H_{ij} wahlweise in Version 1 oder 2)

$$H_{ij} = \begin{pmatrix} h_{ij11} \ldots h_{ij1n_j} \\ \vdots \quad\quad \vdots \\ h_{ijn_i1} \ldots h_{ijn_in_j} \end{pmatrix} \qquad \begin{aligned} h_{ij\bullet\bullet} &= \mathbf{1}'_{n_i} H_{ij} \mathbf{1}_{n_j} = \sum_{p=1}^{n_i} \sum_{q=1}^{n_j} h_{ijpq} \\ h_{ii} &= \sum_{p=1}^{n_i} h_{iipp} \end{aligned}$$

$$h_{ijp\bullet} = \sum_{q=1}^{n_j} h_{ijpq} \quad \text{Zeilensummen für } p = 1, \ldots, n_i\,, \quad h_{ij\bullet\bullet} = \sum_{p=1}^{n_i} h_{ijp\bullet}$$

$$h_{ij\bullet q} = \sum_{p=1}^{n_i} h_{ijpq} \quad \text{Spaltensummen für } q = 1, \ldots, n_j, \quad h_{ij\bullet\bullet} = \sum_{q=1}^{n_j} h_{ij\bullet q}$$

gilt

$$\mathrm{E}(\widehat{\theta}_1) = \sum_i \sum_j \mu_X^{(i)} \mu_Y^{(j)} g_i g_j h_{ij\bullet\bullet}^{(1)} + \sum_i \sigma_{XY}^{(i)} g_i^2 h_{ii}^{(1)}\,,$$

$$\begin{aligned} \mathrm{Cov}(\widehat{\mu}_X, \widehat{\theta}_1) = &\sum_i g_i \big(\mu_X^{(i)} \sum_j g_j^2 \sigma_{XY}^{(j)} \sum_q c_{jq} h_{ij\bullet q}^{(1)} + \mu_Y^{(i)} \sum_j g_j^2 \sigma_X^{(j)2} \sum_q c_{jq} h_{jiq\bullet}^{(1)}\big) \\ &+ \sum_i g_i^3 \sigma_{X^{(2)}Y}^{(i)} \sum_p c_{ip} h_{iipp}^{(1)}\,, \end{aligned}$$

$$\begin{aligned} \mathrm{Cov}(\widehat{\mu}_Y, \widehat{\theta}_1) = &\sum_i g_i \big(\mu_X^{(i)} \sum_j g_j^2 \sigma_Y^{(j)2} \sum_q c_{jq} h_{ij\bullet q}^{(1)} + \mu_Y^{(i)} \sum_j g_j^2 \sigma_{XY}^{(j)} \sum_q c_{jq} h_{jiq\bullet}^{(1)}\big) \\ &+ \sum_i g_i^3 \sigma_{XY^{(2)}}^{(i)} \sum_p c_{ip} h_{iipp}^{(1)}\,, \end{aligned}$$

$$\begin{aligned} &\mathrm{Cov}(\widehat{\theta}_1, \widehat{\theta}_2) = \\ &= \sum_i \sum_k g_i g_k \big(\mu_X^{(i)} \mu_X^{(k)} \sum_j g_j^2 \sigma_Y^{(j)2} \sum_q h_{ij\bullet q}^{(1)} h_{kj\bullet q}^{(2)} + \mu_X^{(i)} \mu_Y^{(k)} \sum_j g_j^2 \sigma_{XY}^{(j)} \sum_q h_{ij\bullet q}^{(1)} h_{jkq\bullet}^{(2)}\big) \\ &+ \sum_j \sum_k g_j g_k \big(\mu_Y^{(j)} \mu_X^{(k)} \sum_i g_i^2 \sigma_{XY}^{(i)} \sum_p h_{ijp\bullet}^{(1)} h_{ki\bullet p}^{(2)} + \mu_Y^{(j)} \mu_Y^{(k)} \sum_i g_i^2 \sigma_X^{(i)2} \sum_p h_{ijp\bullet}^{(1)} h_{ikp\bullet}^{(2)}\big) \\ &+ \sum_j g_j \mu_X^{(j)} \sum_i g_i^3 \sigma_{XY^{(2)}}^{(i)} \sum_p \big(h_{ji\bullet p}^{(1)} h_{iipp}^{(2)} + h_{ji\bullet p}^{(2)} h_{iipp}^{(1)}\big) \\ &+ \sum_j g_j \mu_Y^{(j)} \sum_i g_i^3 \sigma_{X^{(2)}Y}^{(i)} \sum_p \big(h_{ijp\bullet}^{(1)} h_{iipp}^{(2)} + h_{ijp\bullet}^{(2)} h_{iipp}^{(1)}\big) \\ &+ \sum_i g_i^4 \big((\sigma_{X^{(2)}Y^{(2)}}^{(i)} - \sigma_{XY}^{(i)2}) - (\sigma_X^{(i)2} \sigma_Y^{(i)2} + \sigma_{XY}^{(i)2})\big) \sum_p h_{iipp}^{(1)} h_{iipp}^{(2)} \\ &+ \sum_i \sum_j g_i^2 g_j^2 \big(\sigma_X^{(i)2} \sigma_Y^{(j)2} \sum_p \sum_q h_{ijpq}^{(1)} h_{ijpq}^{(2)} + \sigma_{XY}^{(i)} \sigma_{XY}^{(j)} \sum_p \sum_q h_{ijpq}^{(1)} h_{jiqp}^{(2)}\big). \qquad \square \end{aligned}$$

Beweis Setze (vgl. Kapitel 6.2)

$$U_i = X(\boldsymbol{T}_i) - \mu_X^{(i)} \mathbf{1}_{n_i} \quad V_j = Y(\boldsymbol{T}_i) - \mu_Y^{(j)} \mathbf{1}_{n_j}\,, \quad i, j = 1, \ldots, m$$

G_i	U_{ip} V_{iq}	T_{i1} T_{ip} … T_{in_i} T_{i1} … T_{iq} … T_{in_i}	$\mu_X^{(i)}$ $\sigma_X^{(i)2}$ $\mu_Y^{(i)}$ $\sigma_Y^{(i)2}$	$\sigma_{XY}^{(i)}$ $\sigma_{X^{(2)}Y}^{(i)}$ $\sigma_{XY^{(2)}}^{(i)}$ $\sigma_{X^{(2)}Y^{(2)}}^{(i)}$

Dann gilt für $U_i = (U_{ip}), V_j = (V_{jq}), U_k = (U_{kr}), V_l = (V_{ls})$

$$\mathrm{E}(U_i) = 0\,, \quad \mathrm{E}(V_j) = 0$$

$$\mathrm{E}(U_iU_k') = \begin{cases} \sigma_X^{(i)2} I_{n_i} & i = k \\ 0 & \text{sonst} \end{cases} \quad \mathrm{E}(U_iV_j') = \begin{cases} \sigma_{XY}^{(i)} I_{n_i} & i = j \\ 0 & \text{sonst} \end{cases} \quad \mathrm{E}(V_jV_l') = \begin{cases} \sigma_Y^{(j)2} I_{n_j} & j = l \\ 0 & \text{sonst} \end{cases}$$

und wahlweise für Version 1 oder 2 bezüglich H_{ij} bzw. H_{kl}

$$\mathrm{E}(U_i'H_{ij}V_j) = \sum_p \sum_q \mathrm{E}(U_{ip}h_{ijpq}V_{jq}) = \begin{cases} \sigma_{XY}^{(i)} h_{ii} & i = j \\ 0 & \text{sonst} \end{cases}$$

$$\mathrm{E}(U_i'H_{ij}V_jU_k') = \sum_p \sum_q \mathrm{E}(U_{ip}h_{ijpq}V_{jq}U_k') = \begin{cases} \sigma_{X^{(2)}Y}^{(i)} (h_{ii11} \ldots h_{iin_in_i}) & i = j = k \\ 0 & \text{sonst} \end{cases}$$

$$\mathrm{E}(V_l\, U_i'H_{ij}V_j) = \sum_p \sum_q \mathrm{E}(V_l\, U_{ip}h_{ijpq}V_{jq}) = \begin{cases} \sigma_{XY^{(2)}}^{(i)} (h_{ii11} \ldots h_{iin_in_i})' & i = j = l \\ 0 & \text{sonst} \end{cases}$$

sowie

$$\mathrm{E}(U_{ip}V_{jq}U_{kr}V_{ls}) = \begin{cases} \sigma_{X^{(2)}Y^{(2)}}^{(i)} & p = q = r = s \text{ bzw.} & \\ \sigma_X^{(i)2}\sigma_Y^{(i)2} & p = r \neq q = s \text{ bzw.} & i = j = k = l \\ \sigma_{XY}^{(i)2} & p = q \neq r = s,\ p = s \neq q = r & \\ \sigma_X^{(i)2}\sigma_Y^{(j)2} & p = r,\ q = s & i = k \neq j = l \\ \sigma_{XY}^{(i)}\sigma_{XY}^{(k)} & p = q,\ r = s & i = j \neq k = l \\ \sigma_{XY}^{(i)}\sigma_{XY}^{(j)} & p = s,\ q = r & i = l \neq j = k \\ 0 & & \text{sonst} \end{cases}$$

also

$$\mathrm{E}(U_i'H_{ij}^{(1)}V_jU_k'K_{kl}^{(2)}V_l) = \sum_p \sum_q \sum_r \sum_s \mathrm{E}(U_{ip}h_{ijpq}^{(1)}V_{jq}U_{kr}h_{klrs}^{(2)}V_{ls})$$

$$= \begin{cases} \sigma_{X^{(2)}Y^{(2)}}^{(i)} \sum_p h_{iipp}^{(1)}h_{iipp}^{(2)} + \sigma_X^{(i)2}\sigma_Y^{(i)2} \sum\sum_{p\neq q} h_{iipq}^{(1)}h_{iipq}^{(2)} & i = j = k = l \\ \quad + \sigma_{XY}^{(i)2} \sum\sum_{p\neq q} (h_{iipp}^{(1)}h_{iiqq}^{(2)} + h_{iipq}^{(1)}h_{iiqp}^{(2)}) & \\ \sigma_X^{(i)2}\sigma_Y^{(j)2} \sum_p \sum_q h_{ijpq}^{(1)}h_{ijpq}^{(2)} & i = k \neq j = l \\ \sigma_{XY}^{(i)}\sigma_{XY}^{(k)} h_{ii}^{(1)}h_{kk}^{(2)} & i = j \neq k = l \\ \sigma_{XY}^{(i)}\sigma_{XY}^{(j)} \sum_p \sum_q h_{ijpq}^{(1)}h_{jiqp}^{(2)} & i = l \neq j = k \\ 0 & \text{sonst.} \end{cases}$$

(1) Damit ergibt sich

$$\widehat{\mu}_X^{(i)} = c_i'X(\boldsymbol{T}_i) = \mu_X^{(i)}c_i'\mathbf{1}_{n_i} + c_i'U_i\,, \quad \mathrm{E}(\widehat{\mu}_X^{(i)}) = \mu_X^{(i)}c_i'\mathbf{1}_{n_i}, \quad \widehat{\mu}_X^{(i)} - \mathrm{E}(\widehat{\mu}_X^{(i)}) = c_i'U_i\,,$$

$$\widehat{\mu}_Y^{(j)} = d_j'Y(\boldsymbol{T}_j) = \mu_Y^{(j)}d_j'\mathbf{1}_{n_j} + d_j'V_j\,, \quad \mathrm{E}(\widehat{\mu}_Y^{(j)}) = \mu_Y^{(j)}d_j'\mathbf{1}_{n_j}, \quad \widehat{\mu}_Y^{(j)} - \mathrm{E}(\widehat{\mu}_Y^{(j)}) = d_j'V_j\,,$$

und

$$\mathrm{Var}(\widehat{\mu}_X^{(i)}) = c_i'\,\mathrm{E}(U_iU_i')c_i = \sigma_X^{(i)2}c_i'c_i\,,$$

$$\mathrm{Cov}(\widehat{\mu}_X^{(i)}, \widehat{\mu}_Y^{(j)}) = c_i'\,\mathrm{E}(U_iV_j')d_j = \begin{cases} \sigma_{XY}^{(i)}c_i'd_i & i = j \\ 0 & \text{sonst.} \end{cases}$$

Folglich ist für $\widehat{\mu}_X = \sum_i \widehat{\mu}_X^{(i)} g_i$ und $\widehat{\mu}_Y = \sum_j \widehat{\mu}_Y^{(j)} g_j$

$$
\begin{aligned}
\mathrm{E}(\widehat{\mu}_X) &= \sum_i \mathrm{E}(\widehat{\mu}_X^{(i)})g_i = \sum_i \mu_X^{(i)} g_i c_i' \mathbf{1}_{n_i} \\
\mathrm{Var}(\widehat{\mu}_X) &= \sum_i \mathrm{Var}(\widehat{\mu}_X^{(i)})g_i^2 = \sum_i \sigma_X^{(i)2} g_i^2 c_i' c_i \\
\mathrm{Cov}(\widehat{\mu}_X, \widehat{\mu}_Y) &= \sum_i \mathrm{Cov}(\widehat{\mu}_X^{(i)}, \widehat{\mu}_Y^{(i)})g_i^2 = \sum_i \sigma_{XY}^{(i)} g_i^2 c_i' d_i \,.
\end{aligned}
$$

(2) Ferner gilt (wahlweise für Version 1 oder 2)

$$
\begin{aligned}
\widehat{\theta}_{ij} &= (\mu_X^{(i)}\mathbf{1}_{n_i} + U_i)' H_{ij} (\mu_Y^{(j)}\mathbf{1}_{n_j} + V_j) \\
&= \mu_X^{(i)}\mu_Y^{(j)}\mathbf{1}_{n_i}' H_{ij}\mathbf{1}_{n_j} + \mu_X^{(i)}\mathbf{1}_{n_i}' H_{ij} V_j + \mu_Y^{(j)} U_i' H_{ij}\mathbf{1}_{n_j} + U_i' H_{ij} V_j \,.
\end{aligned}
$$

Somit ist

$$
\begin{aligned}
\mathrm{E}(\widehat{\theta}_{ij}) &= \mu_X^{(i)}\mu_Y^{(j)}\mathbf{1}_{n_i}' H_{ij}\mathbf{1}_{n_j} + \mathrm{E}(U_i' H_{ij} V_j) \\
\widehat{\theta}_{ij} - \mathrm{E}(\widehat{\theta}_{ij}) &= \mu_X^{(i)}\mathbf{1}_{n_i}' H_{ij} V_j + \mu_Y^{(j)} U_i' H_{ij}\mathbf{1}_{n_j} + W_{ij}
\end{aligned}
$$

mit

$$
W_{ij} = U_i' H_{ij} V_j - \mathrm{E}(U_i' H_{ij} V_j)\,, \quad \mathrm{E}(W_{ij}) = 0
$$

$$
\begin{aligned}
\mathbf{1}_{n_i}' H_{ij} &= (h_{ij\bullet 1} \ldots h_{ij\bullet n_j}), \\
\mathbf{1}_{n_j}' H_{ij}' &= (h_{ij1\bullet} \ldots h_{ijn_i\bullet}),
\end{aligned}
\qquad
H_{kl}\mathbf{1}_{n_l} = \begin{pmatrix} h_{kl1\bullet} \\ \vdots \\ h_{kln_k\bullet} \end{pmatrix}, \quad
H_{kl}'\mathbf{1}_{n_k} = \begin{pmatrix} h_{kl\bullet 1} \\ \vdots \\ h_{kl\bullet n_l} \end{pmatrix}.
$$

Damit folgt

$$
\begin{aligned}
&\mathrm{Cov}(\widehat{\mu}_X, \widehat{\theta}_1) = \mathrm{E}\left[(\widehat{\mu}_X - \mathrm{E}(\widehat{\mu}_X))(\widehat{\theta}_1 - \mathrm{E}(\widehat{\theta}_1)\right] \quad \text{mit} \quad \widehat{\mu}_X - \mathrm{E}(\widehat{\mu}_X) = \sum_k c_k' U_k \\
&= \sum_k \sum_i \sum_j g_k g_i g_j c_k' (\mu_X^{(i)}\, \mathrm{E}(U_k V_j') H_{ij}^{(1)\prime}\mathbf{1}_{n_i} + \mu_Y^{(j)}\, \mathrm{E}(U_k U_i') H_{ij}^{(1)}\mathbf{1}_{n_j} + \mathrm{E}(U_k W_{ij}^{(1)})) \\
&= \sum_i \sum_j g_i g_j^2 c_j' \mu_X^{(i)} \sigma_{XY}^{(j)} H_{ij}^{(1)\prime}\mathbf{1}_{n_i} + \sum_i \sum_j g_i^2 g_j c_i' \mu_Y^{(j)} \sigma_X^{(i)2} H_{ij}^{(1)}\mathbf{1}_{n_j} \\
&\qquad + \sum_i g_i^3 \sigma_{X^{(2)}Y} c_i' (h_{ii11}^{(1)} \ldots h_{iin_in_i}^{(1)})' \\
&= \sum_i \sum_j g_i g_j^2 (\mu_X^{(i)} \sigma_{XY}^{(j)} \sum_q c_{jq} h_{ij\bullet q}^{(1)} + \mu_Y^{(i)} \sigma_X^{(j)2} \sum_q c_{jq} h_{jiq\bullet}^{(1)}) + \sum_i g_i^3 \sigma_{X^{(2)}Y} \sum_p c_{ip} h_{iipp}^{(1)}
\end{aligned}
$$

und analog

$$
\begin{aligned}
&\mathrm{Cov}(\widehat{\mu}_Y, \widehat{\theta}_1) = \mathrm{E}\left[(\widehat{\mu}_Y - \mathrm{E}(\widehat{\mu}_Y))(\widehat{\theta}_1 - \mathrm{E}(\widehat{\theta}_1)\right] \quad \text{mit} \quad \widehat{\mu}_Y - \mathrm{E}(\widehat{\mu}_Y) = \sum_k d_k' V_k \\
&= \sum_i \sum_j g_i g_j^2 (\mu_X^{(i)} \sigma_Y^{(j)2} \sum_q c_{jq} h_{ij\bullet q}^{(1)} + \mu_Y^{(i)} \sigma_{XY}^{(j)} \sum_q c_{jq} h_{jiq\bullet}^{(1)}) + \sum_i g_i^3 \sigma_{XY^{(2)}} \sum_p c_{ip} h_{iipp}^{(1)} \,.
\end{aligned}
$$

Ferner ist

$$
\begin{aligned}
\mathrm{Cov}(\widehat{\theta}_1, \widehat{\theta}_2) &= \mathrm{E}\left[(\widehat{\theta}_1 - \mathrm{E}(\widehat{\theta}_1))(\widehat{\theta}_2 - \mathrm{E}(\widehat{\theta}_2))\right] \\
&= \sum_i \sum_j \sum_k \sum_l g_i g_j g_k g_l\, \mathrm{E}\left[(\widehat{\theta}_{ij}^{(1)} - \mathrm{E}(\widehat{\theta}_{ij}^{(1)}))(\widehat{\theta}_{kl}^{(2)} - \mathrm{E}(\widehat{\theta}_{kl}^{(2)}))\right]
\end{aligned}
$$

mit

$$
\begin{aligned}
&\mathrm{E}\left[(\widehat{\theta}_{ij}^{(1)} - \mathrm{E}(\widehat{\theta}_{ij}^{(1)}))(\widehat{\theta}_{kl}^{(2)} - \mathrm{E}(\widehat{\theta}_{kl}^{(2)}))\right] = \\
&= \mathrm{E}\left[(\mu_X^{(i)}\mathbf{1}_{n_i}' H_{ij}^{(1)} V_j + \mu_Y^{(j)} U_i' H_{ij}^{(1)}\mathbf{1}_{n_j} + W_{ij}^{(1)})(\mu_X^{(k)}\mathbf{1}_{n_k}' H_{kl}^{(2)} V_l + \mu_Y^{(l)} U_k' H_{kl}^{(2)}\mathbf{1}_{n_l} + W_{kl}^{(2)})\right] \\
&= \mu_X^{(i)}\mu_X^{(k)}\mathbf{1}_{n_i}' H_{ij}^{(1)}\, \mathrm{E}(V_j V_l') H_{kl}^{(2)\prime}\mathbf{1}_{n_k} + \mu_X^{(i)}\mu_Y^{(l)}\mathbf{1}_{n_i}' H_{ij}^{(1)}\, \mathrm{E}(V_j U_k') H_{kl}^{(2)}\mathbf{1}_{n_l} \\
&\quad + \mu_X^{(k)}\mu_Y^{(j)}\mathbf{1}_{n_k}' H_{kl}^{(2)}\, \mathrm{E}(V_l U_i') H_{ij}^{(1)}\mathbf{1}_{n_j} + \mu_Y^{(j)}\mu_Y^{(l)}\mathbf{1}_{n_j}' H_{ij}^{(1)\prime}\, \mathrm{E}(U_i U_k') H_{kl}^{(2)}\mathbf{1}_{n_l} \\
&\quad + \mu_X^{(i)}\mathbf{1}_{n_i}' H_{ij}^{(1)}\, \mathrm{E}(V_j U_k' H_{kl}^{(2)} V_l) + \mu_X^{(k)}\mathbf{1}_{n_k}' H_{kl}^{(2)}\, \mathrm{E}(V_l U_i' H_{ij}^{(1)} V_j) \\
&\quad + \mu_Y^{(j)}\, \mathrm{E}(U_k' H_{kl}^{(2)} V_l U_i') H_{ij}^{(1)}\mathbf{1}_{n_j} + \mu_Y^{(l)}\, \mathrm{E}(U_i' H_{ij}^{(1)} V_j U_k') H_{kl}^{(2)}\mathbf{1}_{n_l} + \mathrm{E}(W_{ij}^{(1)} W_{kl}^{(2)})
\end{aligned}
$$

und folglich (ggf. nach Umbenennen von Index l in k)

$$
\begin{aligned}
&\operatorname{Cov}(\widehat{\theta}_1, \widehat{\theta}_2) = \\
&= \sum_i \sum_j \sum_k g_i g_j^2 g_k \left(\mu_X^{(i)} \mu_X^{(k)} \sigma_Y^{(j)2} \mathbf{1}'_{n_i} H_{ij}^{(1)} H_{kj}^{(2)\prime} \mathbf{1}_{n_k} + \mu_X^{(i)} \mu_Y^{(k)} \sigma_{XY}^{(j)} \mathbf{1}'_{n_i} H_{ij}^{(1)} H_{jk}^{(2)} \mathbf{1}_{n_k}\right) \\
&\quad + \sum_i \sum_j \sum_k g_i^2 g_j g_k \left(\mu_X^{(k)} \mu_Y^{(j)} \sigma_{XY}^{(i)} \mathbf{1}'_{n_k} H_{ki}^{(2)} H_{ij}^{(1)} \mathbf{1}_{n_j} + \mu_Y^{(j)} \mu_Y^{(k)} \sigma_X^{(i)2} \mathbf{1}'_{n_j} H_{ij}^{(1)\prime} H_{ik}^{(2)} \mathbf{1}_{n_k}\right) \\
&\quad + \sum_i \sum_j g_i g_j^3 \mu_X^{(i)} \sigma_{XY^{(2)}}^{(j)} \mathbf{1}'_{n_i} H_{ij}^{(1)} \left(h_{jj11}^{(2)} \ldots h_{jjn_jn_j}^{(2)}\right)' \\
&\quad + \sum_i \sum_k g_i^3 g_k \mu_X^{(k)} \sigma_{XY^{(2)}}^{(i)} \mathbf{1}'_{n_k} H_{ki}^{(2)} \left(h_{ii11}^{(1)} \ldots h_{iin_in_i}^{(1)}\right)' \\
&\quad + \sum_i \sum_j g_i^3 g_j \mu_Y^{(j)} \sigma_{X^{(2)}Y}^{(i)} \left(h_{ii11}^{(2)} \ldots h_{iin_in_i}^{(2)}\right) H_{ij}^{(1)} \mathbf{1}_{n_j} \\
&\quad + \sum_i \sum_k g_i^3 g_k \mu_Y^{(k)} \sigma_{X^{(2)}Y}^{(i)} \left(h_{ii11}^{(1)} \ldots h_{iin_in_i}^{(1)}\right) H_{ik}^{(2)} \mathbf{1}_{n_k} + \operatorname{E}(W_{ij}^{(1)} W_{kl}^{(2)})
\end{aligned}
$$

bzw.

$$
\begin{aligned}
&\operatorname{Cov}(\widehat{\theta}_1, \widehat{\theta}_2) = \\
&= \sum_i \sum_j \sum_k g_i g_j^2 g_k \left(\mu_X^{(i)} \mu_X^{(k)} \sigma_Y^{(j)2} \sum_q h_{ij\bullet q}^{(1)} h_{kj\bullet q}^{(2)} + \mu_X^{(i)} \mu_Y^{(k)} \sigma_{XY}^{(j)} \sum_q h_{ij\bullet q}^{(1)} h_{jkq\bullet}^{(2)}\right) \\
&\quad + \sum_i \sum_j \sum_k g_i^2 g_j g_k \left(\mu_X^{(k)} \mu_Y^{(j)} \sigma_{XY}^{(i)} \sum_p h_{ijp\bullet}^{(1)} h_{ki\bullet p}^{(2)} + \mu_Y^{(j)} \mu_Y^{(k)} \sigma_X^{(i)2} \sum_p h_{ijp\bullet}^{(1)} h_{ikp\bullet}^{(2)}\right) \\
&\quad + \sum_i \sum_j g_i^3 g_j \mu_X^{(j)} \sigma_{XY^{(2)}}^{(i)} \sum_p h_{ji\bullet p}^{(1)} h_{iipp}^{(2)} + \sum_i \sum_j g_i^3 g_j \mu_X^{(j)} \sigma_{XY^{(2)}}^{(i)} \sum_p h_{ji\bullet p}^{(2)} h_{iipp}^{(1)} \\
&\quad + \sum_i \sum_j g_i^3 g_j \mu_Y^{(j)} \sigma_{X^{(2)}Y}^{(i)} \sum_p h_{ijp\bullet}^{(1)} h_{iipp}^{(2)} + \sum_i \sum_j g_i^3 g_j \mu_Y^{(j)} \sigma_{X^{(2)}Y}^{(i)} \sum_p h_{ijp\bullet}^{(2)} h_{iipp}^{(1)} \\
&\quad + \operatorname{E}(W_{ij}^{(1)} W_{kl}^{(2)})
\end{aligned}
$$

mit

$$
\begin{aligned}
\operatorname{E}(W_{ij}^{(1)} W_{kl}^{(2)}) &= \operatorname{E}(U_i' H_{ij}^{(1)} V_j U_k' H_{kl}^{(2)} V_l) - \operatorname{E}(U_i' H_{ij}^{(1)} V_j) \operatorname{E}(U_k' H_{kl}^{(2)} V_l) \\
&= \sum_i g_i^4 \Big(\sigma_{X^{(2)}Y^{(2)}}^{(i)} \sum_p h_{iipp}^{(1)} h_{iipp}^{(2)} + \sigma_X^{(i)2} \sigma_Y^{(i)2} \sum_{p \neq q}\sum h_{iipq}^{(1)} h_{iipq}^{(2)} \\
&\qquad\qquad + \sigma_{XY}^{(i)2} \sum_{p \neq q}\sum \left(h_{iipp}^{(1)} h_{iiqq}^{(2)} + h_{iipq}^{(1)} h_{iipq}^{(2)}\right)\Big) \\
&\quad + \sum_{i \neq j}\sum g_i^2 g_j^2 \sigma_X^{(i)2} \sigma_Y^{(j)2} \sum_p \sum_q h_{ijpq}^{(1)} h_{ijpq}^{(2)} \\
&\quad + \sum_{i \neq j}\sum g_i^2 g_j^2 \sigma_{XY}^{(i)} \sigma_{XY}^{(j)} \left(h_{ii}^{(1)} h_{jj}^{(2)} + \sum_p \sum_q h_{ijpq}^{(1)} h_{jiqp}^{(2)}\right) \\
&\quad - \sum_{i \neq j}\sum g_i^2 g_j^2 \sigma_{XY}^{(i)} \sigma_{XY}^{(j)} h_{ii}^{(1)} h_{jj}^{(2)} - \sum_i g_i^4 \sigma_{XY}^{(i)2} h_{ii}^{(1)} h_{ii}^{(2)}.
\end{aligned}
$$

Zusammenfassen und Einsetzen von $h_{ii}^{(1)} h_{ii}^{(2)} = \sum \sum_{p \neq q} h_{iipp}^{(1)} h_{iiqq}^{(2)} + \sum_p h_{iipp}^{(1)} h_{iipp}^{(2)}$ ergibt

$$
\begin{aligned}
\operatorname{E}(W_{ij}^{(1)} W_{kl}^{(2)}) &= \sum_i g_i^4 \left(\sigma_{X^{(2)}Y^{(2)}}^{(i)} - \sigma_X^{(i)2} \sigma_Y^{(i)2} - 2\sigma_{XY}^{(i)2}\right) \sum_p h_{iipp}^{(1)} h_{iipp}^{(2)} \\
&\quad + \sum_i \sum_j g_i^2 g_j^2 \left(\sigma_X^{(i)2} \sigma_Y^{(j)2} \sum_p \sum_q h_{ijpq}^{(1)} h_{ijpq}^{(2)} + \sigma_{XY}^{(i)} \sigma_{XY}^{(j)} \sum_p \sum_q h_{ijpq}^{(1)} h_{jiqp}^{(2)}\right). \quad \square
\end{aligned}
$$

Bemerkung Für den Spezialfall $m=1$, d. h. für $i, j, k=1$ mit $g_1=1$ und $(h_{ijpq}^{(1)}) \widehat{=} (h_{11pq}^{(1)}) \widehat{=} (g_{pq})$ sowie $(h_{ijpq}^{(2)}) \widehat{=} (h_{11pq}^{(2)}) \widehat{=} (h_{pq})$ ergibt sich die Situation von Satz 1 in Kapitel 6.2, z. B.

$$\begin{aligned}
&\operatorname{Cov}(\widehat{\theta}_1, \widehat{\theta}_2) = \\
&= \mu_X^2 \sigma_Y^2 \sum_q g_{\cdot q} h_{\cdot q} + \mu_X \mu_Y \sigma_{XY} \big(\sum_q g_{\cdot q} h_{q\cdot} + \sum_p g_{p\cdot} h_{\cdot p} \big) + \mu_Y^2 \sigma_X^2 \sum_p g_{p\cdot} h_{p\cdot} \\
&\quad + \mu_X \sigma_{XY^{(2)}} \sum_p (g_{\cdot p} h_{pp} + h_{\cdot p} g_{pp}) + \mu_Y \sigma_{X^{(2)}Y} \sum_p (g_{p\cdot} h_{pp} + h_{p\cdot} g_{pp}) \\
&\quad + (\sigma_{X^{(2)}Y^{(2)}} - \sigma_X^2 \sigma_Y^2 - 2\sigma_{XY}^2) \sum_p g_{pp} h_{pp} + \sigma_X^2 \sigma_Y^2 \sum_p \sum_q g_{pq} h_{pq} + \sigma_{XY}^2 \sum_p \sum_q g_{pq} h_{qp}
\end{aligned}$$

in Übereinstimmung mit dem dortigen Resultat. □

Satz 2 (BLUE, BQUE) Seien X, Y zwei Messgrößen im Gebiet G und $Z = XY$ mit den Gebietsmitteln μ_X, μ_Y und μ_Z. Das Gebiet G der Größe $|G|$ sei zerlegt in die Teilgebiete G_i der Größen $|G_i|$ und Messgewichten $g_i = |G_i|/|G|$ mit den Teilmitteln $\mu_X^{(i)}$, $\mu_Y^{(i)}$, $\mu_Z^{(i)}$, den Teilvarianzen $\sigma_X^{(i)2}$, $\sigma_Y^{(i)2}$, $\sigma_Z^{(i)2}$ und Teilkovarianzen $\sigma_{XY}^{(i)}$, $\sigma_{XZ}^{(i)}$, $\sigma_{YZ}^{(i)}$ sowie höheren Momenten $\sigma_{XY^{(2)}}$, $\sigma_{X^{(2)}Y}$, $\sigma_{X^{(2)}Y^{(2)}}$, $i = 1, \ldots, m$. Ferner sei $(\boldsymbol{T}_1, \ldots, \boldsymbol{T}_m)$ eine geschichtete Stichprobe in J, vgl. Satz 2 in Kapitel 6.2.

(1) Das gewichtete Stichprobenmittel

$$\overline{X}^{(g)} = \sum_i \overline{X}_i \, g_i \quad \text{mit} \quad \overline{X}_i = \frac{1}{n_i} \sum_p X(T_{ip}) \quad (\text{BLUE für } \mu_X^{(i)})$$

ist BLUE für μ_X, d. h. bester linearer unverzerrter Schätzer (Estimator) für μ_X mit

$$\operatorname{E}\big(\overline{X}^{(g)}\big) = \sum_i \mu_X^{(i)} g_i = \mu_X, \quad \operatorname{Var}\big(\overline{X}^{(g)}\big) = \sum_i \sigma_X^{(i)\,2} \frac{g_i^2}{n_i},$$

$$\operatorname{Cov}\big(\overline{X}^{(g)}, \overline{Y}^{(g)}\big) = \sum_i \sigma_{XY}^{(i)} \frac{g_i^2}{n_i}, \quad \text{wobei } \overline{Y}^{(g)} = \sum_i \overline{Y}_i \, g_i, \ \overline{Y}_i = \frac{1}{n_i} \sum_p Y(T_{ip}).$$

(2) Das gewichtete Stichprobenmittel

$$\overline{Z}^{(g)} = \sum_i \overline{Z}_i \, g_i \quad \text{mit} \quad \overline{Z}_i = \frac{1}{n_i} \sum_p Z(T_{ip}) \quad (\text{BQUE für } \mu_Z^{(i)} = \mu_{XY}^{(i)})$$

ist BQUE für $\mu_Z = \mu_{XY}$, d. h. bester koquadratischer unverzerrter Schätzer (Estimator) für $\mu_Z = \mu_{XY}$ mit

$$\operatorname{E}\big(\overline{Z}^{(g)}\big) = \sum_i \mu_Z^{(i)} g_i = \mu_Z,$$

$$\begin{aligned}
\operatorname{Var}\big(\overline{Z}^{(g)}\big) &= \sum_i \sigma_Z^{(i)\,2} \frac{g_i^2}{n_i} = \sum_i \big[\mu_X^{(i)2} \sigma_Y^{(i)2} + 2\mu_X^{(i)} \mu_Y^{(i)} \sigma_{XY}^{(i)} + \mu_Y^{(i)2} \sigma_X^{(i)2} \\
&\qquad + 2\mu_X^{(i)} \sigma_{XY^{(2)}}^{(i)} + 2\mu_Y^{(i)} \sigma_{X^{(2)}Y}^{(i)} + \sigma_{X^{(2)}Y^{(2)}}^{(i)} - \sigma_{XY}^{(i)2} \big] \frac{g_i^2}{n_i}
\end{aligned}$$

$$\operatorname{Cov}\big(\overline{X}^{(g)}, \overline{Z}^{(g)}\big) = \sum_i \sigma_{XZ}^{(i)} \frac{g_i^2}{n_i} = \sum_i \big(\mu_Y^{(i)} \sigma_X^{(i)2} + \mu_X^{(i)} \sigma_{XY}^{(i)} + \sigma_{X^{(2)}Y}^{(i)} \big) \frac{g_i^2}{n_i},$$

$$\operatorname{Cov}\big(\overline{Y}^{(g)}, \overline{Z}^{(g)}\big) = \sum_i \sigma_{YZ}^{(i)} \frac{g_i^2}{n_i} = \sum_i \big(\mu_X^{(i)} \sigma_Y^{(i)2} + \mu_Y^{(i)} \sigma_{XY}^{(i)} + \sigma_{XY^{(2)}}^{(i)} \big) \frac{g_i^2}{n_i}.$$

(3) Das gewichtete Stichprobenmittel

$$\overline{X^2}^{(g)} = \sum_i \overline{X_i^2}\, g_i \quad \text{mit} \quad \overline{X_i^2} = \frac{1}{n_i}\sum_p \left(X(T_{ip})\right)^2 \quad (\text{BQUE für } \mu_{X^2}^{(i)})$$

ist BQUE für μ_{X^2}, d. h. bester koquadratischer unverzerrter Schätzer (Estimator) für μ_{X^2} mit

$$\mathrm{E}\left(\overline{X^2}^{(g)}\right) = \sum_i \mu_{X^2}^{(i)} g_i = \mu_{X^2}\,,$$

$$\mathrm{Var}\left(\overline{X^2}^{(g)}\right) = \sum_i \sigma_{X^2}^{(i)\,2}\frac{g_i^2}{n_i} = \sum_i \left(4\mu_X^{(i)2}\sigma_X^{(i)2} + 4\mu_X^{(i)}\sigma_{X^{(3)}}^{(i)} + \sigma_{X^{(4)}} - \sigma_X^{(i)4}\right)\frac{g_i^2}{n_i},$$

$$\mathrm{Cov}\left(\overline{X}^{(g)}, \overline{X^2}^{(g)}\right) = \sum_i \sigma_{XX^2}^{(i)}\frac{g_i^2}{n_i} = \sum_i \left(2\mu_X^{(i)}\sigma_X^{(i)2} + \sigma_{X^{(3)}}^{(i)}\right)\frac{g_i^2}{n_i}\,.$$

(4) Die gewichtete Stichprobenfunktion

$$K_{XY}^{(g)} = \sum_i K_{XY,i}\, g_i^2 + \sum_{i\neq j}\sum \overline{X}_i\overline{Y}_j\, g_i g_j = \overline{X}^{(g)}\overline{Y}^{(g)} + \sum_i (\overline{X}_i\overline{Y}_i - \overline{Z}_i)\frac{g_i^2}{n_i - 1}$$

(nicht jedoch $\overline{X}^{(g)}\overline{Y}^{(g)}$) mit

$$K_{XY,i} = \frac{1}{n_i(n_i-1)}\sum_{p\neq q}\sum X(T_{ip})Y(T_{iq}) = \frac{n_i}{n_i-1}\overline{X}_i\overline{Y}_i - \frac{1}{n_i-1}\overline{Z}_i\,,\quad n_i > 1$$

(BQUE für $\mu_X^{(i)}\mu_Y^{(i)}$) ist BQUE für $\mu_X\mu_Y$ mit

$$\mathrm{E}\left(K_{XY}^{(g)}\right) = \mu_X\mu_Y$$

$$\begin{aligned}\mathrm{Var}\left(K_{XY}^{(g)}\right) = {} & \mu_X^2\sum_i \sigma_Y^{(i)2}\frac{g_i^2}{n_i} + 2\mu_X\mu_Y\sum_i \sigma_{XY}^{(i)}\frac{g_i^2}{n_i} + \mu_Y^2\sum_i \sigma_X^{(i)2}\frac{g_i^2}{n_i} \\ & + \left(\sum_i \sigma_X^{(i)2}\frac{g_i^2}{n_i}\right)\left(\sum_i \sigma_Y^{(i)2}\frac{g_i^2}{n_i}\right) + \left(\sum_i \sigma_{XY}^{(i)}\frac{g_i^2}{n_i}\right)^2 \\ & + \sum_i \left(\sigma_X^{(i)2}\sigma_Y^{(i)2} + \sigma_{XY}^{(i)2}\right)\frac{g_i^2}{n_i(n_i-1)}\frac{g_i^2}{n_i}\end{aligned}$$

$$\mathrm{Cov}\left(\overline{X}^{(g)}, K_{XY}^{(g)}\right) = \mu_X\sum_i \sigma_{XY}^{(i)}\frac{g_i^2}{n_i} + \mu_Y\sum_i \sigma_X^{(i)2}\frac{g_i^2}{n_i}$$

$$\mathrm{Cov}\left(\overline{Y}^{(g)}, K_{XY}^{(g)}\right) = \mu_X\sum_i \sigma_Y^{(i)2}\frac{g_i^2}{n_i} + \mu_Y\sum_i \sigma_{XY}^{(i)}\frac{g_i^2}{n_i}$$

$$\begin{aligned}\mathrm{Cov}\left(\overline{Z}^{(g)}, K_{XY}^{(g)}\right) &= \mu_X\sum_i \sigma_{YZ}^{(i)}\frac{g_i^2}{n_i} + \mu_Y\sum_i \sigma_{XZ}^{(i)}\frac{g_i^2}{n_i} \\ &= \mu_X\sum_i \left(\mu_X^{(i)}\sigma_Y^{(i)2} + \mu_Y^{(i)}\sigma_{XY}^{(i)} + \sigma_{XY^{(2)}}^{(i)}\right)\frac{g_i^2}{n_i} \\ &\quad + \mu_Y\sum_i \left(\mu_X^{(i)}\sigma_{XY}^{(i)} + \mu_Y^{(i)}\sigma_X^{(i)2} + \sigma_{X^{(2)}Y}^{(i)}\right)\frac{g_i^2}{n_i}.\end{aligned}$$

(5) Die gewichtete Stichprobenfunktion

$$K_X^{2(g)} = \sum_i K_{X,i}^2 g_i^2 + \sum_{i \neq j}\sum \overline{X}_i \overline{X}_j \, g_i g_j = \overline{X}^{(g)2} + \sum_i (\overline{X}_i^2 - \overline{X_i^2}) \frac{g_i^2}{n_i - 1}$$

(nicht jedoch $\overline{X}^{(g)2}$) mit

$$K_{X,i}^2 = \frac{1}{n_i(n_i-1)} \sum_{p \neq q}\sum X(T_{ip})X(T_{iq}) = \frac{n_i}{n_i - 1}\overline{X}_i^2 - \frac{1}{n_i - 1}\overline{X_i^2}, \quad n_i > 1$$

(BQUE für $\mu_X^{(i)2}$) ist BQUE für μ_X^2 mit

$$\begin{aligned}
\mathrm{E}\left(K_X^{2(g)}\right) &= \mu_X^2 \\
\mathrm{Var}\left(K_X^{2(g)}\right) &= 4\,\mu_X^2 \sum_i \sigma_X^{(i)2} \frac{g_i^2}{n_i} + 2\left(\sum_i \sigma_X^{(i)2} \frac{g_i^2}{n_i}\right)^2 + 2 \sum_i \sigma_X^{(i)4} \frac{g_i^2}{n_i(n_i-1)} \frac{g_i^2}{n_i} \\
\mathrm{Cov}\left(\overline{X}^{(g)}, K_X^{2(g)}\right) &= 2\,\mu_X \sum_i \sigma_X^{(i)2} \frac{g_i^2}{n_i} \\
\mathrm{Cov}\left(\overline{X^2}^{(g)}, K_X^{2(g)}\right) &= 2\,\mu_X \sum_i \left(2\,\mu_X^{(i)} \sigma_X^{(i)2} + \sigma_{X^{(3)}}^{(i)}\right) \frac{g_i^2}{n_i}.
\end{aligned}$$

(6) Die gewichtete Stichprobenkovarianz

$$S_{XY}^{(g)} = S_{XY,\mathrm{int}} + S_{XY,\mathrm{ext}} = \overline{Z}^{(g)} - K_{XY}^{(g)},$$

abweichend von der empirischen Situation (vgl. Kapitel 3.3), mit ($n_i > 1$)

$$\begin{aligned}
S_{XY,\mathrm{int}} &= \sum_i S_{XY,i}\, g_i & S_{XY,i} &= \frac{1}{n_i - 1} \sum_p \left(X(T_{ip}) - \overline{X}_i\right)\left(Y(T_{ip}) - \overline{Y}_i\right) \\
&= \overline{Z}^{(g)} - \sum_i K_{XY,i}\, g_i & &= \frac{n_i}{n_i - 1}(\overline{Z}_i - \overline{X}_i \overline{Y}_i) = \overline{Z}_i - K_{XY,i},
\end{aligned}$$

$$\begin{aligned}
S_{XY,\mathrm{ext}} &= \sum_i \left(\overline{X}_i - \overline{X}^{(g)}\right)\left(\overline{Y}_i - \overline{Y}^{(g)}\right) g_i - \sum_i \left(\overline{Z}_i - \overline{X}_i \overline{Y}_i\right) \frac{g_i(1-g_i)}{n_i - 1} \\
&= \sum_i K_{XY,i} g_i - K_{XY}^{(g)}, \quad p = 1, \ldots, n_i, \; i = 1, \ldots, m
\end{aligned}$$

ist BQUE für

$$\sigma_{XY} = \sigma_{XY,\mathrm{int}} + \sigma_{XY,\mathrm{ext}} = \mu_Z - \mu_X \mu_Y$$

mit

$$\begin{aligned}
\sigma_{XY,\mathrm{int}} &= \sum_i \sigma_{XY}^{(i)} g_i = \mu_Z - \sum_i \mu_X^{(i)} \mu_Y^{(i)} g_i, \qquad \sigma_{XY}^{(i)} = \mu_Z^{(i)} - \mu_X^{(i)} \mu_Y^{(i)} \\
\sigma_{XY,\mathrm{ext}} &= \sum_i (\mu_X^{(i)} - \mu_X)(\mu_Y^{(i)} - \mu_Y) g_i = \sum_i \mu_X^{(i)} \mu_Y^{(i)} g_i - \mu_X \mu_Y.
\end{aligned}$$

Dabei gilt

$$\mathrm{E}\left(S_{XY}^{(g)}\right) = \sigma_{XY}$$

$$\begin{aligned}
\operatorname{Var}\left(S_{XY}^{(g)}\right) = & \sum_i \Big((\mu_X^{(i)} - \mu_X)^2 \sigma_Y^{(i)2} + 2(\mu_X^{(i)} - \mu_X)(\mu_Y^{(i)} - \mu_Y)\sigma_{XY}^{(i)} + \\
& \qquad + (\mu_Y^{(i)} - \mu_Y)^2 \sigma_X^{(i)2} \Big) \frac{g_i^2}{n_i} \\
& + 2 \sum_i \Big((\mu_X^{(i)} - \mu_X)^2 \sigma_{XY^{(2)}}^{(i)} + (\mu_Y^{(i)} - \mu_Y)^2 \sigma_{X^{(2)}Y}^{(i)} \Big) \frac{g_i^2}{n_i} \\
& + \Big(\sum_i \sigma_X^{(i)2} \frac{g_i^2}{n_i} \Big) \Big(\sum_i \sigma_Y^{(i)2} \frac{g_i^2}{n_i} \Big) + \Big(\sum_i \sigma_{XY}^{(i)} \frac{g_i^2}{n_i} \Big)^2 \\
& + \sum_i \Big(\sigma_{X^{(2)}Y^{(2)}}^{(i)} - \sigma_{XY}^{(i)2} \Big) \frac{g_i^2}{n_i} + \sum_i \Big(\sigma_X^{(i)2} \sigma_Y^{(i)2} + \sigma_{XY}^{(i)2} \Big) \frac{g_i^2}{n_i(n_i - 1)} \frac{g_i^2}{n_i}
\end{aligned}$$

$$\begin{aligned}
\operatorname{Cov}\left(\overline{X}^{(g)}, S_{XY}^{(g)}\right) &= \sum_i \Big((\mu_X^{(i)} - \mu_X)\sigma_{XY}^{(i)} + (\mu_Y^{(i)} - \mu_Y)\sigma_X^{(i)2} \Big) \frac{g_i^2}{n_i} + \sum_i \sigma_{X^{(2)}Y}^{(i)} \frac{g_i^2}{n_i} \\
\operatorname{Cov}\left(\overline{Y}^{(g)}, S_{XY}^{(g)}\right) &= \sum_i \Big((\mu_X^{(i)} - \mu_X)\sigma_Y^{(i)2} + (\mu_Y^{(i)} - \mu_Y)\sigma_{XY}^{(i)} \Big) \frac{g_i^2}{n_i} + \sum_i \sigma_{XY^{(2)}}^{(i)} \frac{g_i^2}{n_i}.
\end{aligned}$$

Die interne Stichprobenkovarianz $S_{XY,\mathrm{int}}$ ist BQUE für $\sigma_{XY,\mathrm{int}}$ mit $(n_i > 1)$

$$\begin{aligned}
\operatorname{E}\left(S_{XY,\mathrm{int}}\right) &= \sigma_{XY,\mathrm{int}} \\
\operatorname{Var}\left(S_{XY,\mathrm{int}}\right) &= \sum_i \Big(\sigma_{X^{(2)}Y^{(2)}}^{(i)} - \sigma_{XY}^{(i)2} \Big) \frac{g_i^2}{n_i} + \sum_i \Big(\sigma_X^{(i)2} \sigma_Y^{(i)2} + \sigma_{XY}^{(i)2} \Big) \frac{1}{n_i - 1} \frac{g_i^2}{n_i} \\
\operatorname{Cov}\left(\overline{X}^{(g)}, S_{XY,\mathrm{int}}\right) &= \sum_i \sigma_{X^{(2)}Y}^{(i)} \frac{g_i^2}{n_i}, \quad \operatorname{Cov}\left(\overline{Y}^{(g)}, S_{XY,\mathrm{int}}\right) = \sum_i \sigma_{XY^{(2)}}^{(i)} \frac{g_i^2}{n_i}.
\end{aligned}$$

Die externe Stichprobenkovarianz $S_{XY,\mathrm{ext}}$ ist BQUE für $\sigma_{XY,\mathrm{ext}}$ mit $(n_i > 1)$

$$\begin{aligned}
\operatorname{E}\left(S_{XY,\mathrm{ext}}\right) = & \ \sigma_{XY,\mathrm{ext}} \\
\operatorname{Var}\left(S_{XY,\mathrm{ext}}\right) = & \sum_i \Big((\mu_X^{(i)} - \mu_X)^2 \sigma_Y^{(i)2} + 2(\mu_X^{(i)} - \mu_X)(\mu_Y^{(i)} - \mu_Y)\sigma_{XY}^{(i)} + \\
& \qquad + (\mu_Y^{(i)} - \mu_Y)^2 \sigma_X^{(i)2} \Big) \frac{g_i^2}{n_i} \\
& + \Big(\sum_i \sigma_X^{(i)2} \frac{g_i^2}{n_i} \Big) \Big(\sum_i \sigma_Y^{(i)2} \frac{g_i^2}{n_i} \Big) + \Big(\sum_i \sigma_{XY}^{(i)} \frac{g_i^2}{n_i} \Big)^2 \\
& + \sum_i \Big(\sigma_X^{(i)2} \sigma_Y^{(i)2} + \sigma_{XY}^{(i)2} \Big) \Big(\frac{1 - g_i^2}{n_i - 1} - \frac{g_i^2}{n_i} \Big) \frac{g_i^2}{n_i}
\end{aligned}$$

$$\begin{aligned}
\operatorname{Cov}\left(\overline{X}^{(g)}, S_{XY,\mathrm{ext}}\right) &= \sum_i \Big((\mu_X^{(i)} - \mu_X)\sigma_{XY}^{(i)} + (\mu_Y^{(i)} - \mu_Y)\sigma_X^{(i)2} \Big) \frac{g_i^2}{n_i} \\
\operatorname{Cov}\left(\overline{Y}^{(g)}, S_{XY,\mathrm{ext}}\right) &= \sum_i \Big((\mu_X^{(i)} - \mu_X)\sigma_Y^{(i)2} + (\mu_Y^{(i)} - \mu_Y)\sigma_{XY}^{(i)} \Big) \frac{g_i^2}{n_i}.
\end{aligned}$$

$$\begin{aligned}
\operatorname{Cov}\left(S_{XY,\mathrm{int}}, S_{XY,\mathrm{ext}}\right) = & \sum_i \Big((\mu_X^{(i)} - \mu_X)\sigma_{XY^{(2)}}^{(i)} + (\mu_Y^{(i)} - \mu_Y)\sigma_{X^{(2)}Y}^{(i)} \Big) \frac{g_i^2}{n_i} \\
& - \sum_i \Big(\sigma_X^{(i)2} \sigma_Y^{(i)2} + \sigma_{XY}^{(i)2} \Big) \frac{1 - g_i}{n_i - 1} \frac{g_i^2}{n_i}.
\end{aligned}$$

(7) Die gewichtete Stichprobenvarianz

$$S_X^{2(g)} = S_{X,\text{int}}^2 + S_{X,\text{ext}}^2 = \overline{X^2}^{(g)} - K_X^{2(g)},$$

abweichend von der empirischen Situation (vgl. Kapitel 3.3), mit $(n_i > 1)$

$$\begin{aligned} S_{X,\text{int}}^2 &= \sum_i S_{X,i}^2\, g_i & S_{X,i}^2 &= \frac{1}{n_i - 1}\sum_p \left(X(T_{ip}) - \overline{X}_i\right)^2 \\ &= \overline{X^2}^{(g)} - \sum_i K_{X,i}^2\, g_i & &= \frac{n_i}{n_i - 1}\left(\overline{X_i^2} - \overline{X}_i^2\right) = \overline{X_i^2} - K_{X,i}^2, \\ S_{X,\text{ext}}^2 &= \sum_i \left(\overline{X}_i - \overline{X}^{(g)}\right)^2 g_i - \sum_i \left(\overline{X_i^2} - \overline{X}_i^2\right)\frac{g_i(1-g_i)}{n_i - 1} \\ &= \sum_i K_{X,i}^2 g_i - K_X^{2(g)}, & p &= 1,\dots,n_i,\ i = 1,\dots,m \end{aligned}$$

ist BQUE für

$$\sigma_X^2 = \sigma_{X,\text{int}}^2 + \sigma_{X,\text{ext}}^2 = \mu_{X^2} - \mu_X^2$$

mit

$$\begin{aligned} \sigma_{X,\text{int}}^2 &= \sum_i \sigma_X^{(i2)}\, g_i = \mu_{X^2} - \sum_i \mu_X^{(i)2} g_i, \qquad \sigma_{XY}^{(i)} = \mu_Z^{(i)} - \mu_X^{(i)}\mu_Y^{(i)} \\ \sigma_{X,\text{ext}}^2 &= \sum_i (\mu_X^{(i)} - \mu_X)^2 g_i = \sum_i \mu_X^{(i)2}\, g_i - \mu_X^2. \end{aligned}$$

Dabei gilt

$$\begin{aligned} \mathrm{E}\left(S_X^{2(g)}\right) &= \sigma_X^2 \\ \mathrm{Var}\left(S_X^{2(g)}\right) &= 4\sum_i (\mu_X^{(i)} - \mu_X)^2 \sigma_X^{(i)2}\frac{g_i^2}{n_i} + 4\sum_i (\mu_X^{(i)} - \mu_X)^2 \sigma_{X^{(3)}}^{(i)}\frac{g_i^2}{n_i} \\ &\quad + 2\left(\sum_i \sigma_X^{(i)2}\frac{g_i^2}{n_i}\right)^2 + \sum_i \left(\sigma_{X^{(4)}}^{(i)} - \sigma_X^{(i)4}\right)\frac{g_i^2}{n_i} + 2\sum_i \sigma_X^{(i)4}\frac{g_i^2}{n_i(n_i-1)}\frac{g_i^2}{n_i} \\ \mathrm{Cov}\left(\overline{X}^{(g)}, S_X^{2(g)}\right) &= 2\sum_i (\mu_X^{(i)} - \mu_X)\sigma_X^{(i)2}\frac{g_i^2}{n_i} + \sum_i \sigma_{X^{(3)}}^{(i)}\frac{g_i^2}{n_i}. \end{aligned}$$

Die interne Stichprobenvarianz $S_{X,\text{int}}^2$ ist BQUE für $\sigma_{X,\text{int}}^2$ mit $(n_i > 1)$

$$\begin{aligned} \mathrm{E}\left(S_{X,\text{int}}^2\right) &= \sigma_{X,\text{int}}^2 \\ \mathrm{Var}\left(S_{X,\text{int}}^2\right) &= \sum_i \sigma_{X^{(4)}}^{(i)}\frac{g_i^2}{n_i} + 2\sum_i \sigma_X^{(i)4}\frac{1}{n_i - 1}\frac{g_i^2}{n_i} \\ \mathrm{Cov}\left(\overline{X}^{(g)}, S_{X,\text{int}}^2\right) &= \sum_i \sigma_{X^{(3)}}^{(i)}\frac{g_i^2}{n_i}. \end{aligned}$$

Die externe Stichprobenvarianz $S_{X,\text{ext}}^2$ ist BQUE für σ_{X,ext^2} mit $(n_i > 1)$

$$\begin{aligned}
\mathrm{E}\left(S^2_{X,\mathrm{ext}}\right) &= \sigma^2_{X,\mathrm{ext}} \\
\mathrm{Var}\left(S^2_{X,\mathrm{ext}}\right) &= 4\sum_i (\mu_X^{(i)}-\mu_X)^2\sigma_X^{(i)2}\frac{g_i^2}{n_i} + 2\Big(\sum_i \sigma_X^{(i)2}\frac{g_i^2}{n_i}\Big)^2 \\
&\quad + 2\sum_i \sigma_X^{(i)4}\Big(\frac{1-g_i^2}{n_i-1}-\frac{g_i^2}{n_i}\Big)\frac{g_i^2}{n_i}
\end{aligned}$$

$$\begin{aligned}
\mathrm{Cov}\left(\overline{X}^{(g)}, S^2_{X,\mathrm{ext}}\right) &= 2\sum_i (\mu_X^{(i)}-\mu_X)\sigma_X^{(i)2}\frac{g_i^2}{n_i} \\
\mathrm{Cov}\left(S^2_{X,\mathrm{int}}, S^2_{X,\mathrm{ext}}\right) &= 2\sum_i (\mu_X^{(i)}-\mu_X)\sigma_{X^{(3)}}^{(i)}\frac{g_i^2}{n_i} - 2\sum_i \sigma_X^{(i)4}\frac{1-g_i}{n_i-1}\frac{g_i^2}{n_i}. \qquad \square
\end{aligned}$$

Beweis Die Auswahlen $\boldsymbol{T}_i = (T_{i1}, \ldots, T_{in_i})$ in den Schichten G_i, $i = 1, \ldots, m$, sind reine Zufallsstichproben und unabhängig. Damit ist insbesondere in jeder Schicht der Satz 2 aus Kapitel 6.2 sowie obiger Satz 1 anwendbar. Zur weitgehenden Vermeidung größerer Vielfachsummen wird wieder die Vektor-Matrix-Schreibweise verwendet.

(1) Für die Schichten-Stichprobenmittel $\overline{X}_i, \overline{Y}_i$ gilt nach Satz 2 (1) aus Kapitel 6.2

$$\mathrm{E}(\overline{X}_i) = \mu_X^{(i)}, \quad \mathrm{Var}(\overline{X}_i) = \frac{1}{n_i}\sigma_X^{(i)2} \quad \text{und} \quad \mathrm{Cov}(\overline{X}_i, \overline{Y}_i) = \frac{1}{n_i}\sigma_{XY}^{(i)}.$$

Damit ist nach Satz 1 (1) für $\widehat{\mu}_X^{(i)} = \overline{X}_i$ und $\widehat{\mu}_Y^{(i)} = \overline{Y}_i$, also für $\widehat{\mu}_X = \overline{X}^{(g)}$ und $\widehat{\mu}_Y = \overline{Y}^{(g)}$

$$\begin{aligned}
\mathrm{E}(\overline{X}^{(g)}) &= \sum_i \mathrm{E}(\overline{X}_i)g_i = \sum_i \mu_X^{(i)} g_i = \mu_X, \\
\mathrm{Var}(\overline{X}^{(g)}) &= \sum_i \mathrm{Var}(\overline{X}_i)g_i^2 = \sum_i \sigma_X^{(i)2}\frac{g_i^2}{n_i}, \\
\mathrm{Cov}(\overline{X}^{(g)}, \overline{Y}^{(g)}) &= \sum_i \mathrm{Cov}(\overline{X}_i, \overline{Y}_i)g_i^2 = \sum_i \sigma_{XY}^{(i)}\frac{g_i^2}{n_i}.
\end{aligned}$$

Für eine beliebige lineare Stichprobenfunktion

$$\widehat{\mu}_X = \sum_i \widehat{\mu}_X^{(i)} g_i \quad \text{mit} \quad \widehat{\mu}_X^{(i)} = c_i' X(\boldsymbol{T}_i)$$

gilt nach Satz 1 (1)

$$\mathrm{E}(\widehat{\mu}_X) = \sum_i \mu_X^{(i)} g_i c_i' \mathbf{1}_{n_i}. \quad \text{Damit ist} \quad \mathrm{E}(\widehat{\mu}_X) = \sum_i \mu_X^{(i)} g_i = \mu_X$$

für alle μ_X bzw. $\mu_X^{(i)}$ genau dann, wenn $c_i'\mathbf{1}_{n_i} = 1$ für alle $i = 1, \ldots, m$. Nach Satz 2 (1) aus Kapitel 6.2 gilt dann für diese $\widehat{\mu}_X^{(i)}$ stets $\mathrm{Var}(\overline{X}_i) \leq \mathrm{Var}(\widehat{\mu}_X^{(i)})$ und damit nach Satz 1 (1)

$$\mathrm{Var}(\overline{X}^{(g)}) = \sum_i \mathrm{Var}(\overline{X}_i)g_i^2 \leq \sum_i \mathrm{Var}(\widehat{\mu}_X^{(i)})g_i^2 = \mathrm{Var}(\widehat{\mu}_X),$$

d. h. $\overline{X}^{(g)}$ ist BLUE für μ_X.

(2) Für die Schichten-Stichprobenmittel $\overline{Z}_i$ gilt nach Satz 2 (2) aus Kapitel 6.2

$$\begin{aligned}
\mathrm{E}(\overline{Z}_i) &= \mu_Z^{(i)}, \\
\mathrm{Var}(\overline{Z}_i) &= \frac{1}{n_i}\sigma_Z^{(i)2} = \frac{1}{n_i}\big(\sigma_{X^{(2)}Y^{(2)}}^{(i)} - \sigma_{XY}^{(i)2} + 2\mu_X^{(i)}\sigma_{XY^{(2)}}^{(i)} + 2\mu_Y^{(i)}\sigma_{X^{(2)}Y}^{(i)} \\
&\quad + \mu_X^{(i)2}\sigma_Y^{(i)2} + 2\mu_X^{(i)}\mu_Y^{(i)}\sigma_{XY}^{(i)} + \mu_Y^{(i)2}\sigma_X^{(i)2}\big)
\end{aligned}$$

$$\mathrm{Cov}(\overline{X}_i, \overline{Z}_i) = \frac{1}{n_i}\sigma_{XZ}^{(i)} = \frac{1}{n_i}\left(\sigma_{X^{(2)}Y}^{(i)} + \mu_Y^{(i)}\sigma_X^{(i)2} + \mu_X^{(i)}\sigma_{XY}^{(i)}\right)$$

$$\mathrm{Cov}(\overline{Y}_i, \overline{Z}_i) = \frac{1}{n_i}\sigma_{YZ}^{(i)} = \frac{1}{n_i}\left(\sigma_{XY^{(2)}}^{(i)} + \mu_X^{(i)}\sigma_Y^{(i)2} + \mu_Y^{(i)}\sigma_{XY}^{(i)}\right).$$

Damit gilt analog (1)

$$\mathrm{E}(\overline{Z}^{(g)}) = \sum_i \mathrm{E}(\overline{Z}_i) g_i = \sum_i \mu_Z^{(i)} g_i = \mu_Z$$

$$\mathrm{Var}(\overline{Z}^{(g)}) = \sum_i \mathrm{Var}(\overline{Z}_i) g_i^2 = \sum_i \sigma_Z^{(i)2}\frac{g_i^2}{n_i} = \sum_i \Big(\sigma_{X^{(2)}Y^{(2)}} - \sigma_{XY}^{(i)2} +$$
$$+ 2\mu_X^{(i)}\sigma_{XY^{(2)}}^{(i)} + 2\mu_Y^{(i)}\sigma_{X^{(2)}Y}^{(i)} + \mu_X^{(i)2}\sigma_Y^{(i)2} + 2\mu_X^{(i)}\mu_Y^{(i)}\sigma_{XY}^{(i)} + \mu_Y^{(i)}\sigma_X^{(i)2}\Big)\frac{g_i^2}{n_i}$$

$$\mathrm{Cov}(\overline{X}^{(g)}, \overline{Z}^{(g)}) = \sum_i \mathrm{Cov}(\overline{X}_i, \overline{Z}_i) g_i^2 = \sum_i \sigma_{XZ}^{(i)}\frac{g_i^2}{n_i}$$

$$\mathrm{Cov}(\overline{Y}^{(g)}, \overline{Z}^{(g)}) = \sum_i \mathrm{Cov}(\overline{Y}_i, \overline{Z}_i) g_i^2 = \sum_i \sigma_{YZ}^{(i)}\frac{g_i^2}{n_i}.$$

Der koquadratische Schätzer $\overline{Z}^{(g)}$ lässt sich darstellen in der Form

$$\overline{Z}^{(g)} = \sum_i g_i \frac{1}{n_i}\sum_p X(T_{ip})Y(T_{ip}) = \sum_i g_i \frac{1}{n_i} X(\boldsymbol{T}_i)' I_{n_i} Y(\boldsymbol{T}_i)$$
$$= \sum_i \sum_j g_i g_j X(\boldsymbol{T}_i)' H_{ij} Y(\boldsymbol{T}_j)$$

mit

$$H_{ij} = 0 \;\; i \neq j, \;\; H_{ii} = \frac{1}{n_i g_i} I_{n_i}, \;\; \text{also } h_{iipq} = 0 \;\; p \neq q, \;\; h_{iipp} = \frac{1}{n_i g_i}, \tag{2.1}$$

$$h_{ij\cdot q} = h_{ijp\cdot} = \begin{cases} 0 & i \neq j \\ \frac{1}{n_i g_i} & i = j \end{cases} \qquad h_{ij\cdot\cdot} = \begin{cases} 0 & i \neq j \\ \frac{1}{g_i} & i = j \end{cases} \qquad h_{ii} = \frac{1}{g_i}, \;\; i, j = 1, \ldots, m.$$

Nach Satz 1 (2) folgt in $\mathrm{Cov}(\widehat{\theta}_1, \widehat{\theta}_2)$ mit $\widehat{\theta}_1 = \overline{Z}^{(g)}$, also $H_{ij}^{(1)} = H_{ij}$ nach (2.1), für die dortigen Faktoren

$$\sum_q h_{ij\cdot q} h_{kj\cdot q}^{(2)} = \begin{cases} 0 & i \neq j \\ \frac{1}{n_i g_i} h_{ki\cdot\cdot}^{(2)} & i = j \end{cases} \qquad \sum_q h_{ij\cdot q} h_{jkq\cdot}^{(2)} = \begin{cases} 0 & i \neq j \\ \frac{1}{n_i g_i} h_{ik\cdot\cdot}^{(2)} & i = j \end{cases}$$

$$\sum_p h_{ijp\cdot} h_{ki\cdot p}^{(2)} = \begin{cases} 0 & i \neq j \\ \frac{1}{n_i g_i} h_{ki\cdot\cdot}^{(2)} & i = j \end{cases} \qquad \sum_q h_{ijp\cdot} h_{ikp\cdot}^{(2)} = \begin{cases} 0 & i \neq j \\ \frac{1}{n_i g_i} h_{ik\cdot\cdot}^{(2)} & i = j \end{cases}$$

$$\Sigma_p (h_{ji\cdot p} h_{iipp}^{(2)} + h_{ji\cdot p}^{(2)} h_{iipp}) = \begin{cases} \frac{1}{n_i g_i} h_{ji\cdot\cdot}^{(2)} & i \neq j \\ \frac{1}{n_i g_i}(h_{ii}^{(2)} + h_{ii\cdot\cdot}^{(2)}) & i \neq j \end{cases}$$

$$\Sigma_p (h_{ijp\cdot} h_{iipp}^{(2)} + h_{ijp\cdot}^{(2)} h_{iipp}) = \begin{cases} \frac{1}{n_i g_i} h_{ij\cdot\cdot}^{(2)} & i \neq j \\ \frac{1}{n_i g_i}(h_{ii}^{(2)} + h_{ii\cdot\cdot}^{(2)}) & i \neq j \end{cases}$$

$$\sum_p h_{iipp} h_{iipp}^{(2)} = \frac{1}{n_i g_i} h_{ii}^{(2)}$$

$$\sum_p \sum_q h_{ijpq} h_{ijpq}^{(2)} = \begin{cases} 0 & i \neq j \\ \frac{1}{n_i g_i} h_{ii}^{(2)} & i = j \end{cases} \qquad \sum_p \sum_q h_{ijpq} h_{jiqp}^{(2)} = \begin{cases} 0 & i \neq j \\ \frac{1}{n_i g_i} h_{ii}^{(2)} & i = j. \end{cases}$$

Somit ist

$$\begin{aligned}\operatorname{Cov}(\overline{Z}^{(g)}, \widehat{\theta}_2) = & \sum_i \sum_k (\mu_X^{(i)} \mu_X^{(k)} \sigma_Y^{(i)2} h_{ki\bullet\bullet}^{(2)} + \mu_X^{(i)} \mu_Y^{(k)} \sigma_{XY}^{(i)} h_{ik\bullet\bullet}^{(2)}) g_k \frac{g_i^2}{n_i} \\ & + \sum_i \sum_k (\mu_Y^{(i)} \mu_X^{(k)} \sigma_{XY}^{(i)2} h_{ki\bullet\bullet}^{(2)} + \mu_X^{(i)} \mu_Y^{(k)} \sigma_X^{(i)2} h_{ik\bullet\bullet}^{(2)}) g_k \frac{g_i^2}{n_i} \\ & + \sum_j g_j \mu_X^{(j)} \sum_i \sigma_{XY^{(2)}}^{(i)} \frac{g_i^2}{n_i} h_{ji\bullet\bullet}^{(2)} + \sum_i \mu_X^{(i)} \sigma_{XY^{(2)}}^{(i)} \frac{g_i^3}{n_i} h_{ii\bullet\bullet}^{(2)} \\ & + \sum_j g_j \mu_Y^{(j)} \sum_i \sigma_{X^{(2)}Y}^{(i)} \frac{g_i^2}{n_i} h_{ij\bullet\bullet}^{(2)} + \sum_i \mu_Y^{(i)} \sigma_{X^{(2)}Y}^{(i)} \frac{g_i^3}{n_i} h_{ii\bullet\bullet}^{(2)} \\ & + \sum_i (\sigma_{X^{(2)}Y^{(2)}}^{(i)} - \sigma_{XY}^{(i)2}) \frac{g_i^3}{n_i} h_{ii}^{(2)} .\end{aligned}$$

Für $\widehat{\theta}_2 = \overline{Z}^{(g)}$ ergibt sich daraus auch direkt

$$\begin{aligned}\operatorname{Var}(\overline{Z}^{(g)}) = & \sum_i (\mu_X^{(i)2} \sigma_Y^{(i)2} + 2\mu_X^{(i)} \mu_Y^{(i)} \sigma_{XY}^{(i)} + \mu_Y^{(i)2} \sigma_X^{(i)2}) \frac{g_i^2}{n_i} \\ & + 2 \sum_i (\mu_X^{(i)} \sigma_{XY^{(2)}}^{(i)} + \mu_Y^{(i)} \sigma_{X^{(2)}Y}^{(i)}) \frac{g_i^2}{n_i} + \sum_i (\sigma_{X^{(2)}Y^{(2)}}^{(i)} - \sigma_{XY}^{(i)2}) \frac{g_i^2}{n_i}\end{aligned}$$

in Übereinstimmung mit obigem Resultat.

Sei nun $\widehat{\theta}_1$ ein beliebiger koquadratischer Schätzer für $\mu_Z = \mu_{XY}$. Nach Satz 1 (2) gilt dann

$$E(\widehat{\theta}_1) = \sum_i \sum_j \mu_X^{(i)} \mu_Y^{(j)} g_i g_j h_{ij\bullet\bullet}^{(1)} + \sum_i \sigma_{XY}^{(i)} g_i^2 h_{ii}^{(1)} .$$

Der Schätzer $\widehat{\theta}_1$ ist damit stets genau dann erwartungstreu für

$$\mu_Z = \mu_X \mu_Y + \sigma_{XY} = \sum_i \mu_X^{(i)} \mu_Y^{(i)} g_i + \sum_i \sigma_{XY}^{(i)} g_i ,$$

wenn

$$h_{ij\bullet\bullet}^{(1)} = \begin{cases} 0 & i \neq j \\ \frac{1}{g_i} & i = j \end{cases} \qquad h_{ii}^{(1)} = \frac{1}{g_i}, \quad i, j = 1, \ldots, m . \tag{2.2}$$

Diese Bedingung (2.2) der Erwartungstreue wird von $\overline{Z}^{(g)}$ erfüllt, vgl. (2.1), d. h. $E(\overline{Z}^{(g)}) = \mu_Z$. Für dieses erwartungstreue und sonst beliebige $\widehat{\theta}_1$ gilt nun

$$\widehat{\theta}_1 = \overline{Z}^{(g)} + \widehat{\theta}_2 \quad \text{mit} \quad \widehat{\theta}_2 = \widehat{\theta}_1 - \overline{Z}^{(g)}, \quad H_{ij}^{(2)} = H_{ij}^{(1)} - H_{ij} ,$$

wobei H_{ij} nach (2.1) bestimmt ist und ebenfalls die Eigenschaft (2.2) besitzt, so dass

$$h_{ij\bullet\bullet}^{(2)} = h_{ij\bullet\bullet}^{(1)} - h_{ij\bullet\bullet} = 0 \quad \text{und} \quad h_{ii}^{(2)} = h_{ii}^{(1)} - h_{ii} = 0, \quad i, j = 1, \ldots, m$$

gilt. In der obigen Formel für $\operatorname{Cov}(\overline{Z}^{(g)}, \widehat{\theta}_2)$ sind mit diesem $\widehat{\theta}_2$ dann sämtliche Faktoren gleich Null. Folglich gilt

$$\operatorname{Var}(\widehat{\theta}_1) = \operatorname{Var}(\overline{Z}^{(g)}) + \operatorname{Var}(\widehat{\theta}_2) + 2 \operatorname{Cov}(\overline{Z}^{(g)}, \widehat{\theta}_2) \geq \operatorname{Var}(\overline{Z}^{(g)}) ,$$

d. h. $\overline{Z}^{(g)}$ ist BQUE für μ_Z.

(3) Die Aussagen folgen unmittelbar aus (2) für den Spezialfall $Y = X$.

(4) Es ist

$$\begin{aligned}K_{XY}^{(g)} & = \sum_i \frac{g_i^2}{n_i(n_i-1)} \sum\sum_{p \neq q} X(T_{ip})' Y(T_{iq}) + \sum\sum_{i \neq j} \frac{g_i}{n_i} \frac{g_j}{n_j} \sum_p \sum_q X(T_{ip}) Y(T_{jq}) \\ & = \sum_i \sum_j g_i g_j X(\boldsymbol{T}_i) H_{ij} Y(\boldsymbol{T}_j), \quad H_{ij} = (h_{ijpq})_{p=1,\ldots,n_i, q=1,\ldots,n_j}\end{aligned}$$

mit

$$H_{ij} = \frac{1}{n_i n_j}\begin{pmatrix} 1 & \cdots & 1 \\ \vdots & \ddots & \vdots \\ 1 & \cdots & 1 \end{pmatrix}_{n_i \times n_j} i \neq j\,, \quad H_{ii} = \frac{1}{n_i(n_i-1)}\begin{pmatrix} 0 & & 1 \\ & \ddots & \\ 1 & & 0 \end{pmatrix}_{n_i \times n_i} i = j \tag{4.1}$$

$$h_{ij\bullet q} = \frac{1}{n_j},\ h_{ijp\bullet} = \frac{1}{n_i},\ h_{ij\bullet\bullet} = 1\,,\ h_{iipp} = 0\,,\ h_{ii} = \sum_p h_{iipp} = 0\,,\ i, j = 1, \ldots, m\,.$$

Nach Satz 1 (2) gilt dann in $\mathrm{Cov}(\widehat{\theta}_1, \widehat{\theta}_2)$ für $\widehat{\theta}_1 = K_{XY}^{(g)}$, also für $H_{ij}^{(1)} = H_{ij}$ nach (4.1), bezüglich der dortigen Faktoren

$$\sum_q h_{ij\bullet q} h_{kj\bullet q}^{(2)} = \frac{1}{n_j} h_{kj\bullet\bullet}^{(2)} \qquad \sum_q h_{ij\bullet q} h_{jkq\bullet}^{(2)} = \frac{1}{n_j} h_{jk\bullet\bullet}^{(2)}$$

$$\sum_p h_{ijp\bullet} h_{ki\bullet p}^{(2)} = \frac{1}{n_i} h_{ki\bullet\bullet}^{(2)} \qquad \sum_q h_{ijp\bullet} h_{ikp\bullet}^{(2)} = \frac{1}{n_i} h_{ik\bullet\bullet}^{(2)}$$

$$\sum_p (h_{ji\bullet p} h_{iipp}^{(2)} + h_{ji\bullet p}^{(2)} h_{iipp}) = \frac{1}{n_i} h_{ii\bullet\bullet}^{(2)} \qquad \sum_p (h_{ijp\bullet} h_{iipp}^{(2)} + h_{ijp\bullet}^{(2)} h_{iipp}) = \frac{1}{n_i} h_{ii\bullet\bullet}^{(2)}$$

$$\sum_p \sum_q h_{ijpq} h_{ijpq}^{(2)} = \begin{cases} \frac{1}{n_i n_j} h_{ij\bullet\bullet}^{(2)} & i \neq j \\ \frac{1}{n_i(n_i-1)} (h_{ii\bullet\bullet}^{(2)} - h_{ii}^{(2)}) & i = j \end{cases}$$

$$\sum_p \sum_q h_{ijpq} h_{jiqp}^{(2)} = \begin{cases} \frac{1}{n_i n_j} h_{ji\bullet\bullet}^{(2)} & i \neq j \\ \frac{1}{n_i(n_i-1)} (h_{ii\bullet\bullet}^{(2)} - h_{ii}^{(2)}) & i = j\,. \end{cases} \qquad \sum_p h_{iipp} h_{iipp}^{(2)} = 0\,,$$

Damit ist

$$\begin{aligned} \mathrm{Cov}(K_{XY}^{(g)}, \widehat{\theta}_2) = {} & \sum_k g_k \mu_X \Big(\mu_X^{(k)} \sum_j \sigma_Y^{(j)2} \frac{g_j^2}{n_j} h_{kj\bullet\bullet}^{(2)} + \mu_Y^{(k)} \sum_j \sigma_{XY}^{(j)} \frac{g_j^2}{n_j} h_{jk\bullet\bullet}^{(2)}\Big) \\ & + \sum_k g_k \mu_Y \Big(\mu_X^{(k)} \sum_i \sigma_{XY}^{(i)2} \frac{g_i^2}{n_i} h_{ki\bullet\bullet}^{(2)} + \mu_Y^{(k)} \sum_i \sigma_X^{(i)2} \frac{g_i^2}{n_i} h_{ik\bullet\bullet}^{(2)}\Big) \\ & + \mu_X \sum_i \sigma_{XY^{(2)}}^{(i)} \frac{g_i^3}{n_i} h_{ii}^{(2)} + \mu_Y \sum_i \sigma_{X^{(2)}Y}^{(i)} \frac{g_i^3}{n_i} h_{ii}^{(2)} \\ & + \sum_{i \neq j}\sum \Big(\sigma_X^{(i)2} \sigma_Y^{(j)2} \frac{g_i^2}{n_i} \frac{g_j^2}{n_j} h_{ij\bullet\bullet}^{(2)} + \sigma_{XY}^{(i)} \sigma_{XY}^{(j)} \frac{g_i^2}{n_i} \frac{g_j^2}{n_j} h_{ji\bullet\bullet}^{(2)}\Big) \\ & + \sum_i \big(\sigma_X^{(i)2} \sigma_Y^{(i)2} + \sigma_{XY}^{(i)2}\big) \frac{g_i^4}{n_i(n_i-1)} (h_{ii\bullet\bullet}^{(2)} - h_{ii}^{(2)})\,. \end{aligned}$$

Speziell für $\widehat{\theta}_2 = K_{XY}^{(g)}$, also für $H_{ij}^{(2)} = H_{ij}$ nach (4.1), ergibt sich daraus

$$\begin{aligned} \mathrm{Var}(K_{XY}^{(g)}) = {} & \mu_X^2 \sum_i \sigma_Y^{(i)2} \frac{g_i^2}{n_i} + 2\mu_X \mu_Y \sum_i \sigma_{XY}^{(i)} \frac{g_i^2}{n_i} + \mu_Y^2 \sum_i \sigma_X^{(i)2} \frac{g_i^2}{n_i} \\ & + \sum_i \sum_j \big(\sigma_X^{(i)2} \sigma_Y^{(j)2} + \sigma_{XY}^{(i)} \sigma_{XY}^{(j)}\big) \frac{g_i^2}{n_i} \frac{g_j^2}{n_j} - \sum_i \big(\sigma_X^{(i)2} \sigma_Y^{(i)2} + \sigma_{XY}^{(i)2}\big) \frac{g_i^4}{n_i^2} \\ & + \sum_i \big(\sigma_X^{(i)2} \sigma_Y^{(i)2} + \sigma_{XY}^{(i)2}\big) \frac{g_i^4}{n_i(n_i-1)}\,. \end{aligned}$$

Mit

$$\frac{g_i^4}{n_i(n_i-1)} - \frac{g_i^4}{n_i} = \frac{g_i^4}{n_i}\Big(\frac{1}{n_i-1} - \frac{1}{n_i}\Big) = \frac{g_i^4}{n_i} \frac{1}{n_i(n_i-1)} = \frac{1}{n_i-1} \frac{g_i^4}{n_i^2}$$

folgt dann die angegebene Gleichung.

Sei nun $\widehat{\theta}_1$ ein beliebiger koquadratischer Schätzer für $\mu_X \mu_Y$. Nach Satz 1 (2) gilt dann

$$\mathrm{E}(\widehat{\theta}_1) = \sum_i \sum_j \mu_X^{(i)} \mu_Y^{(j)} g_i g_j h_{ij\bullet\bullet}^{(1)} + \sum_i \sigma_{XY}^{(i)} g_i^2 h_{ii}^{(1)}$$

und $\widehat{\theta}_1$ ist stets genau dann erwartungstreu für $\mu_X\mu_Y = \sum_i \sum_j \mu_X^{(i)}\mu_Y^{(j)} g_i g_j$, wenn

$$h_{ij\bullet\bullet}^{(1)} = 1 \quad \text{und} \quad h_{ii} = 0\,, \quad i,j = 1,\dots,m\,. \tag{4.2}$$

Der Schätzer $K_{XY}^{(g)}$ erfüllt nach (4.1) diese Eigenschaften (4.2) und ist damit erwartungstreu für $\mu_X\mu_Y$, d. h. $\mathrm{E}(K_{XY}^{(g)}) = \mu_X\mu_Y$. Für dieses $\widehat{\theta}_1$ gilt dann

$$\widehat{\theta}_1 = K_{XY}^{(g)} + \widehat{\theta}_2 \quad \text{mit} \quad \widehat{\theta}_2 = \widehat{\theta}_1 - K_{XY}^{(g)}\,, \quad H_{ij}^{(2)} = H_{ij}^{(1)} - H_{ij}\,,$$

wobei $H_{ij}^{(1)}$ die Eigenschaften (4.2) und H_{ij} die Eigenschaften (4.1) besitzt. Insbesondere erfüllt auch H_{ij} die Gleichungen (4.2), so dass

$$h_{ij\bullet\bullet}^{(2)} = h_{ij\bullet\bullet}^{(1)} - h_{ij\bullet\bullet} = 0 \quad \text{und} \quad h_{ii}^{(2)} = h_{ij}^{(1)} - h_{ij} = 0$$

gilt. Damit sind in der obigen Formel für $\mathrm{Cov}(K_{XY}^{(g)}, \widehat{\theta}_2)$ mit diesem $\widehat{\theta}_2$ alle Faktoren gleich Null, d. h. es gilt

$$\mathrm{Var}(\widehat{\theta}_1) = \mathrm{Var}(K_{XY}^{(g)}) + \mathrm{Var}(\widehat{\theta}_2) + 2\,\mathrm{Cov}(K_{XY}^{(g)}, \widehat{\theta}_2) \geq \mathrm{Var}(K_{XY}^{(g)})$$

und somit ist $K_{XY}^{(g)}$ BQUE für $\mu_X\mu_Y$.

Ferner gilt nach Satz 1 (2) für $\widehat{\mu}_X = \sum_j g_j c_j' X(\boldsymbol{T}_j) = \overline{X}^{(g)} = \sum_j \frac{g_j}{n_j}\mathbf{1}_{n_j}' X(\boldsymbol{T}_j)$, also für $c_j' = \frac{1}{n_j}\mathbf{1}_{n_j}'$ $(c_{jq} = \frac{1}{n_j})$ und $\widehat{\theta}_1 = K_{XY}^{(g)}$, d. h. für $H_{ij}^{(1)}$ nach (4.1)

$$\mathrm{Cov}(\overline{X}^{(g)}, K_{XY}^{(g)}) = \mu_X \sum_j \sigma_{XY}^{(j)} \frac{g_j^2}{n_j} + \mu_Y \sum_j \sigma_X^{(j)2} \frac{g_j^2}{n_j}$$

und analog

$$\mathrm{Cov}(\overline{Y}^{(g)}, K_{XY}^{(g)}) = \mu_X \sum_j \sigma_Y^{(j)2} \frac{g_j^2}{n_j} + \mu_Y \sum_j \sigma_{XY}^{(j)} \frac{g_j^2}{n_j}\,.$$

Schließlich folgt aus obiger Gleichung für $\widehat{\theta}_2 = K_{XY}^{(g)}$ in $\mathrm{Cov}(\overline{Z}^{(g)}, \widehat{\theta}_2)$

$$\begin{aligned}\mathrm{Cov}(\overline{Z}^{(g)}, \widehat{\theta}_2) &= \mu_X \sum_i \left(\mu_X^{(i)}\sigma_Y^{(i)2} + \mu_Y^{(i)}\sigma_{XY}^{(i)}\right)\frac{g_i^2}{n_i} + \mu_Y \sum_i \left(\mu_X^{(i)}\sigma_{XY}^{(i)} + \mu_Y^{(i)}\sigma_X^{(i)2}\right)\frac{g_i^2}{n_i} \\ &\quad + \mu_X \sum_i \sigma_{XY^{(2)}}^{(i)} \frac{g_i^2}{n_i} + \mu_Y \sum_i \sigma_{X^{(2)}Y}^{(i)} \frac{g_i^2}{n_i}\end{aligned}$$

(5) Die Behauptungen ergeben sich unmittelbar aus (4) für den Sonderfall $Y = X$.

(6) Für $S_{XY}^{(g)} = \overline{Z}^{(g)} - K_{XY}^{(g)}$ gilt nach (2.1) und (4.1) die Darstellung

$$\begin{aligned} S_{XY}^{(g)} &= \sum_i g_i^2 \frac{1}{n_i g_i} \sum_p X(T_{ip})Y(T_{ip}) - \sum_i \frac{g_i^2}{n_i(n_i-1)} \sum\sum_{p\neq q} X(T_{ip})Y(T_{iq}) \\ &\qquad - \sum\sum_{i\neq j} \frac{g_i}{n_i}\frac{g_j}{n_j} \sum_p \sum_q X(T_{ip})Y(T_{jq}) \\ &= \sum_i \sum_j g_i g_j X(\boldsymbol{T}_i)' H_{ij} Y(\boldsymbol{T}_j)\,, \qquad H_{ij} = (h_{ijpq})_{p=1,\dots,n_i,\,q=1,\dots,n_j} \end{aligned}$$

mit

$$H_{ij} = -\frac{1}{n_i n_j}\begin{pmatrix} 1 & \cdots & 1 \\ \vdots & \ddots & \vdots \\ 1 & \cdots & 1 \end{pmatrix}_{n_i\times n_j} i \neq j, \quad H_{ii} = \frac{1}{n_i g_i} I_{n_i} - \frac{1}{n_i(n_i-1)}\begin{pmatrix} 0 & & 1 \\ & \ddots & \\ 1 & & 0 \end{pmatrix}_{n_i\times n_i} \tag{6.1}$$

$$h_{ij\bullet q} = \begin{cases} -\frac{1}{n_j} & i \neq j \\ \frac{1}{n_i g_i} - \frac{1}{n_i} & i = j \end{cases} \qquad h_{ijp\bullet} = \begin{cases} -\frac{1}{n_i} & i \neq j \\ \frac{1}{n_i g_i} - \frac{1}{n_i} & i = j \end{cases} \qquad h_{ij\bullet\bullet} = \begin{cases} -1 & i \neq j \\ \frac{1}{g_i} - 1 & i = j \end{cases}$$

$$h_{iipp} = \frac{1}{n_i g_i}, \qquad h_{ii} = \sum_p h_{iipp} = \frac{1}{g_i}, \quad i, j = 1, \ldots, m.$$

Damit gilt gemäß Satz 1 (2) für die Faktoren in $\mathrm{Cov}(S_{XY}^{(g)}, \widehat{\theta}_2)$, also für $H_{ij}^{(2)} = H_{ij}$ nach (6.1)

$$\sum_q h_{ij\cdot q} h_{kj\cdot q}^{(2)} = \begin{cases} -\frac{1}{n_j} h_{kj\cdot\cdot}^{(2)} & i \neq j \\ \left(\frac{1}{n_i g_i} - \frac{1}{n_i}\right) h_{ki\cdot\cdot}^{(2)} & i = j \end{cases} \qquad \sum_q h_{ij\cdot q} h_{jkq\cdot}^{(2)} = \begin{cases} -\frac{1}{n_j} h_{jk\cdot\cdot}^{(2)} & i \neq j \\ \left(\frac{1}{n_i g_i} - \frac{1}{n_i}\right) h_{ik\cdot\cdot}^{(2)} & i = j \end{cases}$$

$$\sum_p h_{ijp\cdot} h_{ki\cdot p}^{(2)} = \begin{cases} -\frac{1}{n_i} h_{ki\cdot\cdot}^{(2)} & i \neq j \\ \left(\frac{1}{n_i g_i} - \frac{1}{n_i}\right) h_{ki\cdot\cdot}^{(2)} & i = j \end{cases} \qquad \sum_q h_{ijp\cdot} h_{ikp\cdot}^{(2)} = \begin{cases} -\frac{1}{n_i} h_{ik\cdot\cdot}^{(2)} & i \neq j \\ \left(\frac{1}{n_i g_i} - \frac{1}{n_i}\right) h_{ik\cdot\cdot}^{(2)} & i = j \end{cases}$$

$$\sum_p (h_{ji\cdot p} h_{iipp}^{(2)} + h_{ji\cdot p}^{(2)} h_{iipp}) = \begin{cases} -\frac{1}{n_i} h_{ii}^{(2)} + \frac{1}{n_i g_i} h_{ji\cdot\cdot}^{(2)} & i \neq j \\ \left(\frac{1}{n_i g_i} - \frac{1}{n_i}\right) h_{ii}^{(2)} + \frac{1}{n_i g_i} h_{ii\cdot\cdot}^{(2)} & i \neq j \end{cases}$$

$$\sum_p (h_{ijp\cdot} h_{iipp}^{(2)} + h_{ijp\cdot}^{(2)} h_{iipp}) = \begin{cases} -\frac{1}{n_i} h_{ii}^{(2)} + \frac{1}{n_i g_i} h_{ij\cdot\cdot}^{(2)} & i \neq j \\ \left(\frac{1}{n_i g_i} - \frac{1}{n_i}\right) h_{ii}^{(2)} + \frac{1}{n_i g_i} h_{ii\cdot\cdot}^{(2)} & i \neq j \end{cases}$$

$$\sum_p \sum_q h_{ijpq} h_{ijpq}^{(2)} = \begin{cases} -\frac{1}{n_i n_j} h_{ij\cdot\cdot}^{(2)} & i \neq j \\ \frac{1}{n_i g_i} h_{ii}^{(2)} - \frac{1}{n_i(n_i - 1)} (h_{ii\cdot\cdot}^{(2)} - h_{ii}^{(2)}) & i = j \end{cases}$$

$$\sum_p \sum_q h_{ijpq} h_{jiqp}^{(2)} = \begin{cases} -\frac{1}{n_i n_j} h_{ji\cdot\cdot}^{(2)} & i \neq j \\ \frac{1}{n_i g_i} h_{ii}^{(2)} - \frac{1}{n_i(n_i - 1)} (h_{ii\cdot\cdot}^{(2)} - h_{ii}^{(2)}) & i = j \end{cases} \qquad \sum_p h_{iipp} h_{iipp}^{(2)} = \frac{1}{n_i g_i} h_{ii}^{(2)}.$$

Die ersten sechs Summen enthalten für $i = j$ zusätzlich die Summanden $\frac{1}{n_i g_i}$. Folglich ist

$$\begin{aligned}
\mathrm{Cov}(S_{XY}^{(g)}, \widehat{\theta}_2) = & -\mu_X \sum_k g_k \big(\mu_X^{(k)} \sum_j \sigma_Y^{(j)2} \frac{g_j^2}{n_j} h_{kj\cdot\cdot}^{(2)} + \mu_Y^{(k)} \sum_j \sigma_{XY}^{(j)} \frac{g_j^2}{n_j} h_{jk\cdot\cdot}^{(2)}\big) \\
& + \sum_i \sum_k g_k \big(\mu_X^{(i)} \mu_X^{(k)} \sigma_Y^{(i)2} \frac{g_i^2}{n_i} h_{ki\cdot\cdot}^{(2)} + \mu_X^{(i)} \mu_Y^{(k)} \sigma_{XY}^{(i)} \frac{g_i^2}{n_i} h_{ik\cdot\cdot}^{(2)}\big) \\
& - \mu_Y \sum_k g_k \big(\mu_X^{(k)} \sum_i \sigma_{XY}^{(i)} \frac{g_i^2}{n_i} h_{ki\cdot\cdot}^{(2)} + \mu_Y^{(k)} \sum_i \sigma_X^{(i)2} \frac{g_i^2}{n_i} h_{ik\cdot\cdot}^{(2)}\big) \\
& + \sum_i \sum_k g_k \big(\mu_Y^{(i)} \mu_X^{(k)} \sigma_{XY}^{(i)} \frac{g_i^2}{n_i} h_{ki\cdot\cdot}^{(2)} + \mu_Y^{(i)} \mu_Y^{(k)} \sigma_X^{(i)2} \frac{g_i^2}{n_i} h_{ik\cdot\cdot}^{(2)}\big) \\
& - \mu_X \sum_i \sigma_{XY^{(2)}}^{(i)} \frac{g_i^3}{n_i} h_{ii}^{(2)} + \sum_j g_j \mu_X^{(j)} \sum_i \sigma_{XY^{(2)}}^{(i)} \frac{g_i^2}{n_i} h_{ji\cdot\cdot}^{(2)} + \sum_i \mu_X^{(i)} \sigma_{XY^{(2)}}^{(i)} \frac{g_i^3}{n_i} h_{ii}^{(2)} \\
& - \mu_Y \sum_i \sigma_{X^{(2)}Y}^{(i)} \frac{g_i^3}{n_i} h_{ii}^{(2)} + \sum_j g_j \mu_Y^{(j)} \sum_i \sigma_{X^{(2)}Y}^{(i)} \frac{g_i^2}{n_i} h_{ij\cdot\cdot}^{(2)} + \sum_i \mu_Y^{(i)} \sigma_{X^{(2)}Y}^{(i)} \frac{g_i^3}{n_i} h_{ii}^{(2)} \\
& + \sum_i \big(\sigma_{X^{(2)}Y^{(2)}}^{(i)} - \sigma_X^{(i)2} \sigma_Y^{(i)2} - 2\, \sigma_{XY}^{(i)2}\big) \frac{g_i^3}{n_i} h_{ii}^{(2)} \\
& - \sum_{i \neq j} \sum \big(\sigma_X^{(i)2} \sigma_Y^{(j)2} h_{ij\cdot\cdot}^{(2)} + \sigma_{XY}^{(i)} \sigma_{XY}^{(j)} h_{ji\cdot\cdot}^{(2)}\big) \frac{g_i^2}{n_i} \frac{g_j^2}{n_j} \\
& + \sum_i \big(\sigma_X^{(i)2} \sigma_Y^{(i)2} + \sigma_{XY}^{(i)2}\big) \frac{g_i^3}{n_i} \big(h_{ii}^{(2)} - \frac{g_i}{n_i - 1} (h_{ii\cdot\cdot}^{(2)} - h_{ii}^{(2)})\big)
\end{aligned}$$

und zusammengefasst ergibt sich

$$
\begin{aligned}
&\mathrm{Cov}(S_{XY}^{(g)}, \widehat{\theta}_2) = \\
&= \sum_k g_k \mu_X^{(k)} \sum_i (\mu_X^{(i)} - \mu_X) \sigma_Y^{(i)2} \frac{g_i^2}{n_i} h_{ki\bullet\bullet}^{(2)} + \sum_k g_k \mu_Y^{(k)} \sum_i (\mu_X^{(i)} - \mu_X) \sigma_{XY}^{(i)} \frac{g_i^2}{n_i} h_{ik\bullet\bullet}^{(2)} \\
&+ \sum_k g_k \mu_X^{(k)} \sum_i (\mu_Y^{(i)} - \mu_Y) \sigma_{XY}^{(i)} \frac{g_i^2}{n_i} h_{ki\bullet\bullet}^{(2)} + \sum_k g_k \mu_Y^{(k)} \sum_i (\mu_Y^{(i)} - \mu_Y) \sigma_X^{(i)2} \frac{g_i^2}{n_i} h_{ik\bullet\bullet}^{(2)} \\
&+ \sum_i (\mu_X^{(i)} - \mu_X) \sigma_{XY^{(2)}}^{(i)} \frac{g_i^3}{n_i} h_{ii}^{(2)} + \sum_j g_j \mu_X^{(j)} \sum_i \sigma_{XY^{(2)}}^{(i)} \frac{g_i^2}{n_i} h_{ji\bullet\bullet}^{(2)} \\
&+ \sum_i (\mu_Y^{(i)} - \mu_Y) \sigma_{X^{(2)}Y}^{(i)} \frac{g_i^3}{n_i} h_{ii}^{(2)} + \sum_j g_j \mu_Y^{(j)} \sum_i \sigma_{X^{(2)}Y}^{(i)} \frac{g_i^2}{n_i} h_{ij\bullet\bullet}^{(2)} \\
&+ \sum_i \left(\sigma_{X^{(2)}Y^{(2)}}^{(i)} - \sigma_X^{(i)2} \sigma_Y^{(i)2} - 2\, \sigma_{XY}^{(i)2}\right) \frac{g_i^3}{n_i} h_{ii}^{(2)} \\
&- \sum_{i \neq j}\sum \left(\sigma_X^{(i)2} \sigma_Y^{(j)2} h_{ij\bullet\bullet}^{(2)} + \sigma_{XY}^{(i)} \sigma_{XY}^{(j)} h_{ji\bullet\bullet}^{(2)}\right) \frac{g_i^2}{n_i} \frac{g_j^2}{n_j} \\
&+ \sum_i \left(\sigma_X^{(i)2} \sigma_Y^{(i)2} + \sigma_{XY}^{(i)2}\right) \frac{g_i^3}{n_i} \left(h_{ii}^{(2)} - \frac{g_i}{n_i - 1} (h_{ii\bullet\bullet}^{(2)} - h_{ii}^{(2)})\right).
\end{aligned}
$$

Speziell für $\widehat{\theta}^{(2)} = S_{XY}^{(g)}$ mit $H_{ij}^{(2)} = H_{ij}$ nach (6.1) (beachte dabei, dass in $h_{ij\bullet\bullet}$ für $i = j$ zusätzlich der Summand $\frac{1}{g_i}$ zu berücksichtigen ist) folgt daraus

$$
\begin{aligned}
\mathrm{Var}(S_{XY}^{(g)}) = &-\mu_X \sum_i (\mu_X^{(i)} - \mu_X) \sigma_Y^{(i)2} \frac{g_i^2}{n_i} + \sum_i \mu_X^{(i)} (\mu_X^{(i)} - \mu_X) \sigma_Y^{(i)2} \frac{g_i^2}{n_i} \\
&-\mu_Y \sum_i (\mu_X^{(i)} - \mu_X) \sigma_{XY}^{(i)} \frac{g_i^2}{n_i} + \sum_i \mu_Y^{(i)} (\mu_X^{(i)} - \mu_X) \sigma_{XY}^{(i)} \frac{g_i^2}{n_i} \\
&-\mu_X \sum_i (\mu_Y^{(i)} - \mu_Y) \sigma_{XY}^{(i)} \frac{g_i^2}{n_i} + \sum_i \mu_X^{(i)} (\mu_Y^{(i)} - \mu_Y) \sigma_{XY}^{(i)} \frac{g_i^2}{n_i} \\
&-\mu_Y \sum_i (\mu_Y^{(i)} - \mu_Y) \sigma_X^{(i)2} \frac{g_i^2}{n_i} + \sum_i \mu_Y^{(i)} (\mu_Y^{(i)} - \mu_Y) \sigma_X^{(i)2} \frac{g_i^2}{n_i} \\
&+ \sum_i (\mu_X^{(i)} - \mu_X) \sigma_{XY^{(2)}}^{(i)} \frac{g_i^2}{n_i} - \mu_X \sum_i \sigma_{XY^{(2)}}^{(i)} \frac{g_i^2}{n_i} + \sum_i \mu_X^{(i)} \sigma_{XY^{(2)}}^{(i)} \frac{g_i^2}{n_i} \\
&+ \sum_i (\mu_Y^{(i)} - \mu_Y) \sigma_{X^{(2)}Y}^{(i)} \frac{g_i^2}{n_i} - \mu_Y \sum_i \sigma_{X^{(2)}Y}^{(i)} \frac{g_i^2}{n_i} + \sum_i \mu_Y^{(i)} \sigma_{X^{(2)}Y}^{(i)} \frac{g_i^2}{n_i} \\
&+ \sum_i \left(\sigma_{X^{(2)}Y^{(2)}}^{(i)} - \sigma_X^{(i)2} \sigma_Y^{(i)2} - 2\, \sigma_{XY}^{(i)2}\right) \frac{g_i^2}{n_i} \\
+ \sum_{i \neq j}\sum \left(\sigma_X^{(i)2} \sigma_Y^{(j)2} + \sigma_{XY}^{(i)} \sigma_{XY}^{(j)}\right) \frac{g_i^2}{n_i} \frac{g_j^2}{n_j} &+ \sum_i \left(\sigma_X^{(i)2} \sigma_Y^{(i)2} + \sigma_{XY}^{(i)2}\right) \frac{g_i^3}{n_i} \left(\frac{1}{g_i} + \frac{g_i}{n_i - 1}\right).
\end{aligned}
$$

Werden die Faktoren in $\sum_i (\sigma_X^{(i)2} \sigma_Y^{(i)2} + \sigma_{XY}^{(i)2})$ zusammengefasst zu

$$
\frac{g_i^3}{n_i} \left(\frac{1}{g_i} + \frac{g_i}{n_i - 1}\right) - \frac{g_i^2}{n_i} - \frac{g_i^4}{n_i^2} = \frac{g_i^4}{n_i (n_i - 1)} - \frac{g_i^4}{n_i^2} = \frac{g_i^4}{n_i^2 (n_i - 1)},
$$

ergibt sich die Behauptung.

Sei $\widehat{\theta}_1$ ein beliebiger (ko)quadratischer Schätzer für σ_{XY}. Nach Satz 1 (2) gilt

$$
\mathrm{E}(\widehat{\theta}_1) = \sum_i \sum_j \mu_X^{(i)} \mu_Y^{(j)} g_i g_j h_{ij\bullet\bullet}^{(1)} + \sum_i \sigma_{XY}^{(i)} g_i^2 h_{ii}^{(12)}.
$$

Erwartungstreu für $\sigma_{XY} = \sum_i \sigma_{XY}^{(i)} g_i + \sum_i \mu_X^{(i)} \mu_Y^{(i)} g_i - \sum_i \sum_j \mu_X^{(i)} \mu_Y^{(j)} g_i g_j$ ist $\widehat{\theta}_1$ stets dann und nur dann, wenn

$$h_{ij\bullet\bullet}^{(1)} = \begin{cases} -1 & i \neq j \\ \frac{1}{g_i} - 1 & i = j \end{cases} \quad \text{und} \quad h_{ii}^{(1)} = \frac{1}{g_i}, \quad i, j = 1, \ldots, m. \tag{6.2}$$

Der Schätzer $S_{XY}^{(g)}$ erfüllt nach (6.1) diese Bedingungen und ist folglich erwartungstreu für σ_{XY}, d. h. $\mathrm{E}(S_{XY}^{(g)}) = \sigma_{XY}$. Für dieses erwartungstreue $\widehat{\theta}_1$ gilt dann

$$\widehat{\theta}_1 = S_{XY}^{(g)} + \widehat{\theta}_2 \quad \text{mit} \quad \widehat{\theta}_2 = \widehat{\theta}_1 - S_{XY}^{(g)}, \quad H_{ij}^{(2)} = H_{ij}^{(1)} - H_{ij},$$

wobei sowohl $H_{ij}^{(1)}$ als auch H_{ij} die Bedingungen (6.2) erfüllen, so dass

$$h_{ij\bullet\bullet}^{(2)} = 0 \quad \text{und} \quad h_{ii}^{(2)} = 0, \quad i, j = 1, \ldots, m$$

gilt. Damit sind in der obigen Formel für $\mathrm{Cov}(S_{XY}^{(g)}, \widehat{\theta}_2)$ mit diesem $\widehat{\theta}_2$ alle Faktoren gleich Null. Demnach gilt

$$\mathrm{Var}(\widehat{\theta}_1) = \mathrm{Var}(S_{XY}^{(g)}) + \mathrm{Var}(\widehat{\theta}_2) + 2\,\mathrm{Cov}(S_{XY}^{(g)}, \widehat{\theta}_2) \geq \mathrm{Var}(S_{XY}^{(g)}),$$

d. h. $S_{XY}^{(g)}$ ist BQUE für σ_{XY}.

Schließlich ist nach Satz 1 (2) für $\widehat{\mu}_X = \sum_j g_j c_j' X(\boldsymbol{T}_j) = \overline{X}^{(g)} = \sum_j \frac{g_j}{n_j} \mathbf{1}_{n_j}' X(\boldsymbol{T}_j)$, also für $c_j' = \frac{1}{n_j} \mathbf{1}_{n_j}'$ ($c_{jq} = \frac{1}{n_j}$) und $\widehat{\theta}_1 = S_{XY}^{(g)}$, d. h. für $H_{ij}^{(1)}$ nach (6.1)

$$\begin{aligned}
\mathrm{Cov}(\overline{X}^{(g)}, S_{XY}^{(g)}) &= -\mu_X \sum_j \sigma_{XY}^{(j)} \frac{g_j^2}{n_j} + \sum_j \mu_X^{(j)} \sigma_{XY}^{(j)} \frac{g_j^2}{n_j} \\
&\quad -\mu_Y \sum_j \sigma_X^{(j)2} \frac{g_j^2}{n_j} + \sum_j \mu_Y^{(j)} \sigma_X^{(j)2} \frac{g_j^2}{n_j} + \sum_j \sigma_{X^{(2)}Y}^{(j)} \frac{g_j^2}{n_j} \\
&= \sum_i \left((\mu_X^{(i)} - \mu_X) \sigma_{XY}^{(i)} + (\mu_Y^{(i)} - \mu_Y) \sigma_X^{(i)2} + \sigma_{X^{(2)}Y}^{(i)} \right) \frac{g_i^2}{n_i}.
\end{aligned}$$

Alternativ kann $\mathrm{Cov}(\overline{X}^{(g)}, S_{XY}^{(g)})$ auch aus

$$\mathrm{Cov}(\overline{X}^{(g)}, S_{XY}^{(g)}) = \mathrm{Cov}(\overline{X}^{(g)}, \overline{Z}^{(g)} - K_{XY}^{(g)}) = \mathrm{Cov}(\overline{X}^{(g)}, \overline{Z}^{(g)}) - \mathrm{Cov}(\overline{X}^{(g)}, K_{XY}^{(g)})$$

berechnet werden. Analog ergibt sich

$$\mathrm{Cov}(\overline{Y}^{(g)}, S_{XY}^{(g)}) = \sum_i \left((\mu_X^{(i)} - \mu_X) \sigma_Y^{(i)2} + (\mu_Y^{(i)} - \mu_Y) \sigma_{XY}^{(i)} + \sigma_{XY^{(2)}}^{(i)} \right) \frac{g_i^2}{n_i}.$$

(6a) Für

$$\begin{aligned}
S_{XY,\mathrm{int}} &= \sum_i \frac{g_i}{n_i - 1} \sum_p \left(X(T_{ip}) - \overline{X}_i \right) \left(Y(T_{ip}) - \overline{Y}_i \right) \\
&= \sum_i \frac{g_i}{n_i - 1} \Big(\sum_p X(T_{ip}) Y(T_{ip}) - \frac{1}{n_i} \sum_p \sum_q X(T_{ip}) Y(T_{iq}) \Big) \\
&= \sum_i \sum_j g_i g_j X(\boldsymbol{T})' H_{ij} Y(\boldsymbol{T}_j)
\end{aligned}$$

gilt

$$H_{ij} = 0 \;\; i \neq j, \quad H_{ii} = \frac{1}{g_i(n_i - 1)} \left(I_{n_i} - \frac{1}{n_i} \begin{pmatrix} 1 & \cdots & 1 \\ \vdots & \ddots & \vdots \\ 1 & \cdots & 1 \end{pmatrix}_{n_i \times n_i} \right), \quad i, j = 1, \ldots, m \tag{6.3}$$

$$h_{ij\bullet q}=0\,,\quad h_{ijp\bullet}=0\,,\quad h_{ij\bullet\bullet}=0\,,\quad h_{iipq}=\begin{cases}-\frac{1}{n_i g_i (n_i-1)} & p\neq q\,,\\ \frac{1}{n_i g_i} & p=q\,,\end{cases}\quad h_{ii}=\frac{1}{g_i}\,.$$

Nach Satz 1 (2) sind in $\mathrm{Cov}(\widehat{\theta}_1, \widehat{\theta}_2)$ für $\widehat{\theta}_1 = S_{XY,\mathrm{int}}$, also $H_{ij}^{(1)} = H_{ij}$ nach (6.3) die dortigen Faktoren gleich Null, bis auf

$$\sum_p h_{iipp} h_{iipp}^{(2)} = \frac{1}{n_i g_i} h_{ii}^{(2)}\,,\qquad \begin{aligned}\sum_p\sum_q h_{iipq} h_{iipq}^{(2)} &= \frac{1}{n_i g_i}\big(h_{ii}^{(2)} - \frac{1}{n_i-1}(h_{ii\bullet\bullet}^{(2)} - h_{ii}^{(2)})\big),\\ \sum_p\sum_q h_{iipq} h_{iiqp}^{(2)} &= \frac{1}{n_i g_i}\big(h_{ii}^{(2)} - \frac{1}{n_i-1}(h_{ii\bullet\bullet}^{(2)} - h_{ii}^{(2)})\big).\end{aligned}$$

Also folgt

$$\begin{aligned}\mathrm{Cov}(S_{XY,\mathrm{int}}, \widehat{\theta}_2) &= \sum_j g_j \mu_X^{(j)} \sum_i \sigma_{XY^{(2)}}^{(i)} \frac{g_i^2}{n_i} h_{ji\bullet\bullet}^{(i)} + \sum_j g_j \mu_Y^{(j)} \sum_i \sigma_{X^{(2)}Y}^{(i)} \frac{g_i^2}{n_i} h_{ij\bullet\bullet}^{(i)}\\ &\quad + \sum_i \big(\sigma_{X^{(2)}Y^{(2)}}^{(i)} - \sigma_X^{(i)2}\sigma_Y^{(i)2} - 2\,\sigma_{XY}^{(i)2}\big)\frac{g_i^3}{n_i} h_{ii}^{(2)}\\ &\quad + \sum_i \big(\sigma_X^{(i)2}\sigma_Y^{(i)2} + \sigma_{XY}^{(i)2}\big)\frac{g_i^3}{n_i}\big(h_{ii}^{(2)} - \frac{1}{n_i-1}(h_{ii\bullet\bullet}^{(2)} - h_{ii}^{(2)})\big)\\ &= \sum_j g_j \mu_X^{(j)} \sum_i \sigma_{XY^{(2)}}^{(i)} \frac{g_i^2}{n_i} h_{ji\bullet\bullet}^{(i)} + \sum_j g_j \mu_Y^{(j)} \sum_i \sigma_{X^{(2)}Y}^{(i)} \frac{g_i^2}{n_i} h_{ij\bullet\bullet}^{(i)}\\ &\quad + \sum_i \big(\sigma_{X^{(2)}Y^{(2)}}^{(i)} - \sigma_{XY}^{(i)2}\big)\frac{g_i^3}{n_i} h_{ii}^{(2)} - \sum_i \big(\sigma_X^{(i)2}\sigma_Y^{(i)2} + \sigma_{XY}^{(i)2}\big)\frac{g_i^3}{n_i(n_i-1)}(h_{ii\bullet\bullet}^{(2)} - h_{ii}^{(2)})\,.\end{aligned}$$

Insbesondere für $\widehat{\theta}_2 = S_{XY,\mathrm{int}}$, also für $H_{ij}^{(2)} = H_{ij}$ nach (6.3) ergibt sich daraus

$$\begin{aligned}\mathrm{Var}(S_{XY,\mathrm{int}}) &= \sum_i \big(\sigma_{X^{(2)}Y^{(2)}}^{(i)} - \sigma_X^{(i)2}\sigma_Y^{(i)2} - 2\,\sigma_{XY}^{(i)2}\big)\frac{g_i^2}{n_i} + \sum_i \big(\sigma_X^{(i)2}\sigma_Y^{(i)2} + \sigma_{XY}^{(i)2}\big)\frac{g_i^2}{n_i-1}\\ &= \sum_i \big(\sigma_{X^{(2)}Y^{(2)}}^{(i)} - \sigma_{XY}^{(i)2}\big)\frac{g_i^2}{n_i} + \sum_i \big(\sigma_X^{(i)2}\sigma_Y^{(i)2} + \sigma_{XY}^{(i)2}\big)\frac{g_i^2}{n_i(n_i-1)}\,.\end{aligned}$$

Dieses Resultat folgt auch unmittelbar aus $\mathrm{Var}(S_{XY,\mathrm{int}}) = \sum_i g_i^2\,\mathrm{Var}(S_{XY,i})$.

Sei nun $\widehat{\theta}_1$ ein beliebiger (ko)quadratischer Schätzer für $\sigma_{XY,\mathrm{int}} = \sum_i \sigma_{XY}^{(i)} g_i$. Nach Satz 1 (2) gilt dann

$$\mathrm{E}(\widehat{\theta}_1) = \sum_i\sum_j \mu_X^{(i)}\mu_Y^{(j)} g_i g_j h_{ij\bullet\bullet}^{(1)} + \sum_i \sigma_{XY}^{(i)} g_i^2 h_{ii}^{(1)}$$

und $\widehat{\theta}_1$ ist stets genau dann erwartungstreu für $\sigma_{XY,\mathrm{int}}$, wenn

$$h_{ij\bullet\bullet}^{(1)} = 0 \quad\text{und}\quad h_{ii}^{(1)} = \frac{1}{g_i}\,,\quad i,j = 1,\dots,m\,. \tag{6.4}$$

Der Schätzer $S_{XY,\mathrm{int}}$ erfüllt nach (6.3) diese Bedingungen und ist somit erwartungstreu für $\sigma_{XY,\mathrm{int}}$, d. h. $\mathrm{E}(S_{XY,\mathrm{int}}) = \sigma_{XY,\mathrm{int}}$. Für dieses erwartungstreue und sonst beliebige $\widehat{\theta}_1$ gilt dann

$$\widehat{\theta}_1 = S_{XY,\mathrm{int}} + \widehat{\theta}_2 \quad\text{mit}\quad \widehat{\theta}_2 = \widehat{\theta}_1 - S_{XY,\mathrm{int}}\,,\quad H_{ij}^{(2)} = H_{ij}^{(1)} - H_{ij}\,,$$

wobei $H_{ij}^{(1)}$ die Eigenschaft (6.4) hat und H_{ij} nach (6.3) bestimmt ist. Da auch H_{ij} die Bedingungen (6.4) erfüllt, ist

$$h_{ij\bullet\bullet}^{(2)} = 0 \quad\text{und}\quad h_{ii}^{(2)} = 0\,,\quad i,j = 1,\dots,m\,.$$

Damit sind in der Gleichung für $\mathrm{Cov}(S_{XY,\mathrm{int}}, \widehat{\theta}_2)$ mit diesem $\widehat{\theta}_2$ alle Faktoren gleich Null, also gilt

$$\mathrm{Var}(\widehat{\theta}_1) = \mathrm{Var}(S_{XY,\mathrm{int}}) + \mathrm{Var}(\widehat{\theta}_2) + 2\,\mathrm{Cov}(S_{XY,\mathrm{int}}, \widehat{\theta}_2) \geq \mathrm{Var}(S_{XY,\mathrm{int}})\,.$$

Folglich ist $S_{XY,\mathrm{int}}$ BQUE für $\sigma_{XY,\mathrm{int}}$.

Ferner gilt mit Satz 2 (6) aus Kapitel 6.2

$$\mathrm{Cov}(\overline{X}^{(g)}, S_{XY,\mathrm{int}}) = \sum_i g_i^2 \,\mathrm{Cov}(\overline{X}_i, S_{XY,i}) = \sum_i \sigma^{(i)}_{X^{(2)}Y} \frac{g_i^2}{n_i},$$

$$\mathrm{Cov}(\overline{Y}^{(g)}, S_{XY,\mathrm{int}}) = \sum_i g_i^2 \,\mathrm{Cov}(\overline{Y}_i, S_{XY,i}) = \sum_i \sigma^{(i)}_{XY^{(2)}} \frac{g_i^2}{n_i}.$$

(6 b) Mit

$$K_{XY}^{(g)} = \sum_i K_{XY,i} g_i^2 + \sum_{i \neq j}\sum \overline{X}_i \overline{Y}_j g_i g_j, \quad K_{XY,i} = \frac{1}{n_i(n_i-1)} \sum_{p \neq q}\sum X(T_{ip})Y(T_{iq})$$

gilt

$$\begin{aligned} S_{XY,\mathrm{ext}} &= \sum_i K_{XY,i} g_i - K_{XY}^{(g)} = \sum_i K_{XY,i}(g_i - g_i^2) - \sum_{i \neq j}\sum \overline{X}_i \overline{Y}_j g_i g_j \\ &= \sum_i \frac{g_i(1-g_i)}{n_i(n_i-1)} \sum_{p \neq q}\sum X(T_{ip})Y(T_{iq}) - \sum_{i \neq j}\sum \frac{g_i}{n_i}\frac{g_j}{n_j} \sum_p \sum_q X(T_{ip})Y(T_{jq}) \\ &= \sum_i \sum_j g_i g_j X(\boldsymbol{T}_i)' H_{ij} Y(\boldsymbol{T}_j), \end{aligned}$$

wobei für $i, j = 1, \ldots, m$

$$H_{ij} = -\frac{1}{n_i n_j}\begin{pmatrix} 1 & \cdots & 1 \\ \vdots & \ddots & \vdots \\ 1 & \cdots & 1 \end{pmatrix}_{n_i \times n_j} \quad i \neq j, \quad H_{ii} = \frac{1-g_i}{n_i g_i (n_i - 1)} \begin{pmatrix} 0 & & 1 \\ & \ddots & \\ 1 & & 0 \end{pmatrix}_{n_i \times n_i} \tag{6.5}$$

$$h_{ij\bullet q} = \begin{cases} -\frac{1}{n_j} & i \neq j \\ \frac{1-g_i}{n_i g_i} = \frac{1}{n_i g_i} - \frac{1}{n_i} & i = j \end{cases} \qquad h_{ijp\bullet} = \begin{cases} -\frac{1}{n_i} & i \neq j \\ \frac{1-g_i}{n_i g_i} = \frac{1}{n_i g_i} - \frac{1}{n_i} & i = j \end{cases}$$

$$h_{ij\bullet\bullet} = \begin{cases} -1 & i \neq j \\ \frac{1}{g_i} - 1 & i = j \end{cases} \qquad h_{iipp} = 0, \quad h_{ii} = 0.$$

Gegenüber $S_{XY}^{(g)}$ sind $h_{ij\bullet q}$ und $h_{ijp\bullet}$ und damit $h_{ij\bullet\bullet}$ identisch. Lediglich h_{iipp} und folglich h_{ii} verschwinden. Unterschiedlich sind nur

$$\sum_p \sum_q h_{ijpq} h^{(2)}_{ijpq} = \begin{cases} -\frac{1}{n_i n_j} h^{(2)}_{ij\bullet\bullet} & i \neq j \\ \frac{1-g_i}{n_i g_i (n_i-1)} (h^{(2)}_{ii\bullet\bullet} - h^{(2)}_{ii}) & i = j, \end{cases}$$

$$\sum_p \sum_q h_{ijpq} h^{(2)}_{jiqp} = \begin{cases} -\frac{1}{n_i n_j} h^{(2)}_{ji\bullet\bullet} & i \neq j \\ \frac{1-g_i}{n_i g_i (n_i-1)} (h^{(2)}_{ii\bullet\bullet} - h^{(2)}_{ii}) & i = j. \end{cases}$$

Deshalb folgt gemäß der Herleitungen unter (6) für beliebiges $\widehat{\theta}_2$ unmittelbar

$$\begin{aligned} &\mathrm{Cov}(S_{XY,\mathrm{ext}}, \widehat{\theta}_2) = \\ &= \sum_k g_k \mu_X^{(k)} \sum_i (\mu_X^{(i)} - \mu_X) \sigma_Y^{(i)2} \frac{g_i^2}{n_i} h^{(2)}_{ki\bullet\bullet} + \sum_k g_k \mu_Y^{(k)} \sum_i (\mu_X^{(i)} - \mu_X) \sigma_{XY}^{(i)} \frac{g_i^2}{n_i} h^{(2)}_{ik\bullet\bullet} \\ &+ \sum_k g_k \mu_X^{(k)} \sum_i (\mu_Y^{(i)} - \mu_Y) \sigma_{XY}^{(i)} \frac{g_i^2}{n_i} h^{(2)}_{ki\bullet\bullet} + \sum_k g_k \mu_Y^{(k)} \sum_i (\mu_Y^{(i)} - \mu_Y) \sigma_X^{(i)2} \frac{g_i^2}{n_i} h^{(2)}_{ik\bullet\bullet} \\ &+ \sum_i (\mu_X^{(i)} - \mu_X) \sigma^{(i)}_{XY^{(2)}} \frac{g_i^3}{n_i} h^{(2)}_{ii} + \sum_i (\mu_Y^{(i)} - \mu_Y) \sigma^{(i)}_{X^{(2)}Y} \frac{g_i^3}{n_i} h^{(2)}_{ii} \\ &- \sum_{i \neq j}\sum \left(\sigma_X^{(i)2} \sigma_Y^{(j)2} h^{(2)}_{ij\bullet\bullet} + \sigma_{XY}^{(i)} \sigma_{XY}^{(j)} h^{(2)}_{ji\bullet\bullet}\right) \frac{g_i^2}{n_i} \frac{g_j^2}{n_j} \\ &+ \sum_i \left(\sigma_X^{(i)2} \sigma_Y^{(i)2} + \sigma_{XY}^{(i)2}\right) \frac{g_i^3}{n_i} \frac{1-g_i}{n_i(n_i-1)} (h^{(2)}_{ii\bullet\bullet} - h^{(2)}_{ii}). \end{aligned}$$

Wird $\widehat{\theta}_2 = S_{XY,\text{ext}}$, also $H_{ij}^{(2)} = H_{ij}$ nach (6.5) gewählt, ergibt sich daraus in Analogie zu (6)

$$\begin{aligned}
\operatorname{Var}(S_{XY,\text{ext}}) &= \\
&= \sum_i \left((\mu_X^{(i)} - \mu_X)^2 \sigma_Y^{(i)2} + 2(\mu_X^{(i)} - \mu_X)(\mu_Y^{(i)} - \mu_Y)\sigma_{XY}^{(i)} + (\mu_Y^{(i)} - \mu_Y)^2 \sigma_X^{(i)2}\right)\frac{g_i^2}{n_i} \\
&\quad + \sum_{i \neq j}\sum \left(\sigma_X^{(i)2}\sigma_Y^{(i)2} + \sigma_{XY}^{(i)2}\right)\frac{g_i^2}{n_i}\frac{g_j^2}{n_j} + \sum_i \left(\sigma_X^{(i)2}\sigma_Y^{(i)2} + \sigma_{XY}^{(i)2}\right)\frac{g_i^2}{n_i}\frac{(1-g_i)^2}{n_i - 1} \\
&= \sum_i \left((\mu_X^{(i)} - \mu_X)^2 \sigma_Y^{(i)2} + 2(\mu_X^{(i)} - \mu_X)(\mu_Y^{(i)} - \mu_Y)\sigma_{XY}^{(i)} + (\mu_Y^{(i)} - \mu_Y)^2 \sigma_X^{(i)2}\right)\frac{g_i^2}{n_i} \\
&\quad + \left(\sum_i \sigma_X^{(i)2}\frac{g_i^2}{n_i}\right)\left(\sum_i \sigma_Y^{(i)2}\frac{g_i^2}{n_i}\right) + \left(\sum_i \sigma_{XY}^{(i)2}\frac{g_i^2}{n_i}\right)^2 + \sum_i \left(\sigma_X^{(i)2}\sigma_Y^{(i)2} + \sigma_{XY}^{(i)2}\right)\frac{g_i^2}{n_i}\left(\frac{(1-g_i)^2}{n_i-1} - \frac{g_i^2}{n_i}\right).
\end{aligned}$$

Ist $\widehat{\theta}_1$ ein beliebiger koquadratischer Schätzer für

$$\sigma_{XY,\text{ext}} = \sum_i \mu_X^{(i)}\mu_Y^{(i)} g_i - \mu_X\mu_Y = \sum_i \mu_X^{(i)}\mu_Y^{(i)} g_i - \sum_i\sum_j \mu_X^{(i)}\mu_Y^{(i)} g_i g_j ,$$

dann gilt nach Satz 1 (2)

$$\operatorname{E}(\widehat{\theta}_1) = \sum_i\sum_j \mu_X^{(i)}\mu_Y^{(j)} g_i g_j h_{ij\bullet\bullet}^{(1)} + \sum_i \sigma_{XY}^{(i)} g_i^2 h_{ii}^{(1)}$$

und $\widehat{\theta}_1$ ist stets genau dann erwartungstreu für $\sigma_{XY,\text{ext}}$, wenn

$$h_{ij\bullet\bullet}^{(1)} == \begin{cases} -1 & i \neq j \\ \frac{1}{g_i} - 1 & i = j \end{cases} \quad \text{und} \quad h_{ii}^{(1)} = 0\,, \quad i, j = 1, \ldots, m\,. \tag{6.6}$$

Der Schätzer $S_{XY,\text{ext}}$ erfüllt nach (6.5) diese Bedingungen (6.6). Daher ist $\operatorname{E}(S_{XY,\text{ext}}) = \sigma_{XY,\text{ext}}$. Für dieses erwartungstreue und sonst beliebige $\widehat{\theta}_1$ gilt dann

$$\widehat{\theta}_1 = S_{XY,\text{ext}} + \widehat{\theta}_2 \quad \text{mit} \quad \widehat{\theta}_2 = \widehat{\theta}_1 - S_{XY,\text{ext}}\,, \quad H_{ij}^{(2)} = H_{ij}^{(1)} + H_{ij}$$

mit $H_{ij}^{(1)}$ nach (6.6) und H_{ij} nach (6.5), das auch (6.6) erfüllt. Daher gilt

$$h_{ij\bullet\bullet}^{(2)} = 0 \quad \text{und} \quad h_{ii}^{(2)} = 0\,, \quad i, j = 1, \ldots, m\,.$$

Damit sind in der obigen Formel für $\operatorname{Cov}(S_{XY,\text{ext}}, \widehat{\theta}_2)$ mit diesem $\widehat{\theta}_2$ alle Faktoren gleich Null, so dass

$$\operatorname{Var}(\widehat{\theta}_1) = \operatorname{Var}(S_{XY,\text{ext}}) + \operatorname{Var}(\widehat{\theta}_2) + 2\operatorname{Cov}(S_{XY,\text{ext}}, \widehat{\theta}_2) \geq \operatorname{Var}(S_{XY,\text{ext}})$$

und folglich $S_{XY,\text{ext}}$ BQUE für $\sigma_{XY,\text{ext}}$ ist.

Ferner gilt mit Satz 2 (6) aus Kapitel 6.2 und $\overline{X}^{(g)} = \sum_i \overline{X}_i g_i$

$$\begin{aligned}
\operatorname{Cov}(\overline{X}^{(g)}, S_{XY,\text{ext}}) &= \operatorname{Cov}(\overline{X}^{(g)}, \sum_i K_{XY,i} g_i - K_{XY}^{(g)}) \\
&= \sum_i \operatorname{Cov}(\overline{X}_i, K_{XY,i}) g_i^2 - \operatorname{Cov}(\overline{X}^{(g)}, K_{XY}^{(g)}) \\
&= \sum_i \left(\mu_X^{(i)}\sigma_{XY}^{(i)} + \mu_Y^{(i)}\sigma_X^{(i)2}\right)\frac{g_i^2}{n_i} - \mu_X \sum_i \sigma_{XY}^{(i)}\frac{g_i^2}{n_i} - \mu_Y \sum_i \sigma_X^{(i)2}\frac{g_i^2}{n_i}
\end{aligned}$$

und entsprechend

$$\operatorname{Cov}(\overline{Y}^{(g)}, S_{XY,\text{ext}}) = \sum_i \left(\mu_X^{(i)}\sigma_Y^{(i)2} + \mu_Y^{(i)}\sigma_{XY}^{(i)}\right)\frac{g_i^2}{n_i} - \mu_X \sum_i \sigma_Y^{(i)2}\frac{g_i^2}{n_i} - \mu_Y \sum_i \sigma_{XY}^{(i)}\frac{g_i^2}{n_i}.$$

Aus obiger Formel für $\mathrm{Cov}(S_{XY,\mathrm{int}}, \widehat{\theta}_2)$ folgt mit $\widehat{\theta}_2 = S_{XY,\mathrm{ext}}$, also mit $H_{ij}^{(2)} = H_{ij}$ nach (6.5) (beachte, in $h_{ij}{\bullet\bullet} = -1$ wird für $i = j$ zusätzlich $\frac{1}{g_i}$ addiert)

$$\mathrm{Cov}(S_{XY,\mathrm{int}}, S_{XY,\mathrm{ext}}) =$$

$$= -\mu_X \sum_i \sigma_{XY^{(2)}}^{(i)} \frac{g_i^2}{n_i} + \sum_i \mu_X^{(i)} \sigma_{XY^{(2)}}^{(i)} \frac{g_i^2}{n_i} - \mu_Y \sum_i \sigma_{X^{(2)}Y}^{(i)} \frac{g_i^2}{n_i} + \sum_i \mu_Y^{(i)} \sigma_{X^{(2)}Y}^{(i)} \frac{g_i^2}{n_i}$$
$$- \sum_i \left(\sigma_X^{(i)2} \sigma_Y^{(i)2} + \sigma_{XY}^{(i)2}\right) \frac{g_i^2(1-g_i)}{n_i(n_i-1)} .$$

Alternativ ergibt sich diese Gleichung auch aus der Formel für $\mathrm{Cov}(S_{XY,\mathrm{ext}}, \widehat{\theta}_2)$ mit $\widehat{\theta}_2 = S_{XY,\mathrm{int}}$, also $H_{ij}^{(2)} = H_{ij}$ nach (6.3).

Zur Kontrolle kann

$$\mathrm{Var}(S_{XY}) = \mathrm{Var}(S_{XY,\mathrm{int}}) + \mathrm{Var}(S_{XY,\mathrm{ext}}) + 2\,\mathrm{Cov}(S_{XY,\mathrm{int}}, S_{XY,\mathrm{ext}})$$

nachgerechnet werden.

(7) Die Aussagen ergeben sich direkt aus (6) für den Sonderfall $Y = X$. □

Die Formeln zeigen, dass die geschichtete Stichprobe in Raum und Zeit zu besseren Ergebnissen führt als die reine Zufallsstichprobe. Die Varianzen der Schätzer werden verringert, weil durch die Schichtung die externe Gebiets-Varianz ausgeschaltet wird. Dabei ist jedoch zu beachten, dass für die Schätzer von höheren Momenten in den Schichten G_i jeweils mindestens zwei Werte erhoben werden müssen, um die internen Gebiets-Varianzen erwartungstreu schätzen zu können. Für $\overline{X}^{(g)}$ mit jeweils einem Wert $X(T_i)$ in G_i, also für $\overline{X}^{(g)} = \sum_{i=1}^n X(T_i) g_i$ und $g_i = 1/n$ gilt beispielsweise im Vergleich zu $\overline{X}$ einer reinen Zufallsstichprobe

$$\mathrm{Var}(\overline{X}^{(g)}) = \frac{1}{n^2} \sum_{i=1}^n \sigma_X^{(i)2} = \frac{1}{n} \sigma_{X,\mathrm{int}}^2 , \quad \mathrm{Var}(\overline{X}) = \frac{1}{n} \sigma_X^2 = \frac{1}{n} (\sigma_{X,\mathrm{int}}^2 + \sigma_{X,\mathrm{ext}}^2) .$$

5.5 Systematische Raum-Zeit-Stichprobe

Bei einer systematischen Raum-Zeit-Stichprobe wird das Gesamtgebiet G der Größe $|G|$ in translations-invariante Teilgebiete G_i der (gleichen) Größen $|G_i|$ zerlegt, $i = 1, \ldots, n$. Auf diese Weise entsteht eine "Pflasterung" mit identischen Teilen. Im "ersten" Teilgebiet, dem "Referenzgebiet" G_1, wird dann rein zufällig ein Messpunkt T_1 ausgewählt, d. h. T_1 ist auf G_1 gleichverteilt mit der Dichte $f(t) = 1/|G_1|$ für $t \in G_1$ und 0 sonst.

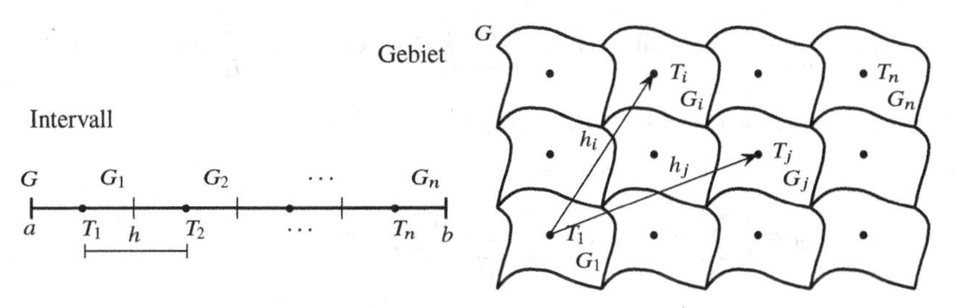

Alle weiteren Messpunkte $T_i \in G_i$ liegen dann immer an der gleichen Stelle im Teilgebiet G_i, wenn es durch Verschiebung um h_i mit G_1 zur Deckung gebracht wird. Bei einem Intervall G gilt $h_i = (i-1)h$, wobei h der Abstand von zwei benachbarten Messpunkten ist, $i = 1, \ldots, n$. Damit gibt es Punkte der Ordnung k, jeweils erreichbar über $k-1$ Teilgebiete, $k = 1, \ldots, m$. Bei einem Intervall G ist die Ordnung k gleich dem Index i. Infolge der Konstruktion sind die Messpunkte T_i abhängig voneinander, im Gegensatz zur einfachen und geschichteten Raum-Zeit-Stichprobe. Daher sind die Gebiets-Autokovarianzen und -Kreuzkovarianzen aus Kapitel 3.6 zu beachten.

Der Vorteil einer derartigen Stichprobe liegt in der einfachen Umsetzbarkeit. Es muss nur der erste Messpunkt T_1 rein zufällig ausgewählt werden. Alle anderen Beobachtungspunkte T_i in den Teilgebieten G_i liegen dann fest, immer an der translations-gleichen Stelle, so dass das Verfahren leicht automatisierbar ist. Der weit üblichste Anwendungsfall liegt vor, wenn G ein Zeitintervall ist. Dann wird immer im gleichen Zeitabstand h die "Probe" entnommen und (chemisch) analysiert. Dieses Vorgehen ist typisch für automatische Umweltgüte-Messprogramme.

Definition (Systematische Raum-Zeit-Stichprobe) Ein Gebiet G der Größe $|G|$ sei zerlegt in n translations-identische Teilgebiete G_i der Größen $|G_i| = \frac{1}{n}|G|$ für $i = 1, \ldots, n$. Wird im "Referenzgebiet" G_1 rein zufällig ein Messpunkt T_1 ausgewählt und alle übrigen Messpunkte T_i stets an der translations-gleichen Stelle gewählt, wenn G_1 nach G_i um die Translation h_i verschoben wird, dann heißt die Stichprobe $(T_1, \ldots, T_n)$ eine *systematische Raum-Zeit-Stichprobe*. □

Für eine derartige "Pflasterung" $(G_1, \ldots, G_n)$ eines Gebiets G aus translations-invarianten Teilgebieten G_i mit systematischer Beprobung $(T_1, \ldots, T_n)$ zur Untersuchung von Messgrößen X, Y, W, ... muss die Abhängigkeit der Messstellenauswahlen T_i beachtet werden. Möglichst zu vermeiden ist, dass die Gebietsgößen $|G_i| = \frac{1}{n}|G|$ mit einer möglichen Periode der zu untersuchenden Messkurven zusammenfallen, vgl. Kapitel 2.1 und Abb. 2.7. Andernfalls wird stets der gleiche Wert beobachtet und keinerlei Information über die Variabilität der Verläufe gewonnen. Auch die Stationaritätsannahme, dass die Gebiets-Autokovarianzen $\sigma_X^{(ij)}$ und -Kreuzkovarianzen $\sigma_{XY}^{(ij)}$ nur vom Abstand translations-invarianter Punkte aus den Teilgebieten G_i und G_j abhängen, wird in der Regel nicht zutreffen, da sonst die Messkurven von spezieller Gestalt sein müssten, siehe dazu auch nachstehende

Folgerung (1) Gemäß Kapitel 3 gilt auch hier für die spezielle Gebietszerlegung mit $|G_i| = \frac{1}{n}|G|$ und $g_i = \frac{|G_i|}{|G|} = \frac{1}{n}$ bezüglich Gebiets-Mittelwert μ_X und Gebiets-Kovarianz σ_{XY} mit $Z = XY$ die Zerlegungsformel

$$\mu_X = \frac{1}{n}\sum_i \mu_X^{(i)} \quad \text{mit} \quad \mu_X^{(i)} = \frac{1}{|G_i|}\int_{G_i} X(t)\,\mathrm{d}t = \frac{1}{|G_1|}\int_{G_1} X(t+h_i)\,\mathrm{d}t$$

$$\sigma_{XY} = \sigma_{XY,\text{int}} + \sigma_{XY,\text{ext}} = \mu_Z - \mu_X\mu_Y$$

mit

$$\sigma_{XY,\text{int}} = \frac{1}{n}\sum_i \sigma_{XY}^{(i)} = \mu_Z - \frac{1}{n}\sum_i \mu_X^{(i)}\mu_Y^{(i)} em$$

$$\sigma_{XY,\text{ext}} = \frac{1}{n}\sum_i(\mu_X^{(i)} - \mu_X)(\mu_Y^{(i)} - \mu_Y) = \frac{1}{n}\sum_i \mu_X^{(i)}\mu_Y^{(i)} - \mu_X\mu_Y$$

(2) Für eine systematische Raum-Zeit-Stichprobe $(T_1, \dots, T_n)$ ist $T_i = T_1 + h_i \in G_i$ und T_1 ist gleichverteilt mit der Dichte $f(t) = 1/|G_1|$ für $t \in G_1$ und 0 sonst. Daher ist für eine Messgröße X in G nach Satz 1 aus Abschnitt 4.2 die gemeinsame Verteilungsfunktion der Zufallsvariablen $X(T_1), \dots, X(T_n)$ gegeben durch die gemeinsame Dauerlinie der auf das Referenzgebiet G_1 verschobenen Messkurven $X_i(t_1) = X(t_1 + h_i) = X(t_i)$, $i = 1, \dots, n$, d. h. für $x_1, \dots, x_n \in \mathbb{R}$ gilt

$$\begin{aligned} F(x_1, \dots, x_n) &= P\big(X(T_1) \le x_1, \dots, X(T_n) \le x_n\big) \\ &= P(X_1 \le x_1, \dots, X_n \le x_n) = D(x_1, \dots, x_n) \quad \text{auf } G_1 . \end{aligned}$$

(3) Aus dem Erwartungswert $\mathrm{E}\left(g(T)\right) = \int_{-\infty}^{\infty} g(t) f_T(t)\,\mathrm{d}t$ einer Zufallsvariablen T mit Dichte f_T und der Funktion $g(T)$ folgt speziell

$$\begin{aligned} &\mathrm{E}\left(X(T_i)\right) = \frac{1}{|G_1|}\int_{G_1} X(t + h_i)\,\mathrm{d}t = \mu_X^{(i)} \\ &\mathrm{E}\left[\left(X(T_i) - \mu_X^{(i)}\right)^r \left(Y(T_j) - \mu_Y^{(j)}\right)^s \left(W(T_k) - \mu_W(T_k)\right)^q\right] = \\ &= \frac{1}{|G_1|}\int_{G_1}\left(X(t + h_i) - \mu_X^{(i)}\right)^r \left(Y(t + h_j) - \mu_Y^{(j)}\right)^s \left(W(t + h_k) - \mu_W^{(k)}\right)^q \mathrm{d}t \\ &= \sigma_{X^{(r)}Y^{(s)}W^{(q)}}^{(ijk)} , \end{aligned}$$

vgl. Abschnitt 3.6 Auto-/Kreuzkovarianzen, insbesondere

$$\mathrm{E}\left[\left(X(T_i) - \mu_X^{(i)}\right)\left(Y(T_j) - \mu_Y^{(j)}\right)\right] = \sigma_{XY}^{(ij)}, \quad i, j = 1, \dots, n,$$

$$\begin{aligned} \mathrm{E}\left((\overline{X} - \mu_X)(\overline{Y} - \mu_Y)\right) &= \frac{1}{n^2}\sum_i\sum_j \mathrm{E}\left[\left(X(T_i) - \mu_X^{(i)}\right)\left(Y(T_j) - \mu_Y^{(j)}\right)\right] \\ &= \frac{1}{n^2}\sum_i\sum_j \sigma_{XY}^{(ij)} = \frac{1}{n^2}\sigma_{XY}^{(\bullet\bullet)} = \overline{\sigma}_{XY}^{(\bullet\bullet)}, \end{aligned}$$

mit

$$\overline{X} = \frac{1}{n}\sum_i X(T_i), \quad \mu_X = \frac{1}{n}\sum_i \mu_X^{(i)}, \quad \overline{Y} = \frac{1}{n}\sum_j Y(T_i), \quad \mu_Y = \frac{1}{n}\sum_j \mu_Y^{(j)}.$$

Wie früher werden Summen über einen Index durch $(\bullet)$ an dieser Stelle gekennzeichnet und der Mittelwert durch einen Querstrich $(\overline{\ })$, z. B.

$$\overline{\sigma}_{X^{(r)}Y^{(s)}W^{(q)}}^{(\bullet j \bullet)} = \frac{1}{n^2}\sigma_{X^{(r)}Y^{(s)}W^{(q)}}^{(\bullet j \bullet)} = \frac{1}{n^2}\sum_i\sum_k \sigma_{X^{(r)}Y^{(s)}W^{(q)}}^{(ijk)} . \qquad \square$$

Satz 1 (Stichprobenfunktionen) Seien X, Y zwei Messgrößen im Gebiet G der Größe $|G|$, zerlegt in n translations-invariante Teilgebiete G_i der (gleichen) Größen

$|G_i| = \frac{1}{n}|G|$ und $(T_1, \ldots, T_n)$ eine systematische Raum-Zeit-Stichprobe, d. h. T_1 ist gleichverteilt auf T_1 und $T_i = T_1 + h_i$ mit der Translation h_i, $i = 1, \ldots, n$.

(1) Für zwei lineare Stichprobenfunktionen

$$\widehat{\mu}_X = \sum_i c_i X(T_i) \quad \text{und} \quad \widehat{\mu}_Y = \sum_j d_j Y(T_j)$$

gilt

$$\begin{aligned} \mathrm{E}(\widehat{\mu}_X) &= \sum_i c_i \mu_X^{(i)}, \quad \mathrm{E}(\widehat{\mu}_X) - \mu_X = \sum_i \big(c_i - \frac{1}{n}\big)\mu_X^{(i)} \\ &= \sum_i \sum_j c_i c_j \sigma_X^{(ij)}, \quad \mathrm{MSE}(\widehat{\mu}_X, \mu_X) = \mathrm{Var}(\widehat{\mu}_X) + \big(\mathrm{E}(\widehat{\mu}_X) - \mu_X\big)^2 \\ \mathrm{Cov}(\widehat{\mu}_X, \widehat{\mu}_Y) &= \sum_i \sum_j c_i d_j \sigma_{XY}^{(ij)}. \end{aligned}$$

(2) Für zwei koquadratische Stichprobenfunktionen

$$\widehat{\theta}_1 = \sum_i \sum_j h_{ij}^{(1)} X(T_i) Y(T_j), \quad \widehat{\theta}_2 = \sum_i \sum_j h_{ij}^{(2)} X(T_i) Y(T_j)$$

gilt

$$\begin{aligned} \mathrm{E}(\widehat{\theta}_1) &= \sum_i \sum_j h_{ij}^{(1)} \big(\mu_X^{(i)} \mu_Y^{(j)} + \sigma_{XY}^{(ij)}\big) \\ \mathrm{Cov}(\widehat{\mu}_X, \widehat{\theta}_1) &= \sum_i \sum_j \sum_k c_k h_{ij}^{(1)} \big(\mu_X^{(i)} \sigma_{XY}^{(kj)} + \mu_Y^{(j)} \sigma_X^{(ik)} + \sigma_{XXY}^{(ikj)}\big) \\ \mathrm{Cov}(\widehat{\mu}_Y, \widehat{\theta}_1) &= \sum_i \sum_j \sum_k d_k h_{ij}^{(1)} \big(\mu_X^{(i)} \sigma_Y^{(kj)} + \mu_Y^{(j)} \sigma_{XY}^{(ik)} + \sigma_{XYY}^{(ikj)}\big) \end{aligned}$$

$$\mathrm{Cov}(\widehat{\theta}_1, \widehat{\theta}_2) =$$

$$\begin{aligned} = \sum_i \sum_j \sum_k \sum_l h_{ij}^{(1)} h_{kl}^{(2)} \big(&\mu_X^{(i)} \mu_X^{(k)} \sigma_Y^{(jl)} + \mu_X^{(i)} \mu_Y^{(l)} \sigma_{XY}^{(kj)} + \mu_Y^{(j)} \mu_X^{(k)} \sigma_{XY}^{(il)} + \mu_Y^{(j)} \mu_Y^{(l)} \sigma_X^{(ki)} \\ &+ \mu_X^{(i)} \sigma_{XYY}^{(kjl)} + \mu_X^{(k)} \sigma_{XYY}^{(ijl)} + \mu_Y^{(j)} \sigma_{XXY}^{(ikl)} + \mu_Y^{(l)} \sigma_{XXY}^{(ikj)} + \sigma_{XYXY}^{(ijkl)} - \sigma_{XY}^{(ij)} \sigma_{XY}^{(kl)}\big) \end{aligned}$$

und speziell für $\widehat{\theta}_2 = \widehat{\theta}_1$ (also $h_{ij}^{(2)} = h_{ij}^{(1)}$) ist $\mathrm{Cov}(\widehat{\theta}_1, \widehat{\theta}_1) = \mathrm{Var}(\widehat{\theta}_1)$. □

Beweis Mit der Folgerung (1) und (2) gilt

(1)

$$\begin{aligned} \mathrm{E}(\widehat{\mu}_X) &= \sum_i c_i \,\mathrm{E}\big(X(T_i)\big) = \sum_i c_i \mu_X^{(i)} \\ \mathrm{E}(\widehat{\mu}_X) - \mu_X &= \sum_i c_i \mu_X^{(i)} - \frac{1}{n} \sum_i \mu_X^{(i)} = \sum_i \big(c_i - \frac{1}{n}\big)\mu_X^{(i)} \\ \mathrm{Cov}(\widehat{\mu}_X, \widehat{\mu}_Y) &= \sum_i \sum_j c_i d_j \,\mathrm{Cov}\big(X(T_i), Y(T_j)\big) = \sum_i \sum_j c_i d_j \sigma_{XY}^{(ij)} \end{aligned}$$

und speziell für $Y = X$ ergibt sich $\mathrm{Var}(\widehat{\mu}_X) = \sum_i \sum_j c_i c_j \sigma_X^{(ij)}$.

(2) Setze

$$U_i = X(T_i) - \mu_X^{(i)}, \quad V_j = Y(T_j) - \mu_Y^{(j)}, \quad i, j = 1, \ldots, n.$$

Dann ist für $i, j, k, l = 1, \ldots, n$

$$\begin{aligned} \mathrm{E}(U_i) &= 0, \quad \mathrm{E}(V_j) = 0, \\ \mathrm{E}(U_i U_k) &= \sigma_X^{(ik)}, \quad \mathrm{E}(U_i V_j) = \sigma_{XY}^{(ij)}, \quad \mathrm{E}(V_j V_l) = \sigma_Y^{(jl)}, \\ \mathrm{E}(U_i U_k V_l) &= \sigma_{XXY}^{(ikl)}, \quad \mathrm{E}(U_i V_j V_l) = \sigma_{XYY}^{(ijl)}, \quad \mathrm{E}(U_i V_j U_k V_l) = \sigma_{XYXY}^{(ijkl)}. \end{aligned}$$

Daraus ergibt sich

$$\begin{aligned} \mathrm{E}(\widehat{\theta}_1) &= \sum_i \sum_j h_{ij}^{(1)} \, \mathrm{E}\left(X(T_i)Y(T_j)\right) = \sum_i \sum_j h_{ij}^{(1)} \, \mathrm{E}\left((\mu_X^{(i)} + U_i)(\mu_Y^{(j)} + V_j)\right) \\ &= \sum_i \sum_j (\mu_X^{(i)} \mu_Y^{(j)} + \sigma_{XY}^{(ij)}) \end{aligned}$$

und

$$\begin{aligned} \widehat{\mu}_X - \mathrm{E}(\widehat{\mu}_X) &= \sum_k c_k \left(X(T_k) - \mu_X^{(k)}\right) = \sum_k c_k U_k \\ \widehat{\theta}_1 - \mathrm{E}(\widehat{\theta}_1) &= \sum_i \sum_j h_{ij}^{(1)} \left(X(T_i)Y(T_j) - \mu_X^{(i)} \mu_Y^{(j)} - \sigma_{XY}^{(ij)}\right) \\ &= \sum_i \sum_j h_{ij}^{(1)} \left((\mu_X^{(i)} + U_i)(\mu_Y^{(j)} + V_j) - \mu_X^{(i)} \mu_Y^{(j)} - \sigma_{XY}^{(ij)}\right. \\ &= \sum_i \sum_j h_{ij}^{(1)} \left(\mu_X^{(i)} V_j + \mu_Y^{(j)} U_i + U_i V_j - \sigma_{XY}^{(ij)}\right). \end{aligned}$$

Folglich ist

$$\begin{aligned} \mathrm{Cov}(\widehat{\mu}_X, \widehat{\theta}_1) &= \sum_k \sum_i \sum_j c_k h_{ij}^{(1)} \left(\mu_X^{(i)} \, \mathrm{E}(U_k V_j) + \mu_Y^{(j)} \, \mathrm{E}(U_i U_k) + \mathrm{E}(U_i U_k V_j)\right. \\ &= \sum_k \sum_i \sum_j c_k h_{ij}^{(1)} \left(\mu_X^{(i)} \sigma_{XY}^{(kj)} + \mu_Y^{(j)} \sigma_X^{(ik)} + \sigma_{XXY}^{(ikj)}\right) \\ \mathrm{Cov}(\widehat{\mu}_Y, \widehat{\theta}_1) &= \sum_k \sum_i \sum_j c_k h_{ij}^{(1)} \left(\mu_X^{(i)} \sigma_Y^{(kj)} + \mu_Y^{(j)} \sigma_{XY}^{(ik)} + \sigma_{XYY}^{(ikj)}\right) \end{aligned}$$

und

$$\begin{aligned} \mathrm{Cov}(\widehat{\theta}_1, \widehat{\theta}_2) = \sum_i \sum_j \sum_k \sum_l h_{ij}^{(1)} h_{kl}^{(2)} \, \mathrm{E}\left[(\mu_X^{(i)} V_j + \mu_Y^{(j)} U_i + U_i V_j - \sigma_{XY}^{(ij)})\right. \\ \left.(\mu_X^{(k)} V_l + \mu_Y^{(l)} U_k + U_k V_l - \sigma_{XY}^{(kl)})\right] \end{aligned}$$

$$\begin{aligned} = \sum_i \sum_j \sum_k \sum_l h_{ij}^{(1)} h_{kl}^{(2)} \big(&\mu_X^{(i)} \mu_X^{(k)} \sigma_Y^{(jl)} + \mu_X^{(i)} \mu_Y^{(l)} \sigma_{XY}^{(kj)} + \mu_Y^{(j)} \mu_X^{(k)} \sigma_{XY}^{(il)} + \mu_Y^{(j)} \mu_Y^{(l)} \sigma_X^{(ki)} \\ &+ \mu_X^{(i)} \sigma_{XYY}^{(kjl)} + \mu_X^{(k)} \sigma_{XYY}^{(ijl)} + \mu_Y^{(j)} \sigma_{XXY}^{(ikl)} + \mu_Y^{(l)} \sigma_{XXY}^{(ikj)} + \sigma_{XYXY}^{(ijkl)} - \sigma_{XY}^{(ij)} \sigma_{XY}^{(kl)}\big). \ \square \end{aligned}$$

Höhere Momente wie $\mu_X \mu_Y$ (speziell μ_X^2) und σ_{XY} (speziell σ_X^2 können ohne zusätzliche Informationen (so genannte Vorinformationen) nicht erwartungstreu geschätzt werden, da in einem Teilgebiet G_i jeweils nur ein Messpunkt T_i ausgewählt wird, vgl. Satz 2 Kapitel 6.2. Naheliegende Schätzer für $\mu_X \mu_Y$ und σ_{XY} sind $\overline{X}\,\overline{Y}$ und $S_{XY}^* = \frac{1}{n} \sum_i (X(T_i) - \overline{X})(Y(T_i) - \overline{Y}) = \overline{Z} - \overline{X}\,\overline{Y}$ mit $\overline{Z} = \frac{1}{n} \sum_i X(T_i)Y(T_i)$.

Satz 2 (spezielle Schätzer) Seien X, Y zwei Messgrößen im Gebiet G der Größe G, zerlegt in n translations-invariante Teilgebiete G_i der (gleichen) Größen $|G_i| = \frac{1}{n}|G|$ und $(T_1, \ldots, T_n)$ eine systematische Raum-Zeit-Stichprobe, d. h. T_1 ist rein zufällig in G_1 gewählt und $T_i = T_1 + h_i$ mit der Translation h_i. Für ein Intervall G ist $h_i = (i-1)h$ mit $h = |G_i| = \frac{1}{n}|G|$, $i = 1, \ldots, n$.

(1) Das Stichprobenmittel

$$\overline{X} = \frac{1}{n} \sum_i X(T_i)$$

ist der einzige lineare Schätzer für μ_X, der stets unverzerrt ist. Daher kann $\overline{X}$ auch als BLUE für μ_X, d. h. als bester linearer unverzerrter Schätzer für μ_X angesehen werden. Es gilt

$$\begin{aligned}
\mathrm{E}(\overline{X}) &= \mu_X\,,\\
\mathrm{Var}(\overline{X}) &= \overline{\sigma}_X^{(\bullet\bullet)} = \frac{1}{n^2}\sigma_X^{(\bullet\bullet)} = \frac{1}{n^2}\sum_i\sum_j \sigma_X^{(ij)} = \frac{1}{n}\sigma_{X,\mathrm{int}}^2 + \frac{1}{n^2}\sum_{i\neq j}\sum \sigma_X^{(ij)}\,,\\
\mathrm{Cov}(\overline{X},\overline{Y}) &= \overline{\sigma}_{XY}^{(\bullet\bullet)} = \frac{1}{n^2}\sigma_{XY}^{(\bullet\bullet)} = \frac{1}{n^2}\sum_i\sum_j \sigma_{XY}^{(ij)} = \frac{1}{n}\sigma_{XY,\mathrm{int}} + \frac{1}{n^2}\sum_{i\neq j}\sum \sigma_{XY}^{(ij)}\,.
\end{aligned}$$

(2) Sei $Z = XY$ mit $Z(t) = X(t)Y(t)$ für $t \in G$. Das Stichprobenmittel

$$\overline{Z} = \frac{1}{n}\sum_i Z(T_i) = \frac{1}{n}\sum_i X(T_i)Y(T_i) = \overline{XY}$$

ist BQUE, d, h. bester koquadratischer unverzerrter Schätzer für $\mu_Z = \mu_{XY}$ mit

$$\begin{aligned}
\mathrm{E}(\overline{Z}) &= \mu_Z\,,\\
\mathrm{Var}(\overline{Z}) &= \overline{\sigma}_Z^{(\bullet\bullet)} = \frac{1}{n^2}\sum_i\sum_k \sigma_Z^{(ik)}\\
&= \frac{1}{n^2}\sum_i\sum_k \big[\mu_X^{(i)}\mu_X^{(k)}\sigma_Y^{(ik)} + 2\mu_Y^{(i)}\mu_X^{(k)}\sigma_{XY}^{(ik)} + \mu_Y^{(i)}\mu_Y^{(k)}\sigma_X^{(ik)}\\
&\qquad + 2\mu_X^{(i)}\sigma_{XYY}^{(kki)} + 2\mu_Y^{(i)}\sigma_{XXY}^{(ikk)} + \sigma_{XYXY}^{(iikk)}\big] - \sigma_{XY,\mathrm{int}}^2\,,\\
\mathrm{Cov}(\overline{X},\overline{Z}) &= \overline{\sigma}_{XZ}^{(\bullet\bullet)} = \frac{1}{n^2}\sum_i\sum_k \sigma_{XZ}^{(ik)} = \frac{1}{n}\sum_i \big(\mu_X^{(i)}\overline{\sigma}_{XY}^{(\bullet i)} + \mu_Y^{(i)}\overline{\sigma}_X^{(i\bullet)} + \overline{\sigma}_{XXY}^{(i\bullet i)}\big),\\
\mathrm{Cov}(\overline{Y},\overline{Z}) &= \overline{\sigma}_{YZ}^{(\bullet\bullet)} = \frac{1}{n^2}\sum_i\sum_k \sigma_{YZ}^{(ik)} = \frac{1}{n}\sum_i \big(\mu_X^{(i)}\overline{\sigma}_Y^{(\bullet i)} + \mu_Y^{(i)}\overline{\sigma}_{XY}^{(i\bullet)} + \overline{\sigma}_{XYY}^{(i\bullet i)}\big).
\end{aligned}$$

(3) Für die koquadratischen Schätzer

$$\overline{X}\,\overline{Y} \quad \text{und} \quad \begin{aligned}
K_{XY}^* &= \frac{1}{n^2}\sum_{i\neq j}\sum X(T_i)Y(T_j) = \overline{X}\,\overline{Y} - \frac{1}{n}\overline{Z}\,,\\
K_{XY} &= \frac{1}{n(n-1)}\sum_{i\neq j}\sum X(T_i)Y(T_j) = \frac{n}{n-1}K_{XY}^* = \frac{n}{n-1}\overline{X}\,\overline{Y} - \frac{1}{n-1}\overline{Z}
\end{aligned}$$

für $\mu_X\mu_Y$ gilt

$$\begin{aligned}
\mathrm{E}(\overline{X}\,\overline{Y}) &= \mu_X\mu_Y + \overline{\sigma}_{XY}^{(\bullet\bullet)} \quad \text{mit } \overline{\sigma}_{XY}^{(\bullet\bullet)} = \frac{1}{n^2}\sum_i\sum_j \sigma_{XY}^{(ij)} = \frac{1}{n}\sigma_{XY,\mathrm{int}} + \frac{1}{n^2}\sum_{i\neq j}\sum \sigma_{XY}^{(ij)},\\
\mathrm{E}(K_{XY}^*) &= \mu_X\mu_Y + \overline{\sigma}_{XY}^{(\bullet\bullet)} - \frac{1}{n}\mu_Z \quad \text{mit} \quad \mu_Z = \sigma_{XY} + \mu_X\mu_Y\,,\\
\mathrm{E}(K_{XY}) &= \mu_X\mu_Y + \frac{n}{n-1}\big(\overline{\sigma}_{XY}^{(\bullet\bullet)} - \frac{1}{n}\sigma_{XY}\big),
\end{aligned}$$

und

$$\begin{aligned}
\mathrm{Cov}(\overline{X}\,\overline{Y},\overline{Z}) &= \mu_X\overline{\sigma}_{YZ}^{(\bullet\bullet)} + \mu_Y\overline{\sigma}_{XZ}^{(\bullet\bullet)} + \overline{\sigma}_{XYZ}^{(\bullet\bullet\bullet)} \\
&= \frac{1}{n}\sum_i \left[\mu_X(\mu_X^{(i)}\overline{\sigma}_Y^{(i\bullet)} + \mu_Y^{(i)}\overline{\sigma}_{XY}^{(i\bullet)} + \overline{\sigma}_{XYY}^{(ii\bullet)}) + \mu_Y(\mu_X^{(i)}\overline{\sigma}_{XY}^{(\bullet i)} + \mu_Y^{(i)}\overline{\sigma}_X^{(\bullet i)} + \overline{\sigma}_{XXY}^{(\bullet ii)})\right] \\
&\qquad + \frac{1}{n}\sum_i \left(\mu_X^{(i)}\overline{\sigma}_{XYY}^{(\bullet\bullet i)} + \mu_Y^{(i)}\overline{\sigma}_{XXY}^{(i\bullet\bullet)} + \overline{\sigma}_{XYXY}^{(\bullet\bullet ii)}\right) - \overline{\sigma}_{XY}^{(\bullet\bullet)}\sigma_{XY,\mathrm{int}}\,,
\end{aligned}$$

$$\mathrm{Cov}(K_{XY}^*,\overline{Z}) = \mathrm{Cov}(\overline{X}\,\overline{Y},\overline{Z}) - \frac{1}{n}\overline{\sigma}_Z^{(\bullet\bullet)} \quad \text{mit} \quad \overline{\sigma}_Z^{(\bullet\bullet)} = \mathrm{Var}(\overline{Z})\,,$$

$$\mathrm{Cov}(K_{XY},\overline{Z}) = \frac{n}{n-1}\mathrm{Cov}(K_{XY}^*,\overline{Z}) = \frac{n}{n-1}\mathrm{Cov}(\overline{X}\,\overline{Y},\overline{Z}) - \frac{1}{n-1}\overline{\sigma}_Z^{(\bullet\bullet)}$$

sowie

$$\begin{aligned}
\mathrm{Var}(\overline{X}\,\overline{Y}) &= \mu_X^2\overline{\sigma}_Y^{(\bullet\bullet)} + 2\mu_X\mu_Y\overline{\sigma}_{XY}^{(\bullet\bullet)} + \mu_Y^2\overline{\sigma}_X^{(\bullet\bullet)} + 2\mu_X\overline{\sigma}_{XYY}^{(\bullet\bullet\bullet)} + 2\mu_Y\overline{\sigma}_{XXY}^{(\bullet\bullet\bullet)} \\
&\qquad + \overline{\sigma}_{XYXY}^{(\bullet\bullet\bullet\bullet)} - \overline{\sigma}_{XY}^{(\bullet\bullet)2}\,,
\end{aligned}$$

$$\mathrm{MSE}(\overline{X}\,\overline{Y},\mu_X\mu_Y) = \mathrm{Var}(\overline{X}\,\overline{Y}) + \overline{\sigma}_{XY}^{(\bullet\bullet)2}\,,$$

$$\begin{aligned}
\mathrm{MSE}(K_{XY}^*,\mu_X\mu_Y) &= \mathrm{MSE}(\overline{X}\,\overline{Y},\mu_X\mu_Y) \\
&\qquad + \frac{1}{n^2}(\overline{\sigma}_Z^{(\bullet\bullet)} + \mu_Z^2) - \frac{2}{n}\left(\mathrm{Cov}(\overline{X}\,\overline{Y},\overline{Z}) + \mu_Z\overline{\sigma}_{XY}^{(\bullet\bullet)}\right),
\end{aligned}$$

$$\begin{aligned}
\mathrm{MSE}(K_{XY},\mu_X\mu_Y) &= \frac{n^2}{(n-1)^2}\mathrm{MSE}(\overline{X}\,\overline{Y},\mu_X\mu_Y) \\
&\qquad + \frac{1}{(n-1)^2}(\overline{\sigma}_Z^{(\bullet\bullet)} + \sigma_{XY}^2) - \frac{2n}{(n-1)^2}\left(\mathrm{Cov}(\overline{X}\,\overline{Y},\overline{Z}) + \sigma_{XY}\overline{\sigma}_{XY}^{(\bullet\bullet)}\right).
\end{aligned}$$

(4) Für die koquadratischen Schätzer

$$S_{XY}^* = \frac{1}{n}\sum_i \left(X(T_i) - \overline{X}\right)\left(Y(T_i) - \overline{Y}\right) = \overline{Z} - \overline{X}\,\overline{Y} = \frac{n-1}{n}\overline{Z} - K_{XY}^*,$$

$$S_{XY} = \frac{1}{n-1}\sum_i \left(X(T_i) - \overline{X}\right)\left(Y(T_i) - \overline{Y}\right) = \frac{n}{n-1}S_{XY}^* = \overline{Z} - K_{XY}$$

für σ_{XY} gilt

$$\mathrm{E}(S_{XY}^*) = \sigma_{XY} - \overline{\sigma}_{XY}^{(\bullet\bullet)}\,,$$

$$\mathrm{E}(S_{XY}) = \sigma_{XY} - \frac{n}{n-1}\left(\overline{\sigma}_{XY}^{(\bullet\bullet)} - \frac{1}{n}\sigma_{XY}\right)$$

$$\begin{aligned}
&\mathrm{Var}(S_{XY}^*) = \\
&= \frac{1}{n^2}\sum_i\sum_k \left[(\mu_X^{(i)}-\mu_X)(\mu_X^{(k)}-\mu_X)\sigma_Y^{(ik)} + 2(\mu_Y^{(i)}-\mu_Y)(\mu_X^{(k)}-\mu_X)\sigma_{XY}^{(ik)}\right. \\
&\qquad\qquad \left. + (\mu_Y^{(i)}-\mu_Y)(\mu_Y^{(k)}-\mu_Y)\sigma_X^{(ik)}\right] \\
&\quad + \frac{2}{n}\sum_i \left[(\mu_X^{(i)}-\mu_X)\left(\frac{1}{n}\sum_k \sigma_{XYY}^{(kki)} - \overline{\sigma}_{XYY}^{(\bullet\bullet i)}\right) + (\mu_Y^{(i)}-\mu_Y)\left(\frac{1}{n}\sum_k \sigma_{XXY}^{(ikk)} - \overline{\sigma}_{XXY}^{(i\bullet\bullet)}\right)\right] \\
&\quad + \frac{1}{n^2}\sum_i\sum_k \sigma_{XYXY}^{(iikk)} - \frac{2}{n}\sum_k \overline{\sigma}_{XYXY}^{(\bullet\bullet kk)} + \overline{\sigma}_{XYXY}^{(\bullet\bullet\bullet\bullet)} - \sigma_{XY,\mathrm{int}}^2 + 2\overline{\sigma}_{XY}^{(\bullet\bullet)}\sigma_{XY,\mathrm{int}} - \overline{\sigma}_{XY}^{(\bullet\bullet)2}\,,
\end{aligned}$$

$$\mathrm{MSE}(S^*_{XY}, \sigma_{XY}) = \mathrm{Var}(S^*_{XY}) + \overline{\sigma}^{(\bullet\bullet)2}_{XY},$$

$$\mathrm{MSE}(S_{XY}, \sigma_{XY}) = \frac{n^2}{(n-1)^2}\big[\mathrm{MSE}(S^*_{XY}, \sigma_{XY}) + \frac{1}{n}\sigma_{XY}\big(\frac{1}{n}\sigma_{XY} - 2\overline{\sigma}^{(\bullet\bullet)}_{XY}\big)\big]. \quad \square$$

Beweis (1) Es gilt $\overline{X} = \sum_i c_i X(T_i)$ und $\overline{Y} = \sum_j d_j Y(T_j)$ mit $c_i = d_j = \frac{1}{n}$ für $i, j = 1, \ldots, n$. Damit ist nach Satz 1 (1) unter Beachtung der Folgerung (1) und (2)

$$\mathrm{E}(\overline{X}) = \frac{1}{n}\sum_i \mu^{(i)}_X = \mu_X,$$

$$\mathrm{Cov}(\overline{X}, \overline{Y}) = \frac{1}{n^2}\sum_i\sum_j \sigma^{(ij)}_{XY} = \frac{1}{n}\sigma_{XY,\mathrm{int}} + \frac{1}{n^2}\sum\sum_{i\neq j}\sigma^{(ij)}_{XY},$$

speziell

$$\mathrm{Var}(\overline{X}) = \frac{1}{n^2}\sum_i\sum_j \sigma^{(ij)}_X = \frac{1}{n}\sigma^2_{X,\mathrm{int}} + \frac{1}{n^2}\sum\sum_{i\neq j}\sigma^{(ij)}_X.$$

Sei nun $\widehat{\mu}_X$ ein beliebiger linearer Schätzer für μ_X. Nach Satz 1 (1) gilt

$$\mathrm{E}(\widehat{\mu}_X) - \mu_X = \sum_i \big(c_i - \frac{1}{n}\big)\mu^{(i)}_X$$

und daher ist $\mathrm{E}(\widehat{\mu}_X) = \mu_X$ stets genau dann für alle μ_X (bzw. alle $\mu^{(i)}_X$), wenn $c_i = \frac{1}{n}$ für $i = 1, \ldots, n$. Folglich ist $\overline{X}$ der einzige lineare unverzerrte Schätzer für μ_X und kann insofern als bester linearer unverzerrter Schätzer (BLUE) für μ_X angesehen werden.

(2) Sei $\widehat{\mu}_Z = \sum_i\sum_j h_{ij} X(T_i) Y(T_j)$ ein beliebiger koquadratischer Schätzer für μ_Z. Nach Satz 1 (2) gilt dann mit $\widehat{\theta}_1 = \widehat{\mu}_Z$

$$\begin{aligned}\mathrm{E}(\widehat{\mu}_Z) &= \sum_i\sum_j h_{ij}\big(\mu^{(i)}_X\mu^{(j)}_Y + \sigma^{(ij)}_{XY}\big)\\ &= \sum_i h_{ii}\big(\mu^{(i)}_X\mu^{(i)}_Y + \sigma^{(i)}_{XY}\big) + \sum\sum_{i\neq j} h_{ij}\big(\mu^{(i)}_X\mu^{(j)}_Y + \sigma^{(ij)}_{XY}\big), \quad \text{da} \quad \sigma^{(ii)}_{XY} = \sigma^{(i)}_{XY}.\end{aligned}$$

Wegen

$$\mu_Z = \frac{1}{n}\sum_i \big(\mu^{(i)}_X\mu^{(i)}_Y + \sigma^{(i)}_{XY}\big)$$

ist $\mathrm{E}(\widehat{\mu}_Z) = \mu_Z$ für alle μ_Z (bzw. alle $\mu^{(i)}_X$, $\mu^{(j)}_Y$ und $\sigma^{(ij)}_{XY}$) stets genau dann, wenn

$$h_{ij} = \frac{1}{n} \text{ für } i = j \quad \text{und} \quad h_{ij} = 0 \text{ für } i \neq j, \quad i, j = 1, \ldots, n.$$

Daher ist $\overline{Z}$ der einzige koquadratische Schätzer für μ_Z, der insofern als bester koquadratischer unverzerrter Schätzer (BQUE) für μ_Z angesehen werden kann.

Nach Satz 1 (2) gilt mit $\widehat{\theta}_1 = \widehat{\theta}_2$ (also $h^{(1)}_{ij} = h^{(2)}_{ij} = h_{ij}$)

$$\begin{aligned}\mathrm{Var}(\overline{Z}) &= \overline{\sigma}^{(\bullet\bullet)}_Z = \frac{1}{n^2}\sum_i\sum_k \sigma^{(ik)}_Z\\ &= \frac{1}{n^2}\sum_i\sum_k \big(\mu^{(i)}_X\mu^{(k)}_X\sigma^{(ik)}_Y + \mu^{(i)}_X\mu^{(k)}_Y\sigma^{(ki)}_{XY} + \mu^{(i)}_Y\mu^{(k)}_X\sigma^{(ik)}_{XY} + \mu^{(i)}_Y\mu^{(k)}_Y\sigma^{(ki)}_X\\ &\qquad + \mu^{(i)}_X\sigma^{(kik)}_{XYY} + \mu^{(k)}_X\sigma^{(iik)}_{XYY} + \mu^{(i)}_Y\sigma^{(ikk)}_{XXY} + \mu^{(k)}_Y\sigma^{(iki)}_{XXY} + \sigma^{(iikk)}_{XYXY} - \sigma^{(i)}_{XY}\sigma^{(k)}_{XY}\big)\\ &= \frac{1}{n^2}\sum_i\sum_k \big(\mu^{(i)}_X\mu^{(k)}_X\sigma^{(ik)}_Y + 2\mu^{(i)}_X\mu^{(k)}_X\sigma^{(ik)}_{XY} + \mu^{(i)}_Y\mu^{(k)}_Y\sigma^{(ik)}_X\\ &\qquad + 2\mu^{(i)}_X\sigma^{(kki)}_{XYY} + 2\mu^{(i)}_Y\sigma^{(ikk)}_{XXY} + \sigma^{(iikk)}_{XYXY}\big) - \sigma^2_{XY,\mathrm{int}},\end{aligned}$$

da in den einzelnen Summen i, k vertauschbar ist und z. B. $\sigma^{(ik)}_Y = \sigma^{(ki)}_Y$, $\sigma^{(iik)}_{XYY} = \sigma^{(iki)}_{XYY}$ gilt. Ferner ist mit Satz 1 (2)

$$\operatorname{Cov}(\overline{X}, \overline{Z}) = \overline{\sigma}_{XZ}^{(\bullet\bullet)} = \frac{1}{n^2}\sum_i\sum_k \sigma_{XZ}^{(ik)} = \frac{1}{n^2}\sum_i\sum_k \left(\mu_X^{(i)}\sigma_{XY}^{(ki)} + \mu_Y^{(i)}\sigma_X^{(ik)} + \sigma_{XXY}^{(iki)}\right),$$

$$\operatorname{Cov}(\overline{Y}, \overline{Z}) = \overline{\sigma}_{YZ}^{(\bullet\bullet)} = \frac{1}{n^2}\sum_i\sum_k \sigma_{YZ}^{(ik)} = \frac{1}{n^2}\sum_i\sum_k \left(\mu_X^{(i)}\sigma_Y^{(ki)} + \mu_Y^{(i)}\sigma_{XY}^{(ik)} + \sigma_{XYY}^{(iki)}\right).$$

(3) Aus

$$\overline{Z} = \sum_i\sum_j h_{ij}^{(2)} X(T_i)Y(T_j) \quad \text{mit} \quad h_{ij}^{(2)} = \frac{1}{n} \text{ für } i = j \text{ und } 0 \text{ sonst,}$$

$$\overline{X}\,\overline{Y} = \sum_i\sum_j h_{ij}^{(1)} X(T_i)Y(T_j) \quad \text{mit} \quad h_{ij}^{(1)} = \frac{1}{n^2} \text{ für } i, j = 1, \dots, n,$$

$$K_{XY}^* = \sum_i\sum_j h_{ij} X(T_i)Y(T_j) \quad \text{mit} \quad h_{ij} = \frac{1}{n^2} \text{ für } i \neq j \text{ und } 0 \text{ sonst}$$

folgt nach Satz 1 (2)

$$\mathrm{E}(\overline{X}\,\overline{Y}) = \sum_i\sum_j h_{ij}^{(1)}\left(\mu_X^{(i)}\mu_Y^{(j)} + \sigma_{XY}^{(ij)}\right) = \frac{1}{n^2}\sum_i\sum_j \left(\mu_X^{(i)}\mu_Y^{(j)} + \sigma_{XY}^{(ij)}\right) = \mu_X\mu_Y + \overline{\sigma}_{XY}^{(\bullet\bullet)}$$

$$\mathrm{E}(K_{XY}^*) = \mathrm{E}(\overline{X}\,\overline{Y}) - \frac{1}{n}\mathrm{E}(\overline{Z}) = \mu_X\mu_Y + \overline{\sigma}_{XY}^{(\bullet\bullet)} - \frac{1}{n}\mu_Z \quad \text{mit} \quad \mu_Z = \sigma_{XY} + \mu_X\mu_Y$$

$$\begin{aligned}\mathrm{E}(K_{XY}) &= \frac{n}{n-1}\mu_X\mu_Y + \frac{n}{(n-1)}\overline{\sigma}_{XY}^{(\bullet\bullet)} - \frac{1}{n-1}(\sigma_{XY} + \mu_X\mu_Y)\\ &= \mu_X\mu_Y + \frac{1}{n-1}\left(n\,\overline{\sigma}_{XY}^{(\bullet\bullet)} - \sigma_{XY}\right).\end{aligned}$$

Setze $\widehat{\theta}_1 = \overline{X}\,\overline{Y}$ und $\widehat{\theta}_2 = \overline{Z}$ bzw. $h_{ij}^{(1)} = \frac{1}{n^2}$ und $h_{ij}^{(2)} = \frac{1}{n}$ für $i = j$ und 0 sonst. Dann ist

$$\begin{aligned}\operatorname{Cov}(\overline{X}\,\overline{Y}, \overline{Z}) &= \frac{1}{n^3}\sum_i\sum_j\sum_k \Big[\mu_X^{(i)}\left(\mu_X^{(k)}\sigma_Y^{(jk)} + \mu_Y^{(k)}\sigma_{XY}^{(kj)} + \sigma_{XYY}^{(kjk)}\right)\\ &\quad + \mu_Y^{(j)}\left(\mu_X^{(k)}\sigma_{XY}^{(ik)} + \mu_Y^{(k)}\sigma_X^{(ki)} + \sigma_{XXY}^{(ikk)}\right) + \mu_X^{(k)}\sigma_{XYY}^{(ijk)} + \mu_Y^{(k)}\sigma_{XXY}^{(ikj)} + \sigma_{XYXY}^{(ijkk)} - \sigma_{XY}^{(ij)}\sigma_{XY}^{(kk)}\Big]\\ &= \frac{1}{n^2}\mu_X\sum_k \left(\mu_X^{(k)}\sigma_Y^{(\bullet k)} + \mu_Y^{(k)}\sigma_{XY}^{(k\bullet)} + \sigma_{XYY}^{(k\bullet k)}\right) + \frac{1}{n^2}\mu_Y\sum_k \left(\mu_X^{(k)}\sigma_{XY}^{(\bullet k)} + \mu_Y^{(k)}\sigma_X^{(k\bullet)} + \sigma_{XXY}^{(\bullet kk)}\right)\\ &\quad + \frac{1}{n^3}\sum_k \left(\mu_X^{(k)}\sigma_{XYY}^{(\bullet\bullet k)} + \mu_Y^{(k)}\sigma_{XXY}^{(k\bullet\bullet)} + \sigma_{XYXY}^{(\bullet\bullet kk)}\right) - \frac{1}{n^2}\sigma_{XY}^{(\bullet\bullet)}\sigma_{XY,\mathrm{int}}\,.\end{aligned}$$

Wegen

$$\overline{X}\,\overline{Y} = (\overline{X} - \mu_X)(\overline{Y} - \mu_Y) + \mu_X(\overline{Y} - \mu_Y) + \mu_Y(\overline{X} - \mu_X) + \mu_X\mu_Y$$

ist andererseits

$$\begin{aligned}\operatorname{Cov}(\overline{X}\,\overline{Y}, \overline{Z}) &= \mathrm{E}\left[\left(\overline{X}\,\overline{Y} - \mathrm{E}(\overline{X}\,\overline{Y})\right)\left(\overline{Z} - \mathrm{E}(\overline{Z})\right)\right] = \mathrm{E}\left[\left(\overline{X}\,\overline{Y} - \mu_X\mu_Y - \overline{\sigma}_{XY}^{(\bullet\bullet)}\right)\left(\overline{Z} - \mu_Z\right)\right]\\ &= \mathrm{E}\left[\left((\overline{X} - \mu_X)(\overline{Y} - \mu_Y) + \mu_X(\overline{Y} - \mu_Y) + \mu_Y(\overline{X} - \mu_X) - \overline{\sigma}_{XY}^{(\bullet\bullet)}\right)\left(\overline{Z} - \mu_Z\right)\right]\\ &= \frac{1}{n^3}\sum_i\sum_j\sum_k \sigma_{XYZ}^{(ijk)} + \mu_X\frac{1}{n^2}\sum_j\sum_k \sigma_{YZ}^{(jk)} + \mu_Y\frac{1}{n^2}\sum_i\sum_k \sigma_{XZ}^{(ik)}\\ &= \overline{\sigma}_{XYZ}^{(\bullet\bullet\bullet)} + \mu_X\overline{\sigma}_{YZ}^{(\bullet\bullet)} + \mu_Y\overline{\sigma}_{XZ}^{(\bullet\bullet)},\end{aligned}$$

vgl. obige Folgerung (2).

Für $\widehat{\theta}_1 = \widehat{\theta}_2 = \overline{X}\,\overline{Y}$ bzw. $h_{ij}^{(1)} = h_{ij}^{(2)} = \frac{1}{n^2}, i, j = 1, \dots, n$ in Satz 1 (2) ergibt sich

$$\begin{aligned}\operatorname{Var}(\overline{X}\,\overline{Y}) &= \frac{1}{n^4}\sum_i\sum_j\sum_k\sum_l \Big(\mu_X^{(i)}\mu_X^{(k)}\sigma_Y^{(jl)} + \mu_X^{(i)}\mu_Y^{(k)}\sigma_{XY}^{(kj)} + \mu_Y^{(j)}\mu_X^{(k)}\sigma_{XY}^{(il)} + \mu_Y^{(j)}\mu_Y^{(l)}\sigma_X^{(ki)}\\ &\quad + \mu_X^{(i)}\sigma_{XYY}^{(kjl)} + \mu_X^{(k)}\sigma_{XYY}^{(ijl)} + \mu_Y^{(j)}\sigma_{XXY}^{(ikl)} + \mu_Y^{(l)}\sigma_{XXY}^{(ikj)} + \sigma_{XYXY}^{(ijkl)} - \sigma_{XY}^{(ij)}\sigma_{XY}^{(kl)}\Big)\\ &= \mu_X^2\overline{\sigma}_Y^{(\bullet\bullet)} + 2\mu_X\mu_Y\overline{\sigma}_{XY}^{(\bullet\bullet)} + \mu_Y^2\overline{\sigma}_X^{(\bullet\bullet)} + 2\mu_X\overline{\sigma}_{XYY}^{(\bullet\bullet\bullet)} + 2\mu_Y\overline{\sigma}_{XXY}^{(\bullet\bullet\bullet)} + \overline{\sigma}_{XYXY}^{(\bullet\bullet\bullet\bullet)} - \overline{\sigma}_{XY}^{(\bullet\bullet)2}.\end{aligned}$$

und

$$\mathrm{MSE}(\overline{X}\,\overline{Y}, \mu_X\mu_Y) = \mathrm{Var}(\overline{X}\,\overline{Y}) + \big(\mathrm{E}(\overline{X}\,\overline{Y}) - \mu_X\mu_Y\big)^2 = \mathrm{Var}(\overline{X}\,\overline{Y}) + \overline{\sigma}_{XY}^{(\bullet\bullet)2},$$

$$\begin{aligned}
\mathrm{MSE}(K^*_{XY}, \mu_X\mu_Y) &= \mathrm{E}\big[\big(\overline{X}\,\overline{Y} - \tfrac{1}{n}\overline{Z} - \mu_X\mu_Y\big)^2\big] \\
&= \mathrm{E}\big[\big((\overline{X}\,\overline{Y} - \mu_X\mu_Y) - \tfrac{1}{n}(\overline{Z} - \mu_Z) - \tfrac{1}{n}\mu_Z\big)^2\big] \\
&= \mathrm{MSE}(\overline{X}\,\overline{Y}, \mu_X\mu_Y) + \tfrac{1}{n^2}\big(\mathrm{Var}(\overline{Z}) + \mu_Z^2\big) - \tfrac{2}{n}\big(\mathrm{Cov}(\overline{X}\,\overline{Y}, \overline{Z}) - \mu_Z\,\mathrm{E}(\overline{X}\,\overline{Y} - \mu_X\mu_Y)\big) \\
&= \mathrm{MSE}(\overline{X}\,\overline{Y}, \mu_X\mu_Y) + \tfrac{1}{n^2}\big(\overline{\sigma}_Z^{(\bullet\bullet)} + \mu_Z^2\big) - \tfrac{2}{n}\big(\mathrm{Cov}(\overline{X}\,\overline{Y}, \overline{Z}) + \mu_Z\overline{\sigma}_{XY}^{(\bullet\bullet)}\big),
\end{aligned}$$

$$\begin{aligned}
\mathrm{MSE}(K_{XY}, \mu_X\mu_Y) &= \mathrm{E}\big[\big(\tfrac{n}{n-1}\overline{X}\,\overline{Y} - \tfrac{1}{n-1}\overline{Z} - \mu_X\mu_Y\big)^2\big], \quad \mu_X\mu_Y = \mu_Z - \sigma_{XY} \\
&= \mathrm{E}\big[\big(\tfrac{n}{n-1}(\overline{X}\,\overline{Y} - \mu_X\mu_Y) - \tfrac{1}{n-1}(\overline{Z} - \mu_Z) - \tfrac{1}{n-1}\sigma_{XY}\big)^2\big] \\
&= \frac{n^2}{(n-1)^2}\mathrm{MSE}(\overline{X}\,\overline{Y}, \mu_X\mu_Y) + \frac{1}{(n-1)^2}\big(\overline{\sigma}_Z^{(\bullet\bullet)} + \sigma_{XY}^2\big) \\
&\qquad - \frac{2n}{(n-1)^2}\big(\mathrm{Cov}(\overline{X}\,\overline{Y}, \overline{Z}) + \sigma_{XY}\overline{\sigma}_{XY}^{(\bullet\bullet)}\big).
\end{aligned}$$

(4) Nach Sätzen 2 (2) und 3 (1) und wegen $\sigma_{XY} = \mu_Z - \mu_X\mu_Y$ gilt

$$\begin{aligned}
\mathrm{E}(S^*_{XY}) &= \mathrm{E}(\overline{Z}) - \mathrm{E}(\overline{X}\,\overline{Y}) = \mu_Z - \mu_X\mu_Y - \overline{\sigma}_{XY}^{(\bullet\bullet)} = \sigma_{XY} - \overline{\sigma}_{XY}^{(\bullet\bullet)} \\
\mathrm{E}(S_{XY}) &= \frac{n}{n-1}\mathrm{E}(S^*_{XY}) = \frac{n}{n-1}\sigma_{XY} - \frac{n}{n-1}\overline{\sigma}_{XY}^{(\bullet\bullet)} = \sigma_{XY} - \frac{n}{n-1}\big(\overline{\sigma}_{XY}^{(\bullet\bullet)} - \tfrac{1}{n}\sigma_{XY}\big).
\end{aligned}$$

Aus

$$\begin{aligned}
S^*_{XY} &= \frac{1}{n}\sum_i X(T_i)Y(T_i) - \frac{1}{n^2}\sum_i\sum_j X(T_i)Y(T_j) \\
&= \sum_i\sum_j h_{ij}X(T_i)Y(T_j) \quad \text{mit} \quad h_{ij} = \begin{cases} -\frac{1}{n^2} & i \neq j \\ -\frac{1}{n^2} + \frac{1}{n} & i = j \end{cases}
\end{aligned}$$

ergibt sich mit Satz 1 (2) und $\widehat{\theta}_1 = \widehat{\theta}_2 = S^*_{XY}$, d. h. $h_{ij}^{(1)} = h_{ij}^{(2)} = h_{ij}$ die Formel für $\mathrm{Var}(S^*_X)$ oder direkt aus $S^*_{XY} = \overline{Z} - \overline{X}\,\overline{Y}$ folgt mit Satz 2 (2) und mit (1)

$$\begin{aligned}
\mathrm{Var}(S^*_{XY}) &= \mathrm{Var}(\overline{Z}) + \mathrm{Var}(\overline{X}\,\overline{Y}) - 2\,\mathrm{Cov}(\overline{X}\,\overline{Y}, \overline{Z}) \\
&= \frac{1}{n^2}\sum_i\sum_j \big[\mu_X^{(i)}\mu_X^{(k)}\sigma_Y^{(ik)} + 2\mu_Y^{(i)}\mu_X^{(k)}\sigma_{XY}^{(ik)} + \mu_Y^{(i)}\mu_Y^{(k)}\sigma_X^{(ik)} \\
&\qquad + 2\mu_X^{(i)}\sigma_{XYY}^{(kki)} + 2\mu_Y^{(i)}\sigma_{XXY}^{(ikk)} + \sigma_{XYXY}^{(iikk)} - \sigma_{XY,\mathrm{int}}^2 \\
&\quad + \mu_X^2\overline{\sigma}_Y^{(\bullet\bullet)} + 2\mu_X\mu_Y\overline{\sigma}_{XY}^{(\bullet\bullet)} + \mu_Y^2\overline{\sigma}_X^{(\bullet\bullet)} + 2\mu_X\overline{\sigma}_{XYY}^{(\bullet\bullet\bullet)} + 2\mu_Y\overline{\sigma}_{XXY}^{(\bullet\bullet\bullet)} - \overline{\sigma}_{XY}^{(\bullet\bullet)2} \\
&\quad - \frac{2}{n}\sum_i \big[\mu_X\big(\mu_X^{(i)}\overline{\sigma}_Y^{(i\bullet)} + \mu_Y^{(i)}\overline{\sigma}_{XY}^{(i\bullet)} + \overline{\sigma}_{XYY}^{(ii\bullet)}\big) + \mu_Y\big(\mu_X^{(i)}\overline{\sigma}_{XY}^{(\bullet i)} + \mu_Y^{(i)}\overline{\sigma}_X^{(\bullet i)} + \overline{\sigma}_{XXY}^{(\bullet ii)}\big)\big] \\
&\qquad - \frac{2}{n}\sum_i \big(\mu_X^{(i)}\overline{\sigma}_{XYY}^{(\bullet\bullet i)} + \mu_Y^{(i)}\overline{\sigma}_{XXY}^{(i\bullet\bullet)} + \overline{\sigma}_{XYXY}^{(\bullet\bullet ii)}\big) + 2\overline{\sigma}_{XY}^{(\bullet\bullet)}\sigma_{XY,\mathrm{int}}.
\end{aligned}$$

Zusammengefasst gilt (beachte $\sigma_{XY}^{(ij)} = \sigma_{YX}^{(ji)}$, speziell $\sigma_X^{(ij)} = \sigma_X^{(ji)}$, $\sigma_Y^{(ij)} = \sigma_Y^{(ji)}$)

$$\begin{aligned}
&\mathrm{Var}(S^*_{XY}) = \\
&= \frac{1}{n^2}\sum_i\sum_k \big[(\mu_X^{(i)} - \mu_X)(\mu_X^{(k)} - \mu_X)\sigma_Y^{(ik)} + 2(\mu_Y^{(i)} - \mu_Y)(\mu_X^{(k)} - \mu_X)\sigma_{XY}^{(ik)} \\
&\qquad + (\mu_Y^{(i)} - \mu_Y)(\mu_Y^{(k)} - \mu_Y)\sigma_X^{(ik)}\big] \\
&\quad + \frac{2}{n}\sum_i \big[(\mu_X^{(i)} - \mu_X)\big(\tfrac{1}{n}\sum_k \sigma_{XYY}^{(kki)} - \overline{\sigma}_{XYY}^{(\bullet\bullet i)}\big) + (\mu_Y^{(i)} - \mu_Y)\big(\tfrac{1}{n}\sum_k \sigma_{XXY}^{(ikk)} - \overline{\sigma}_{XXY}^{(i\bullet\bullet)}\big)\big] \\
&\quad + \frac{1}{n^2}\sum_i\sum_k \sigma_{XYXY}^{(iikk)} - \frac{2}{n}\sum_k \overline{\sigma}_{XYXY}^{(\bullet\bullet kk)} + \overline{\sigma}_{XYXY}^{(\bullet\bullet\bullet\bullet)} - \sigma_{XY,\mathrm{int}}^2 + 2\overline{\sigma}_{XY}^{(\bullet\bullet)}\sigma_{XY,\mathrm{int}} - \overline{\sigma}_{XY}^{(\bullet\bullet)2},
\end{aligned}$$

$$\mathrm{MSE}(\mathrm{Var}(S^*_{XY}, \sigma_{XY}) = \mathrm{Var}(S^*_{XY}) + \overline{\sigma}^{(\bullet\bullet)2}_{XY}.$$

Ferner ist

$$\begin{aligned}
\mathrm{Var}(S_{XY}) &= \frac{n^2}{(n-1)^2}\,\mathrm{Var}(S^*_{XY})\\
\mathrm{MSE}(S_{XY}, \sigma_{XY}) &= \mathrm{Var}(S_{XY}) + \frac{n^2}{(n-1)^2}\big(\overline{\sigma}^{(\bullet\bullet)}_{XY} - \tfrac{1}{n}\sigma_{XY}\big)^2\\
&= \frac{n^2}{(n-1)^2}\big(\mathrm{Var}(S^*_{XY}) + \overline{\sigma}^{(\bullet\bullet)2}_{XY} - \tfrac{2}{n}\overline{\sigma}^{(\bullet\bullet)}_{XY}\sigma_{XY} + \tfrac{1}{n}\sigma^2_{XY}\big)\\
&= \frac{n^2}{(n-1)^2}\big[\mathrm{MSE}(S^*_{XY}, \sigma_{XY}) + \tfrac{1}{n}\sigma_{XY}\big(\tfrac{1}{n}\sigma_{XY} - 2\overline{\sigma}^{(\bullet\bullet)}_{XY}\big)\big]. \qquad \square
\end{aligned}$$

Für $\overline{X}$ (analog $\overline{Y}$) und $\overline{Z}$ ergeben sich ähnliche Formeln wie bei der rein zufälligen Auswahl, vgl. Satz 2 in Abschnitt 6.2. Statt $\frac{1}{n}\sigma^2_X$ und $\frac{1}{n}\sigma_{XY}$ usw. treten hier die Maßzahlen $\overline{\sigma}^{(\bullet\bullet)}_X$ und $\overline{\sigma}^{(\bullet\bullet)}_{XY}$ usw. auf. Es gilt beispielsweise der Zusammenhang

$$\overline{\sigma}^{(\bullet\bullet)}_{XY} = \frac{1}{n}\sigma_{XY,\mathrm{int}} + \frac{1}{n^2}\sum\sum_{i\neq j}\sigma^{(ij)}_{XY} \approx \frac{1}{n}\sigma_{XY,\mathrm{int}} + \frac{1}{n}\sigma_{XY,\mathrm{ext}} = \frac{1}{n}\sigma_{XY}\,,$$

wenn die externe Varianz $\sigma_{XY,\mathrm{ext}}$ auch gut durch die mittleren Kreuzkovarianzen $\frac{1}{n}\sum\sum_{i\neq j}\sigma^{(ij)}_{XY}$ erfasst werden kann.

Bemerkung (MSE-Vergleiche der speziellen Schätzer aus Satz 2)

(1) Vergleiche von $\overline{X}\,\overline{Y}$, K^*_{XY} und K_{XY} als Schätzer für $\mu_X\mu_Y$:
Aus

$$K^*_{XY} = \overline{X}\,\overline{Y} - \frac{1}{n}\overline{Z} \quad \text{mit} \quad Z = XY\,, \;\; K_{XY} = \frac{n}{n-1}K^*_{XY},$$

den Verzerrungen

$$\begin{aligned}
\mathrm{E}(\overline{X}\,\overline{Y}) - \mu_X\mu_Y &= \overline{\sigma}^{(\bullet\bullet)}_{XY} \approx \frac{1}{n}\sigma_{XY},\\
\mathrm{E}(K^*_{XY}) - \mu_X\mu_Y &= \overline{\sigma}^{(\bullet\bullet)}_{XY} - \tfrac{1}{n}\sigma_{XY} - \frac{1}{n}\mu_X\mu_Y \approx -\frac{1}{n}\mu_X\mu_Y,\\
\mathrm{E}(K_{XY}) - \mu_X\mu_Y &= \frac{n}{n-1}\big(\sigma^{(\bullet\bullet)}_{XY} - \frac{1}{n}\sigma_{XY}\big) \approx 0
\end{aligned}$$

und den Zusammenhängen

$$\begin{aligned}
\mathrm{Var}(\overline{X}\,\overline{Y}) &= \mathrm{Var}(K^*_{XY} + \frac{1}{n}\overline{Z}) = \mathrm{Var}(K^*_{XY}) + \frac{1}{n^2}\,\mathrm{Var}(\overline{Z}) + \frac{2}{n}\,\mathrm{Cov}(K^*_{XY}, \overline{Z}),\\
\mathrm{Var}(K^*_{XY}) &= \frac{(n-1)^2}{n^2}\,\mathrm{Var}(K_{XY})
\end{aligned}$$

folgt zum

- Vergleich von K^*_{XY} und K_{XY}.

  Da die Varianzen von K^*_{XY} und K_{XY} (für größere n) etwa gleich sind und das größere Verzerrungsquadrat (Bias) von K^*_{XY} ausschlaggebend ist, folgt

$$\mathrm{MSE}(K_{XY}, \mu_X\mu_Y) \underset{\text{i.a.}}{<} \mathrm{MSE}(K^*_{XY}, \mu_X\mu_Y)\,.$$

- Vergleich von $\overline{X}\ \overline{Y}$ und K_{XY}.

  Mit der gleichen Argumentation wie bereits in Bemerkung (2) zu Satz 2 aus Kapitel 6.2 gilt auch hier

$$\begin{aligned}\mathrm{MSE}(\overline{X}\ \overline{Y}, \mu_X\mu_Y) &= \mathrm{Var}(\overline{X}\ \overline{Y}) + \overline{\sigma}_{XY}^{(\bullet\bullet)2} = \mathrm{Var}\left(K_{XY}^* + \tfrac{1}{n}\overline{Z}\right) + \overline{\sigma}_{XY}^{(\bullet\bullet)2} \\ &= \frac{(n-1)^2}{n^2}\,\mathrm{Var}\left(K_{XY} + \frac{1}{n-1}\overline{Z}\right) + \overline{\sigma}_{XY}^{(\bullet\bullet)2} \underset{\text{i.a.}}{>} \mathrm{MSE}(K_{XY}, \mu_X\mu_Y)\,.\end{aligned}$$

In der Regel ist der Schätzer K_{XY} dem Schätzer K_{XY}^* und erst recht dem Schätzer $\overline{X}\ \overline{Y}$ vorzuziehen. Nur bei hohem negativen Wert von $\mathrm{Cov}(K_{XY}^*, \overline{Z})$ könnte $\overline{X}\ \overline{Y}$ angebracht sein.

(2) S_{XY}^* und S_{XY} als Schätzer für σ_{XY}.

Da für größere n die Varianzen von S_{XY}^* und S_{XY} näherungsweise übereinstimmen, sind auch hier die Verzerrungen

$$\mathrm{E}(S_{XY}^*) - \sigma_{XY} = \overline{\sigma}_{XY}^{(\bullet\bullet)}, \quad \mathrm{E}(S_{XY}) - \sigma_{XY} = \frac{n}{n-1}\left(\overline{\sigma}_{XY}^{(\bullet\bullet)} - \frac{1}{n}\sigma_{XY}\right)$$

ausschlaggebend. Wähle daher in der Regel S_{XY}. Sollten wider Erwarten die Vorzeichen von $\overline{\sigma}_{XY}^{(\bullet\bullet)}$ und σ_{XY} unterschiedlich sein, dann wäre S_{XY}^* besser. □

Schätzer für zweite Momente bei Vorinformation über eine Messgröße

Das Ziel ist, für zwei Messvariable X, Y in einem Gebiet G die zweiten Momente $\mu_Z = \mu_{XY}$, $\mu_X\mu_Y$ und σ_{XY} über eine systematische Stichprobe $(T_1, \ldots, T_n)$ geeignet zu schätzen, wenn über eine Variable, etwa X, anderweitige Informationen vorliegen.

Ist der Gebiets-Mittelwert μ_X geeignet ermittelt oder sind in den zu T_i gehörigen translations-invarianten Teilgebieten G_i die Mittelwerte $\mu_X^{(i)}$ bekannt, z. B. gewonnen über jeweils eine Mischprobe oder eine (quasi-)kontinuierliche Probe aus G_i für $i = 1, \ldots, n$, dann bieten sich lineare oder linear-koquadratische Schätzer für zweite Momente an. Als Vorbild dient der Schätzer $\mu_X\overline{Y} + S_{XY}$ mit $S_{XY} = \overline{Z} - K_{XY}$ für μ_{XY} aus Satz 2 (8) in Kapitel 5.2.

Satz 3 (μ_X bekannt) In einem Gebiet G werden zwei Messgrößen X, Y und $Z = XY$ über eine systematische Stichprobe $(T_1, \ldots, T_n)$ bezüglich der Zerlegung von G in translations-invariante Teilgebiete G_i untersucht, $i = 1, \ldots, n$. Zusätzlich zu den Messwerten $Y(T_i)$ sei für X der Gebiets-Mittelwert μ_X bekannt.

(1) Der in $Y(T_i)$ lineare Schätzer

$$\mu_X\overline{Y} \quad \text{mit} \quad \overline{Y} = \frac{1}{n}\sum_i Y(T_i) \quad \text{für} \quad \mu_X\mu_Y$$

ist BLUE, also bester linearer unverzerrter Schätzer (Estimator) für $\mu_X\mu_Y$ mit

$$\mathrm{E}(\mu_X\overline{Y}) = \mu_X\mu_Y\,, \quad \mathrm{Var}(\mu_X\overline{Y}) = \mu_X^2\overline{\sigma}_Y^{(\bullet\bullet)}\,.$$

(2) Der Schätzer

$$S_{XY}^{(\mu_X)} = \frac{1}{n}\sum_i \big(X(T_i) - \mu_X\big)Y(T_i) = \frac{1}{n}\sum_i X(T_i)Y(T_i) - \mu_X\frac{1}{n}\sum_i Y(T_i) = \overline{Z} - \mu_X\overline{Y}$$

ist der einzige linear-koquadratische Schätzer für σ_{XY}, der stets erwartungstreu ist mit

$$\mathrm{E}(S_{XY}^{(\mu_X)}) = \sigma_{XY}\,, \quad \mathrm{Cov}(\overline{Z}, S_{XY}^{(\mu_X)}) = \overline{\sigma}_Z^{(\bullet\bullet)} - \mu_X\overline{\sigma}_{YZ}^{(\bullet\bullet)}\,,$$
$$\mathrm{Var}(S_{XY}^{(\mu_X)}) = \overline{\sigma}_Z^{(\bullet\bullet)} - 2\mu_X\overline{\sigma}_{YZ}^{(\bullet\bullet)} + \mu_X^2\overline{\sigma}_Y^{(\bullet\bullet)}.$$

Der Schätzer $S_{XY}^{(\mu_X)}$ kann daher auch als bester linear-koquadratischer unverzerrter Schätzer (BLQUE) für σ_{XY} angesehen werden.

Der Schätzer $\overline{Z} = \mu_X\overline{Y} + S_{XY}^{(\mu_X)}$ ist folglich auch BLQUE für μ_Z.

(3) Der Schätzer

$$S_X^{(\mu_X)2} = \frac{1}{n}\sum_i \big(X(T_i) - \mu_X\big)X(T_i) = \frac{1}{n}\sum_i X^2(T_i) - \mu_X\overline{X}$$

ist der beste linear-quadratische Schätzer unverzerrte Schätzer (BLQUE) für σ_X^2 mit

$$\mathrm{E}(S_X^{(\mu_X)2}) = \sigma_X^2\,, \quad \mathrm{Cov}(\overline{Z}, S_X^{(\mu_X)2}) = \overline{\sigma}_{X^2Z}^{(\bullet\bullet)} - \mu_X\overline{\sigma}_{XZ}^{(\bullet\bullet)}\,,$$
$$\mathrm{Var}(S_X^{(\mu_X)2}) = \overline{\sigma}_{X^2}^{(\bullet\bullet)} - 2\mu_X\overline{\sigma}_{XX^2}^{(\bullet\bullet)} + \mu_X^2\overline{\sigma}_X^{(\bullet\bullet)}.$$

□

Beweis (1) Sei $\widehat{\mu}_Y = \sum_i c_iY(T_i)$ ein beliebiger linearer Schätzer für $\mu_X\mu_Y$. Dann gilt

$$\mathrm{E}(\widehat{\mu}_Y) = \sum_i c_i\mu_Y^{(i)} \quad \text{und} \quad \mu_X\mu_Y = \sum_i \frac{1}{n}\mu_X\mu_Y^{(i)}.$$

Damit ist $\mathrm{E}(\widehat{\mu}_Y) = \mu_X\mu_Y$ für alle μ_Y bzw. $\mu_Y^{(i)}$ genau dann , wenn $c_i = \frac{1}{n}\mu_X$ für $i = 1, \ldots, n$. Folglich ist $\mu_X\overline{Y}$ stets der einzige lineare erwartungstreue Schätzer für $\mu_X\mu_Y$ und ist in diesem Sinne BLUE für $\mu_X\mu_Y$ mit $\mathrm{Var}(\mu_X\overline{Y}) = \mu_X^2\,\mathrm{Var}(\overline{Y}) = \mu_X^2\overline{\sigma}_Y^{(\bullet\bullet)}$.
(2) Nach Satz 2 (2) gilt

$$\mathrm{E}(S_{XY}^{(\mu_X)}) = \mathrm{E}(\overline{Z}) - \mathrm{E}(\mu_X\overline{Y}) = \mu_Z - \mu_X\mu_Y = \sigma_{XY}\,,$$
$$\mathrm{Var}(S_{XY}^{(\mu_X)}) = \mathrm{Var}(\overline{Z}) - 2\,\mathrm{Cov}(\mu_X\overline{Y}, \overline{Z}) + \mathrm{Var}(\mu_X\overline{Y})$$

mit

$$\mathrm{Var}(\overline{Z}) = \overline{\sigma}_Z^{(\bullet\bullet)}, \quad \mathrm{Cov}(\mu_X\overline{Y}, \overline{Z}) = \mu_X\,\mathrm{Cov}(\overline{Y}, \overline{Z}) = \mu_X\overline{\sigma}_{YZ}^{(\bullet\bullet)}, \quad \mathrm{Var}(\mu_X\overline{Y}) = \mu_X^2\overline{\sigma}_Y^{(\bullet\bullet)}.$$

Ferner ist

$$S_{XY}^{(\mu_X)} = \mu_X\sum_k c_kY(T_k) + \sum_i\sum_j h_{ij}X(T_i)Y(T_j)$$

mit

$$c_k = -\frac{1}{n}, \quad k = 1, \ldots, n \quad \text{und} \quad h_{ij} = \begin{cases} \frac{1}{n} & i = j \\ 0 & i \neq j \end{cases}, \quad i, j = 1, \ldots, n. \qquad (*)$$

Sei nun

$$\widehat{\eta} = \mu_X\widehat{\mu}_Y + \widehat{\theta} \quad \text{mit} \quad \widehat{\mu}_Y = \sum_k c_kY(T_k)\,, \quad \widehat{\theta} = \sum_i\sum_j h_{ij}X(T_i)Y(T_j)$$

ein beliebiger linear-koquadratischer Schätzer. Dann gilt

$$\begin{aligned} \mathrm{E}(\widehat{\eta}) &= \mu_X \sum_k c_k \,\mathrm{E}\big(Y(T_k)\big) + \sum_i \sum_j h_{ij}\big(\mathrm{E}\big[\big(X(T_i) - \mu_X^{(i)}\big)\big(Y(T_j) - \mu_Y^{(j)}\big)\big] + \mu_X^{(i)}\mu_Y^{(j)}\big) \\ &= \mu_X \sum_k c_k \mu_Y^{(k)} + \sum_i \sum_j h_{ij}\big(\mu_X^{(i)}\mu_Y^{(j)} + \sigma_{XY}^{(ij)}\big) \end{aligned}$$

und es ist $\mathrm{E}(\widehat{\eta}) = \mathrm{E}(S_{XY}^{(\mu_X)})$ für alle μ_X, μ_Y und σ_{XY} genau dann, wenn c_k und h_{ij} nach (*) gewählt werden. Damit ist $S_{XY}^{(\mu_X)}$ der einzige linear-koquadratische Schätzer für σ_{XY}, der erwartungstreu ist. Insofern kann $S_{XY}^{(\mu_X)}$ als bester linear-koquadratischer Schätzer für σ_{XY} bezeichnet werden.

(3) Setze in (2) $Y = X$ und damit $Z = X^2$. □

Im Vergleich zu den Schätzern K_{XY}^*, K_{XY} für $\mu_X\mu_Y$ und S_{XY}^*, S_{XY} für σ_{XY} aus Satz 2 weisen die Schätzer $\mu_X\overline{Y}$ für $\mu_X\mu_Y$ und $S_{XY}^{(\mu_X)}$ für σ_{XY} mit der Vorinformation μ_X deutlich geringere Varianzen bzw. mittlere quadratische Fehler auf, weil die Unsicherheiten bezüglich X bzw. μ_X entfallen.

Aus der Darstellung $\mu_Z = \mu_X\mu_Y + \sigma_{XY}$ leiten sich verschiedene Momentenschätzer für μ_Z ab. Der Intervall-Mittelwert μ_Y wird durch $\overline{Y}$ und die Intervall-Kovarianz σ_{XY} durch einen der Schätzer

$$S_{XY}^{(\mu_X)} = \overline{Z} - \mu_X\overline{Y}, \quad S_{XY}^* = \overline{Z} - \overline{X}\,\overline{Y} \quad \text{oder} \quad S_{XY} = \overline{Z} - K_{XY} = \frac{n}{n-1}S_{XY}^*$$

ersetzt. Mit der ersten Variante ergibt sich der beste linear-koquadratische unverzerrte Schätzer $\overline{Z}$ für μ_Z. Für die anderen Fälle resultieren die verzerrten Schätzer

$$\widehat{\mu}_Z^* = \mu_X\overline{Y} + S_{XY}^* = \overline{Z} - \overline{Y}(\overline{X} - \mu_X) \quad \text{und} \quad \widehat{\mu}_Z = \mu_X\overline{Y} + S_{XY} \quad \text{für} \quad \mu_Z\,.$$

Nach Satz 2 gilt

$$\begin{aligned} \mathrm{E}(\widehat{\mu}_Z^*) &= \mu_X\mu_Y + \sigma_{XY} - \overline{\sigma}_{XY}^{(\bullet\bullet)} = \mu_Z - \overline{\sigma}_{XY}^{(\bullet\bullet)}, \quad \big(\mathrm{E}(\widehat{\mu}_Z^*) - \mu_Z\big)^2 = \overline{\sigma}_{XY}^{(\bullet\bullet)2}, \\ \mathrm{E}(\widehat{\mu}_Z) &= \mu_X\mu_Y + \sigma_{XY} - \frac{n}{n-1}\big(\overline{\sigma}_{XY}^{(\bullet\bullet)} - \frac{1}{n}\sigma_{XY}\big) = \mu_Z - \frac{n}{n-1}\big(\overline{\sigma}_{XY}^{(\bullet\bullet)} - \frac{1}{n}\sigma_{XY}\big)\,. \end{aligned}$$

und beispielsweise mit $U = \overline{Y}(\overline{X} - \mu_X) = (\overline{Y} - \mu_Y)(\overline{X} - \mu_X) + \mu_Y(\overline{X} - \mu_X)$

$$\mathrm{Var}(\widehat{\mu}_Z^*) = \mathrm{Var}\,\overline{Z} + \mathrm{Var}\,U - 2\,\mathrm{Cov}(\overline{Z}, U)\,.$$

Nur im Fall $\mathrm{Var}\,U + \overline{\sigma}_{XY}^{(\bullet\bullet)2} < 2\,\mathrm{Cov}(\overline{Z}, U)$ ist im quadratischen Mittel (MSE) der Schätzer $\widehat{\mu}_Z^*$ besser als $\overline{Z}$. Demnach muss (vgl. Satz 2 (3))

$$\begin{aligned} \mathrm{Cov}(\overline{Z}, U) &= \mathrm{Cov}(\overline{Z}, \overline{X}\,\overline{Y}) - \mu_X\,\mathrm{Cov}(\overline{Z}, \overline{Y}) \\ &= \mu_X\overline{\sigma}_{YZ}^{(\bullet\bullet)} + \mu_Y\overline{\sigma}_{XZ}^{(\bullet\bullet)} + \overline{\sigma}_{XYZ}^{(\bullet\bullet\bullet)} - \mu_X\overline{\sigma}_{YZ}^{(\bullet\bullet)} = \mu_Y\overline{\sigma}_{XZ}^{(\bullet\bullet)} + \overline{\sigma}_{XYZ}^{(\bullet\bullet\bullet)} \end{aligned}$$

und insbesondere σ_{XZ} möglichst groß sein. Also sollte $Z \approx a + bX$ mit $b \gg 0$ sein.

Satz 4 ($\mu_X^{(i)}$ bekannt) In einem Gebiet G werden zwei Messgrößen X, Y und $Z = XY$ über eine systematische Stichprobe $(T_1, \ldots, T_n)$ bezüglich der Zerlegung von G in translations-invariante Teilgebiete G_i untersucht, $i = 1, \ldots, n$. Zusätzlich zu den Messwerten $Y(T_i)$ seien für X die Gebiets-Mittelwerte $\mu_X^{(i)}$ bekannt, zusammengefasst im Vektor $\boldsymbol{\mu}_X = (\mu_X^{(1)} \ldots \mu_X^{(n)})'$.

(1) Für den in $Y(T_i)$ linearen Schätzer

$$\overline{Z}_{\mu_X} = \frac{1}{n}\sum_i \mu_X^{(i)} Y(T_i) \quad \text{für} \quad \mu_Z \quad \text{bzw.} \quad \mu_X\mu_Y$$

gilt

$$\begin{aligned}
\mathrm{E}(\overline{Z}_{\mu_X}) &= \frac{1}{n}\sum_i \mu_X^{(i)}\mu_Y^{(i)} = \mu_Z - \sigma_{XY,\text{int}} = \mu_X\mu_Y + \sigma_{XY,\text{ext}}\,,\\
\mathrm{Var}(\overline{Z}_{\mu_X}) &= \frac{1}{n^2}\sum_i\sum_j \mu_X^{(i)}\mu_X^{(j)}\sigma_Y^{(ij)}\,,
\end{aligned}$$

$$\mathrm{MSE}(\overline{Z}_{\mu_X}, \mu_Z) = \mathrm{Var}(\overline{Z}_{\mu_X}) + \sigma_{XY,\text{int}}^2\,, \quad \mathrm{MSE}(\overline{Z}_{\mu_X}, \mu_X\mu_Y) = \mathrm{Var}(\overline{Z}_{\mu_X}) + \sigma_{XY,\text{ext}}^2\,.$$

(2) Für den ebenfalls in $Y(T_i)$ linearen Schätzer

$$S_{\mu_X Y}^{(\text{ext})} = \frac{1}{n}\sum_i \left(\mu_X^{(i)} - \mu_X\right)\left(Y(T_i) - \overline{Y}\right) = \frac{1}{n}\sum_i \left(\mu_X^{(i)} - \mu_X\right)Y(T_i) = \overline{Z}_{\mu_X} - \mu_X Y$$

für $\sigma_{XY,\text{ext}}$ gilt

$$\begin{aligned}
\mathrm{E}(S_{\mu_X Y}^{(\text{ext})}) &= \sigma_{XY,\text{ext}}\\
\mathrm{Var}(S_{\mu_X Y}^{(\text{ext})}) &= \frac{1}{n^2}\sum_i\sum_j \left(\mu_X^{(i)} - \mu_X\right)\left(\mu_X^{(j)} - \mu_X\right)\sigma_Y^{(ij)}\,.
\end{aligned}$$

(3) Für den linear-koquadratischen Schätzer

$$S_{\mu_X Y}^{(\text{int})} = \frac{1}{n}\sum_i \left(X(T_i) - \mu_X^{(i)}\right)Y(T_i) = \overline{Z} - \overline{Z}_{\mu_X} = S_{XY}^{(\mu_X)} - S_{\mu_X Y}^{(\text{ext})}$$

für $\sigma_{XY,\text{int}}$ gilt

$$\begin{aligned}
\mathrm{E}(S_{\mu_X Y}^{(\text{int})}) &= \sigma_{XY,\text{int}}\,,\\
\mathrm{Var}(S_{\mu_X Y}^{(\text{int})}) &= \overline{\sigma}_Z^{(\bullet\bullet)} - \frac{2}{n}\sum_i \mu_X^{(i)}\overline{\sigma}_{YZ}^{(i\bullet)} + \frac{1}{n^2}\sum_i\sum_j \mu_X^{(i)}\mu_X^{(j)}\sigma_Y^{(ij)}\,.
\end{aligned}$$ □

Beweis Es gilt

(1)
$$\begin{aligned}
\mathrm{E}(\overline{Z}_{\mu_X}) &= \frac{1}{n}\sum_i \mu_X^{(i)}\mu_Y^{(i)}\,,\\
\mathrm{Var}(\overline{Z}_{\mu_X}) &= \frac{1}{n^2}\sum_i\sum_j \mu_X^{(i)}\mu_X^{(j)}\,\mathrm{Cov}\left(Y(T_i)Y(T_j)\right) = \frac{1}{n^2}\sum_i\sum_j \mu_X^{(i)}\mu_X^{(j)}\sigma_Y^{(ij)}\,,
\end{aligned}$$

(2)
$$\begin{aligned}
\mathrm{E}(S_{\mu_X Y}^{(\text{ext})}) &= \frac{1}{n}\sum_i \mu_X^{(i)}\mu_Y^{(i)} - \mu_X\mu_Y = \sigma_{XY,\text{ext}}\,,\\
\mathrm{Var}(S_{\mu_X Y}) &= \frac{1}{n^2}\sum_i\sum_j \left(\mu_X^{(i)} - \mu_X\right)\left(\mu_X^{(j)} - \mu_X\right)\mathrm{Cov}\left(Y(T_i)Y(T_j)\right)\\
&= \frac{1}{n^2}\sum_i\sum_j \left(\mu_X^{(i)} - \mu_X\right)\left(\mu_X^{(j)} - \mu_X\right)\sigma_Y^{(ij)}\,.
\end{aligned}$$

(3)
$$\begin{aligned}
\mathrm{E}(S_{\mu_X Y}^{(\text{int})}) &= \mathrm{E}(\overline{Z}) - \mathrm{E}(\overline{Z}_{\mu_X}) = \mu_Z - (\mu_Z - \sigma_{XY,\text{int}}) = \sigma_{XY,\text{int}}\,,\\
\mathrm{Var}(S_{\mu_X Y}^{(\text{int})}) &= \mathrm{Var}(\overline{Z}) - 2\,\mathrm{Cov}(\overline{Z}, \overline{Z}_{\mu_X}) + \mathrm{Var}(\overline{Z}_{\mu_X})
\end{aligned}$$

mit

$$\mathrm{Cov}(\overline{Z}, \overline{Z}_{\mu_X}) = \mathrm{Cov}\left(\frac{1}{n}\sum_j Z(T_j), \frac{1}{n}\sum_i \mu_X^{(i)} Y(T_i)\right) = \frac{1}{n^2}\sum_i\sum_j \mu_X^{(i)} \sigma_{YZ}^{(ij)} = \frac{1}{n}\sum_i \mu_X^{(i)} \overline{\sigma}_{YZ}^{(i\bullet)}$$

und damit

$$\mathrm{Var}(S_{\mu_X Y}^{(\mathrm{int})}) = \overline{\sigma}_Z^{(\bullet\bullet)} - \frac{2}{n}\sum_i \mu_X^{(i)} \overline{\sigma}_{YZ}^{(i\bullet)} + \frac{1}{n^2}\sum_i\sum_j \mu_X^{(i)} \mu_X^{(j)} \sigma_Y^{(ij)}. \qquad \square$$

Die zusätzliche Information der einzelnen Gebiets-Mittelwerte $\mu_X^{(i)}$ gegenüber μ_X bringt keine wesentliche Verbesserung. Lediglich die internen und externen Kovarianzen $\sigma_{XY,\mathrm{int}}$ und $\sigma_{XY,\mathrm{ext}}$ sind ebenfalls wie σ_{XY} erwartungstreu schätzbar.

Verhältnis- und Regressionsschätzer

In diesem Abschnitt wird am Beispiel eines Schätzers für den Gebiets-Mittelwert μ_Z der Produktgröße $Z = XY$ untersucht, wie auf andere Art (nichtlinear) die Vorinformation über die Messgröße X genutzt werden kann. Als Anwendung wird später die Schätzung von Stofffrachten in Fließgewässern betrachtet. Vorausgesetzt wird, dass eine der Messgrößen im untersuchten Gebiet G, ohne Einschränkung die Variable X, (quasi-)kontinuierlich beobachtbar ist. Für die andere Messgröße Y liegt wieder eine systematische Stichprobe $T_1, \ldots, T_n$ von Messpunkten bezüglich der Zerlegung von G in translations-identische Teilgebiete G_i, $i = 1, \ldots, n$, zugrunde.

Die Verhältnis- und Regressionsschätzer $\widehat{\mu}_Z$ für $\mu_Z = \mu_X\mu_Y + \sigma_{XY}$ orientieren sich an dem erwartungstreuen Schätzer in der Darstellung

$$\overline{Z} = \mu_X\overline{Y} + S_{XY}^{(\mu_X)} \quad \text{mit} \quad S_{XY}^{(\mu_X)} = \frac{1}{n}\sum_i (X(T_i) - \mu_X)Y(T_i) = \overline{Z} - \mu_X\overline{Y}$$

nach Satz 3, indem ein geeigneter (nicht linear-koquadratischer) verzerrter Schätzer $\widehat{\sigma}_{XY}$ für σ_{XY} gesucht wird mit kleinerem mittleren quadratischen Fehler MSE als $S_{XY}^{(\mu_X)}$. Der gesuchte Schätzer ist damit von der Bauart

$$\widehat{\mu}_Z = \mu_X\overline{Y} + \widehat{\sigma}_{XY} \quad \text{bei Vorinformation zu } X\,.$$

Die Idee ist, aus dem funktionalen Zusammenhang von X und Y in der Form $Y = f(X)$ eine geeignete Schätzung für σ_{XY} abzuleiten. Dabei wird die Eigenschaft ausgenutzt, dass für von t unabhängige Modelle der Art $Y = f(X)$, d. h. für $t \in G$ ist $Y(t) = f(X(t))$, nur die lineare Abhängigkeit berücksichtigt werden muss, weil der gebiets-linear-unabhängige Teil bei der Berechnung von σ_{XY} herausfällt.

Nach Bemerkung (3) zur Definition der Gebiets-Korrelation in Abschnitt 3.4 kann in der Gebiets-Kovarianz σ_{XY} zwischen den Messgrößen X und Y eine Variable (z. B. Y) durch die lineare Regressionsfunktion

$$\begin{aligned}\widehat{Y}(t) &= \alpha + \beta X(t) \quad \text{mit} \quad \alpha = \mu_Y - \mu_X\beta\,, \ \ \beta = \frac{\sigma_{XY}}{\sigma_X^2} \\ &= \mu_Y + (X(t) - \mu_X)\frac{\sigma_{XY}}{\sigma_X^2} \quad \text{mit} \quad \mu_{\widehat{Y}} = \mu_Y\,, \ \ t \in G\,,\end{aligned}$$

ersetzt werden, ohne dass sich σ_{XY} ändert, denn

$$\sigma_{X\widehat{Y}} = \frac{1}{|G|}\int_G (X(t)-\mu_X)(\widehat{Y}(t)-\mu_{\widehat{Y}})\mathrm{d}t$$
$$= \frac{1}{|G|}\int_G (X(t)-\mu_X)(X(t)-\mu_X)\frac{\sigma_{XY}}{\sigma_X^2}\mathrm{d}t = \sigma_{XY}\,.$$

Für die Differenzgröße $\widehat{U}(t) = Y(t) - \widehat{Y}(t)$, $t \in G$, gilt $\sigma_{X\widehat{U}} = \sigma_{XY} - \sigma_{X\widehat{Y}} = 0$, so dass von dem Modell

$$Y(t) = \alpha + \beta X(t) + U(t)\,, \quad t \in G \quad \text{mit} \quad \mu_U = 0\,, \ \sigma_{XU} = 0$$

ausgegangen werden kann.

Diese Eigenschaft überträgt sich auch auf das Moment $\mu_Z = \mu_X\mu_Y + \sigma_{XY}$ für die Produktgröße $Z = XY$, denn für $\widehat{Z} = X\widehat{Y}$ gilt

$$\mu_{\widehat{Z}} = \frac{1}{|G|}\int_G X(T)\widehat{Y}(t)\,\mathrm{d}t = \frac{1}{|G|}\int_G X(t)\mu_Y\,\mathrm{d}t + \frac{1}{|G|}\int_G X(t)(X(t)-\mu_X)\frac{\sigma_{XY}}{\sigma_X^2}\,\mathrm{d}t$$
$$= \mu_X\mu_Y + \sigma_{XY} = \mu_Z\,.$$

Das Modell für $Z = XY$ (von t unabhängig) hat dann mit $V = XU$ die Form

$$Z(t) = X(t)Y(t) = \alpha X(t) + \beta X^2(t) + V(t)\,, \quad t \in G \ \text{mit} \ \mu_U = 0\,, \ \sigma_{XU} = \mu_V = 0\,.$$

Theoretisch wird also nicht der genaue Funktionstyp f benötigt, wenn lediglich σ_{XY} bzw. μ_Z gesucht wird. Über die "Ersatzwerte" $\widehat{Y}$, die in G auf einer Geraden liegen, kann σ_{XY} bzw. μ_Z ebenso ermittelt werden. Zwar ist diese Aussage nur von theoretischer Natur, weil die gesuchte Größe σ_{XY} in der Regressionsgeraden enthalten ist. Aber sie ist ein Hinweis darauf, dass keine besonderen und umfangreichen nichtlinearen Modelle erforderlich sind, wenn nicht die Beschreibung der gesamten Ganglinie durch eine gute Datenanpassung im Vordergrund steht, sondern nur die Ermittlung eines Moments wie σ_{XY} oder μ_Z.

Das lineare Modell für Y (bzw. für Z mit quadratischer Einflussgröße) beschreibt nicht den realen Zusammenhang von X und Y. Es ist lediglich ein geeignetes Arbeitsmodell zur Schätzung von σ_{XY} und damit von μ_Z. Die daraus abgeleiteten Definitionen für die Schätzer gelten zwar für alle Stichprobenstrategien, aber ihre statistischen Eigenschaften sind unterschiedlich.

Definition (Verhältnisschätzer) Mit $Z = XY$ und den empirischen Gebiets-Mittelwerten $\overline{X}$, $\overline{Z}$ heißt der modellbasierte Schätzer

$$\widehat{\mu}_Z^{(V)} = \overline{Z}\,\frac{\mu_X}{\overline{X}} = \mu_X\overline{Y} + S_{XY}^*\frac{\mu_X}{\overline{X}} \quad \text{mit} \quad S_{XY}^* = \overline{Z} - \overline{X}\;\overline{Y} \quad \textit{Verhältnisschätzer} \text{ für } \mu_Z\,,$$

wobei der theoretische Gebiets-Mittelwert μ_X bekannt sein muss ($X > 0$). □

Dem Verhältnisschätzer für den Gebiets-Mittelwert μ_Z kann das Arbeitsmodell

$$Z(t) = \alpha X(t) + V(t)\,, \quad t \in G \quad \text{mit} \quad \mu_V = 0\,, \quad \text{also} \quad \mu_Z = \alpha\mu_X\,, \ \alpha = \frac{\mu_Z}{\mu_X}$$

$$Z(T_i) = \alpha X(T_i) + V(T_i)\,, \quad i = 1, \ldots, n \quad \text{Beobachtungsgleichungen}$$

(ohne quadratischen Teil) zugrunde gelegt werden. Nach Möglichkeit sollte die "Restgröße" V mit der Messgröße X im Gebiet G unkorreliert sein, d. h. $\sigma_{XV} \approx 0$.

Der Ansatz $\sum_i V(T_i) = 0$ bzw. $\overline{V} = 0$ (nicht jedoch der Kleinst-Quadrate-Ansatz $\min_\alpha \sum_i V(T_i)^2$ mit der Lösung $\widetilde{\alpha} = \overline{XZ}/\overline{X^2}$) führt zum *Momentenschätzer*

$$\widehat{\alpha} = \frac{\overline{Z}}{\overline{X}} \quad \text{für} \quad \alpha \quad \text{und } \textit{Verhältnisschätzer} \quad \widehat{\mu}_Z^{(V)} = \widehat{\alpha}\mu_X = \overline{Z}\,\frac{\mu_X}{\overline{X}} \quad \text{für} \quad \mu_Z\,.$$

Die Idee besteht darin, über das Verhältnis $\mu_X/\overline{X}$ und den linearen Zusammenhang von Z und X die Schätzung von $\overline{Z}$ entsprechend zu korrigieren ($\widehat{\mu}_Z^{(V)}/\overline{Z} = \mu_X/\overline{X}$).

Die Originalwerte $Z(t)$ können durch die Schätzwerte der Geraden $\widehat{Z}(t) = \widehat{\alpha}X(t)$ ersetzt werden, denn $\overline{\widehat{Z}} = \widehat{\alpha}\,\overline{X} = \overline{Z}$, vgl. Abb. 5.1.

Satz 5 Für den Verhältnisschätzer

$$\widehat{\mu}_Z^{(V)} = \overline{Z}\,\frac{\mu_X}{\overline{X}} = \mu_X\overline{Y} + S^*_{XY}\frac{\mu_X}{\overline{X}} \quad \text{mit} \quad S^*_{XY} = \overline{Z} - \overline{X}\,\overline{Y}$$

gilt

$$\mathrm{E}\left(\widehat{\mu}_Z^{(V)}\right) = \mu_Z - \mathrm{E}(R) \quad \text{mit} \quad R = \left(\overline{X} - \mu_X\right)\left(\frac{\overline{Z}}{\overline{X}} - \frac{\mu_Z}{\mu_X}\right), \quad \mathrm{E}(R) = \mathrm{Cov}\left(\overline{X}, \frac{\overline{Z}}{\overline{X}}\right),$$

$$\mathrm{Var}\left(\widehat{\mu}_Z^{(V)}\right) = \mathrm{Var}(\widetilde{V}) + \mathrm{Var}(R) - 2\,\mathrm{Cov}(\widetilde{V}, R) \text{ mit } \widetilde{V} = \overline{\widetilde{V}} = \overline{Z} - \frac{\mu_Z}{\mu_X}\overline{X},\ \mathrm{E}(\widetilde{V}) = 0,$$

$$\mathrm{Var}(\widetilde{V}) = \overline{\sigma}_Z^{(\bullet\bullet)} + \frac{\mu_Z^2}{\mu_X^2}\overline{\sigma}_X^{(\bullet\bullet)} - 2\frac{\mu_Z}{\mu_X}\overline{\sigma}_{XZ}^{(\bullet\bullet)},$$

$$\mathrm{MSE}\left(\widehat{\mu}_Z^{(V)}, \mu_Z\right) = \mathrm{Var}(\widetilde{V}) + \mathrm{E}(R^2) - 2\,\mathrm{Cov}(\widetilde{V}, R) \approx \mathrm{Var}(\widetilde{V})\,.$$ □

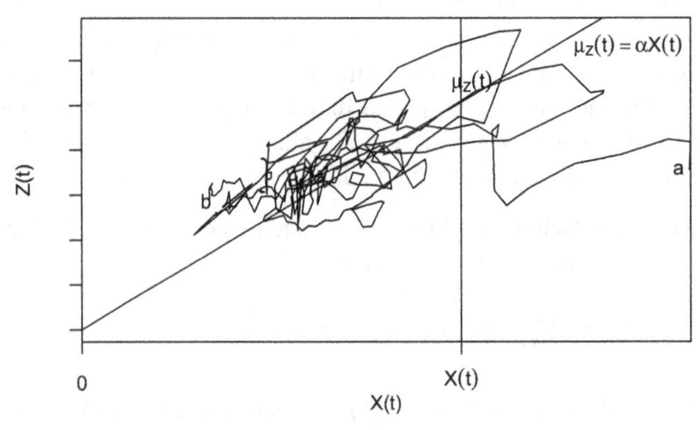

Abb. 5.1 Weg der Wertepaare $(X(t), Z(t))$ im Intervall $G = [a, b]$ mit der Mittelwertsgeraden $\mu_Z(t) = \alpha X(t)$ (d. h. $\widehat{Z}(t) = \widehat{\alpha}X(t)$) duch den Nullpunkt im Zusammenhangs-Diagramm

Beweis Mit der Umformung

$$\widehat{\mu}_Z^{(V)} = \overline{Z}\frac{\mu_X}{\overline{X}} = \overline{Z} - \frac{\mu_Z}{\mu_X}(\overline{X} - \mu_X) - (\overline{X} - \mu_X)\Big(\frac{\overline{Z}}{\overline{X}} - \frac{\mu_Z}{\mu_X}\Big) = \mu_Z + \widetilde{V} - R\,,$$

vgl. auch Taylorentwicklung von $\overline{Z}/\overline{X}$ um μ_Z/μ_X, folgt

$$\begin{aligned}
\mathrm{E}\,(\widehat{\mu}_Z^{(V)}) &= \mu_Z - \mathrm{E}(R)\,, \quad \text{da} \quad \mathrm{E}(\widetilde{V}) = 0\,,\\
\mathrm{Var}\,(\widehat{\mu}_Z^{(V)}) &= \mathrm{E}\left[(\widehat{\mu}_Z^{(V)} - \mathrm{E}(\widehat{\mu}_Z^{(V)}))^2\right] = \mathrm{E}\left[(\widetilde{V} - R + \mathrm{E}(R))^2\right] = \mathrm{Var}(\widetilde{V} - R)\\
&= \mathrm{Var}(\widetilde{V}) + \mathrm{Var}(R) - 2\,\mathrm{Cov}(\widetilde{V}, R)\,, \quad \mathrm{Var}(R) = \mathrm{E}(R^2) - (\mathrm{E}(R))^2
\end{aligned}$$

mit

$$\begin{aligned}
\mathrm{Var}(\widetilde{V}) &= \mathrm{Var}(\overline{Z}) + \frac{\mu_Z^2}{\mu_X^2}\,\mathrm{Var}(\overline{X}) - 2\frac{\mu_Z}{\mu_X}\,\mathrm{Cov}(\overline{X}, \overline{Z})\\
&= \overline{\sigma}_Z^{(\bullet\bullet)} + \frac{\mu_Z^2}{\mu_X^2}\overline{\sigma}_X^{(\bullet\bullet)} - 2\frac{\mu_Z}{\mu_X}\overline{\sigma}_{XZ}^{(\bullet\bullet)} \quad \text{nach Satz 2 (1), (2)}\,.
\end{aligned}$$

$$\mathrm{MSE}(\widehat{\mu}_Z^{(V)}, \mu_Z) = \mathrm{Var}\,(\widehat{\mu}_Z^{(V)}) + (\mathrm{E}(R))^2 = \mathrm{Var}(\widetilde{V}) + \mathrm{E}(R^2) - 2\,\mathrm{Cov}(\widetilde{V}, R) \approx \mathrm{Var}(\widetilde{V}). \quad \square$$

Im Vergleich des verzerrten Verhältnisschätzers $\widehat{\mu}_Z^{(V)}$ zum erwartungstreuen Schätzer $\overline{Z}$ mit $\mathrm{MSE}(\overline{Z}, \mu_Z) = \mathrm{Var}(\overline{Z}) = \overline{\sigma}_Z^{(\bullet\bullet)}$ gilt

$$\mathrm{MSE}(\widehat{\mu}_Z^{(V)}, \mu_Z) - \mathrm{MSE}(\overline{Z}, \mu_Z) \approx \mathrm{Var}(\widetilde{V}) - \mathrm{Var}(\overline{Z}) \;\text{ mit }\; \widetilde{V} = \overline{Z} - \alpha\overline{X}\,, \;\; \alpha = \frac{\mu_Z}{\mu_X}.$$

Aus

$$\overline{Z} = \widetilde{V} + \alpha\overline{X}\,, \quad \mathrm{Var}(\overline{Z}) = \mathrm{Var}(\widetilde{V}) + \alpha^2\,\mathrm{Var}(\overline{X}) + 2\beta\,\mathrm{Cov}(\overline{X}, \widetilde{V})\,, \;\; \mathrm{Var}(\overline{X}) = \overline{\sigma}_X^{(\bullet\bullet)}$$

und $\mathrm{Cov}(\overline{X}, \widetilde{V}) \approx 0$ (nach Annahme) folgt

$$\mathrm{MSE}(\widehat{\mu}_Z^{(V)}, \mu_Z) - \mathrm{MSE}(\overline{Z}, \mu_Z) \approx -\frac{\mu_Z^2}{\mu_X^2}\overline{\sigma}_X^{(\bullet\bullet)} < 0\,.$$

Bei einem deutlichen linearen Zusammenhang von X und Z

$$Z(t) = \alpha X(t) + V(t) \;\text{ mit }\; \mu_V = 0\,, \;\; \sigma_{XV} \approx 0 \quad \text{bzw.} \quad Y(t) = \alpha + \frac{V(t)}{X(t)}\,, \quad t \in G$$

gemäß der Herleitung bzw. bei einem inversen Zusammenhang von X und Y ist der Verhältnisschätzer $\widehat{\mu}_Z^{(V)} = \mu_X\overline{Y} + S_{XY}^{*}\mu_X/\overline{X}$ dem Schätzer $\overline{Z} = \mu_X\overline{Y} + S_{XY}^{(\mu_X)}$ vorzuziehen, vgl. auch Anmerkung zu Satz 3.

Diese Aussage ist kein Widerspruch zu Satz 3 (2), da der Summand $S_{XY}^{*}\mu_X/\overline{X}$ in $\widehat{\mu}_Z^{(V)}$ im Gegensatz zu $S_{XY}^{(\mu_X)}$ in $\overline{Z}$ nicht linear-koquadratisch, sondern der Quotient aus einem koquadratischen und linearen Schätzer ist. Jedoch führt dieser Zusammenhang zu der Idee, den Schätzer S_{XY}^{*} in $\widehat{\mu}_Z^{(V)}$ durch den erwartungstreuen Schätzer $S_{XY}^{(\mu_X)}$, zudem mit kleinerer Varianz, zu ersetzen.

Definition (Verhältnisschätzer 2) Mit $Z = XY$, den empirischen Gebiets-Mittelwerten $\overline{X}, \overline{Y}, \overline{Z}$ und $S_{XY}^{(\mu_X)} = \overline{Z} - \mu_X\overline{Y}$ heißt der erweiterte modellbasierte Schätzer

$$\widehat{\mu}_Z^{(V_2)} = \mu_X\overline{Y} + S_{XY}^{(\mu_X)}\frac{\mu_X}{\overline{X}} \quad \textit{(verallgemeinerter) Verhältnisschätzer 2} \text{ für } \mu_Z\,,$$

wobei der theoretische Gebiets-Mittelwert μ_X bekannt sein muss ($X > 0$). $\square$

Als Grundlage ist das erweiterte Arbeitsmodell

$$Y(t)\big(X(t)-\mu_X\big) = \alpha X(t) + V(t)\,, \qquad t \in G \;\text{ mit }\; \mu_V = 0\,,\; \sigma_{XV} \approx 0$$

bzw. mit $Z(t) = X(t)Y(t)$ und $\sigma_{XY} = \mu_Z - \mu_X\mu_Y$

$$Z(t) = \mu_X Y(t) + \alpha X(t) + V(t)\,, \;\text{ also }\; \mu_Z = \mu_X\mu_Y + \alpha\mu_X\,,\; \alpha = \frac{\sigma_{XY}}{\mu_X}$$

$$Z(T_i) = \mu_X Y(T_i) + \alpha X(T_i) + V(T_i)\,,\; i = 1,\ldots,n \quad \text{Beobachtungsgleichungen}$$

hilfreich. Der Schätzansatz $\overline{V} = 0$ liefert die "Momenten"-Schätzgleichung

$$\overline{Z} = \mu_X\overline{Y} + \widehat{\alpha}\,\overline{X}\,, \quad \text{d.h. } \widehat{\alpha} = \frac{\overline{Z} - \mu_X\overline{Y}}{\overline{X}} = \frac{S_{XY}^{(\mu_X)}}{\overline{X}}\,,\; S_{XY}^{(\mu_X)} = \overline{Z} - \mu_X\overline{Y}\,.$$

Eingesetzt in

$$\widehat{\mu}_Z^{(V_2)} = \mu_X\widehat{\mu}_Y + \widehat{\alpha}\mu_X \quad \text{mit } \widehat{\mu}_Y = \overline{Y}$$

ergibt sich

$$\widehat{\mu}_Z^{(V_2)} = \mu_X\overline{Y} + S_{XY}^{(\mu_X)}\frac{\mu_X}{\overline{X}} = \overline{Z} - \frac{S_{XY}^{(\mu_X)}}{\overline{X}}(\overline{X} - \mu_X)\,.$$

Satz 6 Für den Verhältnisschätzer 2

$$\widehat{\mu}_Z^{(V_2)} = \mu_X\overline{Y} + S_{XY}^{(\mu_X)}\frac{\mu_X}{\overline{X}} = \overline{Z} - \frac{S_{XY}^{(\mu_X)}}{\mu_X}\big(\overline{X} - \mu_X\big) \quad \text{mit } S_{XY}^{(\mu_X)} = \overline{Z} - \mu_X\overline{Y}$$

gilt

$$\mathrm{E}\,\big(\widehat{\mu}_Z^{(V_2)}\big) = \mu_Z - \mathrm{E}(R) \quad \text{mit } R = (\overline{X} - \mu_X)\Big(\frac{S_{XY}^{(\mu_X)}}{\overline{X}} - \frac{\sigma_{XY}}{\mu_X}\Big)\,,$$

$$\mathrm{Var}\,\big(\widehat{\mu}_Z^{(V_2)}\big) = \mathrm{Var}(\widetilde{V}) + \mathrm{Var}(R) - 2\,\mathrm{Cov}(\widetilde{V}, R) \text{ mit } \widetilde{V} = \overline{\widetilde{V}} = \overline{Z} - \mu_Z - \frac{\sigma_{XY}}{\mu_X}(\overline{X} - \mu_X)$$

und

$$\mathrm{Var}(\widetilde{V}) = \overline{\sigma}_Z^{(\bullet\bullet)} + \frac{\sigma_{XY}^2}{\mu_X^2}\overline{\sigma}_X^{(\bullet\bullet)} - 2\frac{\sigma_{XY}}{\mu_X}\overline{\sigma}_{XZ}^{(\bullet\bullet)}\,,$$

$$\mathrm{MSE}(\widehat{\mu}_Z^{(V_2)}, \mu_Z) = \mathrm{Var}(\widetilde{V}) + \mathrm{E}(R^2) - 2\,\mathrm{Cov}(\widetilde{V}, R) \approx \mathrm{Var}(\widetilde{V})\,. \qquad \square$$

Beweis Analog zum Beweis zu Satz 5 liefert die Umformung

$$\widehat{\mu}_Z^{(V_2)} = \overline{Z} - S_{XY}^{(\mu_X)} + S_{XY}^{(\mu_X)}\frac{\mu_X}{\overline{X}} = \overline{Z} - \frac{\sigma_{XY}}{\mu_X}(\overline{X} - \mu_X) - (\overline{X} - \mu_X)\Big(\frac{S_{XY}^{(\mu_X)}}{\overline{X}} - \frac{\sigma_{XY}}{\mu_X}\Big) = \mu_Z + \widetilde{V} - R$$

unmittelbar

$$\mathrm{E}\,\big(\widehat{\mu}_Z^{(V_2)}\big) = \mu_Z - \mathrm{E}(R)\,, \quad \text{da } \mathrm{E}(\widetilde{V}) = 0\,, \quad \mathrm{Var}\,\big(\widehat{\mu}_Z^{(V_2)}\big) = \mathrm{Var}(\widetilde{V}) + \mathrm{Var}(R) - 2\,\mathrm{Cov}(\widetilde{V}, R)$$

mit

$$\mathrm{Var}(\widetilde{V}) = \mathrm{Var}(\overline{Z}) + \frac{\sigma_{XY}^2}{\mu_X^2}\mathrm{Var}(\overline{X}) - 2\frac{\sigma_{XY}}{\mu_X}\mathrm{Cov}(\overline{X}, \overline{Z}) = \overline{\sigma}_Z^{(\bullet\bullet)} + \frac{\sigma_{XY}^2}{\mu_X^2}\overline{\sigma}_X^{(\bullet\bullet)} - 2\frac{\sigma_{XY}}{\mu_X}\overline{\sigma}_{XZ}^{(\bullet\bullet)}\,.$$

Ferner gilt mit $\mathrm{Var}(R) = \mathrm{E}(R^2) - \big(\mathrm{E}(R)\big)^2$

$$\mathrm{MSE}(\widehat{\mu}_Z^{(V_2)}, \mu_Z) = \mathrm{Var}(\widehat{\mu}_Z^{(V_2)}) + \big(\mathrm{E}(R)\big)^2 = \mathrm{Var}(\widetilde{V}) + \mathrm{E}(R^2) - 2\,\mathrm{Cov}(\widetilde{V}, R) \approx \mathrm{Var}(\widetilde{V})\,. \qquad \square$$

Im Vergleich zu $\overline{Z}$ mit $\mathrm{MSE}(\overline{Z},\mu_Z) = \mathrm{Var}(\overline{Z}) = \overline{\sigma}_Z^{(\bullet\bullet)}$ und mit $\alpha = \frac{\sigma_{XY}}{\mu_X}$ gilt

$$\mathrm{MSE}(\widehat{\mu}_Z^{(V_2)},\mu_Z) - \mathrm{MSE}(\overline{Z},\mu_Z) \approx \mathrm{Var}(\widetilde{V}) - \mathrm{Var}(\overline{Z}) \;\text{ mit }\; \widetilde{V} = \overline{Z} - \mu_Z - \alpha(\overline{X} - \mu_X)\,.$$

Aus

$$\overline{Z} - \mu_Z = \widetilde{V} + \alpha(\overline{X} - \mu_X)\,, \qquad \mathrm{Var}(\overline{Z}) = \mathrm{Var}(\widetilde{V}) + \alpha^2\,\mathrm{Var}(\overline{X}) + 2\alpha\,\mathrm{Cov}(\overline{X},\widetilde{V})$$

und $\mathrm{Var}(\overline{X}) = \overline{\sigma}_X^{(\bullet\bullet)}$, $\mathrm{Cov}(\overline{X},\widetilde{V}) \approx 0$ (nach Annahme) folgt

$$\mathrm{MSE}(\widehat{\mu}_Z^{(V_2)},\mu_Z) - \mathrm{MSE}(\overline{Z},\mu_Z) \approx -\frac{\sigma_{XY}^2}{\mu_X^2}\overline{\sigma}_X^{(\bullet\bullet)} < 0\,.$$

Die Verhältnisschätzer sind ansatzgemäß zur Schätzung von μ_Z mit $Z = XY$ dann geeignet, wenn X und Z linear bzw. X und Y invers zusammenhängen. Besteht zwischen X und Y ein linearer Zusammenhang bzw. zwischen X und Z eine quadratische Abhängigkeit, dann ist der folgende X-Y-Regressionsschätzer zu empfehlen.

Definition (Regressionsschätzer) Mit der Produktgröße $Z = XY$, den empirischen Gebiets-Mittelwerten $\overline{X}$, $\overline{Y}$, $\overline{Z}$ sowie dem bekannten Gebiets-Mittelwert μ_X und der bekannten Gebiets-Varianz σ_X^2, heißen die modellbasierten Schätzer

$$\widehat{\mu}_Z^{(R)} = \mu_X\overline{Y} + S_{XY}^*\frac{\widehat{\sigma}_X^2}{S_X^{*2}}\,,\quad \widehat{\sigma}_X^2 = \mu_{X^2} - \mu_X\overline{X} \quad \textit{Regressionsschätzer}\text{ für }\mu_Z\,,$$

$$\widehat{\mu}_Z^{(R_2)} = \mu_X\overline{Y} + S_{XY}^{(\mu_X)}\frac{\sigma_X^2}{S_X^{(\mu_X)2}}\,,\quad \sigma_X^2 = \mu_{X^2} - \mu_X^2 \quad \textit{Regressionsschätzer 2}\text{ für }\mu_Z\,,$$

wobei

$$S_{XY}^* = \overline{Z} - \overline{X}\,\overline{Y}\,,\;\; S_X^{*2} = \overline{X^2} - \overline{X}^2\,,\quad S_{XY}^{(\mu_X)} = \overline{Z} - \mu_X\overline{Y}\,,\;\; S_X^{(\mu_X)2} = \overline{X^2} - \mu_X\overline{X}\,. \;\square$$

Die Regressionsschätzer unterscheiden sich von den Verhältnisschätzern lediglich in der Wahl des "Korrekturfaktors". Statt $\mu_X/\overline{X}$ wird jetzt $\widehat{\sigma}_X^2/S_X^{*2}$ bzw. $\sigma_X^2/S_X^{(\mu_X)2}$ verwendet. Zur Herleitung der Regressionsschätzer für μ_Z kann das Arbeitsmodell

$$Y(t) = \alpha + \beta X(t) + U(t)\,,\;\; t \in G \;\text{ mit }\; \mu_U = 0\,,\;\; (\mu_Y = \alpha + \beta\mu_X) \text{ und } \sigma_{XU} = 0$$
$$Y(T_i) = \alpha + \beta X(T_i) + U(T_i)\,,\;\; i = 1,\ldots,n \;\text{ Datengleichungen}$$

bzw. mit $Z = XY$ und $V = XU$ das Modell

$$Z(t) = \alpha X(t) + \beta X^2(t) + V(t)\,,\;\; t \in G \text{ mit } \mu_V = \sigma_{XU} = 0\,,\;\; (\mu_Z = \alpha\mu_X + \beta\mu_{X^2})$$
$$Z(T_i) = \alpha X(T_i) + \beta X^2(T_i) + U(T_i)X(T_i)\,,\;\; i = 1,\ldots,n \;\text{ Datengleichungen}$$

und der Annahme $\sigma_{XV} = \sigma_{X^2U} \approx 0$ herangezogen werden. Im Gegensatz zu den Verhältnisschätzern werden die unbekannten Parameter im X-Y-Modell und nicht im X-Z-Modell geschätzt. In den aus den Modellannahmen $\mu_U = 0$ und $\sigma_{XU} = 0$ resultierenden Gleichungen $\mu_Y = \alpha + \beta\mu_X$ und $\sigma_{XY} = \beta\sigma_X^2$ werden die theoretischen

Gebiets-Momente ersetzt durch die "empirisch-theoretischen" Momente

$$\widehat{\alpha} = \overline{Y} - \widehat{\beta}\,\overline{X}\,, \quad \widehat{\beta} = \frac{S^*_{XY}}{S^{*2}_X} \quad \text{bzw.} \quad \widehat{\alpha} = \overline{Y} - \widehat{\beta}\,\mu_X\,, \quad \widehat{\beta} = \frac{S^{(\mu_X)}_{XY}}{S^{(\mu_X)2}_X}.$$

Diese Schätzer werden eingesetzt in $\widehat{\mu}_Z = \widehat{\alpha}\mu_X + \widehat{\beta}\,\mu_{X^2}$ mit dem Ergebnis

$$\widehat{\mu}^{(R)}_Z = \mu_X\overline{Y} + \widehat{\beta}\,(\mu_{X^2} - \mu_X\overline{X}) = \mu_X\overline{Y} + S^*_{XY}\frac{\widehat{\sigma}^2_X}{S^{*2}_X}\,, \quad \widehat{\sigma}^2_X = \mu_{X^2} - \mu_X\overline{X}\,,$$

$$\widehat{\mu}^{(R_2)}_Z = \mu_X\overline{Y} + \widehat{\beta}\,(\mu_{X^2} - \mu^2_X) = \mu_X\overline{Y} + S^{(\mu_X)}_{XY}\frac{\sigma^2_X}{S^{(\mu_X)2}_X}\,, \quad \sigma^2_X = \mu_{X^2} - \mu^2_X\,.$$

Satz 7 Für den Regressionsschätzer 2

$$\widehat{\mu}^{(R_2)}_Z = \mu_X\overline{Y} + S^{(\mu_X)}_{XY}\frac{\sigma^2_X}{S^{(\mu_X)2}_X} \quad \text{mit} \quad S^{(\mu_X)}_{XY} = \overline{Z} - \mu_X\overline{Y}\,, \quad S^{(\mu_X)2}_X = \overline{X^2} - \mu_X\overline{X}$$

gilt

$$\mathrm{E}(\widehat{\mu}^{(R_2)}_Z) = \mu_Z - \mathrm{E}(R) \quad \text{mit} \quad R = \left(S^{(\mu_X)2}_X - \sigma^2_X\right)\left(\frac{S^{(\mu_X)}_{XY}}{S^{(\mu^2_X)}_X} - \frac{\sigma_{XY}}{\sigma^2_X}\right)$$

$$\mathrm{Var}(\widehat{\mu}^{(R_2)}_Z) = \mathrm{Var}(\widetilde{U}) + \mathrm{Var}(R) - 2\,\mathrm{Cov}(\widetilde{U}, R)$$

mit

$$\widetilde{U} = \overline{\widetilde{U}} = \overline{Z} - \mu_Z - \frac{\sigma_{XY}}{\sigma^2_X}\left(S^{(\mu_X)2}_X - \sigma^2_X\right) = \overline{Z} - \mu_Z - \frac{\sigma_{XY}}{\sigma^2_X}\left((\overline{X^2} - \mu_{X^2}) - \mu_X(\overline{X} - \mu_X)\right)$$

und

$$\mathrm{Var}(\widetilde{U}) = \overline{\sigma}^{(\bullet\bullet)}_Z + \frac{\sigma^2_{XY}}{\sigma^4_X}\left(\overline{\sigma}^{(\bullet\bullet)}_{X^2} - 2\mu_X\overline{\sigma}^{(\bullet\bullet)}_{XX^2} + \mu^2_X\overline{\sigma}^{(\bullet\bullet)}_X\right) - 2\frac{\sigma_{XY}}{\sigma^2_X}\left(\overline{\sigma}^{(\bullet\bullet)}_{X^2Z} - \mu_X\overline{\sigma}^{(\bullet\bullet)}_{XZ}\right),$$

$$\mathrm{MSE}(\widehat{\mu}^{(R_2)}_Z, \mu_Z) = \mathrm{Var}(\widetilde{U}) + \mathrm{E}(R^2) - 2\,\mathrm{Cov}(\widetilde{U}, R) \approx \mathrm{Var}(\widetilde{U})\,. \quad \square$$

Beweis Mit der Darstellung

$$\begin{aligned}\widehat{\mu}^{(R_2)}_Z &= \mu_X\overline{Y} + S^{(\mu_X)}_{XY}\frac{\sigma^2_X}{S^{(\mu_X)2}_X}\\ &= \mu_X\overline{Y} + S^{(\mu_X)}_{XY} - \frac{\sigma_{XY}}{\sigma^2_X}\left(S^{(\mu_X)2}_X - \sigma^2_X\right) - \left(S^{(\mu_X)2}_X - \sigma^2_X\right)\left(\frac{S^{(\mu_X)}_{XY}}{S^{(\mu_X)2}_X} - \frac{\sigma_{XY}}{\sigma^2_X}\right) = \mu_Z + \widetilde{U} - R\end{aligned}$$

folgt

$$\mathrm{E}(\widehat{\mu}^{(R_2)}_Z) = \mu_Z - \mathrm{E}(R)\,, \quad \text{da} \quad \mathrm{E}(\widetilde{U}) = 0\,, \quad \mathrm{Var}(\widehat{\mu}^{(R_2)}_Z) = \mathrm{Var}(\widetilde{U}) + \mathrm{Var}(R) - 2\,\mathrm{Cov}(\widetilde{U}, R)$$

mit

$$\mathrm{Var}(\widetilde{U}) = \mathrm{Var}(\overline{Z}) + \frac{\sigma^2_{XY}}{\sigma^4_X}\,\mathrm{Var}(S^{(\mu_X)2}_X) - 2\frac{\sigma_{XY}}{\sigma^2_X}\,\mathrm{Cov}(\overline{Z}, S^{(\mu_X)2}_X)\,,$$

wobei

$$\begin{aligned}\mathrm{Var}(\overline{Z}) &= \overline{\sigma}^{(\bullet\bullet)}_Z \quad \text{nach Satz 2 (2)}\\ \mathrm{Var}(S^{(\mu_X)2}_X) &= \overline{\sigma}^{(\bullet\bullet)}_{X^2} - 2\mu_X\overline{\sigma}^{(\bullet\bullet)}_{XX^2} + \mu^2_X\overline{\sigma}^{(\bullet\bullet)}_X \quad \text{nach Satz 3 (3)}\\ \mathrm{Cov}(\overline{Z}, S^{(\mu_X)2}_X) &= \overline{\sigma}^{(\bullet\bullet)}_{X^2Z} - \mu_X\overline{\sigma}^{(\bullet\bullet)}_{XZ} \quad \text{nach Satz 3 (3).}\end{aligned}$$

Die Formel für $\mathrm{MSE}(\widehat{\mu}^{(R_2)}_Z, \mu_Z)$ ergibt sich aus der Definition wie im Beweis zu Satz 6. $\square$

Im Vergleich zu $\overline{Z}$ mit $\mathrm{MSE}(\overline{Z},\mu_Z) = \mathrm{Var}(\overline{Z}) = \overline{\sigma}_Z^{(\bullet\bullet)}$ und mit $\beta = \frac{\sigma_{XY}}{\sigma_X^2}$ gilt

$$\mathrm{MSE}(\widehat{\mu}_Z^{(R_2)},\mu_Z) - \mathrm{MSE}(\overline{Z},\mu_Z) \approx \mathrm{Var}(\tilde{U}) - \mathrm{Var}(\overline{Z}) \quad \text{mit} \quad \widetilde{U} = \overline{Z} - \mu_Z - \beta(S_X^{(\mu_X)2} - \sigma_x^2).$$

Aus

$$\overline{Z} - \mu_Z = \widetilde{U} + \beta(S_X^{(\mu_X)2} - \sigma_x^2)$$

$$\mathrm{Var}(\overline{Z}) = \mathrm{Var}(\widetilde{U}) + \beta^2\,\mathrm{Var}(S_X^{(\mu_X)2}) + 2\beta\,\mathrm{Cov}(S_X^{(\mu_X)2}, \widetilde{U})\,,$$

$$\mathrm{Cov}(S_X^{(\mu_X)2}, \widetilde{U}) = \mathrm{Cov}(\overline{X^2}, \widetilde{U}) - \mu_X\,\mathrm{Cov}(\overline{X}, \widetilde{U}) \approx 0 \quad \text{nach Annahme}$$

folgt

$$\mathrm{MSE}(\widehat{\mu}_Z^{(R_2)},\mu_Z) - \mathrm{MSE}(\overline{Z},\mu_Z) \approx -\beta^2\,\mathrm{Var}(S_X^{(\mu_X)2}) < 0\,.$$

In dem Fall, dass zwischen X und Y ein linearer bzw. zwischen X und $Z = XY$ ein quadratischer Zusammenhang dominiert, erscheint ein Regressionsschätzer zur Schätzung von μ_Z besser geeignet als $\overline{Z}$ und meist auch als ein Verhältnisschätzer für μ_Z.

Die Arbeitsmodelle der Verhältnis- und Regressionsschätzer 2 zur Schätzung von μ_Z können mit der Definitionsgröße $Y_X = Y - \frac{\mu_X}{X}Y$ $(X > 0)$ vereinigt werden zu einem gemeinsamen Arbeitsmodell

$$Y(t) = \frac{\mu_X}{X(t)}Y(t) + \alpha + \beta X(t) + U(t)\,, \quad t \in G \quad \text{mit} \quad \mu_U = 0\,,\ \sigma_{XU} = 0\,, \ \text{d. h.}$$

$$Y_X(t) = \alpha + \beta X(t) + U(t) \quad \text{mit} \quad Y_X(t) = Y(t) - \frac{\mu_X}{X(t)}Y(t)\,, \quad t \in G$$

bzw.

$$Z(t) = \mu_X Y(t) + \alpha X(t) + \beta X^2(t) + V(t)\,, \quad t \in G \ \text{mit}\ V = XU\,, \ \mu_V = \sigma_{XU} = 0$$

$$\mu_Z = \mu_X\mu_Y + \alpha\mu_X + \beta\mu_{X^2}$$

und $\sigma_{X^2U} = \sigma_{XV} \approx 0$. Sind $\widehat{\alpha}$, $\widehat{\beta}$ geeignete Schätzer für α, β, dann wird eine Schätzung $\widehat{\mu}_Z$ für μ_Z aus den zugehörigen Datengleichungen abgeleitet und definiert durch

$$\widehat{\mu}_Z = \mu_X\overline{Y} + \widehat{\alpha}\mu_X + \widehat{\beta}\mu_{X^2}\,.$$

In Analogie zu den Schätzmethoden von Verhältnis- und Regressionsschätzer 2 werden die Schätzgleichungen

$$\overline{Z} = \mu_X\overline{Y} + \widehat{\alpha}\,\overline{X} + \widehat{\beta}\,\overline{X^2}\,, \quad S_X^{(\mu_X)2}\widehat{\beta} = S_{XY_X}^{(\mu_X)} \quad \text{mit} \quad S_{XY_X}^{(\mu_X)} = S_{XY}^{(\mu_X)} - \mu_X\overline{Y}_X$$

herangezogen. Die zweite Schätzgleichung bezieht sich auf das Y-Modell und die erste auf das Z-Modell (statt $\overline{Y}_X = \widehat{\alpha} + \widehat{\beta}\,\overline{X}$ aus dem Y-Modell), um zu erreichen, dass Verhältnis- und Regressionsschätzer 2 Spezialfälle sind. Die Auflösung der Schätzgleichungen ergibt mit $S_{XY}^{(\mu_X)} = \overline{Z} - \mu_X\overline{Y}$

$$\widehat{\alpha} = \frac{1}{\overline{X}}\left(S_{XY}^{(\mu_X)} - \widehat{\beta}\,\overline{X^2}\right) \quad \text{und} \quad \widehat{\beta} = \frac{S_{XY_X}^{(\mu_X)}}{S_X^{(\mu_X)2}}\,.$$

Einsetzen von $\mu_{X^2} = \sigma_X^2 + \mu_X^2$ und $\overline{X^2} = S_X^{(\mu_X)2} + \mu_X \overline{X}$ liefert schließlich

$$\widehat{\mu}_Z = \mu_X \overline{Y} + S_{XY}^{(\mu_X)} \frac{\mu_X}{\overline{X}} + \widehat{\beta}\big(\mu_{X^2} - \overline{X^2}\frac{\mu_X}{\overline{X}}\big) = \mu_X \overline{Y} + S_{XY}^{(\mu_X)} \frac{\mu_X}{\overline{X}} + S_{XY_X}^{(\mu_X)}\big(\frac{\sigma_X^2}{S_X^{(\mu_X)2}} - \frac{\mu_X}{\overline{X}}\big).$$

Definition (Verhältnis-Regressionsschätzer) Mit der Produktgröße $Z = XY$, den empirischen Gebiets-Mittelwerten $\overline{X}, \overline{Y}, \overline{Z}$, dem bekannten Gebiets-Mittelwert μ_X, der bekannten Gebiets-Varianz σ_X^2 sowie $Y_X = Y - \frac{\mu_X}{X} Y$ $(X > 0)$ heißt der Schätzer

$$\begin{aligned} \widehat{\mu}_Z^{(VR)} &= \mu_X \overline{Y} + \big(S_{XY}^{(\mu_X)} - S_{XY_X}^{(\mu_X)}\big)\frac{\mu_X}{\overline{X}} + S_{XY_X}^{(\mu_X)} \frac{\sigma_X^2}{S_X^{(\mu_X)2}} \\ &= \mu_X \overline{Y} + \mu_X \overline{Y}_X \frac{\mu_X}{\overline{X}} + \big(S_{XY}^{(\mu_X)} - \mu_X \overline{Y}_X\big)\frac{\sigma_X^2}{S_X^{(\mu_X)2}} \quad \text{für } \mu_Z \end{aligned}$$

Verhältnis-Regressionsschätzer VR, wobei

$$S_{XY}^{(\mu_X)} = \overline{Z} - \mu_X \overline{Y}, \quad \sigma_{XY} = \mu_Z - \mu_X \mu_Y, \quad S_{XY_X}^{(\mu_X)} = \overline{XY_X} - \mu_X \overline{Y}_X = S_{XY}^{(\mu_X)} - \mu_X \overline{Y}_X$$

$$S_X^{(\mu_X)2} = \overline{X^2} - \mu_X \overline{X}, \quad \sigma_X^2 = \mu_{X^2} - \mu_X^2, \qquad \overline{Y}_X = \overline{Y} - \mu_X \overline{W}, \; W = \tfrac{Y}{X}. \qquad \square$$

Ist $S_{XY}^{(\mu_X)} = \mu_X \overline{Y}_X$, gleichbedeutend mit dem Wegfall der Modellkomponente X^2, ergibt sich der Verhältnisschätzer 2. Für $\mu_X \overline{Y}_X = 0$, äquivalent mit der Streichung der Modellkomponente $\mu_X Y$, wird der Regressionsschätzer 2 geliefert. Je nach Bedeutung einer dieser Komponenten werden in der Schätzung für μ_Z die Korrekturterme $\mu_X/\overline{X}$ und $\sigma_X^2/S_X^{(\mu_X)2}$ entsprechend gewichtet mit der Gewichtssumme $S_{XY}^{(\mu_X)}$.

Der Ansatz der Linearkombination

$$\widehat{\mu}_Z^{(\lambda)} = \lambda \widehat{\mu}_Z^{(R_2)} + (1-\lambda)\widehat{\mu}_Z^{(V_2)} = \mu_Z^{(V_2)} + \lambda(\widehat{\mu}_Z^{(R_2)} - \widehat{\mu}_Z^{(V_2)}) = \mu_Z^{(R_2)} + (1-\lambda)(\widehat{\mu}_Z^{(V_2)} - \widehat{\mu}_Z^{(R_2)})$$

von Verhältnis- und Regressionsschätzer 2 also von

$$\begin{aligned} \widehat{\mu}_Z^{(V_2)} &= \mu_X \overline{Y} + S_{XY}^{(\mu_X)} \frac{\mu_X}{\overline{X}}, \\ \widehat{\mu}_Z^{(R_2)} &= \mu_X \overline{Y} + S_{XY}^{(\mu_X)} \frac{\sigma_X^2}{S_X^{(\mu_X)2}}, \end{aligned} \qquad \widehat{\mu}_Z^{(R_2)} - \widehat{\mu}_Z^{(V_2)} = S_{XY}^{(\mu_X)}\Big(\frac{\sigma_X^2}{S_X^{(\mu_X)2}} - \frac{\mu_X}{\overline{X}}\Big)$$

führt zum gleichen Ergebnis, wenn für λ der Schätzwert $\widehat{\lambda} = S_{XY_X}^{(\mu_X)}/S_{XY}^{(\mu_X)}$ gewählt wird. Damit gilt der Zusammenhang

$$\begin{aligned} \widehat{\mu}_Z^{(VR)} &= \widehat{\mu}_Z^{(V_2)} + \widehat{\lambda}\big(\widehat{\mu}_Z^{(R_2)} - \widehat{\mu}_Z^{(V_2)}\big) \quad \text{mit} \quad \widehat{\lambda} = \frac{S_{XY_X}^{(\mu_X)}}{S_{XY}^{(\mu_X)}} = 1 - \frac{\mu_X \overline{Y}_X}{S_{XY}^{(\mu_X)}} \\ \widehat{\mu}_Z^{(VR)} &= \widehat{\mu}_Z^{(R_2)} + (1-\widehat{\lambda})\big(\widehat{\mu}_Z^{(V_2)} - \widehat{\mu}_Z^{(R_2)}\big) \quad \text{mit} \quad 1 - \widehat{\lambda} = \frac{\mu_X \overline{Y}_X}{S_{XY}^{(\mu_X)}}. \end{aligned}$$

Zwar gibt es nach dem Satz(Minimum MSE) aus Abschnitt 5.2 immer ein geeignetes $\lambda \in \mathbb{R}$, so dass beide mittleren quadratischen Fehler reduziert werden, aber hier ist λ stochastisch. Daher kann es sein, dass auch die "schlechten" Eigenschaften vererbt werden. Insbesondere beim Auftreten von mehreren Extremwerten in den Datenreihen kann es zu "Überkorrekturen" kommen, so dass keine besseren Ergebnisse durch die Linearkombination erreicht werden.

Modellschätzer mit externen Einflussgrößen

Die Situation der Verhältnis- und Regressionschätzer zur Schätzung des Gebiets-Mittelwertes μ_Z der Produktgröße $Z = XY$ im Gebiet G kann verallgemeinert werden, indem die Einflussgröße X durch mehrere Einflussgrößen $X_1, \ldots, X_m$ ersetzt wird. Die Variablen müssen (quasi-)kontinuierlich beobachtbar sein bzw. zumindest müssen die benötigten theoretischen Momente bekannt sein. Die Linearität im Modell wird beibehalten. Die einzelnen Einflussgrößen hingegen können auch nichtlineare Funktionen sein wie z. B. $\sin \lambda t$, $\cos \lambda t$ zur Erfassung eines saisonalen Verlaufs in der Messgröße Y in einem (Zeit-)Intervall G. Die Vorgehensweise wird am Beispiel des Verhältnis-Regressionsschätzers erläutert.

Die Daten werden auf der Basis einer systematischen Stichprobe $(T_1, \ldots, T_n)$ im Gebiet G gewonnen, obwohl im Prinzip die Definition des Modellschätzers unabhängig von der Wahl des Auswahlverfahrens ist.

Vorgelegt sei für die Größe $Y_X = Y - \frac{\mu_X}{X} Y$ $(X > 0)$ das (inhomogene) lineare Modell

$$\begin{aligned} Y_X(t) &= \alpha + \sum_{j=1}^{m} X_j(t)\beta_j + U(t) \;\text{ mit }\; Y_X(t) = Y(t) - \mu_X W(t)\,,\; W = \frac{Y}{X}\,,\; \mu_U = 0 \\ &= \alpha + \mathbf{x}(t)'\boldsymbol{\beta} + U(t) \;\text{ mit }\; \mathbf{x}(t) = \begin{pmatrix} X_1(t) \\ \vdots \\ X_m(t) \end{pmatrix},\; t \in G\,,\; \boldsymbol{\beta} = \begin{pmatrix} \beta_1 \\ \vdots \\ \beta_m \end{pmatrix},\; \boldsymbol{\mu}_{\mathbf{x}} = \begin{pmatrix} \mu_{X_1} \\ \vdots \\ \mu_{X_m} \end{pmatrix} \end{aligned}$$

mit $\mu_{Y_X} = \alpha + \boldsymbol{\mu}_{\mathbf{x}}'\boldsymbol{\beta}$ bzw. für $Z = XY$

$$\begin{aligned} Z(t) &= \mu_X Y(t) + \alpha X(t) + \sum_{j=1}^{m} Z_j(t)\beta_j + V(t) \;\text{ mit }\; Z_j(t) = X(t)X_j(t)\,,\; V = XU \\ &= \mu_X Y(t) + \alpha X(t) + \mathbf{z}(t)'\boldsymbol{\beta} + V(t) \;\text{ mit }\; \mathbf{z}(t) = \begin{pmatrix} Z_1(t) \\ \vdots \\ Z_m(t) \end{pmatrix},\; t \in G,\; \boldsymbol{\mu}_{\mathbf{z}} = \begin{pmatrix} \mu_{Z_1} \\ \vdots \\ \mu_{Z_m} \end{pmatrix} \\ \mu_Z &= \mu_X \mu_Y + \alpha \mu_X + \boldsymbol{\mu}_{\mathbf{z}}'\boldsymbol{\beta}\,. \end{aligned}$$

Aus den zugehörigen Datengleichungen werden die Schätzgleichungen

$$\widehat{\mu}_Z = \mu_X \overline{Y} + \widehat{\alpha}\mu_X + \boldsymbol{\mu}_{\mathbf{z}}'\widehat{\boldsymbol{\beta}} \quad \text{für} \quad \mu_Z$$

und

$$\overline{Z} = \mu_X \overline{Y} + \widehat{\alpha}\,\overline{X} + \overline{\mathbf{z}}'\widehat{\boldsymbol{\beta}}\,, \qquad S_{\mathbf{xx}}^{(\mu_{\mathbf{x}})}\widehat{\boldsymbol{\beta}} = S_{\mathbf{x}Y_X}^{(\mu_{\mathbf{x}})}$$

für α und β abgeleitet mit

$$S_{\mathbf{xx}}^{(\mu_{\mathbf{x}})} = \begin{pmatrix} S_{X_1X_1}^{(\mu_{X_1})} & \cdots & S_{X_1X_m}^{(\mu_{X_1})} \\ \vdots & & \vdots \\ S_{X_mX_1}^{(\mu_{X_m})} & \cdots & S_{X_mX_m}^{(\mu_{X_m})} \end{pmatrix}, \quad S_{\mathbf{x}Y_X}^{(\mu_{\mathbf{x}})} = \begin{pmatrix} S_{X_1Y_X}^{(\mu_{X_1})} \\ \vdots \\ S_{X_mY_X}^{(\mu_{X_m})} \end{pmatrix}, \quad S_{\mathbf{x}Y}^{(\mu_{\mathbf{x}})} = \begin{pmatrix} S_{X_1Y}^{(\mu_{X_1})} \\ \vdots \\ S_{X_mY}^{(\mu_{X_m})} \end{pmatrix}, \quad \overline{\mathbf{z}} = \begin{pmatrix} \overline{Z}_1 \\ \vdots \\ \overline{Z}_m \end{pmatrix},$$

wobei

$$S_{X_jX_k}^{(\mu_{X_j})} = \overline{X_jX_k} - \mu_{X_j}\overline{X}_k\,, \quad S_{X_jY_X}^{(\mu_{X_j})} = \overline{X_jY_X} - \mu_{X_j}\overline{Y}_X\,, \quad S_{X_jY}^{(\mu_{X_j})} = \overline{X_jY} - \mu_{X_j}\overline{Y}\,,$$

$$\overline{X_jY_X} = \overline{X_jY} - \mu_X\overline{X_jW}\,, \quad \overline{Y}_X = \overline{Y} - \mu_X\overline{W}\,, \quad j,k = 1,\ldots,m\,.$$

Mit

$$\widehat{\alpha} = \frac{1}{\overline{X}}\big(S_{XY}^{(\mu_X)} - \overline{\mathbf{z}}'\widehat{\boldsymbol{\beta}}\big)\,, \quad \widehat{\boldsymbol{\beta}} = S_{\mathbf{xx}}^{(\mu_{\mathbf{x}})-1}S_{\mathbf{x}Y_X}^{(\mu_{\mathbf{x}})}\,, \quad S_{XY}^{(\mu_X)} = \overline{Z} - \mu_X\overline{Y}$$

ergibt sich dann

$$\begin{aligned}\widehat{\mu}_Z &= \mu_X\overline{Y} + \frac{\mu_X}{\overline{X}}\big(S_{XY}^{(\mu_X)} - \overline{\mathbf{z}}'\widehat{\boldsymbol{\beta}}\big) + \boldsymbol{\mu}_{\mathbf{z}}'\widehat{\boldsymbol{\beta}} = \mu_X\overline{Y} + \frac{\mu_X}{\overline{X}}S_{XY}^{(\mu_X)} + \Big(\boldsymbol{\mu}_{\mathbf{z}} - \frac{\mu_X}{\overline{X}}\overline{\mathbf{z}}\Big)'\widehat{\boldsymbol{\beta}} \\ &= \mu_X\overline{Y} + \frac{\mu_X}{\overline{X}}\Big(S_{XY}^{(\mu_X)} - \overline{\mathbf{z}}'S_{\mathbf{xx}}^{(\mu_{\mathbf{x}})-1}S_{\mathbf{x}Y_X}^{(\mu_{\mathbf{x}})}\Big) + \boldsymbol{\mu}_{\mathbf{z}}S_{\mathbf{xx}}^{(\mu_{\mathbf{x}})-1}S_{\mathbf{x}Y_X}^{(\mu_{\mathbf{x}})}\,.\end{aligned}$$

Definition (Modellschätzer) Mit der Produktgröße $Z = XY$, den Einflussgrößen $X_1,\ldots,X_m$ im Gebiet G und den üblichen Bezeichnungen für die empirischen und theoretischen Gebiets-Momente sowie $Y_X = Y - \frac{\mu_X}{X}Y$ $(X > 0)$ heißt der Schätzer

$$\widehat{\mu}_Z^{(M)} = \mu_X\overline{Y} + \frac{\mu_X}{\overline{X}}\Big(S_{XY}^{(\mu_X)} - \overline{\mathbf{z}}'S_{\mathbf{xx}}^{(\mu_{\mathbf{x}})-1}S_{\mathbf{x}Y_X}^{(\mu_{\mathbf{x}})}\Big) + \boldsymbol{\mu}_{\mathbf{z}}S_{\mathbf{xx}}^{(\mu_{\mathbf{x}})-1}S_{\mathbf{x}Y_X}^{(\mu_{\mathbf{x}})} \quad \text{für} \quad \mu_Z$$

mit $S_{XY}^{(\mu_X)} = \overline{Z} - \mu_X\overline{Y}$ und

$$S_{\mathbf{xx}}^{(\mu_{\mathbf{x}})} = \begin{pmatrix} S_{X_1X_1}^{(\mu_{X_1})} & \cdots & S_{X_1X_m}^{(\mu_{X_1})} \\ \vdots & & \vdots \\ S_{X_mX_1}^{(\mu_{X_m})} & \cdots & S_{X_mX_m}^{(\mu_{X_m})} \end{pmatrix}, \quad S_{\mathbf{x}Y_X}^{(\mu_{\mathbf{x}})} = \begin{pmatrix} S_{X_1Y_X}^{(\mu_{X_1})} \\ \vdots \\ S_{X_mY_X}^{(\mu_{X_m})} \end{pmatrix}, \quad \overline{\mathbf{z}} = \begin{pmatrix} \overline{Z}_1 \\ \vdots \\ \overline{Z}_m \end{pmatrix}, \quad \boldsymbol{\mu}_{\mathbf{z}} = \begin{pmatrix} \mu_{Z_1} \\ \vdots \\ \mu_{Z_m} \end{pmatrix},$$

$$S_{X_jX_k}^{(\mu_{X_j})} = \overline{X_jX_k} - \mu_{X_j}\overline{X}_k\,, \quad S_{X_jY_X}^{(\mu_{X_j})} = \overline{X_jY_X} - \mu_{X_j}\overline{Y}_X\,, \quad j,k = 1,\ldots,m$$

ein Modellschätzer für μ_Z. □

Für den Spezialfall $\mathbf{x} = X$ und damit $\mathbf{z} = X^2$ ergibt sich der Verhältnis-Regressionsschätzer, denn

$$\widehat{\mu}_Z^{(M)} = \mu_X\overline{Y} + \frac{\mu_X}{\overline{X}}\left(S_{XY}^{(\mu_X)} - \overline{X^2}\frac{S_{XY_X}^{(\mu_X)}}{S_X^{(\mu_X)2}}\right) + \mu_X^2\frac{S_{XY_X}^{(\mu_X)}}{S_X^{(\mu_X)2}}$$

und mit $\sigma_X^2 = \mu_{X^2} - \mu_X^2$ sowie $S_X^{(\mu_X)2} = \overline{X^2} - \mu_X\overline{X}$ folgt

$$\begin{aligned}\widehat{\mu}_Z^{(M)} &= \mu_X\overline{Y} + \frac{\mu_X}{\overline{X}}\left(S_{XY}^{(\mu_X)} - \big(S_X^{(\mu_X)2} + \mu_X\overline{X}\big)\frac{S_{XY_X}^{(\mu_X)}}{S_X^{(\mu_X)2}}\right) + \big(\sigma_X^2 + \mu_X^2\big)\frac{S_{XY_X}^{(\mu_X)}}{S_X^{(\mu_X)2}} \\ &= \mu_X\overline{Y} + \frac{\mu_X}{\overline{X}}\Big(S_{XY}^{(\mu_X)} - S_{XY_X}^{(\mu_X)}\Big) + \frac{\sigma_X^2}{S_X^{(\mu_X)2}}S_{XY_X}^{(\mu_X)}\,.\end{aligned}$$

Teil III
Lineare Prognosemodelle und spezielle Themen

In diesem Teil werden zunächst lineare Prognosen für Zufallsvariable und Raum-Zeit-Messgrößen betrachtet. Spezielle Themen schließen sich an, wie die Raum-Zeit-Faktorenanalyse, ausgehend von der klassischen Situation, Grenzwertprüfungen unter besonderer Berücksichtigung verschiedener Stichprobenpläne sowie die Berechnung von Stofffrachten für Fließgewässer, einschließlich der Standardisierung (Normierung) von Stofffracht-Zeitreihen. Ein Schwerpunkt liegt in der Entwicklung geeigneter Frachtschätzer bei Vorinformation und zu Demonstrationszwecken in der Anwendung dieser Schätzer auf einen umfangreichen Datensatz.

Kapitel 6
Lineare Prognosemodelle

Zusammenfassung Zunächst wird die Prognoseaufgabe, wie "fehlende" Messwerte aus bereits bekannten Messwerten in einem Gebiet G ermittelt werden können, formuliert. Entscheidend ist, ob die betrachtete Messgröße als stochastischer oder fester Prozess in G anzusehen ist. In beiden Fällen steht hier die Prognose auf der Basis linearer Modelle im Vordergrund.

6.1 Prognoseaufgabe

In einem raumzeitlichen Gebiet G wird eine Messgröße X untersucht. An n ausgewählten Stellen $t_1, \ldots, t_n$ aus G seien die Messgrößenwerte $X(t_1), \ldots, X(t_n)$ bekannt. Die Frage ist, wie für weitere m Stellen $t_{n+1}, \ldots, t_{n+m}$ aus G die unbekannten Messgrößenwerte $X(t_{n+1}), \ldots, X(t_{n+m})$ auf der Basis der bekannten Daten bestimmt, d. h. "prognostiziert" werden können. Formal besteht also die Aufgabe darin, aus dem Datenvektor

$$\mathbf{x} = \begin{pmatrix} X(t_1) \\ \vdots \\ X(t_n) \end{pmatrix} \quad \text{den Vektor} \quad \mathbf{y} = \begin{pmatrix} X(t_{n+1}) \\ \vdots \\ X(t_{n+m}) \end{pmatrix}$$

vorherzusagen. Dazu sind spezielle Modellannahmen über den Zusammenhang von $\mathbf{x}$ und $\mathbf{y}$ erforderlich. Eine übliche Annahme besteht darin, dass $\mathbf{y}$ über einen in $\mathbf{x}$ linearen Ansatz, also über das Modell

$$\mathbf{y} = a + B\mathbf{x}, \quad a \in \mathbb{R}_m, \;\; B \in \mathbb{R}_{mn}$$

ermittelt werden kann. Für $a = 0$ heißt das lineare Modell *homogen*, andernfalls *inhomogen*. Nunmehr wird noch ein geeignetes Schätzkriterium für den Vektor a und die Matrix B benötigt. Das ist abhängig davon, ob die Messgrößenwerte als fest oder als zufällig angesehen werden können bzw. müssen. Der Zufall kann dabei auf verschiedene Arten in das Modell eingehen. Zum einen können bereits die Messun-

H. Hebbel und D. Steuer, *Kontinuierliche Messgrößen und Stichprobenstrategien in Raum und Zeit*, https://doi.org/10.1007/978-3-662-65638-9_6

gen fehlerbehaftet sein oder zum anderen erfolgt die Auswahl der Messpunkte nach einem Stichprobenplan auf zufälliger Basis.

6.2 Lineare Prognose von Zufallsvariablen

Losgelöst von der Frage, auf welche Weise ein Zufall in die Variablen eingeflossen ist, wird zunächst allgemein das Problem für Zufallsvariable behandelt. Dabei wird stets vorausgesetzt, dass alle mehrdimensionalen Zufallsvariablen $\mathbf{x}$ auf einem Wahrscheinlichkeitsraum $(\Omega, \mathcal{A}, \mathrm{P})$ mit Werten in $\mathbb{R}_n$ quadratintergrierbar sind, also $\mathrm{E}(|\mathbf{x}|^2)$ existiert und $\mathrm{E}(|\mathbf{x}|^2) = 0$ gleichbedeutend mit $\mathbf{x} = 0$ (im Sinne von Null fast überall) ist, geschrieben $\mathbf{x} \in \mathrm{L}_2(\Omega, \mathbb{R}_n)$.

Satz (Lineare Prognosen BLP, BLUP und BLIP) Die n-dimensionale Zufallsvariable $\mathbf{x} \in \mathrm{L}_2(\Omega, \mathbb{R}_n)$ sei beobachtbar. Gesucht ist eine *lineare Prognose* für die m-dimensionale Zufallsvariable $\mathbf{y} \in \mathrm{L}_2(\Omega, \mathbb{R}_m)$ auf der Grundlage von $\mathbf{x}$. Die Kovarianzmatrizen werden bezeichnet mit

$$\Sigma_{\mathbf{yx}} = \mathrm{E}\left[(\mathbf{y} - \mathrm{E}(\mathbf{y}))(\mathbf{x} - \mathrm{E}(\mathbf{x}))'\right] \quad \text{und} \quad \Sigma_{\mathbf{xx}} = \mathrm{E}\left[(\mathbf{x} - \mathrm{E}(\mathbf{x}))(\mathbf{x} - \mathrm{E}(\mathbf{x}))'\right].$$

(1) Die beste lineare Prognose (BLP) $\widehat{\mathbf{y}}$ von $\mathbf{y}$ bezüglich $\mathbf{x}$ in der Form $\widehat{\mathbf{y}} = B\mathbf{x}$ mit $B \in \mathbb{R}_{mn}$, d. h. die Lösung von

$$\mathrm{E}(|\widehat{\mathbf{y}} - \mathbf{y}|^2) = \min_{\mathbf{z}=B\mathbf{x}} \mathrm{E}(|\mathbf{z} - \mathbf{y}|^2)$$

ist gegeben durch

$$\widehat{\mathbf{y}} = \widehat{B}\mathbf{x} \quad \text{mit} \quad \widehat{B}\,\mathrm{E}(\mathbf{xx}') = \mathrm{E}(\mathbf{yx}') \;\; \text{bzw.} \;\; \widehat{B} = \mathrm{E}(\mathbf{yx}')\big(\mathrm{E}(\mathbf{xx}')\big)^{-1},$$

falls $\mathrm{E}(\mathbf{xx}')$ regulär. Für die mittlere quadratische Fehlermatrix, kurz MSE-Matrix $P_{\widehat{\mathbf{y}}\widehat{\mathbf{y}}} = \mathrm{E}[(\widehat{\mathbf{y}} - \mathbf{y})(\widehat{\mathbf{y}} - \mathbf{y})']$ von $\widehat{\mathbf{y}}$ bezüglich $\mathbf{y}$ gilt

$$P_{\widehat{\mathbf{y}}\widehat{\mathbf{y}}} = \mathrm{E}(\mathbf{yy}') - \widehat{B}\,\mathrm{E}(\mathbf{xy}') = \mathrm{E}(\mathbf{yy}') - \mathrm{E}(\mathbf{yx}')\big(\mathrm{E}(\mathbf{xx}')\big)^{-1}\mathrm{E}(\mathbf{xy}').$$

(2) Die beste lineare unverzerrte Prognose (BLUP) $\widehat{\mathbf{y}}$ von $\mathbf{y}$ bezüglich $\mathbf{x}$ in der Form $\widehat{\mathbf{y}} = B\mathbf{x}$ mit $B \in \mathbb{R}_{mn}$ und $\mathrm{E}(\widehat{\mathbf{y}}) = \mathrm{E}(\mathbf{y})$, d. h. die Lösung von

$$\mathrm{E}(|\widehat{\mathbf{y}} - \mathbf{y}|^2) = \min_{\mathbf{z}=B\mathbf{x},\, \mathrm{E}(\mathbf{z})=\mathrm{E}(\mathbf{y})} \mathrm{E}(|\mathbf{z} - \mathbf{y}|^2)$$

ist gegeben durch (in geteilter Matrix-Schreibweise)

$$\widehat{\mathbf{y}} = \widehat{B}\mathbf{x} = (\lambda\ \widehat{B})\begin{pmatrix} 0 \\ \mathbf{x} \end{pmatrix} = (\mathrm{E}(\mathbf{y})\ \Sigma_{\mathbf{yx}})\begin{pmatrix} \widehat{\alpha} \\ \widehat{\beta} \end{pmatrix} = (\mathrm{E}(\mathbf{y})\ \Sigma_{\mathbf{yx}})\begin{pmatrix} 0 & \mathrm{E}(\mathbf{x}') \\ \mathrm{E}(\mathbf{x}) & \Sigma_{\mathbf{xx}} \end{pmatrix}^{-1}\begin{pmatrix} 0 \\ \mathbf{x} \end{pmatrix},$$

falls $\begin{pmatrix} 0 & \mathrm{E}(\mathbf{x}') \\ \mathrm{E}(\mathbf{x}) & \Sigma_{\mathbf{xx}} \end{pmatrix}$ regulär, wobei

$$(\lambda\ \widehat{B})\begin{pmatrix} 0 & \mathrm{E}(\mathbf{x}') \\ \mathrm{E}(\mathbf{x}) & \Sigma_{\mathbf{xx}} \end{pmatrix} = (\mathrm{E}(\mathbf{y})\ \Sigma_{\mathbf{yx}}) \quad \text{bzw.} \quad \begin{pmatrix} 0 & \mathrm{E}(\mathbf{x}') \\ \mathrm{E}(\mathbf{x}) & \Sigma_{\mathbf{xx}} \end{pmatrix}\begin{pmatrix} \widehat{\alpha} \\ \widehat{\beta} \end{pmatrix} = \begin{pmatrix} 0 \\ \mathbf{x} \end{pmatrix}.$$

Für die mittlere quadratische Fehlermatrix (MSE-Matrix) gilt

$$P_{\widehat{\mathbf{y}}\widehat{\mathbf{y}}} = \Sigma_{\mathbf{yy}} - \begin{pmatrix}\lambda & \widehat{B}\end{pmatrix}\begin{pmatrix}\mathrm{E}(\mathbf{y}') \\ \Sigma'_{\mathbf{yx}}\end{pmatrix} = \Sigma_{\mathbf{yy}} - \begin{pmatrix}\mathrm{E}(\mathbf{y}) & \Sigma_{\mathbf{yx}}\end{pmatrix}\begin{pmatrix}0 & \mathrm{E}(\mathbf{x}') \\ \mathrm{E}(\mathbf{x}) & \Sigma_{\mathbf{xx}}\end{pmatrix}^{-1}\begin{pmatrix}\mathrm{E}(\mathbf{y}') \\ \Sigma'_{\mathbf{yx}}\end{pmatrix}.$$

(3) Die beste lineare inhomogene Prognose (BLIP) $\widehat{\mathbf{y}}$ von $\mathbf{y}$ bezüglich $\mathbf{x}$ in der Form $\widehat{\mathbf{y}} = a + B\mathbf{x}$ mit $a \in \mathbb{R}_m$, $B \in \mathbb{R}_{mn}$, d. h. die Lösung von

$$\mathrm{E}(|\widehat{\mathbf{y}} - \mathbf{y}|^2) = \min_{\mathbf{z}=a+B\mathbf{x}} \mathrm{E}(|\mathbf{z} - \mathbf{y}|^2)$$

ist gegeben durch

$$\begin{aligned}\widehat{\mathbf{y}} &= \widehat{a} + \widehat{B}\mathbf{x} \quad \text{mit} \quad \widehat{a} = \mathrm{E}(\mathbf{y}) - \widehat{B}\,\mathrm{E}(\mathbf{x}), \quad \widehat{B}\Sigma_{\mathbf{xx}} = \Sigma_{\mathbf{yx}} \quad \text{bzw.} \quad \widehat{B} = \Sigma_{\mathbf{yx}}\Sigma_{\mathbf{xx}}^{-1} \\ &= \mathrm{E}(\mathbf{y}) + \widehat{B}\big(\mathbf{x} - \mathrm{E}(\mathbf{x})\big) = \mathrm{E}(\mathbf{y}) + \Sigma_{\mathbf{yx}}\Sigma_{\mathbf{xx}}^{-1}\big(\mathbf{x} - \mathrm{E}(\mathbf{x})\big),\end{aligned}$$

falls $\Sigma_{\mathbf{xx}}$ regulär. Damit ist $\widehat{\mathbf{y}}$ definitionsgemäß erwartungstreu (unverzerrt) für $\mathbf{y}$. Für die mittlere quadratische Fehlermatrix (MSE-Matrix) gilt

$$P_{\widehat{\mathbf{y}}\widehat{\mathbf{y}}} = \Sigma_{\mathbf{yy}} - \widehat{B}\Sigma_{\mathbf{xy}} = \Sigma_{\mathbf{yy}} - \Sigma_{\mathbf{yx}}\Sigma_{\mathbf{xx}}^{-1}\Sigma_{\mathbf{xy}}.$$ □

Beweis Der Beweis erfolgt in Anlehnung an Hebbel (1982). Zu (1) siehe auch Nürnberger (2013), S. 76 ff., zu (2) beispielsweise Stark und Yang (1998), S. 35 und zu (3) vgl. Stein (1999), S. 3, 7.

(1) Für eine quadratische Matrix A wird die Summe der Diagonalelemente mit $\mathrm{sp}\,A$ bezeichnet, wobei die Regel $\mathrm{sp}(BC) = \mathrm{sp}(CB)$ gilt. Aus

$$\begin{aligned}g(B) &= \mathrm{E}(|B\mathbf{x} - \mathbf{y}|^2) = \mathrm{E}\left[(B\mathbf{x} - \mathbf{y})'(B\mathbf{x} - \mathbf{y})\right] = \mathrm{sp}\,\mathrm{E}\left[(B\mathbf{x} - \mathbf{y})(B\mathbf{x} - \mathbf{y})'\right] \\ &= \mathrm{sp}\left(B\,\mathrm{E}(\mathbf{xx}')B' - B\,\mathrm{E}(\mathbf{xy}') - \mathrm{E}(\mathbf{yx}')B' + \mathrm{E}(\mathbf{yy}')\right)\end{aligned}$$

folgt unter Verwendung der Differentiationsregeln für Matrizen $X = (x_{ij})$ mit $\frac{\partial}{\partial X} = (\frac{\partial}{\partial x_{ij}})$

$$\frac{\partial}{\partial X}\,\mathrm{sp}(XA) = A', \quad \frac{\partial}{\partial X}\,\mathrm{sp}(AX'B) = BA, \quad \frac{\partial}{\partial X}\,\mathrm{sp}(BX'CXD) = CXDB + C'XB'D'$$

zur Ableitung von $g(B)$, um durch Nullsetzen das Minimum zu bestimmen,

$$\frac{\partial g(B)}{\partial B} = 2B\,\mathrm{E}(\mathbf{xx}') - 2\,\mathrm{E}(\mathbf{yx}'), \qquad \text{also} \quad \widehat{B}\,\mathrm{E}(\mathbf{xx}') = \mathrm{E}(\mathbf{yx}').$$

Für die MSE-Matrix gilt

$$\begin{aligned}P_{\widehat{\mathbf{y}}\widehat{\mathbf{y}}} &= \mathrm{E}[(\widehat{\mathbf{y}} - \mathbf{y})(\widehat{\mathbf{y}} - \mathbf{y})'] = \mathrm{E}[(\widehat{B}\mathbf{x} - \mathbf{y})(\widehat{B}\mathbf{x} - \mathbf{y})'] \\ &= \underbrace{\widehat{B}\,\mathrm{E}(\mathbf{xx}')}_{\mathrm{E}(\mathbf{yx}')}\,\widehat{B}' - \widehat{B}\,\mathrm{E}(\mathbf{xy}') - \mathrm{E}(\mathbf{yx}')\widehat{B}' + \mathrm{E}(\mathbf{yy}') = \mathrm{E}(\mathbf{yy}') - \widehat{B}\,\mathrm{E}(\mathbf{xy}').\end{aligned}$$

Sei $\mathbf{z} = B\mathbf{x} \in \mathrm{L}(\Omega, \mathbb{R}_m)$ beliebig. Dann ist

$$\begin{aligned}P_{\mathbf{zz}} &= \mathrm{E}[(\mathbf{z} - \mathbf{y})(\mathbf{z} - \mathbf{y})'] = \mathrm{E}[(\mathbf{z} - \widehat{\mathbf{y}} + \widehat{\mathbf{y}} - \mathbf{y})(\mathbf{z} - \widehat{\mathbf{y}} + \widehat{\mathbf{y}} - \mathbf{y})'] \\ &= \mathrm{E}[(\mathbf{z} - \widehat{\mathbf{y}})(\mathbf{z} - \widehat{\mathbf{y}})'] + \mathrm{E}[(\mathbf{z} - \widehat{\mathbf{y}})(\widehat{\mathbf{y}} - \mathbf{y})'] + \mathrm{E}[(\widehat{\mathbf{y}} - \mathbf{y})(\mathbf{z} - \widehat{\mathbf{y}})'] + P_{\widehat{\mathbf{y}}\widehat{\mathbf{y}}}\end{aligned}$$

und

$$\begin{aligned}\mathrm{E}[(\widehat{\mathbf{y}} - \mathbf{y})(\mathbf{z} - \widehat{\mathbf{y}})'] &= \mathrm{E}[(\widehat{B}\mathbf{x} - \mathbf{y})(B\mathbf{x} - \widehat{B}\mathbf{x})'] \\ &= \underbrace{\widehat{B}\,\mathrm{E}(\mathbf{xx}')}_{\mathrm{E}(\mathbf{yx}')}\,B' - \underbrace{\widehat{B}\,\mathrm{E}(\mathbf{xx}')}_{\mathrm{E}(\mathbf{yx}')}\,\widehat{B}' - \mathrm{E}(\mathbf{yx}')B' + \mathrm{E}(\mathbf{yx}')\widehat{B}' = 0,\end{aligned}$$

so dass $\mathrm{sp}(P_{\mathbf{zz}} - P_{\widehat{\mathbf{y}}\widehat{\mathbf{y}}}) \geq 0$ und gleich Null genau dann, wenn $\mathbf{z} = \widehat{\mathbf{y}}$. Damit ist $\widehat{\mathbf{y}}$ ein Minimum.

(2) Nunmehr ist $g(B)$ aus (1) unter der Nebenbedingung $B\,\mathrm{E}(\mathbf{x}) - \mathrm{E}(\mathbf{y}) = 0$ zu minimieren. Der Lagrange-Ansatz mit dem Lagrange-Multiplikator λ' ergibt die zu minimierende Funktion

$$g(\lambda, B) = \mathrm{sp}\left(B\,\mathrm{E}(\mathbf{xx}')B' - B\,\mathrm{E}(\mathbf{xy}') - \mathrm{E}(\mathbf{yx}')B' + \mathrm{E}(\mathbf{yy}')\right) + 2\lambda'(B\,\mathrm{E}(\mathbf{x}) - \mathrm{E}(\mathbf{y}))\,.$$

Die Ableitungen sind

$$\frac{\partial g(\lambda, B)}{\partial B} = 2B\,\mathrm{E}(\mathbf{xx}') - 2\,\mathrm{E}(\mathbf{yx}') + 2\lambda\,\mathrm{E}(\mathbf{x}')\,, \qquad \frac{\partial g(\lambda, B)}{\partial \lambda} = B\,\mathrm{E}(\mathbf{x}) - \mathrm{E}(\mathbf{y})$$

und Nullsetzen ergibt

$$\widehat{B}\,\mathrm{E}(\mathbf{xx}') + \lambda\,\mathrm{E}(\mathbf{x}') = \mathrm{E}(\mathbf{yx}')\,, \quad \widehat{B}\,\mathrm{E}(\mathbf{x}) = \mathrm{E}(\mathbf{y})$$

bzw.

$$\widehat{B}\big(\underbrace{\mathrm{E}(\mathbf{xx}') - \mathrm{E}(\mathbf{x})\,\mathrm{E}(\mathbf{x}')}_{\Sigma_{\mathbf{xx}}}\big) + \lambda\,\mathrm{E}(\mathbf{x}') = \underbrace{\mathrm{E}(\mathbf{yx}') - \mathrm{E}(\mathbf{y})\,\mathrm{E}(\mathbf{x}')}_{\Sigma_{\mathbf{yx}}}\,.$$

In geteilter Matrix-Schreibweise ist zusammengefasst

$$(\lambda\ \widehat{B})\begin{pmatrix} 0 & \mathrm{E}(\mathbf{x}') \\ \mathrm{E}(\mathbf{x}) & \Sigma_{\mathbf{xx}} \end{pmatrix} = (\mathrm{E}(\mathbf{y})\ \Sigma_{\mathbf{yx}})\,.$$

Sei $\begin{pmatrix} \widehat{\alpha} \\ \widehat{\beta} \end{pmatrix}$ eine Lösung von

$$\begin{pmatrix} 0 & \mathrm{E}(\mathbf{x}') \\ \mathrm{E}(\mathbf{x}) & \Sigma_{\mathbf{xx}} \end{pmatrix}\begin{pmatrix} \widehat{\alpha} \\ \widehat{\beta} \end{pmatrix} = \begin{pmatrix} 0 \\ \mathbf{x} \end{pmatrix}.$$

Dann folgt

$$\widehat{\mathbf{x}} = (\lambda\ \widehat{B})\begin{pmatrix} 0 \\ \mathbf{x} \end{pmatrix} = (\lambda\ \widehat{B})\begin{pmatrix} 0 & \mathrm{E}(\mathbf{x}') \\ \mathrm{E}(\mathbf{x}) & \Sigma_{\mathbf{xx}} \end{pmatrix}\begin{pmatrix} \widehat{\alpha} \\ \widehat{\beta} \end{pmatrix} = (\mathrm{E}(\mathbf{y})\ \Sigma_{\mathbf{yx}})\begin{pmatrix} \widehat{\alpha} \\ \widehat{\beta} \end{pmatrix} = \mathrm{E}(\mathbf{y})\widehat{\alpha} + \Sigma_{\mathbf{yx}}\widehat{\beta}\,.$$

Für die MSE-Matrix gilt wegen $\widehat{B}\,\mathrm{E}(\mathbf{x}) = \mathrm{E}(\mathbf{y})$

$$\begin{aligned} P_{\widehat{\mathbf{y}}\widehat{\mathbf{y}}} &= \mathrm{E}\left[(\widehat{\mathbf{y}} - \mathbf{y})(\widehat{\mathbf{y}} - \mathbf{y})'\right] = \mathrm{E}\left[(\widehat{B}(\mathbf{x} - \mathrm{E}(\mathbf{x})) - (\mathbf{y} - \mathrm{E}(\mathbf{y})))(\widehat{B}(\mathbf{x} - \mathrm{E}(\mathbf{x})) - (\mathbf{y} - \mathrm{E}(\mathbf{y})))'\right] \\ &= \underbrace{\widehat{B}\,\Sigma_{\mathbf{xx}}}_{\Sigma_{\mathbf{yx}} - \lambda\,\mathrm{E}(\mathbf{x})}\widehat{B}' - \widehat{B}\Sigma_{\mathbf{xy}} - \Sigma_{\mathbf{yx}}\widehat{B}' + \Sigma_{\mathbf{yy}} = \Sigma_{\mathbf{yy}} - \lambda\,\underbrace{\mathrm{E}(\mathbf{x}')\widehat{B}'}_{\mathrm{E}(\mathbf{y}')} - \widehat{B}\Sigma_{\mathbf{xy}} = \Sigma_{\mathbf{yy}} - (\lambda\ \widehat{B})\begin{pmatrix} \mathrm{E}(\mathbf{y}') \\ \Sigma_{\mathbf{yx}}' \end{pmatrix}. \end{aligned}$$

Sei $\mathbf{z} = B\mathbf{x}$ beliebig mit $B\,\mathrm{E}(\mathbf{x}) = \mathrm{E}(\mathbf{z}) = \mathrm{E}(\mathbf{y})$. Dann ist

$$\begin{aligned} P_{\mathbf{zz}} &= \mathrm{E}[(\mathbf{z} - \mathbf{y})(\mathbf{z} - \mathbf{y})'] = \mathrm{E}[(\mathbf{z} - \widehat{\mathbf{y}} + \widehat{\mathbf{y}} - \mathbf{y})(\mathbf{z} - \widehat{\mathbf{y}} + \widehat{\mathbf{y}} - \mathbf{y})'] \\ &= \mathrm{E}[(\mathbf{z} - \widehat{\mathbf{y}})(\mathbf{z} - \widehat{\mathbf{y}})'] + \mathrm{E}[(\mathbf{z} - \widehat{\mathbf{y}})(\widehat{\mathbf{y}} - \mathbf{y})'] + \mathrm{E}[(\widehat{\mathbf{y}} - \mathbf{y})(\mathbf{z} - \widehat{\mathbf{y}})'] + P_{\widehat{\mathbf{y}}\widehat{\mathbf{y}}} \end{aligned}$$

und

$$\begin{aligned} \mathrm{E}[(\widehat{\mathbf{y}} - \mathbf{y})(\mathbf{z} - \widehat{\mathbf{y}})'] &= \mathrm{E}[(\widehat{B}\mathbf{x} - \mathbf{y})(B\mathbf{x} - \widehat{B}\mathbf{x})'] \\ &= \mathrm{E}\left[(\widehat{B}(\mathbf{x} - \mathrm{E}(\mathbf{x})) - \mathbf{y} + \mathrm{E}(\mathbf{y}))(B(\mathbf{x} - \mathrm{E}(\mathbf{x})) - \widehat{B}(\mathbf{x} - \mathrm{E}(\mathbf{x})))'\right] \\ &= \underbrace{\widehat{B}\Sigma_{\mathbf{xx}}}_{\Sigma_{\mathbf{yx}}} B' - \underbrace{\widehat{B}\Sigma_{\mathbf{xx}}}_{\Sigma_{\mathbf{yx}}} \widehat{B}' - \Sigma_{\mathbf{yx}}B' - \Sigma_{\mathbf{yx}}\widehat{B}' = 0\,. \end{aligned}$$

Damit ist $\widehat{\mathbf{y}}$ ein Minimum.

(3) Aus

$$\begin{aligned} g(a, B) &= \mathrm{E}[|a - \mathbf{y} + B\mathbf{x}|^2] = \mathrm{E}[(a - \mathbf{y} + B\mathbf{x})'(a - \mathbf{y} + B\mathbf{x})] \\ &= \mathrm{sp}\,\mathrm{E}[(a - \mathbf{y} + B\mathbf{x})(a - \mathbf{y} + B\mathbf{x})'] \\ &= \mathrm{sp}(aa') - 2\,\mathrm{sp}(a\,\mathrm{E}(\mathbf{y}')) + \mathrm{sp}\,\mathrm{E}(\mathbf{yy}') + 2\,\mathrm{sp}(a\,\mathrm{E}(\mathbf{x}')B') - 2\,\mathrm{sp}(\mathrm{E}(\mathbf{yx}')B') \\ &\quad + \mathrm{sp}(B\,\mathrm{E}(\mathbf{xx}')B') \end{aligned}$$

folgt mit den Vektor-Differentiationsregeln $\frac{\partial}{\partial x}(a'x) = a$ und $\frac{\partial}{\partial x}(x'Ax) = Ax + A'x$ sowie den Regeln unter (1)

$$\frac{\partial g(a,B)}{\partial a} = 2a - 2\,\mathrm{E}(\mathbf{y}) + 2B\,\mathrm{E}(\mathbf{x})\,, \qquad \frac{\partial g(a,B)}{\partial B} = 2a\,\mathrm{E}(\mathbf{x}') - 2\,\mathrm{E}(\mathbf{y}\mathbf{x}') + 2B\,\mathrm{E}(\mathbf{x}\mathbf{x}')\,.$$

Nullsetzen der Ableitungen ergibt

$$\begin{aligned} \widehat{a} &= \mathrm{E}(\mathbf{y}) - \widehat{B}\,\mathrm{E}(\mathbf{x}) \\ \widehat{B}\big(\mathrm{E}(\mathbf{x}\mathbf{x}') - \mathrm{E}(\mathbf{x})\,\mathrm{E}(\mathbf{x}')\big) &= \mathrm{E}(\mathbf{y}\mathbf{x}') - \mathrm{E}(\mathbf{y})\,\mathrm{E}(\mathbf{x}')\,, \quad \text{d. h.} \quad \widehat{B}\Sigma_{\mathbf{xx}} = \Sigma_{\mathbf{yx}}\,. \end{aligned}$$

Für beliebige $\mathbf{z} = a + B\mathbf{x}$ gilt

$$\begin{aligned} P_{\mathbf{zz}} &= \mathrm{E}[(\mathbf{z}-\mathbf{y})(\mathbf{z}-\mathbf{y})'] = \mathrm{E}[(\mathbf{z}-\widehat{\mathbf{y}}+\widehat{\mathbf{y}}-\mathbf{y})(\mathbf{z}-\widehat{\mathbf{y}}+\widehat{\mathbf{y}}-\mathbf{y})'] \\ &= \mathrm{E}[(\mathbf{z}-\widehat{\mathbf{y}})(\mathbf{z}-\widehat{\mathbf{y}})'] + \mathrm{E}[(\mathbf{z}-\widehat{\mathbf{y}})(\widehat{\mathbf{y}}-\mathbf{y})'] + \mathrm{E}[(\widehat{\mathbf{y}}-\mathbf{y})(\mathbf{z}-\widehat{\mathbf{y}})'] + P_{\widehat{\mathbf{y}}\widehat{\mathbf{y}}} \end{aligned}$$

und die gemischten Terme verschwinden, denn mit

$$\begin{aligned} \widehat{\mathbf{y}} - \mathrm{E}(\mathbf{y}) &= \widehat{B}(\mathbf{x} - \mathrm{E}(\mathbf{x})) \\ \mathbf{z} - \mathrm{E}(\mathbf{y}) &= \mathbf{z} - \mathrm{E}(\mathbf{z}) + \mathrm{E}(\mathbf{z}) - \mathrm{E}(\mathbf{y}) = B(\mathbf{x} - \mathrm{E}(\mathbf{x})) + \mathrm{E}(\mathbf{z}) - \mathrm{E}(\mathbf{y}) \end{aligned}$$

ist

$$\begin{aligned} \mathrm{E}[(\widehat{\mathbf{y}}-\mathbf{y})(\mathbf{z}-\widehat{\mathbf{y}})'] &= \mathrm{E}\big[(\widehat{\mathbf{y}} - \mathrm{E}(\mathbf{y}) + \mathrm{E}(\mathbf{y}) - \mathbf{y})(\mathbf{z} - \mathrm{E}(\mathbf{y}) + \mathrm{E}(\mathbf{y}) - \widehat{\mathbf{y}})'\big] \\ &= \mathrm{E}\big[(\widehat{B}(\mathbf{x}-\mathrm{E}(\mathbf{x})) + \mathrm{E}(\mathbf{y}) - \mathbf{y})((B-\widehat{B})(\mathbf{x}-\mathrm{E}(\mathbf{x})) + \mathrm{E}(\mathbf{z}) - \mathrm{E}(\mathbf{y}))'\big] \\ &= \widehat{B}\Sigma_{\mathbf{xx}}(B-\widehat{B})' - \Sigma_{\mathbf{yx}}(B-\widehat{B})' = (\widehat{B}\Sigma_{\mathbf{xx}} - \Sigma_{\mathbf{yx}})(B-\widehat{B})' = 0\,. \end{aligned}$$

Damit ist stets $\mathrm{sp}(P_{\mathbf{zz}} - P_{\widehat{\mathbf{y}}\widehat{\mathbf{y}}}) \geq 0$, so dass ein Minimum vorliegt. Ferner gilt

$$\begin{aligned} P_{\widehat{\mathbf{y}}\widehat{\mathbf{y}}} &= \mathrm{E}[(\widehat{\mathbf{y}}-\mathbf{y})(\widehat{\mathbf{y}}-\mathbf{y})'] = \mathrm{E}\big[(\widehat{\mathbf{y}} - \mathrm{E}(\mathbf{y}) + \mathrm{E}(\mathbf{y}) - \mathbf{y})(\widehat{\mathbf{y}} - \mathrm{E}(\mathbf{y}) + \mathrm{E}(\mathbf{y}) - \mathbf{y})'\big] \\ &= \mathrm{E}\big[(\widehat{B}(\mathbf{x}-\mathrm{E}(\mathbf{x})) + \mathrm{E}(\mathbf{y}) - \mathbf{y})(\widehat{B}(\mathbf{x}-\mathrm{E}(\mathbf{x})) + \mathrm{E}(\mathbf{y}) - \mathbf{y})'\big] \\ &= \underbrace{\widehat{B}\Sigma_{\mathbf{xx}}}_{\Sigma_{\mathbf{yx}}}\widehat{B}' - \widehat{B}\Sigma_{\mathbf{xy}} - \Sigma_{\mathbf{yx}}\widehat{B}' + \Sigma_{\mathbf{yy}} = \Sigma_{\mathbf{yy}} - \widehat{B}\Sigma_{\mathbf{xy}}\,. \end{aligned}$$

□

In Hebbel (1982) sind auch die Formeln für eine rekursive Schätzung angegeben, die zunächst auf einer Schätzung $Y_1, \ldots, Y_{k-1}$ basieren, um daraus mit dem neuen Wert Y_k auf dem "alten" Schätzer in einem Prädiktor- und Korrekturschritt aufzubauen.

Prognose bei normalverteilten Zufallsvariablen

Allgemein ist die beste Prognose von $\mathbf{y}$, gegeben $\mathbf{x}$, die bedingte Erwartung $\mathrm{E}(\mathbf{y}|\mathbf{x})$. Im Fall der Normalverteilung, also dass $\mathbf{x}$ und $\mathbf{y}$ gemeinsam normalverteilt sind, d. h.

$$\begin{pmatrix} \mathbf{x} \\ \mathbf{y} \end{pmatrix} \sim \mathrm{N}\left(\begin{pmatrix} \mathrm{E}(\mathbf{x}) \\ \mathrm{E}(\mathbf{y}) \end{pmatrix}, \begin{pmatrix} \Sigma_{\mathbf{xx}} & \Sigma_{\mathbf{xy}} \\ \Sigma_{\mathbf{yx}} & \Sigma_{\mathbf{yy}} \end{pmatrix} \right),$$

stimmt die beste Prognose mit der besten linearen inhomogenen Prognose (BLIP) überein, siehe z. B. Stein (1999) S. 9.

Satz Aus der gemeinsamen Dichtefunktion

$$f(x,y) = \frac{1}{\sqrt{(2\pi)^{n+m} \det \begin{pmatrix} \Sigma_{\mathbf{xx}} & \Sigma_{\mathbf{xy}} \\ \Sigma_{\mathbf{yx}} & \Sigma_{\mathbf{yy}} \end{pmatrix}}} \, \mathrm{e}^{-\frac{1}{2}\begin{pmatrix} x - \mathrm{E}(\mathbf{x}) \\ y - \mathrm{E}(\mathbf{y}) \end{pmatrix}' \begin{pmatrix} \Sigma_{\mathbf{xx}} & \Sigma_{\mathbf{xy}} \\ \Sigma_{\mathbf{yx}} & \Sigma_{\mathbf{yy}} \end{pmatrix}^{-1} \begin{pmatrix} x - \mathrm{E}(\mathbf{x}) \\ y - \mathrm{E}(\mathbf{y}) \end{pmatrix}}$$

für $x \in \mathbb{R}_n$, $y \in \mathbb{R}_m$ ergibt sich mit den Rechenregeln geteilter Matrizen

$$\begin{pmatrix} \Sigma_{\mathbf{xx}} & \Sigma_{\mathbf{xy}} \\ \Sigma_{\mathbf{yx}} & \Sigma_{\mathbf{yy}} \end{pmatrix}^{-1} = \begin{pmatrix} \Sigma_{\mathbf{xx}}^{-1} + \Sigma_{\mathbf{xx}}^{-1}\Sigma_{\mathbf{xy}}P^{-1}\Sigma_{\mathbf{yx}}\Sigma_{\mathbf{xx}}^{-1} & -\Sigma_{\mathbf{xx}}^{-1}\Sigma_{\mathbf{xy}}P^{-1} \\ -P^{-1}\Sigma_{\mathbf{yx}}\Sigma_{\mathbf{xx}}^{-1} & P^{-1} \end{pmatrix}$$

$$\det \begin{pmatrix} \Sigma_{\mathbf{xx}} & \Sigma_{\mathbf{xy}} \\ \Sigma_{\mathbf{yx}} & \Sigma_{\mathbf{yy}} \end{pmatrix} = \det \Sigma_{\mathbf{xx}} \det P \quad \text{mit} \quad P = \Sigma_{\mathbf{yy}} - \Sigma_{\mathbf{yx}}\Sigma_{\mathbf{xx}}^{-1}\Sigma_{\mathbf{xy}}$$

die bedingte Dichte

$$f_{\mathbf{y}|\mathbf{x}=x}(y) = \frac{f(x,y)}{f(x)} = \frac{1}{\sqrt{(2\pi)^m \det P}} \mathrm{e}^{-\frac{1}{2}(y - \mathrm{E}(\mathbf{y}|\mathbf{x}=x)'P^{-1}(y - \mathrm{E}(\mathbf{y}|\mathbf{x}=x)}, \quad y \in \mathbb{R}_m$$

von $\mathbf{y}$ unter der Bedingung, dass $\mathbf{x}$ den Wert x annimmt, mit

$$\mathrm{E}(\mathbf{y}|\mathbf{x}=x) = \mathrm{E}(\mathbf{y}) + \Sigma_{\mathbf{yx}}\Sigma_{\mathbf{xx}}^{-1}(x - \mathrm{E}(\mathbf{x}))\,. \qquad \square$$

Beweis Aus

$$\begin{aligned}
&\begin{pmatrix} x - \mathrm{E}(\mathbf{x}) \\ y - \mathrm{E}(\mathbf{y}) \end{pmatrix}' \begin{pmatrix} \Sigma_{\mathbf{xx}} & \Sigma_{\mathbf{xy}} \\ \Sigma_{\mathbf{yx}} & \Sigma_{\mathbf{yy}} \end{pmatrix}^{-1} \begin{pmatrix} x - \mathrm{E}(\mathbf{x}) \\ y - \mathrm{E}(\mathbf{y}) \end{pmatrix} = \\
&= (x - \mathrm{E}(\mathbf{x}))'\Sigma_{\mathbf{xx}}^{-1}(x - \mathrm{E}(\mathbf{x})) + (x - \mathrm{E}(\mathbf{x}))'\Sigma_{\mathbf{xx}}^{-1}\Sigma_{\mathbf{xy}}P^{-1}\Sigma_{\mathbf{yx}}\Sigma_{\mathbf{xx}}^{-1}(x - \mathrm{E}(\mathbf{x})) \\
&\quad -(x - \mathrm{E}(\mathbf{x}))'\Sigma_{\mathbf{xx}}^{-1}\Sigma_{\mathbf{xy}}P^{-1}(y - \mathrm{E}(\mathbf{y})) - (y - \mathrm{E}(\mathbf{y}))'P^{-1}\Sigma_{\mathbf{yx}}\Sigma_{\mathbf{xx}}^{-1}(x - \mathrm{E}(\mathbf{x})) \\
&\quad + (y - \mathrm{E}(\mathbf{y}))P^{-1}(y - \mathrm{E}(\mathbf{y})) \\
&= (x - \mathrm{E}(\mathbf{x}))'\Sigma_{\mathbf{xx}}^{-1}(x - \mathrm{E}(\mathbf{x})) \\
&\quad + (y - \mathrm{E}(\mathbf{y}) - \Sigma_{\mathbf{yx}}\Sigma_{\mathbf{xx}}^{-1}(x - \mathrm{E}(\mathbf{x})))'P^{-1}(y - \mathrm{E}(\mathbf{y}) - \Sigma_{\mathbf{yx}}\Sigma_{\mathbf{xx}}^{-1}(x - \mathrm{E}(\mathbf{x})))
\end{aligned}$$

und

$$f(x) = \frac{1}{\sqrt{(2\pi)^n \det \Sigma_{\mathbf{xx}}}} \mathrm{e}^{-\frac{1}{2}(x - \mathrm{E}(\mathbf{x}))'\Sigma_{\mathbf{xx}}^{-1}(x - \mathrm{E}(\mathbf{x}))}, \quad x \in \mathbb{R}_n$$

ergibt sich

$$\begin{aligned}
f_{\mathbf{y}|\mathbf{x}=x}(y) &= \frac{\sqrt{(2\pi)^n \det \Sigma_{\mathbf{xx}}} \, \mathrm{e}^{-\frac{1}{2}\begin{pmatrix} x - \mathrm{E}(\mathbf{x}) \\ y - \mathrm{E}(\mathbf{y}) \end{pmatrix}' \begin{pmatrix} \Sigma_{\mathbf{xx}} & \Sigma_{\mathbf{xy}} \\ \Sigma_{\mathbf{yx}} & \Sigma_{\mathbf{yy}} \end{pmatrix}^{-1} \begin{pmatrix} x - \mathrm{E}(\mathbf{x}) \\ y - \mathrm{E}(\mathbf{y}) \end{pmatrix}}}{\sqrt{(2\pi)^{n+m} \det \Sigma_{\mathbf{xx}} \det P} \, \mathrm{e}^{-\frac{1}{2}(x - \mathrm{E}(\mathbf{x}))'\Sigma_{\mathbf{xx}}^{-1}(x - \mathrm{E}(\mathbf{x}))}} \\
&= \frac{1}{\sqrt{(2\pi)^m \det P}} \mathrm{e}^{-\frac{1}{2}(y - \mathrm{E}(\mathbf{y}|\mathbf{x}=x)'P^{-1}(y - \mathrm{E}(\mathbf{y}|\mathbf{x}=x)}, \quad y \in \mathbb{R}_m\,.
\end{aligned}$$

Damit ist $\mathbf{y}$, gegeben $\mathbf{x} = x$, wieder normalverteilt und das Maximum $\mathrm{E}(\mathbf{y}|\mathbf{x})$ stimmt mit $\widehat{\mathbf{y}}$ überein und die Kovarianzmatrix ist gegeben durch $P = P_{\widehat{\mathbf{y}}\widehat{\mathbf{y}}}$. $\square$

Die Annahme der Normalverteilung ist demnach nicht erforderlich, wenn nur lineare Prognosen betrachtet werden. In jedem Fall verbleibt jedoch das Problem, dass für die Prognosen die Parameter $\mathrm{E}(\mathbf{x})$, $\mathrm{E}(\mathbf{y})$ und $\Sigma_{\mathbf{xx}}$, $\Sigma_{\mathbf{yx}}$ bekannt sein müssen oder zumindest geeignet geschätzt werden müssen. Das ist auf Grund der Datenbasis von n Werten ohne weitere Annahmen nicht möglich. Deshalb werden in diesem Zusammenhang für die Varianzen und Kovarianzen in der Literatur spezielle Funktionstypen unterstellt, siehe z. B. Banerjee et al. (2014) S. 28.

Gauss'sche Kovarianzfunktion

Betrachtet wird ein stochastischer Prozess X in einem Gebiet $G \subset \mathbb{R}_k$. Aus den beobachtbaren Zufallsvariablen $X(t_1), \ldots, X(t_n)$ an den Stellen $t_i, \ldots, t_n$ aus G sollen die unbekannten Werte für $X(t_{n+1}), \ldots, X(t_{n+m})$ an m weiteren Stellen $t_{n+1}, \ldots, t_{n+m}$ aus G "prognostiziert" werden. Als Prognose wird die BLIP

$$\widehat{\mathbf{y}} = \mathrm{E}(\mathbf{y}) + \Sigma_{\mathbf{yx}}\Sigma_{\mathbf{xx}}^{-1}(\mathbf{x} - \mathrm{E}(\mathbf{x})) \quad \text{mit} \quad \mathbf{x} = \begin{pmatrix} X(t_1) \\ \vdots \\ X(t_n) \end{pmatrix}, \quad \mathbf{y} = \begin{pmatrix} X(t_{n+1}) \\ \vdots \\ X(t_{n+m}) \end{pmatrix}$$

herangezogen bzw. unter der Normalverteilungsannahme die bedingte Erwartung $\mathrm{E}(\mathbf{y}|\mathbf{x})$. Für die Kovarianzen

$$\sigma_{ij} = \mathrm{E}\left[\left(X(t_i) - \mathrm{E}(X(t_i))\right)\left(X(t_j) - \mathrm{E}(X(t_j))\right)\right], \quad i, j = 1, \ldots, n + m$$

wird speziell das Modell, die so genannte *Gauss'sche Kovarianzfunktion*

$$\sigma_{ij} = \sigma^2 \mathrm{e}^{-\sum_{l=1}^{k}(t_{il}-t_{jl})^2\beta_l} + \sigma_\varepsilon^2\delta_{ij} = \sigma_{ji}, \quad \text{insbesondere} \quad \sigma_{ii}^2 = \sigma^2 + \sigma_\varepsilon^2$$

mit

$$\delta_{ij} = \begin{cases} 1 & i = j, \\ 0 & i \neq j, \end{cases} \quad t_i = \begin{pmatrix} t_{i1} \\ \vdots \\ t_{ik} \end{pmatrix}, \quad t_j = \begin{pmatrix} t_{j1} \\ \vdots \\ t_{jk} \end{pmatrix} \in \mathbb{R}_k, \quad t_{ij}^{(l)} = (t_{il} - t_{jl})^2, \quad i, j = 1, \ldots, n+m$$

und speziell

$$\Sigma_{\mathbf{xx}} = \sigma^2 K(\beta) + \sigma_\varepsilon^2 I_n, \quad K(\beta) = \left(\mathrm{e}^{-\sum_{l=1}^{k} t_{ij}^{(l)}\beta_l}\right)_{ij}, \quad i, j = 1, \ldots, n \qquad (1)$$

herangezogen.

Die Vorstellung ist, dass die Varianzen $\sigma_{ii} = \sigma_i^2 = \sigma^2 + \sigma_\varepsilon^2$ konstant sind und für Punktepaare (t_i, t_j) mit gleichem Abstand $|t_i - t_j| = (\sum_{l=1}^{k}(t_{il} - t_{jl})^2)^{1/2}$ auch die linearen Zusammenhänge σ_{ij} von $X(t_i)$ und $X(t_j)$ übereinstimmen und bei positiven Gewichten β_l mit zunehmendem Abstand exponentiell abnehmen.

Eine Möglichkeit ist, die in dem Modellansatz unbekannten Werte σ^2, σ_ε^2 und β nach dem Maximum-Likelihood-Prinzip unter der Annahme, dass $\mathbf{x}$ normalverteilt ist, zu schätzen. Die zu maximierende Likelihood-Funktion ist dann

$$L(\sigma^2, \sigma_\varepsilon^2, \beta) = \frac{1}{\sqrt{(2\pi)^n \det \Sigma_{\mathbf{xx}}}} \mathrm{e}^{-\frac{1}{2}(\mathbf{x}-\mathrm{E}(\mathbf{x}))'\Sigma_{\mathbf{xx}}^{-1}(\mathbf{x}-\mathrm{E}(\mathbf{x}))}.$$

Alternativ kann die negative Log-Likelihood-Funktion

$$-\ln L(\sigma^2, \sigma_\varepsilon^2, \beta) = \frac{n}{2}\ln(2\pi) + \frac{1}{2}\ln(\det \Sigma_{\mathbf{xx}}) + \frac{1}{2}(\mathbf{x} - \mathrm{E}(\mathbf{x}))'\Sigma_{\mathbf{xx}}^{-1}(\mathbf{x} - \mathrm{E}(\mathbf{x}))$$

bezüglich σ^2, σ_ε^2, β minimiert werden, siehe z. B. Wackernagel (2003), S. 40-41 u. 218 ff. Genutzt werden die Differentiations-Rechenregeln für Matrizen (Ableitung nach einer Variablen α)

- Produktregeln

$$\frac{\partial(AB)}{\partial\alpha} = \frac{\partial A}{\partial\alpha}B + A\frac{\partial B}{\partial\alpha}, \qquad \frac{\partial(ABC)}{\partial\alpha} = \frac{\partial A}{\partial\alpha}BC + A\frac{\partial B}{\partial\alpha}C + AB\frac{\partial C}{\partial\alpha},$$

- Ableitung der Inversen

$$\frac{\partial C^{-1}}{\partial\alpha} = -C^{-1}\frac{\partial C}{\partial\alpha}C^{-1}, \text{ Beweis: } C^{-1}C = I \Rightarrow \frac{\partial(C^{-1}C)}{\partial\alpha} = \frac{\partial C^{-1}}{\partial\alpha}C + C^{-1}\frac{\partial C}{\partial\alpha} = 0,$$

- Verallgemeinerte Kettenregel

$$\frac{\partial \det C}{\partial\alpha} = \sum_i \sum_j \frac{\partial \det C}{\partial c_{ij}} \frac{\partial c_{ij}}{\partial\alpha} = \det C \; \mathrm{sp}\left(C'^{-1}\frac{\partial C}{\partial\alpha}\right),$$

da mit dem Kofaktor $\det C^{(ji)}$ zu c_{ij} für $\det C$ gilt $\frac{\partial \det C}{\partial c_{ij}} = (-1)^{i+j}\det C^{(ij)}$ mit $C^{-1} = \frac{1}{\det C}(\det C^{(ji)})_{ij}$.

Damit gilt allgemein

$$\frac{\partial(-\ln L(\sigma^2, \sigma_\varepsilon^2, \beta))}{\partial\alpha} = \frac{1}{2}\,\mathrm{sp}\left(\Sigma_{\mathbf{xx}}^{-1}\frac{\partial\Sigma_{\mathbf{xx}}}{\partial\alpha}\right) - \frac{1}{2}(\mathbf{x} - \mathrm{E}(\mathbf{x}))'\Sigma_{\mathbf{xx}}^{-1}\frac{\partial\Sigma_{\mathbf{xx}}}{\partial\alpha}\Sigma_{\mathbf{xx}}^{-1}(\mathbf{x} - \mathrm{E}(\mathbf{x})).$$

Speziell für $\Sigma_{\mathbf{xx}}$ nach (1) ist

$$\frac{\partial\Sigma_{\mathbf{xx}}}{\partial\sigma^2} = K(\beta), \quad \frac{\partial\Sigma_{\mathbf{xx}}}{\partial\sigma_\varepsilon^2} = I_n, \quad \frac{\partial\Sigma_{\mathbf{xx}}}{\partial\beta_l} = -\sigma^2\left(\mathrm{e}^{-\sum_{l=1}^k t_{ij}^{(l)}\beta_l} t_{ij}^{(l)}\right)_{ij} = \sigma^2 K_l(\beta)$$

mit $K_l(\beta) = \left(-\mathrm{e}^{-\sum_{l=1}^k t_{ij}^{(l)}\beta_l} t_{ij}^{(l)}\right)_{ij}$.

Nullsetzen der Ableitungen ergibt

$$\begin{aligned}
\mathrm{sp}\left(\Sigma_{\mathbf{xx}}^{-1}K(\beta)\right) - (\mathbf{x} - \mathrm{E}(\mathbf{x}))'\Sigma_{\mathbf{xx}}^{-1}K(\beta)\Sigma_{\mathbf{xx}}^{-1}(\mathbf{x} - \mathrm{E}(\mathbf{x})) &= 0\,, \\
\mathrm{sp}\left(\Sigma_{\mathbf{xx}}^{-1}I_n\right) - (\mathbf{x} - \mathrm{E}(\mathbf{x}))'\Sigma_{\mathbf{xx}}^{-1}I_n\Sigma_{\mathbf{xx}}^{-1}(\mathbf{x} - \mathrm{E}(\mathbf{x})) &= 0\,, \\
\mathrm{sp}\left(\Sigma_{\mathbf{xx}}^{-1}\sigma^2 K_l(\beta)\right) - (\mathbf{x} - \mathrm{E}(\mathbf{x}))'\Sigma_{\mathbf{xx}}^{-1}\sigma^2 K_l(\beta)\Sigma_{\mathbf{xx}}^{-1}(\mathbf{x} - \mathrm{E}(\mathbf{x})) &= 0\,, \quad l = 1, \ldots, k\,.
\end{aligned}$$

Setze

$$\widetilde{\sigma}_\varepsilon^2 = \frac{\sigma_\varepsilon^2}{\sigma^2}, \quad V = V(\beta, \widetilde{\sigma}_\varepsilon^2) = K(\beta) + \widetilde{\sigma}_\varepsilon^2 I_n\,, \quad \text{d. h. } \Sigma_{\mathbf{xx}} = \sigma^2 V\,,$$

$$\mathbf{z} = V^{-1}\left(\mathbf{x} - \mathrm{E}(\mathbf{x})\right), \quad \text{d. h. } \mathbf{x} = \mathrm{E}(\mathbf{x}) + V\mathbf{z} \text{ mit } \mathrm{E}(\mathbf{z}) = 0\,, \quad \Sigma_{\mathbf{zz}} = \sigma^2 V^{-1}.$$

Die drei Gleichungen sind dann äquivalent zu

$$\begin{aligned}
\sigma^2\,\mathrm{sp}\left(V^{-1}K(\beta)\right) - \mathbf{z}'K(\beta)\mathbf{z} &= 0\,, \\
\sigma^2\,\mathrm{sp}\left(V^{-1}I_n\right) - \mathbf{z}'I_n\mathbf{z} &= 0\,, \\
\sigma^2\,\mathrm{sp}\left(V^{-1}K_l(\beta)\right) - \mathbf{z}'K_l(\beta)\mathbf{z} &= 0\,, \quad l = 1, \ldots, k\,.
\end{aligned}$$

Gleichung 1 plus $\widetilde{\sigma}_\varepsilon^2$ mal Gleichung 2 ergibt mit $\operatorname{sp} I_n = n$

$$\sigma^2 \operatorname{sp} I_n - \mathbf{z}'V\mathbf{z} = 0 \quad \text{bzw.} \quad \sigma^2 = \frac{1}{n}\mathbf{z}'V\mathbf{z}$$

und ersetzt Gleichung 1. Wird nun dieses σ^2 in die beiden anderen Gleichungen eingesetzt, so folgt

$$\mathbf{z}'\big(\frac{1}{n}\operatorname{sp}(V^{-1})V - I_n\big)\mathbf{z} = 0,$$

$$\mathbf{z}'\big(\frac{1}{n}\operatorname{sp}(V^{-1}K_l(\beta))V - K_l(\beta)\big)\mathbf{z} = 0, \quad l = 1,\ldots,k.$$

Diese Gleichungen können nur iterativ nach $\widetilde{\sigma}_\varepsilon^2$ und β_l aufgelöst werden, siehe z. B. Wackernagel (2003).

6.3 Lineare Prognosen für Raum-Zeit-Messgrößen

Betrachtet wird eine Messgröße X in einem Gebiet $G \subset \mathbb{R}_k$ mit Gebietsinhalt $|G|$ und eine (zufällige) Raum-Zeit-Stichprobe $(T_1,\ldots,T_{n+m})$ in G, ggf. mit, den Messpunkten T_i, zugeordneten Messteilgebieten G_i der Gebietsinhalte $|G_i|$ bzw. Messgewichten $g_i = |G_i|/|G|$ für $i = 1,\ldots,n+m$. Beobachtbar seien die Werte $X(T_1),\ldots,X(T_n)$. Die unbekannten Messwerte $X(T_{n+1}),\ldots,X(T_{n+m})$ sollen aus den bekannten Werten über einen linearen Ansatz wie in Abschn. 6.2 ermittelt werden. Für die Prognose $\widehat{\mathbf{y}}$ von $\mathbf{y}$ bezüglich $\mathbf{x}$ wird die beste lineare inhomogene Prognose

$$\widehat{\mathbf{y}} = \mathrm{E}(\mathbf{y}) - \Sigma_{\mathbf{yx}}\Sigma_{\mathbf{xx}}^{-1}\big(\mathbf{x} - \mathrm{E}(\mathbf{x})\big) \quad \text{mit} \quad \mathbf{x} = \begin{pmatrix} X(T_1) \\ \vdots \\ X(T_n) \end{pmatrix}, \quad \mathbf{y} = \begin{pmatrix} X(T_{n+1}) \\ \vdots \\ X(T_{n+m}) \end{pmatrix},$$

mit

$$\Sigma_{\mathbf{xx}} = \begin{pmatrix} \operatorname{Var}(X(T_1)) & \cdots & \operatorname{Cov}(X(T_1), X(T_n)) \\ \vdots & & \vdots \\ \operatorname{Cov}(X(T_n), X(T_1)) & \cdots & \operatorname{Var}(X(T_n)) \end{pmatrix},$$

$$\Sigma_{\mathbf{yx}} = \begin{pmatrix} \operatorname{Cov}(X(T_{n+1}), X(T_1)) & \cdots & \operatorname{Cov}(X(T_{n+1}), X(T_n)) \\ \vdots & & \vdots \\ \operatorname{Cov}(X(T_{n+m}), X(T_1)) & \cdots & \operatorname{Cov}(X(T_{n+m}, X(T_n)) \end{pmatrix} = \Sigma_{\mathbf{xy}}'$$

mit der Prognosefehlermatrix

$$P_{\widehat{\mathbf{y}}\widehat{\mathbf{y}}} = \Sigma_{\mathbf{yy}} - \Sigma_{\mathbf{yx}}\Sigma_{\mathbf{xx}}^{-1}\Sigma_{\mathbf{xy}}$$

gewählt. Die Kovarianzmatrizen können in Abhängigkeit des Zufallsprinzips der Raum-Zeit-Stichprobe angegeben werden.

Zufällige und geschichtete Auswahl der Messpunkte

(1) Für die rein zufällige Auswahl sind nach Abschn. 4.2 die Zufallsvariablen $X(T_i)$ unabhängig identisch verteilt mit Dauerlinie D_X. Insbesondere gilt

$$\mathrm{E}(X(T_i)) = \mu_X \text{ Gebiets-Mittelwert}, \quad \mathrm{Var}(X(T_i)) = \sigma_X^2 \text{ Gebiets-Varianz}$$

und $\mathrm{Cov}(X(T_i), X(T_j)) = 0$ für $i, j = 1, \ldots, n+m$.

Die beste lineare inhomogene Prognose $\widehat{\mathbf{y}}$ von $\mathbf{y}$ bezüglich $\mathbf{x}$ ist dann gegeben durch

$$\widehat{\mathbf{y}} = \mathrm{E}(\mathbf{y}) - \Sigma_{\mathbf{yx}}\Sigma_{\mathbf{xx}}^{-1}\big(\mathbf{x} - \mathrm{E}(\mathbf{x})\big) = \mu_X \mathbf{1}_m \quad \text{mit Fehlermatrix} \quad P_{\widehat{\mathbf{y}}\widehat{\mathbf{y}}} = \Sigma_{\mathbf{yy}} = \sigma_X^2 I_m\,,$$

also für $i = n+1, \ldots, n+m$

$$\widehat{X}(T_i) = \mu_X \quad \text{mit} \quad \mathrm{E}\left[\big(\widehat{X}(T_i) - X(T_i)\big)^2\right] = \mathrm{E}\left[\big(X(T_i) - \mu_X\big)^2\right] = \sigma_X^2$$

mit dem erwarteten Resultat.

Je größer die Dynamik der Messkurve X im Gebiet G ist, desto unsicherer ist die Prognose für X an weiteren Stellen. Der unbekannte Parameter μ_X wird durch durch $\overline{X}$ geschätzt.

(2) Bei der geschichteten Raum-Zeit-Stichprobe wird das betrachtete Gebiet G zunächst in m Teilgebiete G_i, in so genannte Schichten, zerlegt, $i = 1, \ldots, m$. In den Teilgebieten werden dann unabhängig jeweils rein zufällig n_i Messpunkte $T_{i1}, \ldots, T_{in_i}$ mit $\sum_{i=1}^m = n$, also insgesamt n Messpunkte ausgewählt. An diesen Stellen werden dann die Werte der interessierenden Messgröße X ermittelt. Auf der Basis dieser Werte sollen dann für k weitere (zufällige) Messstellen $T_1, \ldots, T_k$ die dort unbekannten Messwerte prognostiziert werden, etwa deshalb, weil die ausgewählten Messstellen unzugänglich sind. Die beste lineare inhomogene Prognose für einen Wert $X(T_l)$ mit $T_l \in G_i$ ist dann wie zuvor bei der rein zufälligen Auswahl

$$\widehat{X}(T_l) = \mu_X^{(i)}, \quad \text{wobei } \mu_X^{(i)} \text{ Teilgebiets-Mittelwert mit } \mathrm{Var}(\widehat{X}(T_l)) = \sigma_X^{(i)2}.$$

Auch an dieser Formel ist zu erkennen, dass die Schichten in sich möglichst "homogen" sein sollten, also dass dort X möglichst wenig variiert und damit die Teilgebiets-Varianz $\sigma_X^{(i)2}$ klein ausfällt.

Systematische und bewusste Auswahl der Messpunkte

(1) Die systematische Raum-Zeit-Stichprobe ist dadurch charakterisiert, dass das Gebiet G mit Gebietsgröße $|G|$ in $n+m$ translations-identische Teilgebiete G_i der Gebietsgrößen $|G_i| = \frac{1}{n+m}|G|$ zerlegt ist. Im "ersten" Teilgebiet, dem "Referenzgebiet", wird rein zufällig ein Messpunkt T_1 ausgewählt. Alle übrigen Messpunkte T_i liegen dann an den translations-invarianten Stellen in G_i, $i = 1, \ldots, n+m$, vgl. Abschn. 5.5.

Damit gilt für $i, j = 1, \ldots, n+m$

$$\mathrm{E}(X(T_i)) = \mu_X^{(i)} \quad \text{Gebiets-Mittelwert von } X \text{ in } G_i$$

$$\mathrm{Cov}(X(T_i), X(T_j)) = \begin{cases} \sigma_X^{(ij)} & \text{Gebiets-Autokovarianz von } X \text{ in } G_i \text{ und } G_j \\ \sigma_X^{(ii)} = \sigma_X^{(i)2} & \text{Gebiets-Varianz von } X \text{ in } G_i\,, \end{cases}$$

vgl. auch Abschn. 3.6 Auto- und Kreuzkovarianzen in einem Gebiet.

Die beste lineare inhomogene Prognose $\widehat{\mathbf{y}}$ von $\mathbf{y}$ bezüglich $\mathbf{x}$ ist dann gegeben durch

$$\widehat{\mathbf{y}} = \mathrm{E}(\mathbf{y}) + \Sigma_{\mathbf{yx}}\Sigma_{\mathbf{xx}}^{-1}\left(\mathbf{x} - \mathrm{E}(\mathbf{x})\right) \quad \text{mit} \quad \mathrm{E}(\mathbf{x}) = \begin{pmatrix} \mu_X^{(1)} \\ \vdots \\ \mu_X^{(n)} \end{pmatrix}, \quad \mathrm{E}(\mathbf{y}) = \begin{pmatrix} \mu_X^{(n+1)} \\ \vdots \\ \mu_X^{(n+m)} \end{pmatrix},$$

$$\Sigma_{\mathbf{yx}} = \begin{pmatrix} \sigma_X^{(n+1,1)} & \cdots & \sigma_X^{(n+1,n)} \\ \vdots & & \vdots \\ \sigma_X^{(n+m,1)} & \cdots & \sigma_X^{(n+m,n)} \end{pmatrix}, \quad \Sigma_{\mathbf{xx}} = \begin{pmatrix} \sigma_X^{(11)} & \cdots & \sigma_X^{(1n)} \\ \vdots & & \vdots \\ \sigma_X^{(n1)} & \cdots & \sigma_X^{(nn)} \end{pmatrix}.$$

Die Erwartungswerte der Zufallsvariablen $X(T_i)$ sind die Teilgebiets-Mittelwerte $\mu_X^{(i)}$ und die Kovarianzen von $X(T_i)$ und $X(T_j)$ die Teilgebiets-Varianzen/Autokovarianzen $\sigma_X^{(ij)}$, $i, j = 1, \ldots, n+m$. Damit liegt formal die gleiche Situation wie in Abschn. 6.2 vor. Nur die Annahme der multivariaten Normalverteilung für die Zufallsvariablen $X(T_i)$ für $i = 1, \ldots, n$ ist nicht sachgerecht, weil die gemeinsame Verteilung der $X(T_i)$ die gemeinsame Dauerlinie $D(x_1, \ldots, x_n)$ bezüglich der Messvariablen X_i ist. Dabei sind X_i die von G_i nach dem Referenzgebiet G_1 verschobenen Messgrößen $X|_{G_i}$, $i = 1, \ldots, n$, vgl. Folgerung (2) aus Abschn. 5.5.

Formal könnte der Ansatz, die Gebiets-Kovarianzen detaillierter zu modellieren, damit sie aus den n Beobachtungen schätzbar sind, übernommen werden. Die Gauss'sche Kovarianzfunktion zum Beispiel geht davon aus, dass die Varianzen alle identisch sind und die Kovarianzen mit zunehmendem Abstand geringer werden. Auf die Messvariable X in G, zerlegt in translations-identische Teilgebiete G_i, übersetzt, würde diese Annahme bedeuten, dass die Teilgebiets-Varianzen alle gleich sind und die Gebiets-Autokovarianzen mit der Gebietsentfernung abnehmen. Diese Forderung setzt eine spezielle "Glattheit" der Messreliefs voraus. Beispielsweise sollten im Verlauf keine großräumigen Wellen (Periodizitäten) auftreten, so dass ein vergleichbares Muster in weiter entfernt liegenden Teilgebieten G_i ausgeschlossen werden kann, weil ansonsten die Gebiets-Autokovarianz sehr groß wäre.

Für eine Prognose des Wertes $X(t)$ zu nicht beobachteten Messpunkten $t \in G$ wäre daher eine direkte Interpolation der Messwerte $X(t_1), \ldots, X(t_n)$ durch eine geeignete Messflächenwahl praxisnäher. Der einzige Nachteil ist, dass in der Regel keine Fehlervarianzen angebbar sind.

(2) Das Prognoseproblem für eine Messgröße X in einem Gebiet G lässt sich bei einer festen (bewussten) Auswahl der Messpunkte $t_1, \ldots, t_{n+m}$ aus G ähnlich wie

bei der systematischen Auswahl behandeln. Gedanklich wird das betrachtete Gebiet G in $n + m$ Teilgebiete G_i zerlegt und dort jeweils ein Messpunkt t_i ausgewählt, der beispielsweise Gebiets-Mittelwert repräsentativ ist , so dass

$$X(t_i) \approx \mu_X^{(i)} \text{ Gebiets-Mittelwert von } G_i\,, \quad i = 1, \ldots, n + m\,.$$

Auf der Basis von n tatsächlich beobachteten Werten $X(t_i)$, $i = 1, \ldots, n$, sollen die übrigen Werte $X(t_i)$, $i = n + 1, \ldots, n + m$, prognostiziert werden.

Wie bereits bei der systematischen Auswahl erscheint es zweckmäßig, dazu ein geeignetes (parametrisches) Modell für die zu untersuchende Messgröße X in G zu formulieren, das auf der Basis der Beobachtungen geschätzt wird. Dann können an den gesuchten Stellen die zugehörigen Messwerte abgelesen werden.

Kapitel 7
Raum-Zeit-Faktorenanalyse

Zusammenfassung Zunächst wird das klassische Faktorenmodell für Zufallsvariable mit den geforderten Eigenschaften beschrieben und das Identifikationsproblem genauer untersucht. Daraus leitet sich das Rotationsproblem für äquivalente Modelle ab. Eng verbunden damit ist die Restriktion einer Kommunalitätenfestlegung, die das Rotationsprinzip einengt. Über eine weitere Restriktion wird dann die definierte Identifizierbarkeit des Faktorenmodells erreicht. Nunmehr werden die verschiedenen Schätzansätze vorgestellt, jeweils einem bestimmten Modell mit spezieller Restriktion zugeordnet. Die Beschreibungen der Faktorrotation (visuell, analytisch) nach einer ersten Schätzung und die Schätzung der Faktorwerte runden die Ausführungen zur klassischen Faktorenanalyse ab. Dann wird das Modell für eine Anwendung auf Messgrößen in Raum und Zeit umformuliert. Dabei zeigt sich, dass fast die gesamte klassische Theorie übertragbar ist, wenn die Begriffe Erwartungswert und Kovarianz für Zufallsvariable durch Gebiets-Mittelwert und Gebiets-Kovarianz für Messgrößen in einem Gebiet ersetzt werden.

7.1 Aufgabe der klassischen Faktorenanalyse

Die Faktorenanalyse hat, historisch gesehen, ihren Ursprung in der Psychologie und Sozialwissenschaft. Sie diente zur Abgrenzung der Begriffe wie beispielsweise Intelligenz und Begabung. Das Ziel der Faktorenanalyse besteht darin, aus einer Vielzahl von Variablen (Tests, Items), die alle mehr oder weniger zusammenhängen, verborgene Faktoren herauszufinden, die die Variablen plausibel modellieren. Die Faktoren selbst sind nicht beobachtbar, aber sie sollen sachlogisch interpretierbar sein.

Obwohl im Prinzip das Konzept der unbeobachtbaren Faktoren von *Galton* 1888 verwendet worden zu sein scheint, geht die Formulierung und Entwicklung der Faktorenanalyse auf *Pearson* 1901 und *Spearman* 1904 zurück. Ab etwa 1940 wurde die Faktorenanalyse, die zunächst zur empirischen Datenanalyse zählte, als ein methodisches Verfahren in die multivariate (besser multivariable) Statistik aufgenommen.

H. Hebbel und D. Steuer, *Kontinuierliche Messgrößen und Stichprobenstrategien in Raum und Zeit*, https://doi.org/10.1007/978-3-662-65638-9_7

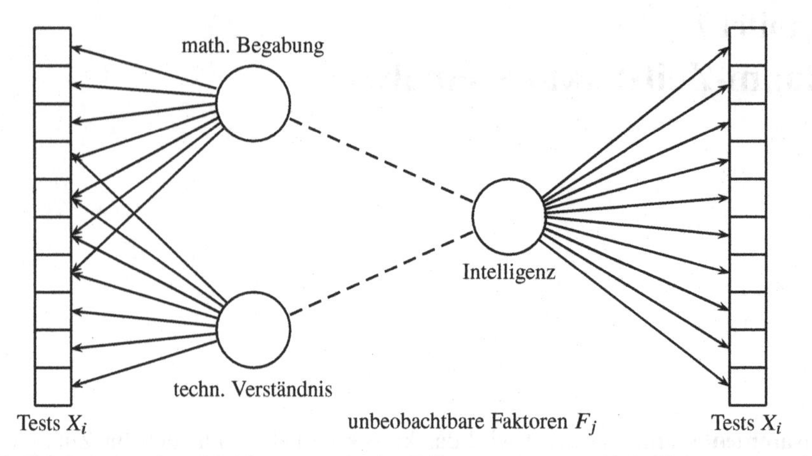

Abb. 7.1 Beispiel eines Pfaddiagramms in der Faktorenanalyse mit 20 Indikatoren X_i und 3 Faktoren F_j in sachlogischer Interpretation

Die Abb. 7.1 illustriert die Aufgabe der Faktorenanalyse.

Definition (Klassisches Faktorenmodell FM) Auf einer Grundgesamtheit G von Untersuchungseinheiten (Objekten, Individuen) seinen p beobachtbare (manifeste) Variablen X_i, genannt *Indikatoren*, vorgelegt, die für jedes $s \in G$ als gemeinsam unabhängig identisch verteilte p-variate Zufallsvariable angesehen werden. Die Indikatoren sollen linear zurückgeführt werden auf $q \leq p$ nichtbeobachtbare (latente) Zufallsvariablen F_j, genannt *Faktoren* und (spezifische) zufällige unkorrelierte *Reste* oder *Fehler* U_i, $i = 1, \ldots, p$ $j = 1, \ldots, q$. Dazu wird das Modell

$$X_i = \mu_i + \sum_{j=1}^{q} a_{ij} F_j + U_i\,, \quad i = 1, \ldots, p$$

bzw. vektoriell

$$\begin{pmatrix} X_1 \\ \vdots \\ X_p \end{pmatrix} = \begin{pmatrix} \mu_1 \\ \vdots \\ \mu_p \end{pmatrix} + \begin{pmatrix} a_{11} & \cdots & a_{1q} \\ \vdots & & \vdots \\ a_{p1} & \cdots & a_{pq} \end{pmatrix} \begin{pmatrix} F_1 \\ \vdots \\ F_q \end{pmatrix} + \begin{pmatrix} U_1 \\ \vdots \\ U_p \end{pmatrix}, \quad \text{kurz} \quad \mathbf{x} = \boldsymbol{\mu} + A\mathbf{f} + \mathbf{u}$$

mit den Eigenschaften $\mathrm{E}(\mathbf{f}) = 0$, $\mathrm{E}(\mathbf{u}) = 0$ und

$$\mathrm{E}(\mathbf{f}\mathbf{f}') = \begin{cases} \mathrm{I}_q \text{ orthogonal,} \\ \Phi \text{ oblique(schiefwinklig),} \end{cases} \quad \mathrm{E}(\mathbf{f}\mathbf{u}') = 0\,, \quad \mathrm{E}(\mathbf{u}\mathbf{u}') = \Gamma = \begin{pmatrix} \gamma_1^2 & & \\ & \ddots & \\ & & \gamma_p^2 \end{pmatrix},$$

verwendet, genannt *Faktorenmodell* oder *faktor(en)analytisches Modell*.

Der Koeffizient a_{ij} wird als die *Ladung von X_i auf F_j* bzw. als die *Ladung von F_j in X_i*, $i = 1, \ldots, p$, $j = 1, \ldots, q$ und A als die *Matrix der Faktorladungen (Faktorladungsmatrix)* bezeichnet. □

Angenommen wird, dass jede beobachtbare Variable X_i durch eine Linearkombination von $q \leq p$, im orthogonalen Fall unkorrelierten, unbeobachtbaren Variablen

$F_1, \ldots, F_q$ erzeugt wird, bis auf einen additiven spezifischen Fehler U_i, $i = 1, \ldots, p$. Ferner wird vorausgesetzt, dass die Fehler untereinander sowie mit den Faktoren unkorreliert sind.

Im orthogonalen Modell sind die Ladungen a_{ij} von X_i auf F_j gleich den Kovarianzen von X_i und F_j. Für die standardisierten Variablen

$$X_i^* = \frac{X_i - \mu_i}{\sigma_i} \quad \text{mit} \quad \sigma_i^2 = \text{Var}(X_i)$$

gilt

$$X_i^* = \sum_{j=1}^{q} a_{ij}^* F_j + U_i^* \quad \text{mit} \quad a_{ij}^* = \frac{a_{ij}}{\sigma_i}, \quad U_i^* = \frac{U_i}{\sigma_i}, \quad i = 1, \ldots, p, j = 1, \ldots, q.$$

In diesem Fall lassen sich die Ladungen a_{ij}^* von X_i^* auf F_j als die Korrelationen von X_i^* und F_j interpretieren. Deshalb wird in der konkreten Anwendung das standardisierte Modell bevorzugt. Zu beachten ist jedoch, dass die gewählte Schätzmethode und die Standardisierung nicht immer vertauschbar ist. Werden erst die Daten faktoranalytisch ausgewertet und dann standardisiert, kann die umgekehrte Reihenfolge, erst Standardisierung der Daten, dann faktoranalytische Auswertung zu verschiedenen Ergebnissen führen.

Wird der Variablenvektor $\mathbf{x}$ an n Individuen oder Objekten $s = 1, \ldots, n$ ermittelt, ergibt sich das *Beobachtungsmodell*

$$\big(\mathbf{x}(1) \cdots \mathbf{x}(n)\big) = \big(\boldsymbol{\mu} \cdots \boldsymbol{\mu}\big) + A\big(\mathbf{f}(1) \cdots \mathbf{f}(n)\big) + \big(\mathbf{u}(1) \cdots \mathbf{u}(n)\big)$$
$$X' = \boldsymbol{\mu}\mathbf{1}' + AF' + U' \quad \text{bzw.} \quad X = \mathbf{1}'\boldsymbol{\mu} + FA' + U$$

mit der Datenmatrix $X \in \mathbb{R}_{np}$, die in den Spalten die Werte der Variablen X_i enthält, $i = 1, \ldots, p$.

Satz und Definition (**Fundamentaltheorem, Kommunalitäten**) In dem Faktorenmodell FM gilt

$$\text{E}\left[(\mathbf{x} - \boldsymbol{\mu})\mathbf{f}'\right] = \begin{cases} A & \text{orthogonal} \\ A\Phi & \text{oblique} \end{cases} \tag{1}$$

$$\Sigma = \text{E}\left[(\mathbf{x} - \boldsymbol{\mu})(\mathbf{x} - \boldsymbol{\mu})'\right] = \begin{cases} AA' + \Gamma & \text{orthogonal} \\ A\Phi A' + \Gamma & \text{oblique} \end{cases} \tag{2}$$

bzw. mit $\Sigma = (\sigma_{ik})$ und $\sigma_{ii} = \sigma_i^2$ für $i, k = 1, \ldots, p$

$$\sigma_{ik} = \begin{cases} \sum_{j=1}^{q} a_{ij} a_{kj} \\ \sum_{j=1}^{q} \sum_{l=1}^{q} a_{ij} a_{kl} \varphi_{jl} \end{cases} i \neq k, \quad \sigma_i^2 = \begin{cases} \sum_{j=1}^{q} a_{ij}^2 + \gamma_i^2 \\ \sum_{j=1}^{q} \sum_{l=1}^{q} a_{ij} a_{il} \varphi_{jl} + \gamma_i^2. \end{cases}$$

Die Diagonalelemente von AA' bzw. $A\Phi A'$, also

$$k_i^2 = \sum_{j=1}^{q} a_{ij}^2 \quad \text{bzw.} \quad k_i^2 = \sum_{j=1}^{q} \sum_{l=1}^{q} a_{ij} a_{il} \varphi_{jl} \quad \text{mit} \quad \sigma_i^2 = k_i^2 + \gamma_i^2, \quad i = 1, \ldots, p$$

heißen *Kommunalitäten*. Sie stellen den Anteil an der Varianz σ_i^2 dar, der durch das Modell erklärt wird. □

Beweis Aus dem Faktorenmodell FM mit den Annahmen folgt unmittelbar

$$\mathrm{E}\left[(\mathbf{x}-\boldsymbol{\mu})\mathbf{f}'\right] = \mathrm{E}\left[(A\mathbf{f}+\mathbf{u})\mathbf{f}'\right] = A\,\mathrm{E}(\mathbf{f}\mathbf{f}') + \mathrm{E}(\mathbf{u}\mathbf{f}') = \begin{cases} A & \text{orthogonal} \\ A\Phi & \text{oblique} \end{cases}$$

$$\Sigma = \mathrm{E}\left[(\mathbf{x}-\boldsymbol{\mu})(\mathbf{x}-\boldsymbol{\mu})'\right] = \mathrm{E}\left[(A\mathbf{f}+\mathbf{u})(A\mathbf{f}+\mathbf{u})'\right] = A\,\mathrm{E}(\mathbf{f}\mathbf{f}')A' + \mathrm{E}(\mathbf{u}\mathbf{u}') = \begin{cases} AA'+\Gamma & \text{orthog.} \\ A\Phi A'+\Gamma & \text{oblique.} \end{cases} \quad \square$$

7.2 Identifikationsproblem und Faktorrotation

Das Problem im Faktorenmodell FM besteht darin, dass nur $\mathbf{x}$ beobachtbar ist und aus der Datenmatrix X die Parameter $\boldsymbol{\mu}$, A, Γ, ggf. Φ sowie auch die Faktorwerte F bzw. $\mathbf{f}$ ermittelt werden sollen. Auf eindeutige Weise ist diese Aufgabe nicht zu lösen. In dem Modell $\mathbf{x} = \boldsymbol{\mu} + A\mathbf{f} + \mathbf{u}$ kann beispielsweise zwischen A und $\mathbf{f}$ eine orthogonale Matrix $T' \in \mathbb{R}_{qq}$ mit $T'T = \mathrm{I}_q$ (und mithin $TT' = (T'^{-1}T')(TT') = T'^{-1}(T'T)T' = \mathrm{I}_q$) eingeschoben werden, so dass auch $\tilde{A} = AT'$ und $\tilde{\mathbf{f}} = T\mathbf{f}$ dieselbe beobachtbare Variable $\mathbf{x}$ erklären. Die Frage ist, ob diese Mehrdeutigkeit die einzige Möglichkeit ist, so genannte äquivalente Strukturen zu erzeugen. Das "Identifikationsproblem" wird detailliert erläutert, um die Ideen der verschiedenen Schätzansätze besser verstehen zu können.

Mit Hilfe der Spektralzerlegung einer symmetrischen Matrix $C = C' \in \mathbb{R}_{mm}$ in

$$C = H\Lambda H' \quad \text{mit} \quad \Lambda = \begin{pmatrix} \lambda_1 & & \\ & \ddots & \\ & & \lambda_m \end{pmatrix} \quad \text{und} \quad HH' = H'H = \mathrm{I}_m$$

kann für eine nichtnegativ definite Matrix C (also symmetrisch und alle $\lambda_i \geq 0$) definiert werden

$$C^{1/2} = H\Lambda^{1/2}H' \quad \text{mit} \quad \Lambda^{1/2} = \begin{pmatrix} \sqrt{\lambda_1} & & \\ & \ddots & \\ & & \sqrt{\lambda_m} \end{pmatrix}.$$

Die Matrix $A\Phi A' + \Gamma$ aus dem Fundamentaltheorem kann damit unter Verwendung der Schreibweise geteilter Matrizen in der Form

$$A\Phi A' + \Gamma = \left(A\Phi^{1/2} \;\; \Gamma^{1/2}\right)\left(A\Phi^{1/2} \;\; \Gamma^{1/2}\right)'$$

geschrieben werden.

Satz und Definition (**Äquivalenz**) Vorgelegt seien zwei Faktorenmodelle FM

$$\mathbf{x} = \boldsymbol{\mu} + A\mathbf{f} + \mathbf{u}, \quad \mathrm{E}(\mathbf{f}\mathbf{f}') = \Phi, \quad \mathrm{E}(\mathbf{u}\mathbf{u}') = \Gamma \text{ regulär}$$

$$\widetilde{\mathbf{x}} = \widetilde{\boldsymbol{\mu}} + \widetilde{A\mathbf{f}} + \widetilde{\mathbf{u}}, \quad \mathrm{E}(\widetilde{\mathbf{f}\mathbf{f}'}) = \widetilde{\Phi}, \quad \mathrm{E}(\widetilde{\mathbf{u}\mathbf{u}}') = \widetilde{\Gamma} \text{ regulär}$$

mit den zugehörigen Eigenschaften. Die Modelle sind *äquivalent*, d. h. es gilt $\mathbf{x} = \widetilde{\mathbf{x}}$ genau dann, wenn eine orthogonale Matrix $T' \in \mathbb{R}_{q+p,q+p}$ (also $T'T = TT' = \mathrm{I}_{q+p}$) existiert mit

$$\boldsymbol{\mu} = \widetilde{\boldsymbol{\mu}} \quad \text{und} \quad \left(\widetilde{A}\widetilde{\Phi}^{1/2} \;\; \widetilde{\Gamma}^{1/2}\right) = \left(A\Phi^{1/2} \;\; \Gamma^{1/2}\right)T'$$

$$\widetilde{A\mathbf{f}} + \widetilde{\mathbf{u}} = \left(\widetilde{A}\widetilde{\Phi}^{1/2} \;\; \widetilde{\Gamma}^{1/2}\right)\begin{pmatrix} \widetilde{\Phi}^{-1/2}\widetilde{\mathbf{f}} \\ \widetilde{\Gamma}^{-1/2}\widetilde{\mathbf{u}} \end{pmatrix} = \left(\widetilde{A}\widetilde{\Phi}^{1/2} \;\; \widetilde{\Gamma}^{1/2}\right)T\begin{pmatrix} \Phi^{-1/2}\mathbf{f} \\ \Gamma^{-1/2}\mathbf{u} \end{pmatrix}. \quad (1)$$

$\square$

Beweis Aus (1) folgt

$$\widetilde{\mathbf{x}} = \widetilde{\mu} + \widetilde{A}\widetilde{\mathbf{f}} + \widetilde{\mathbf{u}} = \widetilde{\mu} + \left(\widetilde{A}\widetilde{\Phi}^{1/2} \; \widetilde{\Gamma}^{1/2}\right)\begin{pmatrix}\widetilde{\Phi}^{-1/2}\widetilde{\mathbf{f}} \\ \widetilde{\Gamma}^{-1/2}\widetilde{\mathbf{u}}\end{pmatrix} = \mu + \left(A\Phi^{1/2} \; \Gamma^{1/2}\right)T'T\begin{pmatrix}\Phi^{-1/2}\mathbf{f} \\ \Gamma^{-1/2}\mathbf{u}\end{pmatrix}$$

$$= \mu + A\mathbf{f} + \mathbf{u} = \mathbf{x}\,,$$

d. h. die Modelle sind äquivalent. Seien jetzt umgekehrt die Modelle äquivalent, also

$$\mathbf{x} = \mu + A\mathbf{f} + \mathbf{u} = \widetilde{\mu} + \widetilde{A}\widetilde{\mathbf{f}} + \widetilde{\mathbf{u}} = \widetilde{\mathbf{x}}\,.$$

Erwartungswert- und Kovarianzmatrix-Bildung führt zu

$$\mu = \widetilde{\mu} \quad \text{und} \quad \Sigma = A\Phi A' + \Gamma = \widetilde{A}\widetilde{\Phi}\widetilde{A}' + \widetilde{\Gamma} = \widetilde{\Sigma}$$

bzw. wieder in Schreibweise geteilter Matrizen

$$\left(A\Phi^{1/2} \; \Gamma^{1/2}\right)\left(A\Phi^{1/2} \; \Gamma^{1/2}\right)' = \left(\widetilde{A}\widetilde{\Phi}^{1/2} \; \widetilde{\Gamma}^{1/2}\right)\left(\widetilde{A}\widetilde{\Phi}^{1/2} \; \widetilde{\Gamma}^{1/2}\right)'.$$

Benötigt wird in Verallgemeinerung von $a^2 = b^2 \Leftrightarrow a = \pm b$ für Zahlen ein entsprechender Hilfssatz für Matrizen. Für $A \in \mathbb{R}_{pm}$, $B \in \mathbb{R}_{pn}$ mit $m \leq n$ ist

$$AA' = BB' \Leftrightarrow B = AT'\,, \quad T' \in \mathbb{R}_{mn} \text{ zeilenorthogonal, d. h. } T'T = \mathrm{I}_m\,,$$

siehe z. B. Marshall, Olkin & Arnold (2011). Damit gibt es eine orthogonale Matrix $T' \in \mathbb{R}_{q+p,q+p}$ mit $T'T = TT' = \mathrm{I}_{q+p}$, so dass

$$\left(\widetilde{A}\widetilde{\Phi}^{1/2} \; \widetilde{\Gamma}^{1/2}\right) = \left(A\Phi^{1/2} \; \Gamma^{1/2}\right)T' \quad \text{bzw.} \quad \left(\widetilde{A}\widetilde{\Phi}^{1/2} \; \widetilde{\Gamma}^{1/2}\right)T = \left(A\Phi^{1/2} \; \Gamma^{1/2}\right).$$

Folglich ist

$$\left(\widetilde{A}\widetilde{\Phi}^{1/2} \; \widetilde{\Gamma}^{1/2}\right)T\begin{pmatrix}\Phi^{-1/2}\mathbf{f} \\ \Gamma^{-1/2}\mathbf{u}\end{pmatrix} = \left(A\Phi^{1/2} \; \Gamma^{1/2}\right)\begin{pmatrix}\Phi^{-1/2}\mathbf{f} \\ \Gamma^{-1/2}\mathbf{u}\end{pmatrix} = A\mathbf{f} + \mathbf{u} = \widetilde{A}\widetilde{\mathbf{f}} + \widetilde{\mathbf{u}} = \left(\widetilde{A}\widetilde{\Phi}^{1/2} \; \widetilde{\Gamma}^{1/2}\right)\begin{pmatrix}\widetilde{\Phi}^{-1/2}\widetilde{\mathbf{f}} \\ \widetilde{\Gamma}^{-1/2}\widetilde{\mathbf{u}}\end{pmatrix}$$

nach Annahme. Damit gilt (1). □

Der Satz besagt lediglich, wie zwei äquivalente Modelle zusammenhängen. Aus einem Modell und einer beliebigen orthogonalen Matrix T kann im Allgemeinen kein äquivalentes Modell erzeugt werden, weil T so beschaffen sein muss, dass das "Nullmuster" in Γ erhalten bleibt. Festzustellen bleibt, dass **f** und **u** bzw. A, Φ und Γ gemeinsam über T zusammenhängen. Wünschenswert ist, durch eine weitere Restriktion den Zusammenhang äquivalenter Modelle allein auf die Faktoren und die Ladungsmatrix zu reduzieren und zugleich ein konstruktives Prinzip abzuleiten, wie aus einem Modell ein äquivalentes gewonnen werden kann.

Wird in dem Faktorenmodell FM zusätzlich **u** als eine spezielle Funktion von **x** bzw. Γ als eine spezielle Funktion von $\Sigma = (\sigma_{ik})$, d. h. $\Gamma = g(\Sigma)$ angenommen, dann beschränkt sich der gemeinsame Zusammenhang allein auf die Faktoren **f** und die Ladungsmatrix A. In der Regel werden die Kommunalitäten k_i^2 als Funktion von Σ festgelegt. Wegen der Beziehung $\sigma_i^2 = k_i^2 + \gamma_i^2$, $i = 1, \ldots, p$, ist dann auch Γ als Funktion von Σ definiert.

Im orthogonalen und zumeist standardisierten Modell wird üblicherweise eine der folgenden *Kommunalitätenfestlegungen* verwendet:

$$k_i^2(\Sigma) = \max_{k \neq i} |\sigma_{ik}|$$

$$k_i^2(\Sigma) = \frac{1}{p-1}\sum_{k \neq i} \sigma_{ik}$$

$$k_i^2(\Sigma) = \frac{\mathrm{Cov}^2(X_i, \widehat{X}_i)}{\mathrm{Var}(X_i)\,\mathrm{Var}(\widehat{X}_i)} \quad \text{mit} \quad \widehat{X}_i \text{ aus } X_i = \sum_{k \neq i} X_k \beta_k + \varepsilon_i\,, \quad i = 1, \ldots, p$$

als Kleinst-Quadrate Schätzer. Im standardisierten Modell werden praktisch die Einsen der Diagonalen durch die Kommunalitäten ersetzt, um die Kovarianzmatrix von $\mathbf{x} - \mathbf{u}$ zu erhalten. Dabei sind Standardisierung und Kommunalitätenwahl im Allgemeinen nicht in der Reihenfolge vertauschbar, siehe ersten Fall.

Satz und Definition (Rotationsprinzip) Vorgelegt seien zwei Faktorenmodelle FM

$$\mathbf{x} = \mu + A\mathbf{f} + \mathbf{u}\,, \quad \mathrm{E}(\mathbf{f}\mathbf{f}') = \Phi\,, \quad \mathrm{E}(\mathbf{u}\mathbf{u}') = \Gamma\,, \quad \mathrm{E}[(\mathbf{x} - \mu)(\mathbf{x} - \mu)'] = \Sigma$$
$$\widetilde{\mathbf{x}} = \widetilde{\mu} + \widetilde{A}\widetilde{\mathbf{f}} + \widetilde{\mathbf{u}}\,, \quad \mathrm{E}(\widetilde{\mathbf{f}}\widetilde{\mathbf{f}}') = \widetilde{\Phi}\,, \quad \mathrm{E}(\widetilde{\mathbf{u}}\widetilde{\mathbf{u}}') = \widetilde{\Gamma}\,, \quad \mathrm{E}[(\widetilde{\mathbf{x}} - \widetilde{\mu})(\widetilde{\mathbf{x}} - \widetilde{\mu})'] = \widetilde{\Sigma}$$

mit den zugehörigen Eigenschaften und einer Kommunalitätenfestlegung $k_i^2(\Sigma)$, $i = 1, \ldots, p$. Die Modelle sind *äquivalent* im Sinne $\mathbf{x} - \mathbf{u} = \widetilde{\mathbf{x}} - \widetilde{\mathbf{u}}$ und $\Sigma = \widetilde{\Sigma}$, geschrieben $\mathbf{x} \cong \widetilde{\mathbf{x}}$, genau dann, wenn es eine orthogonale Matrix $T' \in \mathbb{R}_{qq}$ (also $T'T = TT' = \mathrm{I}_q$) gibt mit

$$\mu = \widetilde{\mu}\,, \quad \Gamma = \widetilde{\Gamma} \quad \text{und} \quad \widetilde{A}\widetilde{\Phi}^{1/2} = A\Phi^{1/2}T'\,, \quad \widetilde{\Phi}^{-1/2}\widetilde{\mathbf{f}} = T\Phi^{-1/2}\mathbf{f}\,, \tag{1}$$

genannt *Rotationsprinzip*. □

Beweis Aus (1) folgt

$$\widetilde{\mathbf{x}} - \widetilde{\mathbf{u}} = \widetilde{\mu} + \widetilde{A}\widetilde{\mathbf{f}} = \widetilde{\mu} + \widetilde{A}\widetilde{\Phi}^{1/2}\widetilde{\Phi}^{-1/2}\widetilde{\mathbf{f}} = \mu + A\Phi^{1/2}T'T\Phi^{1/2}\mathbf{f} = \mu + A\mathbf{f} = \mathbf{x} - \mathbf{u}$$

und damit $\Sigma - \Gamma = \widetilde{\Sigma} - \widetilde{\Gamma}$. Wegen $\Gamma = \widetilde{\Gamma}$ ist $\Sigma = \widetilde{\Sigma}$ und die Modelle sind äquivalent. Seien jetzt umgekehrt die Modelle äquivalent im Sinne $\mathbf{x} - \mathbf{u} = \mu + A\mathbf{f} = \widetilde{\mu} + \widetilde{A}\widetilde{\mathbf{f}} = \widetilde{\mathbf{x}} - \widetilde{\mathbf{u}}$ und $\Sigma = \widetilde{\Sigma}$. Daraus ergibt sich für den Erwartungswert und die Kovarianzmatrix

$$\mu = \widetilde{\mu}\,, \quad A\mathbf{f} = \widetilde{A}\widetilde{\mathbf{f}} \quad \text{und} \quad A\Phi A' = \widetilde{A}\widetilde{\Phi}\widetilde{A} \quad \text{bzw.} \quad A\Phi^{1/2}\Phi^{1/2}A' = \widetilde{A}\widetilde{\Phi}^{1/2}\widetilde{\Phi}^{1/2}\widetilde{A}\,.$$

Damit existiert eine orthogonale Matrix $T' \in \mathbb{R}_{qq}$ mit

$$A\Phi^{1/2}T' = \widetilde{A}\widetilde{\Phi}^{1/2} \quad \text{bzw.} \quad A\Phi^{1/2} = \widetilde{A}\widetilde{\Phi}^{1/2}T\,.$$

Folglich ist

$$\widetilde{A}\widetilde{\Phi}^{1/2}T\Phi^{-1/2}\mathbf{f} = A\Phi^{1/2}\Phi^{-1/2}\mathbf{f} = A\mathbf{f} = \widetilde{A}\widetilde{\mathbf{f}} \quad \text{bzw.} \quad T\Phi^{-1/2}\mathbf{f} = \widetilde{\Phi}^{-1/2}\widetilde{\mathbf{f}}$$

nach Multiplikation von links mit $\widetilde{\Phi}^{-1/2}(\widetilde{A}'\widetilde{A})^{-1}\widetilde{A}'$, wobei ohne Einschränkung $\widetilde{A}$ Maximalrang q hat. Schließlich folgt aus der Annahme $\Sigma = \widetilde{\Sigma}$ und der Kommunalitätenfestlegung $k_i^2(\Sigma) = k_i^2(\widetilde{\Sigma})$ auch $\Gamma = \widetilde{\Gamma}$. Damit ist insgesamt die Gültigkeit von (1) gezeigt. □

Die Modelläquivalenz ist etwas abgeschwächt auf die Übereinstimmung der ersten beiden Momente von $\mathbf{u}$ und $\widetilde{\mathbf{u}}$. Für normalverteilte Reste sind die Definitionen der Modelläquivalenz identisch. Speziell im orthogonalen Fall reduziert sich die Modelläquivalenz zu

$$\mu = \widetilde{\mu}\,, \quad \Gamma = \widetilde{\Gamma} \quad \text{und} \quad \widetilde{A} = AT'\,, \quad \widetilde{\mathbf{f}} = T\mathbf{f} \quad \text{mit} \quad T'T = TT' = \mathrm{I}_q\,.$$

Die Aufgabe einer Faktorenanalyse mit einer Kommunalitätenrestriktion besteht dann darin, eine geeignete orthogonale Matrix T entweder (visuell) während der Datenauswertung oder vorher durch eine weitere Restriktion zu finden, so dass eine einfache und plausibel erklärbare Struktur entsteht. Dabei spielt das Vorzeichen in einem Faktor eine untergeordnete Rolle, weil es lediglich eine Frage der Interpretation ist.

Die Multiplikation einer orthogonalen Matrix mit einem Vektor **f** kann anschaulich interpretiert werden als eine Drehung plus eventueller Spiegelung im Koordinatensystem. Deshalb spricht man auch von *Rotation* der Faktoren.

Definition (**Identifizierbarkeit**) Das Faktorenmodell

$$\mathbf{x} = \mu + A\mathbf{f} + \mathbf{u}\,, \quad \mathrm{E}(\mathbf{f}\mathbf{f}') = \Phi\,, \quad \mathrm{E}(\mathbf{u}\mathbf{u}') = \Gamma$$

heißt *identifizierbar*, wenn für äquivalente Modelle

$$\widetilde{\mathbf{x}} = \widetilde{\mu} + \widetilde{A\mathbf{f}} + \widetilde{\mathbf{u}}\,, \quad \mathrm{E}(\widetilde{\mathbf{f}\mathbf{f}'}) = \widetilde{\Phi}\,, \quad \mathrm{E}(\widetilde{\mathbf{u}\mathbf{u}}') = \widetilde{\Gamma}$$

gilt

$$\widetilde{\mu} = \mu\,, \quad \widetilde{\Gamma} = \Gamma\,, \quad \widetilde{A} = A\Delta\,, \quad \widetilde{\mathbf{f}} = \Delta\mathbf{f}\,, \quad (\text{d.h. } \widetilde{\Phi} = \Delta\Phi\Delta) \text{ mit } \Delta = \begin{pmatrix} \pm 1 & & \\ & \ddots & \\ & & \pm 1 \end{pmatrix}. \quad \square$$

Zur Identifizierbarkeit eines Faktorenmodells sind weitere Restriktionen erforderlich, damit für äquivalente Modelle nur die "Rotationsmatrix" $T = \Delta$ verbleibt.

Satz (**Identifizierende Restriktion**) Im Faktorenmodell FM $\mathbf{x} = \mu + A\mathbf{f} + \mathbf{u}$ seinen $\Phi = \mathrm{E}(\mathbf{f}\mathbf{f}')$ bis auf Faktorvorzeichen bestimmt und $\Gamma = g(\Sigma)$ festgelegt. Gilt die Restriktion

$$\Phi^{1/2}A'GA\Phi^{1/2} = \Lambda = \begin{pmatrix} \lambda_1 & & \\ & \ddots & \\ & & \lambda_q \end{pmatrix}, \quad \lambda_1 > \ldots > \lambda_q > 0 \tag{1}$$

für alle A, die durch Vorzeichenwechsel der Spalten entstehen, mit einer positiv definiten Matrix G, dann ist FM identifizierbar. □

Beweis Für äquivalente Modelle gilt nach dem Rotationsprinzip

$$\widetilde{\mu} = \mu\,, \quad \widetilde{\Gamma} = \Gamma\,, \quad \widetilde{A}\widetilde{\Phi}^{1/2} = A\Phi^{1/2}T'\,, \quad \widetilde{\Phi}^{-1/2}\widetilde{\mathbf{f}} = T\Phi^{-1/2}\mathbf{f} \quad \text{mit} \quad T'T = TT' = \mathrm{I}_q \tag{a}$$

und nach Vorraussetzung ist

$$\widetilde{\Phi} = \Delta\Phi\Delta \quad \text{mit} \quad \Delta = \begin{pmatrix} \pm 1 & & \\ & \ddots & \\ & & \pm 1 \end{pmatrix}. \tag{b}$$

Die Restriktion (1), angewandt auf die beiden äquivalenten Modelle, liefert dann

$$T\underbrace{\Phi^{1/2}A'GA\Phi^{1/2}}_{\Lambda}T' = \widetilde{\Phi}^{1/2}\widetilde{A}'G\widetilde{A}\widetilde{\Phi}^{1/2} = \Delta\underbrace{\Phi^{1/2}\Delta\widetilde{A}'G\widetilde{A}\Delta\Phi^{1/2}}_{\Lambda}\Delta = \Lambda\,.$$

Multiplikation von links mit T' ergibt wegen $T'T = \mathrm{I}_q$ die Gleichung $\Lambda T' = T'\Lambda$, d. h. für die auf Länge 1 normierten Spaltenvektoren t_l von T' gilt

$$\begin{pmatrix} \lambda_1 t_{1l} \\ \vdots \\ \lambda_q t_{ql} \end{pmatrix} = \begin{pmatrix} \lambda_i t_{1l} \\ \vdots \\ \lambda_i t_{ql} \end{pmatrix}, \quad \text{also} \quad t_{jl} = 0 \quad \text{für} \quad j \neq l\,,$$

da $\lambda_j > 0$ paarweise verschieden. Damit ist

$$t_{jj} = \pm 1\,, \quad j = 1, \ldots, q\,, \quad \text{d.h.} \quad T' = \begin{pmatrix} \pm 1 & & \\ & \ddots & \\ & & \pm 1 \end{pmatrix} = T = \Delta\,.$$

Aus (a) und (b) folgt dann

$$\widetilde{A}\Delta\Phi^{1/2}\Delta = A\Phi^{1/2}\Delta \quad \text{bzw.} \quad \widetilde{A}\Delta = A\,, \quad \widetilde{A} = A\Delta$$

und

$$\Delta\Phi^{-1/2}\Delta\widetilde{\mathbf{f}} = \Delta\Phi^{-1/2}\mathbf{f} \quad \text{bzw.} \quad \Delta\widetilde{\mathbf{f}} = \mathbf{f}\,, \quad \widetilde{\mathbf{f}} = \Delta\mathbf{f}\,.$$

Damit ist das Modell definitionsgemäß identifizierbar. □

Aus dem Fundamentaltheorem $\Sigma - \Gamma = A\Phi A'$ und der Restriktion (1) folgt

$$(\Sigma - \Gamma)GA\Phi^{1/2} = A\Phi A'GA\Phi^{1/2} = A\Phi^{1/2}\Lambda\,.$$

Damit enthält $A\Phi^{1/2}$ die Eigenvektoren von $(\Sigma - \Gamma)G$ zu den Eigenwerten λ_j in Λ, $j = 1, \ldots, q$.

Maximum-Likelihood-Faktorenmodell

Die Wahl $G = \Gamma^{-1}$ in der identifizierenden Restriktion und $\Phi = I_q$ führt zum orthogonalen *Maximum-Likelihood-Faktorenmodell* und der ML-Schätzung von A und Γ. Eine Kommunalitätenwahl ist in dem Fall nicht erforderlich. Unter der Annahme, dass $\mathbf{x}$ multivariat normalverteilt ist, also dass

$$\mathbf{x} \sim \mathrm{N}(\boldsymbol{\mu}, \Sigma) \quad \text{mit Dichte} \quad g(x) = \frac{1}{\sqrt{(2\pi)^p \det \Sigma}} \mathrm{e}^{-\frac{1}{2}(x-\mu)'\Sigma(x-\mu)}\,, \quad x \in \mathbb{R}_p$$

gilt, ist wegen der Unabhängigkeit der Variablen $\mathbf{x}(1), \ldots, \mathbf{x}(n)$ für n Untersuchungseinheiten s aus G die gemeinsame Dichte gegeben durch das Produkt der Dichten $g(x(s))$, d. h. durch

$$\mathrm{L}(x(1), \ldots, x(n)) = \frac{1}{\sqrt{(2\pi)^{np}(\det \Sigma)^n}} \mathrm{e}^{-\frac{1}{2}\sum_{s=1}^{n}(x(s)-\mu)'\Sigma(x(s)-\mu)}\,.$$

Die Maximierung dieser sogenannten Maximum-Likelihood-Funktion bezüglich $\boldsymbol{\mu}$ und Σ führt zu den ML-Schätzern

$$\widehat{\mu} = \overline{\mathbf{x}} = \frac{1}{n}\sum_{s=1}^{n}\mathbf{x}(s)\,, \quad \widehat{\Sigma} = S = \frac{1}{n}\sum_{s=1}^{n}(\mathbf{x}(s) - \overline{\mathbf{x}})(\mathbf{x}(s) - \overline{\mathbf{x}})'\,,$$

die mit dem empirischen Mittelwertsvektor und der empirischen Kovarianzmatrix übereinstimmen.

Die Maximierung bezüglich $\Sigma = AA' + \Gamma$ und der Restriktion $A'\Gamma^{-1}A = \Lambda$ ergibt

$$\widehat{A}\widehat{A}' + \widehat{\Gamma} \overset{\text{diag}}{=} S \quad \text{und} \quad S\widehat{\Gamma}^{-1}\widehat{A} = \widehat{A}(I + \Lambda)\,, \quad \Lambda = \widehat{A}'\widehat{\Gamma}^{-1}\widehat{A}\,,$$

wobei $\overset{\text{diag}}{=}$ Gleichheit der Diagonalelemente bedeutet. Die Gleichungen lassen sich nur iterativ lösen, vgl. z. B. Lawley und Maxwell (1971). Die ML-Schätzungen im oblique Faktorenmodell sind beispielsweise in Press (1971) angegeben.

Hauptfaktorenmodell

Das orthogonale Faktorenmodell $\mathbf{x} = \boldsymbol{\mu} + A\mathbf{f} + \mathbf{u}$ mit den zugehörigen Eigenschaften und einer Festlegung $\mathrm{E}(\mathbf{uu}') = \Gamma = g(\Sigma)$ mit $\Sigma = \mathrm{E}((\mathbf{x} - \boldsymbol{\mu})(\mathbf{x} - \boldsymbol{\mu})')$ (üblicherweise über eine Kommunalitätenwahl) heißt *Hauptfaktorenmodell*, wenn die identifizierende Restriktion

$$A'GA = \Lambda \quad \text{mit} \quad G = I\,, \quad \text{also} \quad A'A = \Lambda = \begin{pmatrix} \lambda_1 & & \\ & \ddots & \\ & & \lambda_q \end{pmatrix}$$

gewählt wird. Aus dem Fundamentaltheorem

$$\Sigma - \Gamma = AA' \quad \text{mit der Restriktion} \quad A'A = \Lambda$$

folgt $(\Sigma - \Gamma)A = A\Lambda$ bzw. $(\Sigma - \Gamma)A\Lambda^{-1/2} = A\Lambda^{-1/2}\Lambda$. Mit $H = A\Lambda^{-1/2}$ gilt

$$A = H\Lambda^{1/2} \quad \text{mit} \quad (\Sigma - \Gamma)H = H\Lambda \quad \text{und} \quad H'H = I_q\,.$$

In den Spalten von H stehen (die auf Länge Eins normierten) Eigenvektoren h_j von $\Sigma - \Gamma$ zum Eigenwert λ_j, also $H = (h_1 \cdots h_q)$. Folglich enthält eine Spalte a_j von $A = (a_1 \cdots a_q)$ die Ladungen von $\mathbf{x}$ auf den Faktor F_j und die Länge von $a_j = \sqrt{\lambda_j} h_j$ ist definitionsgemäß $\sqrt{\lambda_j}$, $j = 1, \ldots, q$.

Wird die Summe der Diagonalelemente einer quadratischen Matrix B bezeichnet mit $\mathrm{sp}\,B$ (Spur der Matrix B), dann gilt

$$\mathrm{sp}(\Sigma - \Gamma) = \mathrm{sp}(AA') = \mathrm{sp}(A'A) = \mathrm{sp}\,\Lambda\,, \quad \text{d.h.} \quad \sum_{i=1}^{p}(\sigma_i^2 - \gamma_i^2) = \sum_{i=1}^{p} k_i^2 = \sum_{j=1}^{q} \lambda_j$$

mit den Kommunalitäten $k_i^2 = \sum_{j=1}^{q} a_{ij}^2$ (Quadratsumme der i-ten Zeile von A). Wegen $\sigma_i^2 = k_i^2 + \gamma_i^2$ ist $\sum_{i=1}^{p} k_i^2$ die durch das Modell erklärte Gesamtvarianz. Folglich dokumentiert $\lambda_j = \sum_{i=1}^{p} a_{ij}^2$ (Quadratsumme der j-ten Spalte von A) als Anteil an der erklärten Gesamtvarianz die Bedeutung des Faktors F_j, $j = 1, \ldots, q$ für das Modell.

Das Hauptkomponentenmodell zählt ebenso wie die nachfolgenden zu den so genannten *Rangreduktionsmodellen*. Wegen $\Sigma^* = \Sigma - \Gamma = AA' = H\Lambda H'$ (Fundamentaltheorem) gilt $\Sigma^* = \sum_{j=1}^{q} \lambda_j h_j h_j'$ bzw. schrittweise

$$\begin{aligned} \Sigma_2^* &= \Sigma^* - \lambda_1 h_1 h_1' \\ &\vdots \\ \Sigma_{q+1}^* &= \Sigma_q^* - \lambda_q h_q h_q' = \ldots = \Sigma^* - \sum_{j=1}^{q} \lambda_j h_j h_j' = 0\,. \end{aligned}$$

Zur Schätzung der Ladungsmatrix A wird Σ durch S und $\Gamma = g(\Sigma)$ durch $\widehat{\Gamma} = g(S)$ ersetzt, wobei meist schon zum standardisierten Modell übergegangen wird. Dann heißt $S - \widehat{\Gamma}$ die *reduzierte Korrelationsmatrix*, in der die Einsen der Diagonalen von S praktisch ersetzt sind durch die Kommunalitäten. Zu beachten ist, dass $S - \widehat{\Gamma}$ nicht notwendigerweise nichtnegativ definit ist, also auch negative Eigenwerte haben kann. Deshalb werden nur die ersten q Eigenvektoren $\widehat{h}_j$ zu den positiven Eigenwerten $\widehat{\lambda}_j$ von $S - \widehat{\Gamma}$ bestimmt. Die Schätzung für A ist dann

$$\widehat{A} = \widehat{H}\widehat{\Lambda}^{1/2} \quad \text{mit} \quad (S - \widehat{\Lambda}) = \widehat{H}\widehat{\Lambda} \text{ und } \widehat{H}'\widehat{H} = I_q \,.$$

Schließlich werden noch die Schätzungen für die spezifischen Varianzen revidiert durch

$$\widehat{\gamma}_i^2 = s_i^2 - \widehat{k}_i^2 = \sum_{j=1}^{q} \widehat{a}_{ij}^2 \,, \quad i = 1, \ldots, p \,.$$

Zentroidmodell

Die Zentroid- oder Schwerpunktmethode ist das älteste Faktorenanalyseverfahren und geht auf Thurstone (1947) zurück. Ausgangspunkt ist nach einer Kommunalitätenfestlegung bzw. einer Wahl von $\Gamma = g(\Sigma)$ wieder die reduzierte Kovarianzmatrix $\Sigma - \Gamma$, geschätzt durch $S - \widehat{\Gamma}$ mit $\widehat{\Gamma} = g(S)$, vgl. Hauptkomponentenmodell. Obwohl sich das Verfahren an den Daten orientiert, also von den konkreten Daten abhängig ist, kann es formal auch theoretisch umformuliert und damit die Willkür gemildert werden.

Ausgehend vom orthogonalen Faktorenmodell

$$X_i = \mu_i + \sum_{j=1}^{q} a_{ij} F_j + U_i \,, \quad i = 1, \ldots, p \quad \text{bzw.} \quad \mathbf{x} = \boldsymbol{\mu} + A\mathbf{f} + \mathbf{u} \,, \quad A = (a_1 \cdots a_q)$$

mit den zugehörigen Eigenschaften und der Wahl $\Gamma = g(\Sigma)$ lassen sich die "reduzierten" Zufallsvariablen

$$X_i^* = X_i - \mu_i - U_i = \sum_{j=1}^{q} a_{ij} F_j \,, \quad i = 1, \ldots, p \quad \text{bzw.} \quad \mathbf{x}^* = A\mathbf{f} = \sum_{j=1}^{q} a_j F_j$$

als Vektoren im q-dimensionalen Unterraum von L_2 (der quadratintegrierbaren Zufallsvariablen) auffassen und geometrisch veranschaulichen. Die Orthogonalität von zwei Zufallsvariablen entspricht der Unkorreliertheit und die Varianz einer Zufallsvariablen dem Quadrat der Länge. In diesem Sinne bilden die Faktoren F_j ein orthogonales Koordinatensystem von Einheitsvektoren.

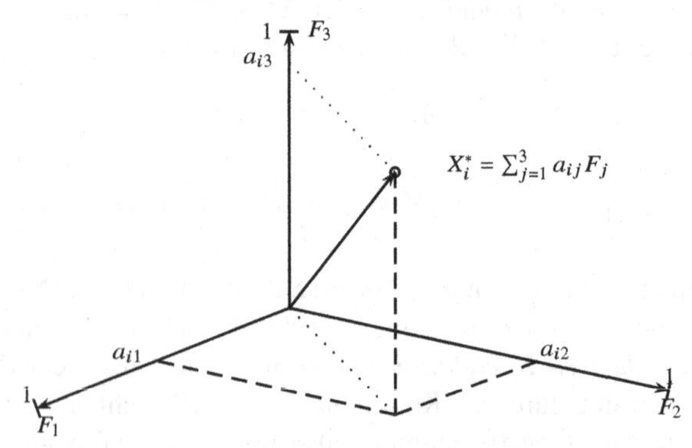

Nunmehr wird sukzessive ein neues orthogonales Koordinatensystem $\widetilde{F}_j$ konstruiert mit entsprechend neuen "Koordinaten" $\widetilde{a}_{ij}$. Der erste neue Faktor $\widetilde{F}_1$ wird in den

Schwerpunkt $\frac{1}{p}\mathbf{1}'\mathbf{x}^*$ gelegt und auf die "Länge" (Varianz) 1 normiert, d. h.

$$\widetilde{F}_1 = \frac{\mathbf{1}'\mathbf{x}^*}{\sqrt{\mathbf{1}'\Sigma^*\mathbf{1}}} \quad \text{mit} \quad \Sigma^* = \mathrm{E}(\mathbf{x}^*\mathbf{x}^{*\prime}) = \Sigma - \Gamma .$$

Die zugehörigen neuen Koordinaten $\widetilde{a}_1$ von $\mathbf{x}^*$ bezüglich $\widetilde{F}_1$ sind dann gegeben durch die Kovarianz, also durch

$$\widetilde{a}_1 = \mathrm{E}(\mathbf{x}^*\widetilde{F}_1) = \frac{\Sigma^*\mathbf{1}}{\sqrt{\mathbf{1}'\Sigma^*\mathbf{1}}} .$$

Die Idee, mit den Abweichungen $\mathbf{x}^* - \widetilde{a}_1\widetilde{F}_1$ eine zweiten Schwerpunkt zu bilden, um einen zweiten Faktor $\widetilde{F}_2$ mit Ladungen $\widetilde{a}_2$ zu erzeugen, schlägt fehl, weil erneute Schwerpunktbildung Null ergibt. Aus diesem Grunde werden einige Komponenten von $\mathbf{x}^* - \widetilde{a}_1\widetilde{F}_1$ zunächst durch Vorzeichenwechsel gespiegelt, damit die "Länge" (Wurzel der Varianz) möglichst groß wird. Der zweite Faktor $\widetilde{F}_2$ wird dann definiert durch

$$\widetilde{F}_2 = \frac{\mathbf{1}'\Delta_2(\mathbf{x}^* - \widetilde{a}_1\widetilde{F}_1)}{\sqrt{\mathbf{1}'\Delta_2(\Sigma^* - \widetilde{a}_1\widetilde{a}_1')\Delta_2\mathbf{1}}} \quad \text{mit} \quad \Delta_2 = \begin{pmatrix} \pm 1 & & \\ & \ddots & \\ & & \pm 1 \end{pmatrix}$$

und dieser Faktor ist konstruktionsgemäß orthogonal zu $\widetilde{F}_1$, d. h. $\mathrm{E}(\widetilde{F}_1\widetilde{F}_2) = 0$, was leicht nachgerechnet werden kann. Für die Koordinaten $\widetilde{a}_2$ von $\mathbf{x}^*$ bezüglich $\widetilde{F}_2$ gilt dann

$$\widetilde{a}_2 = \mathrm{E}(\mathbf{x}^*\widetilde{F}_2) = \frac{\Sigma_2^*\Delta_2\mathbf{1}}{\sqrt{\mathbf{1}'\Delta_2\Sigma_2^*\Delta_2\mathbf{1}}} \quad \text{mit} \quad \Sigma_2^* = \Sigma^* - \widetilde{a}_1\widetilde{a}_1' .$$

Zur Spiegelung werden lediglich die Vorzeichen geeigneter Spalten von Σ_2^* (und folglich der entsprechenden Zeilen) gewechselt. Die Fortführung dieses Verfahrens liefert im j-ten Schritt

$$\widetilde{a}_j = \mathrm{E}(\mathbf{x}^*\widetilde{F}_j) = \frac{\Sigma_j^*\Delta_j\mathbf{1}}{\sqrt{\mathbf{1}'\Delta_j\Sigma_j^*\Delta_j\mathbf{1}}} \quad \text{mit} \quad \Sigma_j^* = \Sigma_{j-1}^* - \widetilde{a}_{j-1}\widetilde{a}_{j-1}' , \quad j = 2, \ldots, q , \quad \Sigma_1^* = \Sigma^*$$

Das orthogonale Faktorenmodell $\mathbf{x} = \boldsymbol{\mu} + A\mathbf{f} + \mathbf{u}$ mit den zugehörigen Eigenschaften und einer Festlegung $\mathrm{E}(\mathbf{u}\mathbf{u}') = \Gamma = g(\Sigma)$ mit $\Sigma = \mathrm{E}((\mathbf{x} - \boldsymbol{\mu})(\mathbf{x} - \boldsymbol{\mu})')$ heißt *Zentroidmodell*, wenn $A = (a_1 \cdots a_q)$ gegeben ist durch

$$a_j = \frac{1}{\sqrt{\mathbf{1}'\Delta_j\Sigma^*\Delta_j\mathbf{1}}}\Sigma_j^*\Delta_j\mathbf{1} \quad \text{mit} \quad \Delta_j = \begin{pmatrix} \pm 1 & & \\ & \ddots & \\ & & \pm 1 \end{pmatrix} , \quad j = 1, \ldots, q$$

$$\Sigma_j^* = \Sigma_{j-1}^* - a_{j-1}a_{j-1}' , \quad j = 2, \ldots, q \ \text{mit} \ \Sigma_1^* = \Sigma^* = \Sigma - \Gamma , \quad \Delta_1 = I .$$

Für die Anwendung wird wie bisher $\Sigma - \Gamma = \Sigma - g(\Sigma)$ durch $S - g(S)$ ersetzt. Werden dann noch die in den einzelnen Schritten gewählten Spiegelungsmatrizen $\Delta_2, \ldots, \Delta_q$, die jeweils die Vorzeichen in ausgewählten Zeilen und Spalten von Σ_j^* vertauschen, angegeben, verschwindet die zuweilen beklagte Willkür des Zentroidmodells. Zumindest sind die Ergebnisse nachvollziehbar.

Gestuftes Faktorenmodell

Die Methode geht von einer speziellen Faktorenstruktur in einem orthogonalen Faktorenmodell $\mathbf{x} = \boldsymbol{\mu} + A\mathbf{f} + \mathbf{u}$ mit den zugehörigen Eigenschaften aus, verbunden mit einer besonderen Anordnung der Variablen in $\mathbf{x}$. Der Faktor 1 lädt bezüglich $X_1, \ldots, X_p$. Der Faktor 2 lädt bezüglich $X_2, \ldots, X_p$ und allgemein Faktor j nur bezüglich $X_j, \ldots, X_p$. Damit enthält die Ladungsmatrix A rechts oben ein Dreieck aus Nullen. Die Konstruktion erfolgt sukzessive durch Rangreduktion der reduzierten Kovarianzmatrix

$$\Sigma^* = \Sigma - \Gamma \quad \text{mit} \quad \Sigma = \mathrm{E}((\mathbf{x} - \boldsymbol{\mu})(\mathbf{x} - \boldsymbol{\mu})'), \quad \Gamma = \mathrm{E}(\mathbf{uu}')$$

und einer Restriktion $\Gamma = g(\Sigma)$ über eine Kommunalitätenfestlegung sowie unter Verwendung der Einheitsvektoren $e_j \in \mathbb{R}_p$, $j = 1, \ldots, q$ wie folgt

$$\Sigma^* e_1 \text{ ist die erste Spalte von } \Sigma^*, \quad e_1'\Sigma^* \text{ ist die erste Zeile von } \Sigma^*.$$

Damit gilt nach dem ersten Schritt

$$\Sigma_2^* = \Sigma^* - \Sigma^* e_1 (e_1'\Sigma^* e_1)^{-1} e_1'\Sigma^* = \Sigma^* - \frac{1}{\sigma_{11}^*} \begin{pmatrix} \sigma_{11}^* \\ \sigma_{21}^* \\ \vdots \\ \sigma_{p1}^* \end{pmatrix} (\sigma_{11}^* \; \sigma_{12}^* \cdots \sigma_{1p}^*)$$

$$= \Sigma^* - \begin{pmatrix} \sigma_{11}^* & \sigma_{12}^* \cdots \sigma_{1p}^* \\ \sigma_{21}^* & \\ \vdots & \frac{\sigma_{i1}^* \sigma_{1k}^*}{\sigma_{11}} \\ \sigma_{p1}^* & \end{pmatrix} = \begin{pmatrix} 0 & 0 & \cdots & 0 \\ 0 & & & \\ \vdots & \sigma_{ik}^* - \frac{\sigma_{i1}^* \sigma_{1k}^*}{\sigma_{11}} & & \\ 0 & & & \end{pmatrix}.$$

Das Verfahren wird in dieser Weise bis zum Schritt q fortgeführt.

Das orthogonale Faktorenmodell $\mathbf{x} = \boldsymbol{\mu} + A\mathbf{f} + \mathbf{u}$ samt Eigenschaften und einer Festlegung $\mathrm{E}(\mathbf{uu}') = \Gamma = g(\Sigma)$ mit $\Sigma = \mathrm{E}((\mathbf{x} - \boldsymbol{\mu})(\mathbf{x} - \boldsymbol{\mu})')$ heißt *gestuftes Faktorenmodell*, wenn $A = (a_1 \cdots a_q)$ gegeben ist durch

$$a_j = \frac{1}{\sqrt{e_j'\Sigma_j^* e_j}} \Sigma_j^* e_j \quad \text{mit Einheitsvektoren } e_j \in \mathbb{R}_p$$

und

$$\Sigma_j^* = \Sigma_{j-1}^* - a_{j-1} a_{j-1}', \quad j = 2, \ldots, q \quad \text{mit} \quad \Sigma_1^* = \Sigma^* = \Sigma - \Gamma.$$

Die Schätzprozedur ist vergleichbar mit dem Vorgehen wie bei der Hauptfaktoren- und Zentroidmethode.

Weitere Faktorenmodelle

Neben den näher beschriebenen Modellen gibt es zahlreiche weitere Verfahren. Die Methode der minimalen Residuen *Minres* von Harman und Jones (1966) entwickelt, ist äquivalent der Hauptfaktorenmethode, vgl. Keller (1962). Das *Alpha-Faktorenmodell* beruht auf dem Ansatz, Gewichtsvektoren w_j in $F_j = w_j(\mathbf{x} - \boldsymbol{\mu} - \mathbf{u})$ so zu wählen, dass *Cronbach's Alpha* 1951/63

$$\alpha = \frac{p}{p-1}\left(1 - \frac{w_j' K w_j}{w_j'(\Sigma - \Gamma) w_j}\right) \quad \text{mit Kommunalitätenmatrix } K = \begin{pmatrix} k_1^2 & & \\ & \ddots & \\ & & k_q^2 \end{pmatrix}$$

maximal wird. Der Ansatz führt im orthogonalen Modell zu der identifizierenden Bedingung

$$A'K^{-1}A = \Lambda \quad \text{mit} \quad \Lambda = \begin{pmatrix} \lambda_1 & & \\ & \ddots & \\ & & \lambda_q \end{pmatrix} \text{ positiv definit,}$$

vgl. Satz zur identifizierenden Restriktion. Das *Jöreskog-Modell* verwendet die identifizierende Bedingung

$$\Gamma = \varrho\left(\operatorname{diag} \Sigma^{-1}\right)^{-1} \quad \text{mit} \quad \varrho \in \mathbb{R}_+ ,$$

wobei diag die Matrix der Diagonalelemente einer quadratischen Matrix bezeichnet, siehe Weber (1974).

Rao's *kanonische Faktorenanalyse* sucht im orthogonalen Faktorenmodell $\mathbf{x} = \boldsymbol{\mu} + A\mathbf{f} + \mathbf{u}$ Vektoren $\mathbf{a}$ und $\mathbf{b}$ so, dass $\mathbf{a}'(\mathbf{x} - \boldsymbol{\mu})$ und $\mathbf{b}'\mathbf{f}$ maximal korrelieren mit Maximalwert r^2. Das Resultat besteht aus zwei Eigenwertproblemen. a ist Eigenvektor von $\Sigma^{-1}A\mathbf{b}\mathbf{b}'A'$ zum maximalen Eigenwert $\mathbf{b}'\mathbf{b}r^2$ und $\mathbf{b}$ ist Eigenvektor von $A'\mathbf{a}\mathbf{a}'A$ zum maximalen Eigenwert $\mathbf{a}'\Sigma\mathbf{a}r^2$, siehe Arminger (1979).

7.3 Faktorrotation

Ist ein orthogonales Faktorenmodell nach einer Methode geschätzt, wird oftmals in einem weiteren Schritt eine Rotation der Faktoren vorgenommen, um dem ursprünglichen Ziel, eine möglichst einfache Struktur in der Ladungsmatrix zu erhalten, näher zu kommen. Dadurch soll eine klare Zuordnung von Variablen und Faktoren möglich sein und die Interpretation erleichtern.

Visuelle Orthogonalrotation

Die Vorgehensweise ist ähnlich wie bei der Zentroidmethode. Der Unterschied besteht nur darin, dass nicht der Schwerpunkt aller Punkte den ersten Faktor F_1 bestimmt, sondern verschiedene Punktegruppen G_j mit ihren Mittelpunkten die Richtungen aller Faktoren F_j festlegen, $j = 1, \ldots, q$.

Das Beispiel zeigt 8 Variable im L_2-Raum von 2 Faktoren, die visuell orthogonal rotiert werden.

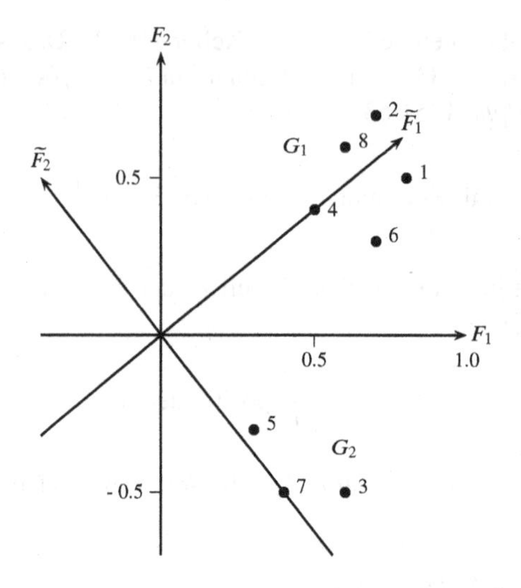

$$A = \begin{pmatrix} 0.8 & 0.5 \\ 0.7 & 0.7 \\ 0.6 & -0.5 \\ 0.5 & 0.4 \\ 0.3 & -0.3 \\ 0.7 & 0.3 \\ 0.4 & -0.5 \\ 0.6 & 0.6 \end{pmatrix} \begin{matrix} 1 \\ 2 \\ 3 \\ 4 \\ 5 \\ 6 \\ 7 \\ 8 \end{matrix}$$

$$\widetilde{A} = \begin{pmatrix} 0.92 & -0.12 \\ 0.98 & 0.11 \\ 0.14 & 0.76 \\ 0.64 & 0 \\ 0.04 & -0.42 \\ 0.72 & -0.21 \\ 0 & 0.64 \\ 0.84 & 0.09 \end{pmatrix}$$

Analytische Orthogonalrotation

Ein analytisches Verfahren vermeidet den subjektiven Einfluss einer visuellen Orthogonalrotation.

Definition Vorgelegt sei das orthogonale Faktorenmodell

$$\mathbf{x} = \mu + A\mathbf{f} + \mathbf{u} \quad \text{mit ermittelter Faktorladungsmatrix } A\,.$$

(1) Die Wahl einer Rotationsmatrix T für ein äquivalentes Modell

$$\widetilde{A} = AT'\,, \quad \widetilde{\mathbf{f}} = T\mathbf{f} \quad \text{und} \quad T'T = TT' = I_q\,, \quad T = (t_{lj})\,,$$

so dass

$$Q(T) = \sum_{i=1}^{p} \sum_{j=1}^{q} \widetilde{a}_{ij}^4 = \sum_{i=1}^{p} \sum_{j=1}^{q} \Big(\sum_{l=1}^{q} a_{il} t_{lj} \Big)^4$$

maximal wird, heißt *Quartimaxmethode*. Wegen der Konstanz der Kommunalitäten

$$k_i^4 = \widetilde{k}_i^4 = \Big(\sum_{j=1}^{q} \widetilde{a}_{ij}^2 \Big)^2 = \sum_{j=1}^{q} \sum_{l=1}^{q} \widetilde{a}_{ij}^2 \widetilde{a}_{il}^2 = \sum_{j=1}^{q} \widetilde{a}_{ij}^4 + \sum_{j \neq l}^{q} \sum^{q} \widetilde{a}_{ij}^2 \widetilde{a}_{il}^2$$

ist die Maximierung der ersten Summe gleichbedeutend mit der Minimierung der zweiten Doppelsumme. Deshalb könnte $Q(T)$ auch in ein Minimierungsproblem umgeschrieben werden.

(2) Die Wahl von T, so dass

$$V_r(T) = p \sum_{i=1}^{p} \sum_{j=1}^{q} \widetilde{a}_{ij}^4 - \sum_{j=1}^{q} \Big(\sum_{i=1}^{p} \widetilde{a}_{ij}^2 \Big)^2$$

maximal wird, heißt *rohe Varimaxmethode*.

(3) Die Wahl von T, so dass

$$V_r(T) = p \sum_{i=1}^{p} \sum_{j=1}^{q} \frac{\widetilde{a}_{ij}^4}{k_i^4} - \sum_{j=1}^{q} \Big(\sum_{i=1}^{p} \frac{\widetilde{a}_{ij}^2}{k_i^2} \Big)^2$$

maximal wird, heißt *Varimaxmethode*. □

In die Varimaxmethode fließt die unterschiedliche Bedeutung der Variablen durch Berücksichtigung der Kommunalitäten k_i^2 ein, $i = 1, \ldots, p$.

Visuelle Obliquerotation

Bei der visuellen Orthogonalrotation müssen die verschiedenen Punktegruppen G_j, die die Faktoren F_j repräsentieren, "orthogonal" zueinander liegen. Von dieser Voraussetzung weicht eine visuelle schiefwinklige Rotation ab, nimmt dafür aber korrelierte Faktoren in Kauf. Ausgehend von einem orthogonalen Faktorenmodell

$$\mathbf{x} = \boldsymbol{\mu} + A\mathbf{f} + \mathbf{u} \quad \text{bzw.} \quad X_i^* = X_i - \mu_i - U_i = \sum_{j=1}^{q} a_{ij} F_j \,, \quad i = 1, \ldots, p$$

samt Annahmen und einer Restriktion $\mathrm{E}(\mathbf{uu}') = \Gamma = g(\Sigma)$ mit $\Sigma = \mathrm{E}((\mathbf{x}-\boldsymbol{\mu})(\mathbf{x}-\boldsymbol{\mu})')$ seien die Variablen X_i^* geeignet in Gruppen G_j, $j = 1, \ldots, q$, eingeteilt. Werden die schiefwinklingen Faktoren $\widetilde{F}_j$ so gewählt, dass sie jeweils durch den Schwerpunkt einer Gruppe gehen, dann heißt das Modell *Primärfaktorenmodell*. Es gilt dann

$$\widetilde{A} = AT^{-1} \,, \quad \widetilde{f} = T\mathbf{f} \ \text{ und } \ \widetilde{\Phi} = \mathrm{E}(\widetilde{\mathbf{f}\mathbf{f}'}) = TT' \,, \quad A^* = \mathrm{E}((\mathbf{x} - \boldsymbol{\mu})\widetilde{\mathbf{f}}') = \widetilde{A}\widetilde{\Phi} = AT' \,.$$

Aus

$$\widetilde{F}_j = \frac{\sum_{k \in G_j} X_k^*}{\sqrt{\sum_{i,k \in G_j} \sigma_{ik}^*}} \quad \text{mit} \quad \Sigma^* = \Sigma - \Gamma = (\sigma_{ik}^*) \,, \quad j = 1, \ldots, q$$

folgt

$$\mathrm{E}\big((X_i - \mu_i)\widetilde{F}_j\big) = \frac{\sum_{k \in G_j} \sigma_{ik}^*}{\sqrt{\sum_{m,k \in G_j} \sigma_{mk}^*}} \,, \quad \mathrm{E}\big(\widetilde{F}_j \widetilde{F}_l\big) = \frac{\sum_{i \in G_j} \sum_{k \in G_l} \sigma_{ik}^*}{\sqrt{\sum_{i,k \in G_j} \sigma_{ik}^*} \sqrt{\sum_{i,k \in G_l} \sigma_{ik}^*}} \,,$$

womit A^* und $\widetilde{\Phi}$ und damit $\widetilde{A}$ sowie indirekt T bestimmt sind. Die Matrix A wird dabei gar nicht benötigt, sondern lediglich die reduzierte Kovarianzmatrix $\Sigma^* = \Sigma - \Gamma$. Die einzige Subjektivität besteht in der Zuordnung der Variablen zu den Gruppen.

Analytische Obliquerotation

Definition Vorgelegt sei die Situation der visuellen Obliquerotation mit

$$A^* = \mathrm{E}((\mathbf{x} - \boldsymbol{\mu})\widetilde{\mathbf{f}}') = \widetilde{A}\widetilde{\Phi} = AT' = (a_{ij}^*) \,.$$

(1) Die Wahl von T, so dass in Analogie zum Quartimaxkriterium

$$Q^*(T) = \sum_{j=1}^{q} \sum_{l=j+1}^{q} \sum_{i=1}^{p} a_{ij}^{*2} a_{il}^{*2}$$

minimal wird, heißt *Quartiminmethode*, Carrol (1953).

(2) Die Wahl von T, so dass in Analogie zum rohen Varimax- Kriterium

$$V_r^*(T) = \sum_{j=1}^{q} \sum_{l=j+1}^{q} \Big(p \sum_{i=1}^{p} a_{ij}^{*2} a_{il}^{*2} - \big(\sum_{i=1}^{p} a_{ij}^{*2}\big)\big(\sum_{i=1}^{p} a_{il}^{*2}\big)\Big)$$

minimal wird, heißt *Covariminmethode*, Kaiser (1958).

(3) Die Wahl von T, so dass in Verallgemeinerung von (1) und (2)

$$V^*(T) = \sum_{j=1}^{q} \sum_{l=j+1}^{q} \Big(p \sum_{i=1}^{p} a_{ij}^{*2} a_{il}^{*2} - \varrho\big(\sum_{i=1}^{p} a_{ij}^{*2}\big)\big(\sum_{i=1}^{p} a_{il}^{*2}\big)\Big)$$

minimal wird mit $\varrho \in [0, 1]$ heißt *allgemeine Obliminmethode*, wobei wahlweise die Koeffizienten a_{ij}^{*2} und a_{il}^{*2} mit den Kommunalitäten $1/k_i^2$ gewichtet werden können, Carrol (1960). Für $\varrho = 1/2$ heißt das Verfahren *Biquartiminmethode*. □

7.4 Schätzung der Faktorwerte

Schließlich ist im Faktorenmodell

$$\mathbf{x} = \boldsymbol{\mu} + A\mathbf{f} + \mathbf{u} \quad \text{auf einer Grundgesamtheit } G$$

noch die Frage zu beantworten, wie für ein Objekt $s \in G$ mit Beobachtung $\mathbf{x}(s)$ die zugehörigen einzelnen Faktorwerte in $\mathbf{f}(s)$ geschätzt werden können.

Satz (Faktorwerte) Vorgelegt sei das orthogonale Faktorenmodell FM

$$\mathbf{x} = \boldsymbol{\mu} + A\mathbf{f} + \mathbf{u}, \quad \Sigma = \mathrm{E}((\mathbf{x} - \boldsymbol{\mu})(\mathbf{x} - \boldsymbol{\mu})'), \quad \Gamma = \mathrm{E}(\mathbf{uu}'), \quad \Sigma = AA' + \Gamma$$

mit den zugehörigen Annahmen und $\boldsymbol{\mu}$, A, Γ seien bekannt bzw. geeignet geschätzt.

(1) Die beste lineare Schätzung von $\mathbf{f}$, genannt *Thompson's Faktorwert*, ist gegeben durch

$$\mathbf{f}^* = A'\Sigma^{-1}(\mathbf{x} - \boldsymbol{\mu}) = (\mathrm{I} + A'\Gamma^{-1}A)^{-1}A'\Gamma^{-1}(\mathbf{x} - \boldsymbol{\mu}).$$

Es gilt

$$\mathrm{E}(\mathbf{f}^*\mathbf{f}^{*\prime}) = A'\Sigma^{-1}A = \mathrm{I} - (\mathrm{I} + A'\Gamma^{-1}A)^{-1} \approx \mathrm{I}_q.$$

(2) Die beste lineare (bedingt) unverzerrte Schätzung von $\mathbf{f}$, genannt *Bartlett's Faktorwert*, ist gegeben durch

$$\widehat{\mathbf{f}} = (A'\Sigma^{-1}A)^{-1}A'\Sigma^{-1}(\mathbf{x}-\mu) = (A'\Gamma^{-1}A)^{-1}A'\Gamma^{-1}(\mathbf{x}-\mu)$$

Es gilt

$$\mathrm{E}(\widehat{\mathbf{f}\mathbf{f}'}) = (A'\Sigma^{-1}A)^{-1} = \mathrm{I} + (A'\Gamma^{-1}A)^{-1} \approx \mathrm{I}_q\,. \qquad \square$$

Beweis Sei $\widetilde{\mathbf{f}}$ ein beliebiger linearer Schätzer der Art

$$\widetilde{\mathbf{f}} = D'(\mathbf{x}-\mu) = D'(A\mathbf{f}+\mathbf{u})\,, \quad \widetilde{\mathbf{f}} - \mathbf{f} = (D'A - \mathrm{I})\mathbf{f} + D'\mathbf{u}\,.$$

Dann ist der Prognosefehler als Spur (d. h. als Summe der Diagonalelemente) der Prognosefehlermatrix mit $\Sigma = AA' + \Gamma$ gegeben durch

$$\begin{aligned}\mathrm{E}[(\widetilde{\mathbf{f}}-\mathbf{f})'(\widetilde{\mathbf{f}}-\mathbf{f})] &= \mathrm{sp}\,\mathrm{E}[(\widetilde{\mathbf{f}}-\mathbf{f})(\widetilde{\mathbf{f}}-\mathbf{f})'] \\ &= \mathrm{sp}((D'A-\mathrm{I})(D'A-\mathrm{I})' + D'\Gamma D) = \mathrm{sp}(D'\Sigma D - D'A - A'D + \mathrm{I})\,.\end{aligned} \tag{a}$$

Verwendet werden die Differentiationsregeln für Matrizen $X = (x_{ij})$ mit $\frac{\partial}{\partial X} = (\frac{\partial}{\partial x_{ij}})$

$$\frac{\partial}{\partial X}\,\mathrm{sp}(XA) = A'\,, \qquad \frac{\partial}{\partial X}\,\mathrm{sp}(AX'B) = BA\,.$$

(1) Differentiation von (a) nach D und Nullsetzen der Ableitung ergibt

$$2\Sigma D - 2A = 0\,, \quad \text{d.h. } D = \Sigma^{-1}A \text{ bzw. } D' = A'\Sigma^{-1}\,.$$

Wegen

$$A'\Gamma^{-1}\Sigma = A'\Gamma^{-1}(AA'+\Gamma) = A'\Gamma^{-1}AA' + A' = (A'\Gamma^{-1}A+\mathrm{I})A'$$

ist nach Multiplikation von links mit $(A'\Gamma^{-1}A+\mathrm{I})^{-1}$ und von rechts mit Σ^{-1}

$$(A'\Gamma^{-1}A+\mathrm{I})^{-1}A'\Gamma^{-1} = A'\Sigma^{-1} = D'\,.$$

(2) Die Forderung (bedingt) unverzerrt für alle $\mathbf{f}$ bedeutet $\mathrm{E}(\widetilde{\mathbf{f}}|\mathbf{f}) = D'A\mathbf{f} = \mathbf{f}$ für alle $\mathbf{f}$, also $D'A = \mathrm{I}$. Die Minimierung des Prognosefehlers unter der Nebenbedingung und dem Lagrange-Multiplikator Λ ergibt mit (a), $\Sigma = AA' + \Gamma$ eingesetzt, die Aufgabe

$$\min_{D,\Lambda}[\mathrm{sp}(D'\Gamma D) - 2\,\mathrm{sp}(\Lambda(D'A-\mathrm{I}))]\,.$$

Nullsetzen der Ableitungen liefert

$$2\Gamma D - 2A\Lambda = 0\,, \quad \Gamma D = A\Gamma\,, \quad D = \Gamma^{-1}A\Lambda$$

und mit der Nebenbedingung $A'D = \mathrm{I}$, die durch Differentiation nach Λ reproduziert wird, ist

$$\mathrm{I} = A'\Gamma^{-1}A\Lambda\,, \quad \text{also} \quad \Lambda = (A'\Gamma^{-1}A)^{-1}\,.$$

Somit gilt

$$D' = (A'\Gamma^{-1}A)^{-1}A'\Gamma^{-1}\,.$$

Mit der Umformung, siehe (1)

$$A'\Sigma^{-1} = (A'\Gamma^{-1}A+\mathrm{I})^{-1}A'\Gamma^{-1} \text{ bzw. } A'\Sigma^{-1}A = (A'\Gamma^{-1}A+\mathrm{I})^{-1}A'\Gamma^{-1}A\,,$$

d. h.

$$\begin{aligned}(A'\Sigma^{-1}A)^{-1} &= (A'\Gamma^{-1}A)^{-1}(A'\Gamma^{-1}A+\mathrm{I}) \\ (A'\Sigma^{-1}A)^{-1}A'\Sigma^{-1} &= (A'\Gamma^{-1}A)^{-1}\underbrace{(A'\Gamma^{-1}A+\mathrm{I})A'\Sigma^{-1}}_{A'\Gamma^{-1}} = (A'\Gamma^{-1}A)^{-1}A'\Gamma^{-1}\end{aligned}$$

ergibt sich die Behauptung. $\square$

7.5 Raum-Zeit-Faktorenmodell

Das klassische Faktorenmodell wird jetzt in ein Raum-Zeit-Faktorenmodell umformuliert, indem die Objekte s der Grundgesamtheit G als Punkte t in einem Gebiet G angesehen werden, das nach einem Stichprobenplan beprobt wird. Die festen Messgrößen X_i, $i = 1, \ldots, p$ im Gebiet G übernehmen die Rolle der Zufallsvariablen X_i des klassischen Faktorenmodells. Der Zufall wird also, wenn überhaupt, erst durch das Auswahlprinzip und nicht schon definitionsgemäß mit den Variablen in das Modell eingebracht.

Die Messgrößen X_i und Y_j werden zweckmäßigerweise jeweils zu Messgrößenvektoren $\mathbf{x}$ und $\mathbf{y}$ zusammengefasst und dementsprechend ihre Gebiets-Mittelwerte μ_{X_i} und μ_{Y_j} sowie Gebiets-Kovarianzen $\sigma_{X_iY_j}$, $i = 1, \ldots, p$, $j = 1, \ldots, q$, zu Gebiets-Mittelwertvektoren $\boldsymbol{\mu}_\mathbf{x}$ und $\boldsymbol{\mu}_\mathbf{y}$ sowie Gebiets-Kovarianzmatrix $\Sigma_\mathbf{xy}$, also beispielsweise

$$\mathbf{x} = \begin{pmatrix} X_1 \\ \vdots \\ X_p \end{pmatrix}, \quad \boldsymbol{\mu}_\mathbf{x} = \begin{pmatrix} \mu_{X_1} \\ \vdots \\ \mu_{X_p} \end{pmatrix}, \quad \Sigma_\mathbf{xy} = \begin{pmatrix} \sigma_{X_1Y_1} & \cdots & \sigma_{X_1Y_q} \\ \vdots & & \vdots \\ \sigma_{X_pY_1} & \cdots & \sigma_{X_pY_q} \end{pmatrix}.$$

Definition (**Raum-Zeit-Faktorenmodell**) In einem (Raum-Zeit-)Gebiet G werden p beobachtbare Messgrößen $X_1, \ldots, X_p$ betrachtet. Diese sollen auf $q \leq p$ nicht beobachtbare Größen $F_1, \ldots, F_q$, genannt *Faktoren*, und ggf. verbleibende Gebiets-unkorrelierte *Restgrößen* oder *Fehlergrößen* linear zurückgeführt werden. Dazu wird das Modell

$$X_i(t) = \mu_{X_i} + \sum_{j=1}^{q} a_{ij} F_j(t) + U_i(t), \quad i = 1, \ldots, p, \quad t \in G$$

bzw. vektoriell

$$\begin{pmatrix} X_1(t) \\ \vdots \\ X_p(t) \end{pmatrix} = \begin{pmatrix} \mu_{X_1} \\ \vdots \\ \mu_{X_p} \end{pmatrix} + \begin{pmatrix} a_{11} & \cdots & a_{1q} \\ \vdots & & \vdots \\ a_{p1} & \cdots & a_{pq} \end{pmatrix} \begin{pmatrix} F_1(t) \\ \vdots \\ F_q(t) \end{pmatrix} + \begin{pmatrix} U_1(t) \\ \vdots \\ U_p(t) \end{pmatrix}, \quad \text{d.h. } \mathbf{x}(t) = \boldsymbol{\mu}_\mathbf{x} + A\mathbf{f}(t) + \mathbf{u}(t)$$

mit den Eigenschaften $\boldsymbol{\mu}_\mathbf{f} = 0$, $\boldsymbol{\mu}_\mathbf{u} = 0$ und

$$\Sigma_\mathbf{ff} = \begin{cases} \mathrm{I}_q \text{ orthogonal,} \\ \Phi \text{ oblique,} \end{cases} \quad \Sigma_\mathbf{fu} = 0, \quad \Sigma_\mathbf{uu} = \Gamma = \begin{pmatrix} \gamma_1^2 & & \\ & \ddots & \\ & & \gamma_p^2 \end{pmatrix}, \quad \gamma_i^2 = \sigma_{U_i}^2$$

verwendet, genannt *Raum-Zeit-Faktorenmodell.*

Der Koeffizient a_{ij} wird als die *Ladung von X_i auf F_j* bzw. als die *Ladung von F_j in X_i*, $i = 1, \ldots, p$, $j = 1, \ldots, q$ und A als die *Matrix der Faktorladungen (Faktorladungsmatrix)* bezeichnet. □

Die größere Anzahl von beobachtbaren Messgrößen $X_1, \ldots, X_p$ im Gebiet G wird somit auf eine kleine Anzahl unbeobachtbarer Faktorgrößen $F_1, \ldots, F_q$ zurück-

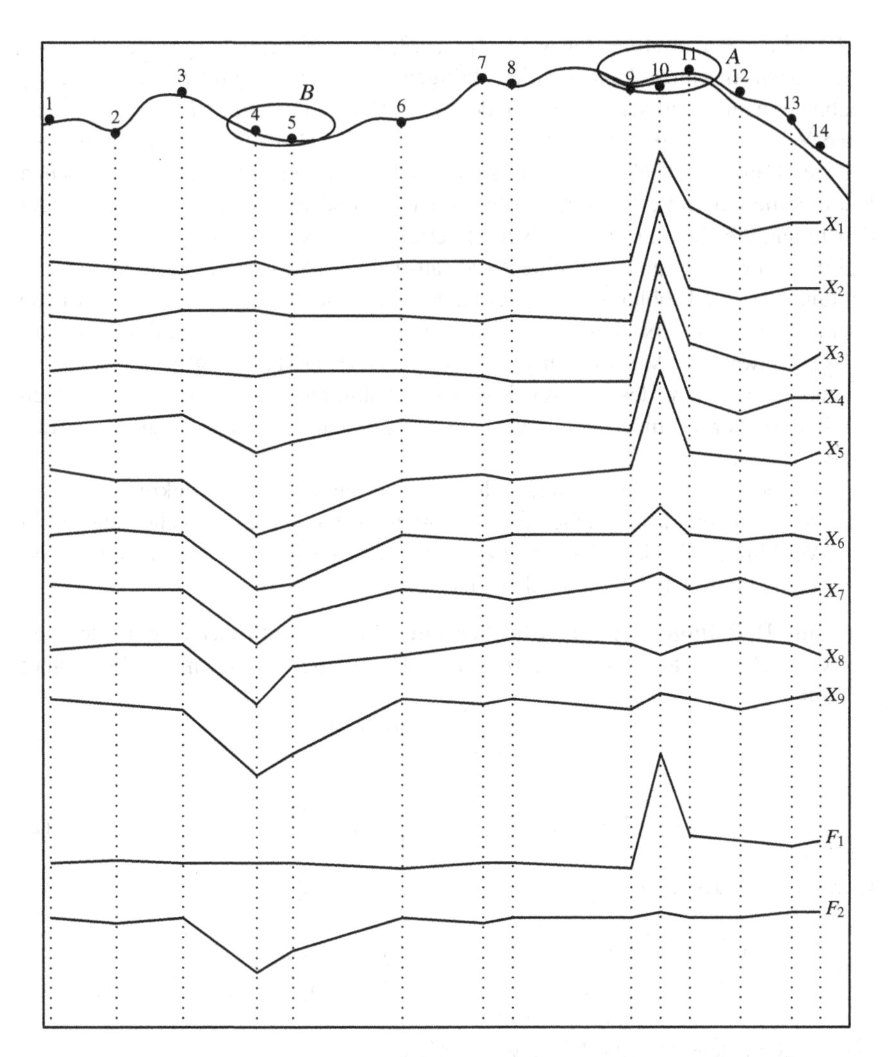

Abb. 7.2 Beispiel einer Raum-Zeit-Faktorenanalyse mit 9 Messgrößen, reduziert auf 2 Faktoren an 14 Messtellen zu einem Zeitpunkt an einem Fluss mit industriellen Einflussschwerpunkten A und B, die mit den Faktoren korrespondieren

geführt, die über ihre Ladungen einer plausiblen Erklärung der Datenverläufe zugänglich sein sollen, vgl. Abb. 7.2.

Für die ausgewählten Messstellen $t_1, \ldots, t_n \in G$ ergibt sich das *Beobachtungsmodell*

$$\big(\mathbf{x}(t_1) \cdots \mathbf{x}(t_n)\big) = \big(\boldsymbol{\mu}_\mathbf{x} \cdots \boldsymbol{\mu}_\mathbf{x}\big) + A\big(\mathbf{f}(t_1) \cdots \mathbf{f}(t_n)\big) + \big(\mathbf{u}(t_1) \cdots \mathbf{u}(t_n)\big)$$

$$X' = \boldsymbol{\mu}_\mathbf{x}\mathbf{1}' + AF' + U' \quad \text{bzw.} \quad X = \mathbf{1}'\boldsymbol{\mu}_\mathbf{x} + FA' + U\,.$$

Bei einer rein zufällige Auswahl $(T_1, \ldots, T_n)$ von Messpunkten $(t_1, \ldots, t_n)$ aus G sind nach Abschn. 4.2 und 5.3 die zufälligen Messwerte $\mathbf{x}(T)$ für $T \in \{T_1, \ldots, T_n\}$ unabhängig und identisch verteilt mit der gemeinsamen Dauerlinie $D_{\mathbf{x}(T)}$ als gemeinsame Verteilungsfunktion von $\mathbf{x}(T) = (X_1(T) \cdots X_p(T))'$. Das Beobachtungsmodell des Raum-Zeit-Faktorenmodells entspricht in diesem Fall einem klassischen Faktorenmodell und die gesamte Theorie kann direkt übernommen werden, außer den Teilen, die eine multivariate Normalverteilung für $\mathbf{x}(T)$ voraussetzen.

Für die Praxis ist aber die reine Zufallsauswahl der Messstellen weniger von Bedeutung, weil die Problemstellung der Faktorenanalyse, bestimmte lokale natürliche oder anthropogene Ursachen und Zusammenhänge aufzudecken, eher durch eine bewusste Auswahl der Messstellen gelöst werden kann. Deshalb liegt jetzt das Hauptaugenmerk auf dem deskriptiven Raum-Zeit-Faktorenmodell in der raumzeitlich kontinuierlichen Form, losgelöst von einer speziellen Auswahlstrategie bezüglich der Messpunkte.

Die theoretischen Gebietsmaßzahlen werden dann in einer konkreten Anwendung durch die empirischen Gebietsmaßzahlen ersetzt. Dieses Vorgehen entspricht dem Verfahren beim klassischen Faktorenmodell, die theoretischen Momente im konkreten Fall durch die empirischen zu ersetzen.

Satz und Definition (**Fundamentaltheorem, Kommunalitäten**) In dem definierten Raum-Zeit-Faktorenmodell $\mathbf{x}(t) = \boldsymbol{\mu}_{\mathbf{x}} + A\mathbf{f}(t) + \mathbf{u}(t)$, $t \in G$, mit Gebietsinhalt $|G|$ gilt

$$\Sigma_{\mathbf{xf}} = \begin{cases} A & \text{orthogonal} \\ A\Phi & \text{oblique} \end{cases} \tag{1}$$

$$\Sigma = \Sigma_{\mathbf{xx}} = \begin{cases} AA' + \Gamma & \text{orthogonal} \\ A\Phi A' + \Gamma & \text{oblique} \end{cases} \tag{2}$$

bzw. für $i, k = 1, \ldots, p$

$$\sigma_{X_i X_k} = \begin{cases} \sum_{j=1}^q a_{ij} a_{kj} \\ \sum_{j=1}^q \sum_{l=1}^q a_{ij} a_{kl} \varphi_{jl} \end{cases} i \neq k\,, \quad \sigma_{X_i}^2 = \begin{cases} \sum_{j=1}^q a_{ij}^2 + \gamma_i^2 \\ \sum_{j=1}^q \sum_{l=1}^q a_{ij} a_{il} \varphi_{jl} + \gamma_i^2 . \end{cases}$$

Die Diagonalelemente von AA' bzw. $A\Phi A'$, also

$$k_i^2 = \sum_{j=1}^q a_{ij}^2 \quad \text{bzw.} \quad k_i^2 = \sum_{j=1}^q \sum_{l=1}^q a_{ij} a_{il} \varphi_{jl} \quad \text{mit} \quad \sigma_{X_i}^2 = k_i^2 + \gamma_i^2, \ i = 1, \ldots, p$$

heißen *Kommunalitäten*. Sie stellen den Anteil an der Gebiets-Varianz $\sigma_{X_i}^2$ dar, der durch das Modell erklärt wird. □

Beweis Aus dem Raum-Zeit-Faktorenmodell mit den Annahmen $\boldsymbol{\mu}_{\mathbf{f}} = 0$, $\boldsymbol{\mu}_{\mathbf{u}} = 0$ und $\Sigma_{\mathbf{fu}} = 0$ folgt unmittelbar

$$\begin{aligned} \sigma_{X_i F_l} &= \frac{1}{|G|} \int_G (X_i(t) - \mu_{X_i}) F_l(t) \, \mathrm{d}t \\ &= \frac{1}{|G|} \int_G \Big(\sum_{j=1}^q a_{ij} F_j(t) + U_i(t) \Big) F_l(t) \, \mathrm{d}t = \sum_{j=1}^q a_{ij} \sigma_{F_j F_l}\,, \end{aligned} \quad \text{d. h. } \Sigma_{\mathbf{xf}} = \begin{cases} A & \text{orthogonal} \\ A\Phi & \text{oblique} \end{cases}$$

und

$$\begin{aligned}\sigma_{X_iX_k} &= \frac{1}{|G|}\int_G (X_i(t)-\mu_{X_i})(X_k(t)-\mu_{X_k})\,\mathrm{d}t \\ &= \frac{1}{|G|}\int_G \Big(\sum_{j=1}^q a_{ij}F_j(t)+U_i(t)\Big)\Big(\sum_{l=1}^q a_{kl}F_l(t)+U_k(t)\Big)\,\mathrm{d}t \\ &= \sum_{j=1}^q\sum_{l=1}^q a_{ij}a_{kl}\sigma_{F_jF_l} + \sigma_{U_iU_k}\,,\end{aligned}$$

also

$$\Sigma = \Sigma_{\mathbf{xx}} = A\Sigma_{\mathbf{ff}}A' + \Sigma_{\mathbf{uu}} \quad \text{mit} \quad \Sigma_{\mathbf{ff}} = \Phi \text{ ggf. } \mathrm{I}_q\,, \quad \Sigma_{\mathbf{uu}} = \Gamma\,. \qquad \square$$

Im orthogonalen Modell entsprechen die Ladungen a_{ij} von X_i auf F_j den Gebiets-Kovarianzen von X_i und F_j. Für die standardisierten Messvariablen

$$X_i^*(t) = \frac{X_i(t)-\mu_{X_i}}{\sigma_{X_i}} \quad \text{gilt} \quad X_i^*(t) = \sum_{j=1}^q a_{ij}^*F_j(t) + U_i^*(t)\,, \quad t \in G$$

mit

$$a_{ij}^* = \frac{a_{ij}}{\sigma_{X_i}}\,, \quad U_i^*(t) = \frac{U_i(t)}{\sigma_{X_i}}\,, \quad i = 1,\ldots,p\,, j = 1,\ldots,q\,.$$

In diesem Fall lassen sich die Ladungen a_{ij}^* von X_i^* auf F_j als die Gebiets-Korrelationen von X_i^* und F_j interpretieren.

Identifizierbarkeit

Das Identifikationsproblem besteht darin, dass nur die Messgröße $\mathbf{x}(t)$ im Gebiet G für ausgewählte Messstellen $t \in G$ beobachtbar ist und aus der Datenmatrix X die Parameter $\boldsymbol{\mu}_{\mathbf{x}}$, A, Γ, ggf. Φ sowie auch die Faktorwerte F bzw. $\mathbf{f}(t)$ ermittelt werden sollen. Diese Aufgabe ist so nicht lösbar, weil die Strukturparameter (im Wesentlichen) durch das Modell nicht eindeutig definiert sind.

Definition (**Äquivalenz, Identifizierbarkeit**) Zwei Raum-Zeit-Faktorenmodelle

$$\begin{aligned}&\mathbf{x}(t) = \boldsymbol{\mu}_{\mathbf{x}} + A\mathbf{f}(t) + \mathbf{u}(t)\,, \quad \Sigma_{\mathbf{xx}} = \Sigma\,, \quad \Sigma_{\mathbf{ff}} = \Phi\,, \quad \Sigma_{\mathbf{uu}} = \Gamma \text{ Diagonalmatrix} \\ &\widetilde{\mathbf{x}}(t) = \boldsymbol{\mu}_{\widetilde{\mathbf{x}}} + \widetilde{A\mathbf{f}}(t) + \widetilde{\mathbf{u}}(t)\,, \quad \Sigma_{\widetilde{\mathbf{x}}\widetilde{\mathbf{x}}} = \widetilde{\Sigma}\,, \quad \Sigma_{\widetilde{\mathbf{f}}\widetilde{\mathbf{f}}} = \widetilde{\Phi}\,, \quad \Sigma_{\widetilde{\mathbf{u}}\widetilde{\mathbf{u}}} = \widetilde{\Gamma} \text{ Diagonalmatrix}\end{aligned}$$

mit den zugehörigen Eigenschaften heißen *äquivalent*, wenn

$$\mathbf{x}(t) - \mathbf{u}(t) = \widetilde{\mathbf{x}}(t) - \widetilde{\mathbf{u}}(t)\,, \quad t \in G \quad \text{und} \quad \Sigma = \widetilde{\Sigma}\,, \quad \text{geschrieben } \mathbf{x} \cong \widetilde{\mathbf{x}}\,.$$

Das Raum-Zeit-Faktorenmodell heißt *identifizierbar*, wenn für äquivalente Modelle gilt

$$\begin{aligned}&\boldsymbol{\mu}_{\widetilde{\mathbf{x}}} = \boldsymbol{\mu}_{\mathbf{x}}\,, \quad \widetilde{\Gamma} = \Gamma \\ &\widetilde{A} = A\Delta\,, \quad \widetilde{\mathbf{f}}(t) = \Delta\mathbf{f}(t) \quad (\text{also } \widetilde{\Phi} = \Delta\Phi\Delta) \quad \text{mit} \quad \Delta = \begin{pmatrix}\pm 1 & & \\ & \ddots & \\ & & \pm 1\end{pmatrix}. \qquad \square\end{aligned}$$

Infolge der zugehörigen Eigenschaften sind für äquivalente Modelle die Gebiets-Mittelwerte identisch, also $\mu_{\widetilde{\mathbf{x}}} = \mu_{\mathbf{x}}$. Damit gilt $\widetilde{A}\widetilde{\mathbf{f}}(t) + \widetilde{\mathbf{u}}(t) = A\mathbf{f}(t) + \mathbf{u}(t)$ und wie im klassischen Modell zeigt sich, dass Faktoren und Reste gemeinsam über eine orthogonale (Rotations-)Matrix zusammenhängen. Um für das Modell Identifizierbarkeit zu erreichen, sind weitere Restriktionen erforderlich. Die erste Restriktion wird wieder sein, die Kommunalitäten k_i^2 und damit γ_i^2 als Funktion von Σ festzulegen. Dann reduziert sich die Rotation allein auf die Ladungsmatrix A und die Faktoren $\mathbf{f}(t)$. Mögliche *Kommunalitätenfestlegungen* K mit $\Sigma = (\sigma_{X_i X_k})$ sind

$$k_i^2(\Sigma) = \max_{k \neq i} |\sigma_{X_i X_k}|$$

$$k_i^2(\Sigma) = \frac{1}{p-1} \sum_{k \neq i} \sigma_{X_i X_k}$$

$$k_i^2(\Sigma) = \frac{\sigma^2_{X_i \widehat{X}_i}}{\sigma^2_{X_i} \sigma^2_{\widehat{X}_i}} \quad \text{mit} \quad \widehat{X}_i(t) \text{ aus } X_i(t) = \sum_{k \neq i} X_k(t)\beta_k + \varepsilon_i(t), \quad i = 1, \ldots, p$$

als Kleinst-Quadrate Schätzer, vgl. Bemerkung (1) in Abschn. 3.4. Im standardisierten Modell werden praktisch die Einsen der Diagonalen durch die Kommunalitäten ersetzt, um die Gebiets-Kovarianzmatrix von $\mathbf{x}(t) - \mathbf{u}(t)$ zu erhalten. Dabei sind Standardisierung und Kommunalitätenwahl im Allgemeinen nicht in der Reihenfolge vertauschbar.

Satz (Rotation bei K-Festlegung) Vorgelegt seien in einem Gebiet G zwei Raum-Zeit-Faktorenmodelle

$$\mathbf{x}(t) = \mu_{\mathbf{x}} + A\mathbf{f}(t) + \mathbf{u}(t), \quad \Sigma_{\mathbf{xx}} = \Sigma, \quad \Sigma_{\mathbf{ff}} = \Phi, \quad \Sigma_{\mathbf{uu}} = \Gamma \text{ Diagonalmatrix}$$

$$\widetilde{\mathbf{x}}(t) = \mu_{\widetilde{\mathbf{x}}} + \widetilde{A}\widetilde{\mathbf{f}}(t) + \widetilde{\mathbf{u}}(t), \quad \Sigma_{\widetilde{\mathbf{x}}\widetilde{\mathbf{x}}} = \widetilde{\Sigma}, \quad \Sigma_{\widetilde{\mathbf{f}}\widetilde{\mathbf{f}}} = \widetilde{\Phi}, \quad \Sigma_{\widetilde{\mathbf{u}}\widetilde{\mathbf{u}}} = \widetilde{\Gamma} \text{ Diagonalmatrix}$$

mit $t \in G$, den zugehörigen Eigenschaften und einer Kommunalitätenfestlegung K durch $k_i^2(\Sigma)$, $i = 1, \ldots, p$. Die Modelle sind genau dann äquivalent, wenn es eine orthogonale Matrix $T' \in \mathbb{R}_{qq}$ (also $T'T = TT' = \mathrm{I}_q$) gibt mit

$$\mu_{\mathbf{x}} = \mu_{\widetilde{\mathbf{x}}}, \quad \Gamma = \widetilde{\Gamma} \quad \text{und} \quad \widetilde{A}\widetilde{\Phi}^{1/2} = A\Phi^{1/2}T', \quad \widetilde{\Phi}^{-1/2}\widetilde{\mathbf{f}}(t) = T\Phi^{-1/2}\mathbf{f}(t), \tag{1}$$

genannt *Rotationsprinzip*. □

Beweis Aus (1) folgt

$$\widetilde{\mathbf{x}}(t) - \widetilde{\mathbf{u}}(t) = \mu_{\widetilde{\mathbf{x}}} + \widetilde{A}\widetilde{\mathbf{f}}(t) = \mu_{\widetilde{\mathbf{x}}} + \widetilde{A}\widetilde{\Phi}^{1/2}\widetilde{\Phi}^{-1/2}\widetilde{\mathbf{f}}(t) = \mu_{\mathbf{x}} + A\Phi^{1/2}T'T\Phi^{1/2}\mathbf{f}(t)$$
$$= \mu_{\mathbf{x}} + A\mathbf{f}(t) = \mathbf{x}(t) - \mathbf{u}(t)$$

und damit $\Sigma - \Gamma = \widetilde{\Sigma} - \widetilde{\Gamma}$. Wegen $\Gamma = \widetilde{\Gamma}$ ist $\Sigma = \widetilde{\Sigma}$ und die Modelle sind äquivalent. Seien jetzt umgekehrt die Modelle äquivalent. Daraus ergibt sich für den Gebiets-Mittelwert und die Gebiets-Kovarianzmatrix

$$\mu_{\mathbf{x}} = \mu_{\widetilde{\mathbf{x}}}, \quad A\mathbf{f}(t) = \widetilde{A}\widetilde{\mathbf{f}}(t) \quad \text{und} \quad A\Phi A' = \widetilde{A}\widetilde{\Phi}\widetilde{A} \text{ bzw. } A\Phi^{1/2}\Phi^{1/2}A' = \widetilde{A}\widetilde{\Phi}^{1/2}\widetilde{\Phi}^{1/2}\widetilde{A}.$$

Damit existiert eine orthogonale Matrix $T' \in \mathbb{R}_{qq}$ mit

$$A\Phi^{1/2}T' = \widetilde{A}\widetilde{\Phi}^{1/2} \quad \text{bzw.} \quad A\Phi^{1/2} = \widetilde{A}\widetilde{\Phi}^{1/2}T.$$

Folglich ist

$$\widetilde{A}\widetilde{\Phi}^{1/2}T\Phi^{-1/2}\mathbf{f}(t) = A\Phi^{1/2}\Phi^{-1/2}\mathbf{f}(t) = A\mathbf{f}(t) = \widetilde{A}\widetilde{\mathbf{f}}(t) \quad \text{bzw.} \quad T\Phi^{-1/2}\mathbf{f}(t) = \widetilde{\Phi}^{-1/2}\widetilde{\mathbf{f}}(t)$$

nach Multiplikation von links mit $\widetilde{\Phi}^{-1/2}(\widetilde{A}'\widetilde{A})^{-1}\widetilde{A}'$, wobei ohne Einschränkung $\widetilde{A}$ Maximalrang q hat. Schließlich folgt aus der Annahme $\Sigma = \widetilde{\Sigma}$ und der Kommunalitätenfestlegung $k_i^2(\Sigma) = k_i^2(\widetilde{\Sigma})$ auch $\Gamma = \widetilde{\Gamma}$. Damit ist insgesamt die Gültigkeit von (1) gezeigt. □

Speziell im orthogonalen Modell $\Phi = I_q$ reduziert sich die Modelläquivalenz zu

$$\mu_{\mathbf{x}} = \mu_{\widetilde{\mathbf{x}}}, \quad \Gamma = \widetilde{\Gamma} \quad \text{und} \quad \widetilde{A} = AT', \quad \widetilde{\mathbf{f}}(t) = T\mathbf{f}(t) \quad \text{mit} \quad T'T = TT' = I_q .$$

Das klassische Rotationsproblem überträgt sich somit sowohl im oblique als auch im orthogonalen Fall auf das Raum-Zeit-Faktorenmodell, ebenso wie die Identifizierbarkeit und die Einführung einer identifizierenden Restriktion aus Abschn. 7.3. Auch sämtliche Schätzprinzipien, jeweils verbunden mit einer speziellen Restriktion, können übernommen werden. Lediglich das Maximum-Likelihood-Faktorenmodell gilt mit Einschränkungen, da die Annahme der multivariaten Normalverteilung möglicherweise unzutreffend ist.

Die visuelle und analytische Faktorrotation nach einer ersten Schätzung der Ladungsmatrix A im orthogonalen Modell kann wie im Abschn. 7.3 durchgeführt werden. Dazu müssen nur die Begriffe Erwartungswert und Kovarianz der Zufallsvariablen durch Gebiets-Mittelwert und Gebiets-Kovarianz ersetzt werden. Am Beispiel der Schätzung der Faktorwerte soll die Vorgehensweise verdeutlicht werden.

Satz (**Raum-Zeit-Faktorwerte**) Vorgelegt sei das orthogonale Raum-Zeit-Faktorenmodell

$$\mathbf{x}(t) = \mu_{\mathbf{x}} + A\mathbf{f}(t) + \mathbf{u}(t), \quad t \in G, \quad \Sigma_{\mathbf{uu}} = \Gamma, \quad \Sigma_{\mathbf{xx}} = \Sigma = AA' + \Gamma$$

in einem Gebiet G samt definierter Eigenschaften und $\mu_{\mathbf{x}}$, A, Γ seien bekannt bzw. geeignet geschätzt. Σ bzw. Γ bezeichnet die Gebiets-Kovarianzmatrix der Messgrößen bzw. Restgrößen.

(1) Die beste lineare Schätzung von $\mathbf{f}(t)$, genannt *Thompson's Faktorwert*, ist gegeben durch

$$\mathbf{f}^*(t) = A'\Sigma^{-1}(\mathbf{x}(t) - \mu_{\mathbf{x}}) = (\mathrm{I} + A'\Gamma^{-1}A)^{-1}A'\Gamma^{-1}(\mathbf{x}(t) - \mu_{\mathbf{x}}) .$$

Es gilt

$$\Sigma_{\mathbf{f}^*\mathbf{f}^*} = A'\Sigma^{-1}A = \mathrm{I} - (\mathrm{I} + A'\Gamma^{-1}A)^{-1} \approx \mathrm{I}_q .$$

(2) Die beste lineare (bedingt) Mittelwert-treue Schätzung von $\mathbf{f}(t)$, genannt *Bartlett's Faktorwert*, ist gegeben durch

$$\widehat{\mathbf{f}}(t) = (A'\Sigma^{-1}A)^{-1}A'\Sigma^{-1}(\mathbf{x}(t) - \mu_{\mathbf{x}}) = (A'\Gamma^{-1}A)^{-1}A'\Gamma^{-1}(\mathbf{x}(t) - \mu_{\mathbf{x}})$$

Es gilt

$$\Sigma_{\widehat{\mathbf{f}}\widehat{\mathbf{f}}} = (A'\Sigma^{-1}A)^{-1} = \mathrm{I} + (A'\Gamma^{-1}A)^{-1} \approx \mathrm{I}_q .$$ □

Beweis Sei $\widetilde{\mathbf{f}}(t) = D'(\mathbf{x}(t) - \mu_{\mathbf{x}}) = D'A\mathbf{f}(t) + D'\mathbf{u}(t)$ eine beliebiger linearer Schätzer für $\mathbf{f}(t)$. Der Schätzfehler ist dann gegeben durch

$$\widetilde{\mathbf{f}}(t) - \mathbf{f}(t) = (D'A - \mathrm{I})\mathbf{f}(t) + D'\mathbf{u}(t)\,, \quad t \in G$$

mit der Gebiets-Kovarianzmatrix (beachte dabei $\Sigma_{\mathbf{ff}} = \mathrm{I}_q$, $\Sigma_{\mathbf{fu}} = 0$, $\Sigma_{\mathbf{xx}} = \Sigma = AA' + \Gamma$)

$$\Sigma_{\widetilde{\mathbf{f}}-\mathbf{f},\widetilde{\mathbf{f}}-\mathbf{f}} = (D'A - \mathrm{I})(D'A - \mathrm{I})' + D'\Gamma D = D'\Sigma D - D'A - A'D + \mathrm{I}\,.$$

Die Minimierung der Summe der Diagonalelemente, also der Spur dieser Gebiets-Kovarianzmatrix liefert den, in diesem Sinne besten Schätzer. Die Nebenbedingung der (bedingten) Mittelwert-Treue $\mu_{\widetilde{\mathbf{f}}} = \mu_{\mathbf{f}}$ für alle $\mathbf{f}$ ergibt

$$D'A\mu_{\mathbf{f}} = \mu_{\mathbf{f}} \text{ für alle } \mu_{\mathbf{f}}\,, \quad \text{also} \quad D'A = \mathrm{I}\,.$$

Damit sind die Minimierungsprobleme äquivalent zu denen im analogen Satz aus Abschn. 9.4, so dass auch die Lösungen übernommen werden können. Für ein rein zufälliges T aus G sind die Ansätze identisch. □

Eine Anwendung der Raum-Zeit-Faktorenanalyse findet sich in Schaefer und Einax (2010). Untersucht wird dort der Einfluss angesiedelter Industrie auf ein Flussgebiet in Süd Chile. Die Abb. 7.3 enthält ein Beispiel für Raum-Zeit-Faktorwerte.

Kapitel 8
Grenzwertprüfungen

Zusammenfassung Nach der allgemeinen Beschreibung des Aufbaus eines Signifikanztests werden Tests bei Mischprobendaten sowie Raum-Zeit-Stichprobendaten, speziell bei der rein zufälligen, geschichteten und systematischen Auswahl vorgestellt.

8.1 Problembeschreibung

Der klassische Signifikanztest, der auf einer reinen Zufallsstichprobe $(X_1, \ldots, X_n)$ mit unabhängig identisch verteilten Zufallsvariablen basiert, soll auf den Fall einer Raum-Zeit-Stichprobe $(X(T_1), \ldots, X(T_n))$ bezüglich einer raumzeitlich kontinuierlichen Messgröße X übertragen werden. Der Schwerpunkt liegt dabei auf dem mathematisch-statistischen Teil und nicht auf Fragen der Laboranalytik (wie Kalibrierung, Quantifizierung der Unsicherheit, Ringversuche, Prozesskontrolle, Kontrollkarten). Zu dieser Thematik existiert eine umfangreiche Literatur mit Anforderungskriterien an Labore, unter anderem Eurachem / CITAC Guide (2012), ISO/IEC 17025 (2017) und DIN EN ISO/IEC 17025 (2018). Im Eurachem / CITAC Guide (2019) *Measurement uncertainty arising from sampling*, ein umfangreiches Literaturverzeichnis enthaltend, werden im Anhang C die Raum-Zeit-Stichprobenstrategien rein zufällige, geschichtete und systematische Auswahl erwähnt. In BfG (2021) wird das Projekt "Ursachen-Unsicherheiten bei der Bestimmung raumzeitlich variabler Stofffrachten in Fließgewässern", insbesondere zur Entwicklung von Labormethoden und zum Einfluss der Probenahmestrategie auf die Unsicherheit der Stofffrachtberechnung, beschrieben.

Wird eine kontinuierliche Messgrößen in Raum und Zeit nur stichprobenhaft an einigen Stellen bzw. Zeitpunkten beobachtet, oftmals sogar nur mit Fehlern behaftet, stellt sich die Frage, ob ein vorgegebener Grenzwert (Leitwert, Richtwert, usw.) tatsächlich eingehalten wird oder nicht. Zur Entscheidung dieser Frage sind geeignete Entscheidungsregeln erforderlich, die hier mathematisch-statistisch abgeleitet und begründet werden. Da die Regeln, beruhend auf unabhängig identisch normalverteilten Messungen (Gauss-Test, t-Test), zumeist ausscheiden, wird versucht, praktikable

H. Hebbel und D. Steuer, *Kontinuierliche Messgrößen und Stichprobenstrategien in Raum und Zeit*, https://doi.org/10.1007/978-3-662-65638-9_8

und sinnvolle Entscheidungsregeln zu konstruieren. Diese sind abhängig davon, nach welchem (Zufalls-)Prinzip (Raum-Zeit-Stichprobenplan) die Messdaten ermittelt wurden und welche Behauptung geprüft bzw. welche Signifikanzforderung beachtet werden soll. Zusätzlich wird auch ein Messfehler in den Messdaten berücksichtigt, d. h. die Raum-Zeit-Stichprobe wird kombiniert mit der Mehrfachstichprobe zur Ermittlung der Messfehlervarianz, die hier als gegeben angesehen wird.

Die Prüfung, ob der ermittelte Messwert einer Probe, die an einer einzigen Stelle genommen und im Labor analysiert wurde, meist durch Mehrfachbestimmung, einen bestimmten Grenzwert überschreitet oder unterschreitet, wird hier nicht behandelt. Diese Frage ist in der Literatur umfassend untersucht und basiert im Allgemeinen auf einem Gauss- oder t-Test, siehe beispielsweise DIN SPEC 38402-100 (2017). In diesem Zusammenhang wird auch diskutiert, wie mit Ausreißern in den Laboreinzeldaten umgegangen werden kann (Erkennung und Eliminierung oder robuste Verfahren).

Zur Prüfung auf Verletzung bzw. Einhaltung eines Grenzwertes θ_0 einer Messgröße X in einem Gebiet G oder allgemein einer Hypothese H_0, genannt *Nullhypothese*, bedarf es zunächst einer geeigneten Prüfgröße $g(\mathbf{X})$ in Abhängigkeit von der Raum-Zeit-Stichprobe $\mathbf{X} = (X(T_1), \ldots, X(T_n))$ mit $T_1, \ldots, T_n \in G$. Dann wird unter Vorgabe des Signifikanzniveaus, der *Irrtumswahrscheinlichkeit* α, der Wertebereich der Prüfgröße aufgeteilt in einen *Ablehnungsbereich* Ab_α und einen *Annahmebereich* An_α, getrennt durch den so genannten *kritischen Wert* oder *Schwellenwert*. Der kritische Wert c_{krit} wird so bestimmt, dass die Wahrscheinlichkeit einer Ablehnung der Nullhypothese H_0, obwohl sie richtig ist, (höchstens) α beträgt, genannt *Fehler 1. Art* und geschrieben $P(g(\mathbf{X}) \in \mathrm{Ab}_\alpha | H_0) \overset{(\leq)}{=} \alpha$. Dabei wird nach folgender Regel entschieden:

$$\begin{aligned} g(\mathbf{X}) \in \mathrm{Ab}_\alpha &: H_0 \text{ wird abgelehnet (verworfen)}, \\ g(\mathbf{X}) \in \mathrm{An}_\alpha &: H_0 \text{ wird angenommen (akzeptiert)}, \end{aligned}$$

vgl. Tab. 8.1 mit allen vier Möglichkeiten.

Tabelle 8.1 Möglichkeiten bei einer Entscheidung zur Signifikanzprüfung

	H_0 wird angenommen	H_0 wird abgelehnt
H_0 ist richtig	Annahme der richtigen Hypothese H_0 $P(g(\mathbf{X}) \in An_\alpha \mid H_0) \overset{(\geq)}{=} 1 - \alpha$	Fehler 1. Art *Ablehnung, obwohl H_0 richtig* $P(g(\mathbf{X}) \in Ab_\alpha \mid H_0) \overset{(\leq)}{=} \alpha$
H_0 ist falsch ($\neg H_0$)	Fehler 2. Art *Annahme, obwohl H_0 falsch* $P(g(\mathbf{X}) \in An_\alpha \mid \neg H_0) = \beta$	Ablehnung der falschen Hypothese $P(g(\mathbf{X}) \in Ab_\alpha \mid \neg H_0) = 1 - \beta$

Merke Ein statistischer Test kann niemals Hypothesen bestätigen! Er kann nur die Entscheidung liefern, sie zu akzeptieren oder abzulehnen. Fehlentscheidungen sind dabei nicht ausgeschlossen.

Üblicherweise wird als Nullhypothese diejenige Hypothese gewählt, bei der der Fehler 1. Art α von größerer Bedeutung ist als der Fehler 2. Art β. Ist die Überschreitung eines Grenzwertes μ_0 (z. B. ein Schadstoff in der Luft, Gesundheitsrisiko) bedenklich, dann hat die Fehlentscheidung, "Einhaltung, obwohl Überschreitung", schwerwiegende Konsequenzen. Deshalb muss bei einer Überprüfung auf Einhaltung des Grenzwertes als Nullhypothese H_0: "Der Grenzwert μ_0 wird überschritten", gewählt werden. Ist die Unterschreitung eines Grenzwertes μ_0 problematisch (z. B. Sauerstoffgehalt im Gewässer, Fischsterben), dann muss bei einer Überprüfung auf Einhaltung des Grenzwertes entgegengesetzt als Nullhypothese H_0: " Der Grenzwert μ_0 wird unterschritten", formuliert werden.

Nach der Vorgabe von α liegt implizit im Wesentlichen auch β fest und ist in diesem Sinne nicht mehr kontrollierbar. Eine Einflussnahme auf β besteht in der Wahl des Stichprobenplans, etwa durch die Änderung des Stichprobenumfangs. Eine Verkleinerung von α führt im Allgemeinen zu einer Vergrößerung von β. Deshalb ist es nicht sinnvoll, α sehr klein zu wählen, weil dann zu häufig die falsche Hypothese angenommen wird.

Die Wahrscheinlichkeit $1 - \alpha$ der Annahme der richtigen Hypothese wird bezeichnet als *Sensitivität* des Tests und die Wahrscheinlichkeit $1 - \beta$ der Ablehnung der falschen Hypothese wird *Spezifität* oder *Güte*, *Power*, bzw. *Trennschärfe* des Tests genannt. Diese Maße dienen der Beurteilung der *Testgenauigkeit* und werden meist auch als Prozentzahl angegeben. Die *Zuverlässigkeit* eines Tests hängt jedoch nicht nur von der Testgenauigkeit ab, sondern auch von den zugehörigen Rahmenbedingungen, unter denen der Test praktisch durchgeführt wird (Stichprobenumfang, sachgemäße Probenahme, Konservierung, usw.).

Das folgende Beispiel soll zum Verständnis der Testkonstruktion beitragen. Zwar wird der kritische Wert nicht streng nach mathematisch-statistischen Kriterien, sondern eher nach technischen Gegebenheiten festgelegt, aber die Begriffe werden gut veranschaulicht.

Beispiel Corona-Test Bei der Prüfung, ob eine Person SARS-CoV-2/COVID-19, kurz Coronavirus-infiziert ist oder nicht, ist die Fehlentscheidung "als gesund beurteilt, obwohl infiziert" schwerwiegender als die Fehldiagnose "als infiziert beurteilt, obwohl gesund". Als Nullhypothese H_0 wird daher gewählt: "Die Person ist Coronavirus-infiziert". Die Prüfgröße ist die so genannte Viruslast V. Ein erhöhter Wert deutet darauf hin, dass die Person Coronavirus-infiziert ist. Im Hinblick auf den Fehler 1. Art α wird der Schwellenwert c_{krit} bestimmt. Erst wenn c_{krit} unterschritten wird, die Viruslast also signifikant gering ist, dann liegt der Wert der Viruslast im Ablehnungsbereich und die Person wird als nicht Coronavirus-infiziert angesehen. Mit hoher Wahrscheinlichkeit $1 - \alpha$ wird die richtige Hypothese H_0 angenommen. In α% der Fälle wird die Person jedoch fälschlicherweise als "gesund, obwohl Corona positiv" eingestuft. Wegen des Ansteckungsrisikos für andere Personen sollte dieser Fehler möglichst klein sein, ganz auszuschließen ist er aber nicht.

Für die Zuverlässigkeit ist zum einen der Probenahme-Zeitpunkt wesentlich, da erst nach einigen Tagen der Infizierung ausreichend Viren vorhanden sind, damit sie entdeckt werden können und zum anderen eine sachgemäße Probenahme. Der andere Fehler, also dass die Person als "Corona positiv, obwohl gesund" eingestuft wird, wäre für die Allgemeinheit nicht so gravierend, nur die bedauernswerte Person kommt fälschlicherweise in Quarantäne. Als Durchschnittswerte für die Testgenauigkeit der verschiedenen Corona-Tests werden in Fachbeiträgen angegeben

PCR-Test	Antigen-Schnelltest	Antikörper-Labortest	Antikörper-Schnelltest
99,9%	98,1%	99,5%	98,9%,

was $\alpha-$Werten von 0.001, 0.019, 0.005, 0.011 entspricht, wenn die Testgenauigkeit allein auf die Sensitivität bezogen wird. □

Die Bezeichnung Grenzwert wird hier synonym für weitere Begriffe wie Leitwert, Richtwert, Zielwert, Orientierungswert, Höchstwert, Maßnahmenwert usw. verwendet. Diese Begriffe haben jedoch je nach Anwendungsbereich unterschiedliche Bedeutung, siehe beispielsweise Dieter (2011). In fast allen Bereichen des täglichen Lebens und für viele Situationen bezüglich Umwelt und Arbeit, speziell für Luft, Boden, Wasser und Gegenstände sind in zahlreichen Richtlinien und Verordnungen Grenzwerte formuliert. Solche Festlegungen gibt es auf regionaler, nationaler, europäischer und internationaler Ebene für die vielfältigsten Messgrößen wie etwa WHO global air quality guidelines (2021), EG-Richtlinien (z. B. Wasserrahmen-, Grundwasser-, Trinkwasser-, Luftqualitäts- und NEC-Richtlinie), Bundes-Immissionsschutzgesetz (BImSchG) sowie entsprechende Verordnungen zu deren Umsetzung auf den verschiedenen Ebenen. Die Nicht-Einhaltungen ziehen einen differenzierten Handlungsbedarf bzw. problemadäquate Maßnahmen nach sich, teilweise verbunden mit erheblichen Konsequenzen.

Im Folgenden werden für die mehrfach zitierten Stichprobenarten mathematisch-statistische Hilfsmittel zur Beantwortung der Frage bereitgestellt, ob die Einhaltung oder Überschreitung eines Grenzwertes nur zufälliger Art oder signifikant ist.

8.2 Mischprobendaten

Bei der Mischprobenstrategie (vgl. Abschn. 4.1) wird das Gesamtzeitintervall J der Länge $|J|$ in Teilintervalle J_i eingeteilt, in die so genannten *Messintervalle* mit den Längen $|J_i|$ und Gewichten $g_i = |J_i|/|J|$, $i = 1, \ldots, n$. In den Messintervallen wird der (sich im Zeitablauf ändernden) Grundgesamtheit (im Allgemeinen ein Fließgewässer) jeweils eine (zeitproportionale) Mischprobe entnommen, d. h. in kleinen zeitlichen äquidistanten Abständen innerhalb eines Messintervalls werden Proben gleichen Volumens entnommen und zu einer gemeinsamen Probe vereinigt. Das Resultat ist rein theoretisch jeweils der Intervall-Mittelwert $\mu_X^{(i)}$ der untersuchten Messgröße X im Messintervall J_i. Der zugehörige zufällige Analysenwert sei be-

Tabelle 8.2 Entscheidungsregeln bei der Prüfung auf Grenzwertverletzung oder -einhaltung eines einzelnen Intervall-Mittelwertes $\mu_X^{(i)}$ mit der Prüfgröße X_i.

Entscheidungsregel
$H_0 : \mu_X^{(i)} \underset{(=)}{>} \mu_0$ Gilt für den Messwert $X_i \leq \mu_0 - z_{1-\alpha}\sigma_\varepsilon$ (signifikant kleiner als μ_0),   dann wird H_0 verworfen und $\mu_X^{(i)} \underset{(=)}{<} \mu_0$ akzeptiert, andernfalls wird H_0 akzeptiert.
$H_0 : \mu_X^{(i)} \underset{(=)}{<} \mu_0$ Gilt für den Messwert $X_i \geq \mu_0 + z_{1-\alpha}\sigma_\varepsilon$ (signifikant größer als μ_0),   dann wird H_0 verworfen und $\mu_X^{(i)} \underset{(=)}{>} \mu_0$ akzeptiert, andernfalls wird H_0 akzeptiert.

zeichnet mit X_i und enthalte nur den Analysenfehler ε_i. Alle übrigen Fehler wie etwa Konservierungsprobleme usw. werden hier nicht berücksichtigt. Dann gilt für den Messvorgang mit dem Ergebnis X_i und der Gerätevarianz σ_ε^2, vgl. Abschn. 1.3,

$$X_i = \mu_X^{(i)} + \varepsilon_i \,, \quad i = 1, \ldots, n$$

und die Messfehler ε_i seien unabhängig identisch normalverteilt mit Erwartungswert 0 und Varianz σ_ε^2, geschrieben $\varepsilon_i \sim \mathrm{N}(0, \sigma_\varepsilon^2)$ i.i.d. (independent identically distributed). Dann gilt

$$\mathrm{E}(X_i) = \mu_X^{(i)} \quad \text{und} \quad \mathrm{Var}(X_i) = \sigma_\varepsilon^2, \ \ \mathrm{Cov}(X_i, X_j) = 0 \,, \ \ i \neq j \,, \ \ i, j = 1, \ldots, n \,.$$

Überprüfung eines einzelnen Intervall-Mittelwertes $\mu_X^{(i)}$

Für die Prüfgröße X_i ergibt sich nach Standardisierung

$$\frac{X_i - \mu_X^{(i)}}{\sigma_\varepsilon} \sim \mathrm{N}(0, 1)$$

und damit liegt der klassische Sonderfall einer normalverteilten Prüfgröße vor, der in jedem Lehrbuch zur (induktiven) Statistik zu finden ist, beispielsweise Fahrmeir et al. (2016), S. 378.

Mit dem $(1-\alpha)$-Quantil $z_{1-\alpha}$ der Standard-Normalverteilung ergeben sich daraus die Entscheidungsregeln nach Tab. 8.2.

Überprüfung des Intervall-Mittelwertes μ_X

Die naheliegende Prüfgröße

$$\overline{X} = \sum_{i=1}^{n} X_i \, g_i \quad \text{für} \quad \mu_X = \sum_{i=1}^{n} \mu_X^{(i)} g_i$$

Tabelle 8.3 Entscheidungsregeln bei der Prüfung auf Grenzwertverletzung oder -einhaltung des Intervall-Mittelwertes μ_X mit der Prüfgröße $\overline{X}$.

Entscheidungsregel
$H_0 : \mu_X \underset{(=)}{>} \mu_0$ Gilt für den empirischen Intervall-Mittelwert $\overline{X} \leq \mu_0 - z_{1-\alpha} \frac{\sigma_\varepsilon}{\sqrt{n}}$ (signifikant kleiner als μ_0), dann wird H_0 verworfen und $\mu_X \underset{(=)}{<} \mu_0$ akzeptiert, andernfalls wird H_0 akzeptiert.
$H_0 : \mu_X \underset{(=)}{<} \mu_0$ Gilt für den empirischen Intervall-Mittelwert $\overline{X} \geq \mu_0 + z_{1-\alpha} \frac{\sigma_\varepsilon}{\sqrt{n}}$ (signifikant größer als μ_0), dann wird H_0 verworfen und $\mu_X \underset{(=)}{>} \mu_0$ akzeptiert, andernfalls wird H_0 akzeptiert.

hat nach dem Messmodell die Momente

$$\begin{aligned} \mathrm{E}(\overline{X}) &= \sum_{i=1}^{n} \mathrm{E}(X_i)\, g_i = \sum_{i=1}^{n} \mu_X^{(i)} g_i = \mu_X\,, \\ \mathrm{Var}(\overline{X}) &= \sum_{i=1}^{n} \mathrm{Var}(X_i)\, g_i^2 = \sigma_\varepsilon^2 \sum_{i=1}^{n} g_i^2 \quad \text{mit} \quad \frac{1}{n}\sigma_\varepsilon^2 \leq \mathrm{Var}(\overline{X}) \leq \sigma_\varepsilon^2\,. \end{aligned}$$

Sind alle Teilintervalle J_i gleich lang, ist die Varianz von $\overline{X}$ am kleinsten, nämlich $\frac{1}{n}\sigma_\varepsilon^2$. Ist ein Teilintervall besonders groß und alle übrigen ganz klein, dann ist näherungsweise ein $g_i = 1$ und alle anderen $g_i = 0$, so dass die Varianz von $\overline{X}$ annähernd σ_ε^2 ist. Daher sollten bei dieser Strategie möglichst gleich lange Teilintervalle gewählt werden, wovon jetzt ausgegangen wird.

Dann ist $\overline{X} \sim N\big(\mu_X, \frac{1}{n}\sigma_\varepsilon^2\big)$, so dass auch hier ein klassischer Gauss-Test für μ_0 möglich ist. Mit dem $(1-\alpha)$-Quantil $z_{1-\alpha}$ der Standard-Normalverteilung ergeben sich die Entscheidungsregeln nach Tab. 8.3.

8.3 Raum-Zeit-Stichprobendaten

In diesem Abschnitt werden Tests unter den in Kap. 5 beschriebenen Stichprobenverfahren, bewusste Auswahl der Messpunkte, rein zufällige Auswahl aller Messpunkte, geschichtete Raum-Zeit-Stichprobe und systematische Raum-Zeit-Stichprobe in einem Gebiet G konstruiert.

Bewusste Auswahl der Messpunkte

Die einzelnen Messpunkte t_i aus den Messteilmengen G_i $(i = 1, \ldots, n)$ seien so ausgewählt, dass die Messung theoretisch beim Teilintervall-Mittelwert $\mu_X^{(i)}$ der zu untersuchenden Messgröße X erfolgt (nach dem Mittelwertsatz der Integralrechnung stets möglich). Die Messpunkte heißen dann (Mittelwert-) repräsentativ. Der zugehörige Messwert $X(t_i)$ sei wieder fehlerbehaftet im Sinne des Messmodells unter Abschn. 8.2

$$X(t_i) = \mu_X^{(i)} + \varepsilon_i\,, \quad \varepsilon_i \sim N(0, \sigma_\varepsilon^2) \text{ i.i.d.}, \quad i = 1, \ldots, n$$

Für den Mittelwert $\overline{X} = \sum_{i=1}^n X(t_i)\, g_i$ gilt

$$\mathrm{E}(\overline{X}) = \sum_{i=1}^n \mathrm{E}(X(t_i))\, g_i = \sum_{i=1}^n \mu_X^{(i)}\, g_i = \mu_X$$

$$\mathrm{Var}(\overline{X}) = \sum_{i=1}^n \mathrm{Var}(X(t_i))\, g_i^2 = \sigma_\varepsilon^2 \sum_{i=1}^n g_i^2 \quad \text{mit} \quad \frac{1}{n}\sigma_\varepsilon^2 \le \mathrm{Var}(\overline{X}) \le \sigma_\varepsilon^2\,.$$

Im Prinzip ist bei dieser Vorgehensweise eine sehr gute Kenntnis des Analysenmaterials in den Teilmengen erforderlich, beispielsweise, dass in $|G_i|$ nur geringe Schwankungen der Messgröße auftreten. Die Überprüfungen von $\mu_X^{(i)}$ bzw. μ_X erfolgen dann wie bei der Mischprobe gemäß der Tab. 8.2 bzw. 8.3.

Die genauere Kenntnis des Verlaufs der Messgrößen in den Teilmengen wird aber im Allgemeinen nicht vorliegen. Gänzlich ohne Vorwissen ist die rein zufällige Auswahl der Messzeitpunkte, die im Folgenden behandelt wird.

Rein zufällige Auswahl aller Messpunkte

Sei $T_1, \ldots, T_n$ eine rein zufällige Raum-Zeit-Stichprobe im Gebiet G bezüglich einer Messgröße X mit Gebiets-Mittelwert μ_X, Gebiets-Varianz σ_X^2 und Dauerlinie D_X. Zusätzlich seien die Messgrößenwerte $X(t)$ für $t \in G$ überlagert durch Messfehler nach dem theoretischen Messmodell (vgl. Abschn. 1.3)

$$X_\varepsilon(t) = X(t) + \varepsilon(t) \quad \text{mit} \quad X_\varepsilon(t) \sim \mathrm{N}(X(t), \sigma_\varepsilon^2)\,, \quad \text{Verteilungsfunktion } F_{X_\varepsilon(t)}\,.$$

Dann gilt für die zweifach zufälligen und unabhängigen Messwerte $X_\varepsilon(T_i)$ nach Satz 2 (3) aus Abschn. 4.2

$$\mathrm{E}(X_\varepsilon(T_i)) = \mu_X, \quad \mathrm{Var}(X_\varepsilon(T_i)) = \sigma_X^2 + \sigma_\varepsilon^2\,,$$

$$F_{X_\varepsilon(T_i)}(x) = \frac{1}{|G|}\int_G F_{X_\varepsilon(t)}(x)\,\mathrm{d}t, \quad x \in \mathbb{R}, \quad i = 1, \ldots, n\,.$$

Zur Konstruktion eines Tests zum Gebiets-Mittelwert μ_X bietet sich die Prüfgröße

$$\overline{X}_\varepsilon = \frac{1}{n}\sum_{i=1}^n X_\varepsilon(T_i) \quad \text{mit} \quad X_\varepsilon(t_i) \sim \mathrm{N}(X(t_i), \sigma_\varepsilon^2) \text{ unabhängig für } i = 1, \ldots, n$$

an mit

$$\mathrm{E}(\overline{X}_\varepsilon) = \frac{1}{n}\sum_{i=1}^{n}\underbrace{\mathrm{E}\left(X_\varepsilon(T_i)\right)}_{\mu_X} = \mu_X\,, \quad \mathrm{Var}(\overline{X}_\varepsilon) = \frac{1}{n^2}\sum_{i=1}^{n}\underbrace{\mathrm{Var}\left(X_\varepsilon(T_i)\right)}_{\sigma_X^2+\sigma_\varepsilon^2} = \frac{1}{n}(\sigma_X^2 + \sigma_\varepsilon^2)$$

infolge der Unabhängigkeit.

Zusätzlich wird noch die Verteilung von $\overline{X}_\varepsilon$ benötigt, um den kritischen Wert über das α- bzw. $(1-\alpha)$-Quantil zu bestimmen. Sie definiert sich als n-fache Faltung der unabhängigen Verteilungen $F_{X_\varepsilon(T_i)}$, die nach Satz 2 (3) und Beispiel (3) aus Abschn. 4.2 jeweils selbst eine Mischung aus Dauerlinie D_X und Verteilungsfunktion $F_{X_\varepsilon(t_i)}$ sind, $i = 1, \ldots, n$.

Damit erscheint es aussichtslos, die exakte Verteilung von $\overline{X}_\varepsilon$ angeben zu können. Wenn jedoch n groß genug ist (etwa $n \geq 40$), dann gilt nach dem zentralen Grenzwertsatz approximativ

$$\overline{X}_\varepsilon \sim \mathrm{N}\big(\mu_X, \frac{1}{n}(\sigma_X^2 + \sigma_\varepsilon^2)\big)\,.$$

Da die Gebiets-Varianz σ_X^2 unbekannt sein wird, müsste diese geschätzt werden. Geeignet ist dazu die Stichprobenvarianz

$$S_{X_\varepsilon}^2 = \frac{1}{n-1}\sum_{i=1}^{n}\left(X_\varepsilon(T_i) - \overline{X}_\varepsilon\right)^2 = \frac{1}{n}\sum_{i=1}^{n}X_\varepsilon^2(T_i) - \frac{1}{n(n-1)}\sum_{i\neq j=1}^{n}\sum^{n}X_\varepsilon(T_i)X_\varepsilon(T_j)\,.$$

Diese enthält aber bereits die messfehlerbehafteten Werte $X_\varepsilon(T_i)$, so dass die Summe $\sigma_X^2 + \sigma_\varepsilon^2$ erwartungstreu geschätzt wird, denn mit Satz 2 (3) aus Abschn. 4.2 gilt

$$\begin{aligned}\mathrm{E}(S_X^2) &= \frac{1}{n}\sum_{i=1}^{n}\underbrace{\mathrm{E}\left(X^2(T_i)\right)}_{\mu_{X^2}+\sigma_\varepsilon^2} - \frac{1}{n(n-1)}\sum_{i\neq j=1}^{n}\sum^{n}\underbrace{\mathrm{E}\left(X(T_i)X(T_j)\right)}_{\mu_X^2}\\ &= \mu_{\mu_X^2} + \sigma_\varepsilon^2 - \mu_X^2 = \sigma_X^2 + \sigma_\varepsilon^2.\end{aligned}$$

Überprüfung des Gebiets-Mittelwertes μ_X

Für größeren Stichprobenumfang n, Faustregel $n \geq 40$, ist mit der Stichprobenvarianz S_X^2 approximativ ein Testverfahren mit der t_{n-1}-Verteilung nach Tab. 8.4 möglich.

Tabelle 8.4 Entscheidungsregeln bei der Prüfung auf Grenzwertverletzung oder -einhaltung des Gebiets-Mittelwertes μ_X mit der Prüfgröße $\overline{X}$.

$H_0 : \mu_X \underset{(=)}{>} \mu_0$ Gilt für den empirischen Gebiets-Mittelwert $\overline{X} \leq \mu_0 - t_{n-1,1-\alpha}\dfrac{S}{\sqrt{n}}$ (signifikant kleiner als μ_0) dann wird H_0 verworfen und $\mu_X \underset{(=)}{<} \mu_0$ akzeptiert, andernfalls wird H_0 akzeptiert.
$H_0 : \mu_X \underset{(=)}{<} \mu_0$ Gilt für den empirischen Gebiets-Mittelwert $\overline{X} \geq \mu_0 + t_{n-1,1-\alpha}\dfrac{S}{\sqrt{n}}$ (signifikant größer als μ_0) dann wird H_0 verworfen und $\mu_X \underset{(=)}{>} \mu_0$ akzeptiert, andernfalls wird H_0 akzeptiert.

Überprüfung eines p-Raum/Zeit-Quantils $\widetilde{x}_p$

Das p-Raum/Zeit-Quantil $\widetilde{x}_p$ der Messgröße X sei eindeutig bestimmt. Das Gesamtgebiet G unterteilt sich definitionsgemäß in die Raum/Zeitanteile p von "Nichtüberschreitungspunkten" und $1 - p$ von "Überschreitungspunkten". Bei einer rein zufälligen Auswahl T_i eines Punktes aus G ist daher für den Fall, dass die Gebiets-Varianz σ_X^2 der Messkurve $X(t)$, $t \in G$, deutlich größer ist als die Fehlervarianz σ_ε^2, vgl. Satz 1 und Beispiel (3) in Abschn. 4.2,

$$P\big(X_\varepsilon(T_i) \leq \widetilde{x}_p\big) = p \quad \text{bzw.} \quad P\big(X_\varepsilon(T_i) > \widetilde{x}_p\big) = 1 - p\,, \quad i = 1, \ldots, n$$

und folglich

$$Z = \text{Anzahl}\big(X_\varepsilon(T_i) > \widetilde{x}_p\big) \sim \mathrm{B}(n, 1-p) \quad \text{bzw.} \quad n - Z \sim \mathrm{B}(n, p)\,,$$

d. h. Z ist binomialverteilt mit Anzahl n und Anteil $1 - p$, also

$$P(Z = k) = f_{\mathrm{B}(n,1-p)}(k) = \binom{n}{k}(1-p)^k p^{n-k}\,, \quad k = 0, \ldots, n$$

und

$$\mathrm{E}(Z) = n(1-p)\,, \quad \mathrm{Var}(Z) = n(1-p)p\,.$$

Es ist also zu erwarten, dass unter der Annahme (Null-Hypothese) $\widetilde{x}_p = x_0 = \widetilde{x}_{p_0}$ bzw. $p = p_0$ rund $n(1 - p_0)$ Stichprobenwerte größer als x_0 und demzufolge die übrigen np_0 Werte kleiner gleich x_0 ausfallen werden. Eine signifikant kleine Anzahl Z (wenige "Überschreitungspunkte") ist ein Indiz für $\widetilde{x}_p > x_0$. Eine signifikant große Anzahl Z (viele "Überschreitungspunkte") legt eher $\widetilde{x}_p < x_0$ nahe. Daraus resultiert ein Prüfverfahren nach Tab. 8.5.

Anmerkung Für große n (Faustregel $np(1 - p) > 9$) ist Z approximativ normalverteilt nach $\mathrm{N}(np, np(1-p))$. In den Entscheidungsregeln der Tab. 8.5 kann unter der Annahme $\widetilde{x}_p = x_0 = \widetilde{x}_{p_0}$ (bzw. $p = p_0$)

Tabelle 8.5 Entscheidungsregeln bei der Prüfung auf Grenzwertverletzung oder -einhaltung eines p-Raum/Zeit-Quantils je nach Nullhypothese H_0.

Entscheidungsregeln
$H_0 : \widetilde{x}_p \underset{(=)}{>} x_0$ Gilt für die Anzahl Z der Messwerte $X(T_i)$ mit $X(T_i) > x_0$ $Z \leq K_-$ (signifikant kleiner als erwartet), wobei K_- die größte Zahl ist, so dass $\sum_{k=0}^{K_-} f_{\mathrm{B}(n,1-p)}(k) \leq \alpha$, dann wird H_0 verworfen und $\widetilde{x}_p \underset{(=)}{<} x_0$ akzeptiert, andernfalls wird H_0 akzeptiert.
$H_0 : \widetilde{x}_p \underset{(=)}{<} x_0$ Gilt für die Anzahl Z der Messwerte $X(T_i)$ mit $X(T_i) > x_0$ $Z \geq K_+$ (signifikant größer als erwartet), wobei K_+ die kleinste Zahl ist, so dass $\sum_{k=K_+}^{n} f_{\mathrm{B}(n,1-p)}(k) \leq \alpha$, dann wird H_0 verworfen und $\widetilde{x}_p \underset{(=)}{>} x_0$ akzeptiert, andernfalls wird H_0 akzeptiert.

$$\begin{array}{lcl} Z \leq K_- & & Z \leq np_0 - z_{1-\alpha}\sqrt{np_0(1-p_0)} \\ & \text{ersetz werden durch} & \\ Z \geq K_+ & & Z \geq np_0 + z_{1-\alpha}\sqrt{np_0(1-p_0)} \end{array}$$

mit dem $z_{1-\alpha}$-Quantil der Standard-Normalverteilung $\mathrm{N}(0, 1)$.

Geschichtete Raum-Zeit-Stichprobendaten

Günstiger als die reine Zufallsauswahl der Messpunkte ist die Strategie, erst das Gebiet G mit Inhalt $|G|$ in Teilgebiete G_i der Inhalte $|G_i|$ zu zerlegen und in jedem Teilgebiet unabhängig eine rein zufällige Raum-Zeit-Stichprobe vom Umfang n_i mit $n = \sum_{i=1}^{m} n_i$ zu wählen. Dadurch wird die Varianz verringert. Für den Stichproben-Mittelwert $\overline{X}_{\varepsilon,i}$ der ggf. messfehlerbehafteten Werte $X_\varepsilon(T_{ip})$ in G_i, $p = 1, \ldots, n_i$ gilt dann nach dem vorherigen Abschnitt für die rein zufälligen Messpunkte-Auswahlen in den Schichten

$$\mathrm{E}\left(\overline{X}_{\varepsilon,i}\right) = \mu_X^{(i)}, \quad \mathrm{Var}\left(\overline{X}_{\varepsilon,i}\right) = \frac{1}{n_i}\left(\sigma_X^{(i)2} + \sigma_\varepsilon^2\right), \quad i = 1, \ldots, m.$$

Bezüglich des Gesamt-Stichprobenmittelwerts

$$\overline{X}_\varepsilon^{(g)} = \sum_{i=1}^{m} \overline{X}_{\varepsilon,i}\, g_i \quad \text{mit} \quad g_i = \frac{|G_i|}{|G|}$$

ergibt sich, vgl. Satz 2 (1) aus Abschn. 5.3

$$\mathrm{E}(\overline{X}_\varepsilon^{(g)}) = \sum_{i=1}^{m} \mathrm{E}(\overline{X}_{\varepsilon,i})\, g_i = \sum_{i=1}^{m} \mu_X^{(i)} g_i = \mu_X$$

$$\mathrm{Var}(\overline{X}_\varepsilon^{(g)}) = \sum_{i=1}^{m} \mathrm{Var}(\overline{X}_{\varepsilon,i}) g_i^2 = \sum_{i=1}^{m} \left(\sigma_X^{(i)2} + \sigma_\varepsilon^2\right)\frac{g_i^2}{n_i} = \sum_{i=1}^{m} \sigma_X^{(i)2}\frac{g_i^2}{n_i} + \sigma_\varepsilon^2 \sum_{i=1}^{m} \frac{g_i^2}{n_i}.$$

Sind die Stichprobenumfänge n_i proportional zu den Teilgebietsinhalten $|G_i|$, also für $n_i = ng_i$, $i = 1, \ldots, m$, ist

$$\mathrm{Var}(\overline{X}_\varepsilon^{(g)}) = \frac{1}{n}(\sigma_\varepsilon^2 + \sigma_{X,\mathrm{int}}^2).$$

Durch die Schichtung wird die externe Intervall-Varianz ausgeschaltet. Innerhalb einer Schicht sollte zweckmäßigerweise die Messgröße X wenig schwanken.

Überprüfung des Gebiets-Mittelwertes μ_X

ist wie im Abschnitt zuvor nach Tab. 8.4 möglich, wenn die Stichprobenvarianz durch die interne Stichprobenvarianz nach Satz 2 (7) aus Abschn. 5.3 ersetzt wird.

Systematische Raum-Zeit-Stichprobendaten

Die systematische Raum-Zeit-Stichprobe ist nach Abschn. 5.4 eine Stichprobe, bei der alle Teilgebiete G_i mit dem Messpunkt T_i bis auf eine Translation h_i für $i = 1, \ldots, n$ identisch sind. Nur der erste Messpunkt T_1 aus dem Referenzgebiet G_1 ist rein zufällig gewählt. Sei wieder

$$\overline{X}_\varepsilon = \frac{1}{n} \sum_{i=1}^{n} X_\varepsilon(T_i) \quad \text{mit} \quad T_i = T_1 + h_i\,, \quad i = 1, \ldots, n\,.$$

Dann gilt nach Satz 2 (1), (4) aus Abschn. 5.4 in Verbindung mit Satz 2 (3) aus Abschn. 4.2

$$\mathrm{E}\left(X_\varepsilon(T_i)\right) = \mu_X\,, \quad \mathrm{Cov}\left(X_\varepsilon(T_i), X_\varepsilon(T_j)\right) = \begin{cases} \sigma_X^{(ij)} & i \neq j \\ \sigma_X^{(i)2} + \sigma_\varepsilon^2 & i = j \end{cases}$$

und damit

$$\mathrm{E}(\overline{X}_\varepsilon) = \frac{1}{n} \sum_{i=1}^{n} \mathrm{E}\left(X_\varepsilon(T_i)\right) = \mu_X$$

$$\begin{aligned} \mathrm{Var}(\overline{X}_\varepsilon) &= \frac{1}{n^2} \sum_{i=1}^{n} \sum_{j=1}^{n} \mathrm{Cov}\left(X_\varepsilon(T_i), X_\varepsilon(T_j)\right) = \frac{1}{n^2} \sum_{i=1}^{n} \sum_{j=1}^{n} \sigma_X^{(ij)} + \frac{1}{n}\sigma_\varepsilon^2 \\ &= \frac{1}{n}(\sigma_{X,\mathrm{int}}^2 + \sigma_\varepsilon^2) + \frac{1}{n^2} \sum_{i \neq j}^{n} \sum^{n} \sigma_X^{(ij)}\,. \end{aligned}$$

Wenn die theoretische Messgröße $X(t)$ im Gebiet G zahlreiche Auf- und Abwärtsbewegungen hat, dann werden die Intervall-Autokovarianzen $\sigma_X^{(ij)}$ mal positiv und mal negativ ausfallen, so dass insgesamt der letzte Summand keine größere Rolle spielt. In diesem Fall wäre die systematische Zeitstichprobe mit einer geschichteten Zeitstichprobe, bei der in den Schichten jeweils nur zu einem Zeitpunkt die Messgröße $X(t)$ analysiert wird, vergleichbar. Da jedoch nur jeweils ein Wert in jedem Teilintervall vorliegt, kann die Varianz in einer Schicht und damit die interne Intervall-Varianz nicht sinnvoll geschätzt werden.

Heben sich die Intervall-Autokovarianzen nicht gegenseitig auf und gilt approximativ $\frac{1}{n} \sum \sum_{i \neq j}^{n} \sigma_X^{(ij)} = \sigma_{X,\mathrm{ext}}^2$, dann entsteht formal die Varianzformel der einfachen Zufallsstichprobe. Aber auch in diesem Fall kann die Intervall-Varianz nicht erwartungstreu geschätzt werden, weder durch S_X^2 noch durch S_X^{*2}, vgl. Satz 2 (4) aus Abschn. 5.4. Dennoch ist denkbar, die approximative

Überprüfung des Gebiets-Mittelwertes μ_X oder p-Raum/Zeit-Quantils $\widetilde{x}_p$

wie bei der rein zufälligen Auswahl aller Messpunkte nach Tab. 8.4 bzw. 8.5 durchzuführen, jedoch unter noch größeren Vorbehalten über die Einhaltung des Signifikanzniveaus α.

Beispiel Die Messgröße X der Feinstaubbelastung als PM 10-Konzentration in $\mu g/m^3$ wird an einer Messstelle in einem bestimmten Kalenderjahr untersucht. Die Größe darf nur für die Dauer von 35 Tagen im Kalenderjahr (mit 365 Tagen) den Wert von 50 $\mu g/m^3$ überschreiten. Demnach darf X den Grenzwert von $x_0 = 50$ $\mu g/m^3$ für die Dauer von 330 Tagen nicht überschreiten. Damit stellt $x_0 = 50$ ein p_0-Zeit-Quantil mit $p_0 = 330/365 \approx 0.9$ dar.

Eine zufällige oder systematische Stichprobe an $n = 365$ Tagen zu den Zeitpunkten T_i liege vor, $i = 1, \ldots, n$. Davon sind $Z = 30$ Werte größer als 50 $\mu g/m^3$. Die Anzahl von 35 wird zwar unterschritten, die Frage ist jedoch, ob auch das p-Zeit-Quantil $\widetilde{x}_p$ von X den Grenzwert von $x_0 = 50$ signifikant unterschreitet und in diesem Sinne der Grenzwert eingehalten wird.

Als Nullhypothese H_0 wird $\widetilde{x}_p > x_0$ formuliert. Dabei bezeichnet $\widetilde{x}_p$ das (unbekannte) p-Zeit-Quantil von X. H_0 wird nach Tab. 8.5 überprüft. Da $np_0(1-p_0) = 330\frac{35}{365} = 31,6 > 9$ ist, kann die Anzahl Z der "Überschreitungspunkte" unter der Annahme von $p_0 = 330/365$ approximativ als normalverteilt nach $\mathrm{N}(np_0, np_0(1-p_0))$ angesehen werden. Damit ist nach der Anmerkung zu Tab. 8.5 folgende Entscheidungsregel anwendbar:

Gilt

$$Z \leq np_0 - z_{1-\alpha}\sqrt{np_0(1-p_0)} \quad \text{mit dem } z_{1-\alpha}\text{-Quantil von } \mathrm{N}(0,1)\,,$$

dann wird H_0 verworfen und $\widetilde{x}_p \leq x_0$ akzeptiert, andernfalls wird H_0 akzeptiert.

Für ein gewähltes $\alpha = 0,05$ bzw. $1 - \alpha = 0,95$ ist $z_{1-\alpha} = 1,645$ und damit

$$np_0 - z_{1-\alpha}\sqrt{np_0(1-p_0)} = 35 - 1,645\sqrt{31,6} \approx 35 - 9 = 26\,.$$

Da $Z = 30 > 26$, wird H_0 akzeptiert und eine Grenzwertverletzung attestiert. Erst wenn deutlich die Anzahl $Z = 35$ unterschritten wird, also kleiner als 26 ist, kann mit Wahrscheinlichkeit 0.95 eine Grenzwerteinhaltung angenommen werden.

Die Unsicherheit ist offensichtlich durch die Stichprobe zu einem Zeitpunkt T_i eines Tages i aufgetreten. Wäre die Überwachung von X kontinuierlich über jeden Tag i erfolgt, dann hätten 35 Tage mit einer Überschreitung von 50 $\mu g/m^3$ ausgereicht, um die amtliche Vorgabe zu erfüllen. □

Kapitel 9
Stofffrachten in Fließgewässern und Standardisierung

Zusammenfassung Zur Beurteilung der Fließgewässergüte ist die Berechnung der Stofffracht ein wichtiger Baustein. Die Fracht F ist eine integrale Größe vom Produkt aus Konzentration $C(t)$ und Abfluss $Q(t)$ an einem Querschnitt eines Fließgewässers über die Zeit t aus einem vorgegebenen Zeitintervall J. Das Hauptziel der Untersuchungen besteht darin, geeignete Verfahren zu finden, um Frachten bei zeitdiskret ermittelten Konzentrationen und quasi-kontinuierlich beobachteten Abflussdaten möglichst genau zu bestimmen. Im wesentlichen werden dabei bezüglich der Gewinnung der Konzentrationsdaten die Mischpobenstrategie und die systematische Zeitstichprobe zugrunde gelegt. Schwerpunktmäßig werden für die empirischen Berechnungen Jahresfrachten betrachtet (entweder für das Kalenderjahr oder das hydrologische Jahr vom 01.11. bis 31.10. des folgenden Jahres). Der einfacheren Unterteilung in 52 ganze Wochen wegen werden exemplarisch nur Intervalle der Länge von 364 Tagen herangezogen. Ein anderer wichtiger Punkt ist die Frage, wie Stofffrachten aufeinander folgernder Jahre vergleichbar umgerechnet werden können, da unterschiedliche Abflussgeschehen den unmittelbaren Frachtvergleich erschweren. Dazu müssen die Frachtberechnungen auf ein einheitliches Abflussregime umgerechnet werden, um den Einfluss des Abflusses auszuschalten.

9.1 Einführung in die Thematik

In den nationalen und internationalen Forschungsbemühungen im Umwelt-, insbesondere Gewässerschutz, dokumentiert durch vielfältige Zielvorgaben und Auftragsstudien, stellt die Bestimmung von Stofffrachten in Fließgewässern einen wichtigen Bestandteil zur Überwachung des Schadstoffeintrags dar. Das Projekt BfG (2021) *URSACHEN-Unsicherheiten bei der Bestimmung raumzeitlich variabler Stofffrachten in Fließgewässern* unterstreicht die Aktualität dieser Thematik. Untersuchungsgegenstand ist die raumzeitliche Variabilität gelöster und suspendierter Stoffe in Flüssen. Daraus werden methodische Implikationen zur Unsicherheitsbestimmung von Stofffrachten abgeleitet. Der Beitrag IKSE (2018) *Strategie zur Min-*

H. Hebbel und D. Steuer, *Kontinuierliche Messgrößen und Stichprobenstrategien in Raum und Zeit*, https://doi.org/10.1007/978-3-662-65638-9_9

derung der Nährstoffeinträge in Gewässer in der internationalen Flussgebietseinheit Elbe beschreibt unter anderem die Überwachung an der Messstelle Seemannshöft der Gesamtstickstoffkonzentration mit angestrebter Zielfracht von 66580 t/a und von Gesamtphosphor mit der Zielfracht 2385 t/a. Die Dokumentation UBA (2017) enthält auf S. 95 Frachten- Zeitreihen. In LLUR SH (2014) werden auf S. 33 normierte Frachten angegeben und FGG Elbe (2009) ermittelt auf S. 9-10 und im Anhang 10.2 Frachtnormierungen mit der "Verhältnisformel".

Das Thema Frachtberechnung und -normierung hat eine lange Tradition und zwar sowohl Praxis- als auch Theorie-bezogen. Im Zusammenhang mit den EU-Richtlinien (WRRL, GWRL, TWRL) existiert eine umfangreiche Literatur wie etwa allgemein Kölle (2017) oder speziell Fuchs u. a. (2010) *Berechnung von Stoffeinträgen in die Fließgewässer Deutschlands mit dem Modell MONERIS*, Trepel und Kluge (2002) oder Fehr (2000). Teilweise bzw. überwiegend dem Thema Frachtberechnung widmen sich das Projekt von Richards (1998), die OSPAR-Pilotstudie von Heininger u. a. (2002-a) und das mehrjährige Vorhaben von Gölz und Schmidt (2003). Während in den meisten Berichten die Anwendung bekannter Verfahren zur Frachtberechnung zur Anwendung kommen, empfielt Brunswig (2000) sein Simulationsmodell TRANSPOS für diese Aufgabe. Daneben gibt es weitere anwendungsbezogene Arbeiten in diesem Bereich wie etwa die von Klopp (1986), Steinebach (1994), Keller u. a. (1997), Schreiber und Krauß-Kalweit (1999) oder Hilden (2003), die aufgrund praktischer Erfahrungen und empirischer Beispielrechnungen Empfehlungen zur Frachtberechnung ableiten.

Dieses Kapitel untersucht zunächst die mathematisch-statistischen Eigenschaften von Frachtschätzern auf der Basis von Zeit-Stichproben und quantifiziert den Stichprobenfehler. Der Schwerpunkt der Betrachtungen widmet sich der in diesem Zusammenhang üblichen systematischen Zeit-Stichprobe. Dabei wird auf die Ergebnisse aus Kap. 5, speziell Abschn. 5.5, zurückgegriffen, anknüpfend an die Ergebnisse aus Hebbel (2000b, 2006, 2009) sowie Hebbel und Steuer (2001, 2007). Die Theorie wird dann an praktischen Beispielen aus der Literatur demonstriert, damit die Ergebnisse vergleichbar sind.

9.2 Definitionen und Strategien zur Frachtermittlung

Auf einem vorgegebenen Zeitintervall $J = [a, b]$ der Länge $|J| = b - a$ werden verschiedene Messgrößen X, Y usw. betrachtet, insbesondere der Abfluss Q und die Konzentration C eines Wasserinhaltsstoffes an einem Fließquerschnitt. Die theoretischen Werte zu einem Zeitpunkt $t \in J$ sind dann $X(t)$, $Y(t)$ und konkret ermittelte Werte zu ausgewählten Messzeitpunkten t_i aus J werden wieder bezeichnet mit $X(t_i)$, $Y(t_i)$. Jeder Messzeitpunkt t_i ist dabei "repräsentativ" für ein geeignetes Messintervall J_i, nicht überlappend aus J gewählt, mit $|J| = \sum_{i=1}^{n} |J_i|$. Damit kann jedem Messwert ein *Messgewicht* $g_i = |J_i|/|J|$ mit $\sum_{i=1}^{n} g_i = 1$ zugeordnet werden. Liegt keine genauere Information vor, wird $g_i = \frac{1}{n}$ gesetzt.

Zur Definition der theoretischen und empirischen Intervall-Maßzahlen, die im Folgenden kurz zusammengefasst werden, wird auf Kap. 3 verwiesen.

- Der *theoretische bzw. empirische Intervall-Mittelwert* μ_X bzw. $\overline{X}$ der Messgröße X ist der theoretische bzw. empirische (arithmetische) Mittelwert im Zeitintervall J, z. B. Jahresmittel, Tagesmittel, Stundenmittel, je nach Wahl von J.
- Die *theoretische bzw. empirische Intervall-Varianz* σ_X^2 bzw. s_X^2 der Messgröße X ist die theoretische bzw. empirische mittlere quadratische Abweichung vom entsprechenden Intervall-Mittelwert im Zeitintervall J.
- Die *theoretische bzw. empirische Intervall-Kovarianz* σ_{XY} bzw. s_{XY} der Messgrößen X und Y im Zeitintervall J ist ein Maß für ihren theoretischen bzw. empirischen linearen Zusammenhang in J.
- Die *theoretische bzw. empirische Intervall-Korrelation* ϱ_{XY} bzw. r_{XY} der Messgrößen X und Y im Zeitintervall J ist ein auf den Bereich $[-1, 1]$ normiertes Maß für ihren theoretischen bzw. empirischen linearen Zusammenhang in J.

  Für $\varrho_{XY} = 1\ (-1)$ bzw. $r_{XY} = 1\ (-1)$ liegen alle Werte auf einer positiv (negativ) geneigten Geraden. Für $\varrho_{XY} = 0$ bzw. $r_{XY} = 0$, also $\sigma_{XY} = 0$ bzw. $s_{XY} = 0$ ist im Zusammenhangsplot keine "Richtung" in den Daten zu erkennen. In diesem Fall heißen X und Y *unkorreliert* im Zeitintervall J.
- Bei einer *Intervallzerlegung* von J in die Teilintervalle J_i mit den Gewichten $g_i = |J_i|/|J|$, Mittelwerten $\mu_X^{(i)}$, $\mu_Y^{(i)}$ und Kovarianzen bzw. Varianzen $\sigma_{XY}^{(i)}$ bzw. $\sigma_X^{(i)2}$ gilt

$$\mu_X = \sum_{i=1}^{n} \mu_X^{(i)} g_i \quad \text{und} \quad \sigma_{XY} = \sigma_{XY,\text{int}} + \sigma_{XY,\text{ext}}$$

  mit *interner* und *externer Intervall-Kovarianz*

$$\sigma_{XY,\text{int}} = \sum_{i=1}^{n} \sigma_{XY}^{(i)} g_i\,, \quad \sigma_{XY,\text{ext}} = \sum_{k=1}^{n} (\mu_X^{(i)} - \mu_X)(\mu_Y^{(i)} - \mu_Y) g_i\,.$$

  Für $X = Y$ ergibt sich die Zerlegungsformel für die Varianz $\sigma_X^2 = \sigma_{XX}$.

  Demnach teilt sich die Kovarianz/Varianz auf in das Mittel der Teilintervall-Kovarianzen/Varianzen und in die Kovarianz/Varianz der Teilmittelwerte.
- Sind alle Teilintervalle gleichlang mit $|J_i| = h$ und $g_i = |J_i|/|J| = h/nh = 1/n$, dann können *Kreuzkovarianzen* $\sigma_{XY}^{(ij)}$ von X in $|J_i|$ und Y in $|J_j|$ ($\sigma_{XY}^{(ii)} = \sigma_{XY}^{(i)}$) bzw. für $X = Y$ *Autokovarianzen* $\sigma_X^{(ij)}$ von X in J_i und J_j ($\sigma_X^{(ii)} = \sigma_X^{(i)2}$) betrachtet werden.

  Für ihre Summen (ein Punkt anstelle eines Index bedeutet wieder die Summe über diesen Index) bzw. ihre Mittelwerte (bezeichnet mit einem Querstrich) gilt

$$\overline{\sigma}_{XY}^{(\bullet\bullet)} = \frac{1}{n^2}\sum_{i=1}^{n}\sum_{j=1}^{n} \sigma_{XY}^{(ij)} = \frac{1}{n^2}\sum_{i=1}^{n} \sigma_{XY}^{(i)} + \frac{1}{n^2}\sum_{i \neq j}\sum \sigma_{XY}^{(ij)}$$

$$= \frac{1}{n}\sigma_{XY,\text{int}} + \frac{1}{n^2}\sum_{i \neq j}\sum \sigma_{XY}^{(ij)} \approx \frac{1}{n}\sigma_{XY}\,,$$

wenn die externe Kovarianz auch durch $1/n$ der Summe der Kreuzkovarianzen erfasst werden kann, also wenn $\sigma_{XY,\text{ext}} \approx \frac{1}{n} \sum \sum_{i \neq j} \sigma_{XY}^{(ij)}$.

Definition (Abfluss, Konzentration, Transport und Fracht) (1) Der *Abfluss* oder auch *Durchfluss* an einem Fließquerschnitt G der Flächengröße $|G|$ (z. B. in m^2) zum Zeitpunkt t ist das Wasservolumen, das sich pro Zeiteinheit durch G mit der Geschwindigkeit V (z. B. in m/s) bewegt, d. h.

$$Q(t) = \int\int_{(x,y)\in G} V(x,y,t)\,\mathrm{d}x\,\mathrm{d}y \quad \text{(dann in m}^3\text{/s).}$$

Dabei bezeichnen x, y die Koordinaten eines Punktes in G.

(2) Die *Konzentration* eines Wasserinhaltsstoffes an einem Fließquerschnitt G zum Zeitpunkt t ist die im Fließquerschnitt G mittlere Konzentration zum Zeitpunkt t, d. h.

$$C(t) = \frac{1}{|G|} \int\int_{(x,y)\in G} C(x,y,t)\,\mathrm{d}x\,\mathrm{d}y \quad \text{(z. B. in mg/l} \mathrel{\widehat{=}} \text{g/m}^3\text{).}$$

Zur möglichst genauen empirischen Bestimmung der Konzentration $C(t)$ sind entweder viele Messungen im Querschnitt erforderlich oder es muss auf Grund der Erfahrung eine "repräsentative" Stelle im Querschnitt ausgewählt werden. Von dieser Situation wird im Folgenden stets ausgegangen.

(3) Der *Transport* $T(t)$ zum Zeitpunkt t ist die pro Zeiteinheit durch den Fließquerschnitt G bewegte Masse eines Stoffes, also

$$T(t) = \int\int_{(x,y)\in G} C(x,y,t)\,V(x,y,t)\,\mathrm{d}x\,\mathrm{d}y \overset{(\approx)}{=} C(t)\cdot Q(t) \quad \text{(dann in g/s).}$$

Das zweite Gleichheitszeichen gilt genau genommen nur dann, wenn C und V im Fließquerschnitt zum Zeitpunkt t unkorreliert sind, also wenn

$$\sigma_{CV}(t) = \frac{1}{|G|} \int\int_{(x,y)\in G} C(x,y,t)\,V(x,y,t)\,\mathrm{d}x\,\mathrm{d}y - C(t)\,V(t) = 0 \text{ mit } V(t) = \frac{1}{|G|} Q(t)\,.$$

(4) Die *Fracht* F im Zeitintervall J der Länge $|J|$ (z. B. in s) ist die die dieser Zeitspanne insgesamt durch den Fließquerschnitt G bewegte Masse eines Stoffes, also

$$F = |J|\mu_T = \int_J T(t)\,\mathrm{d}t \overset{(\approx)}{=} \int_J C(t)Q(t)\,\mathrm{d}t \quad \text{(dann in g).}$$

Das letzte Gleichheitszeichen gilt genau genommen nur dann, wenn C und V im Fließquerschnitt, über die Zeit gesehen, unkorreliert sind, also wenn $\int_J \sigma_{CV}(t)\,\mathrm{d}t = 0$ gilt.

(5) Die hier so genannte *Mischfracht* M im Zeitintervall J der Länge $|J|$ (z. B. in s) ist das auf J hochgerechnete Produkt der Intervall-Mittelwerte μ_C und μ_Q, also

$$M = |J|\mu_C\mu_Q \quad \text{(dann in g).}$$

Die Bezeichnung *Mischfracht* ist deshalb gewählt, weil im Prinzip der Intervall-Mittelwert μ_C über eine kontinuierliche zeitproportionale Mischprobe gewonnen werden kann, wenn der Stoff "probenstabil" ist und keine Konservierungsprobleme auftreten. Bei "quasi-kontinuierlich" erfasstem Abfluss lässt sich auch μ_Q sehr genau berechnen, so dass M in diesem Fall einfach und fast fehlerfrei ermittelt werden kann. □

Für das weitere Verständnis ist es wichtig und interessant zu wissen, wann die Fracht F und die leichter zu ermittelnde Mischfracht M übereinstimmen. In Abb. 9.1 werden die Fracht F und die Mischfracht M als Fläche unter der $\mu_C\mu_Q$-Linie veranschaulicht. Im Allgemeinen ist F von M verschieden, wie die Grafik zeigt.

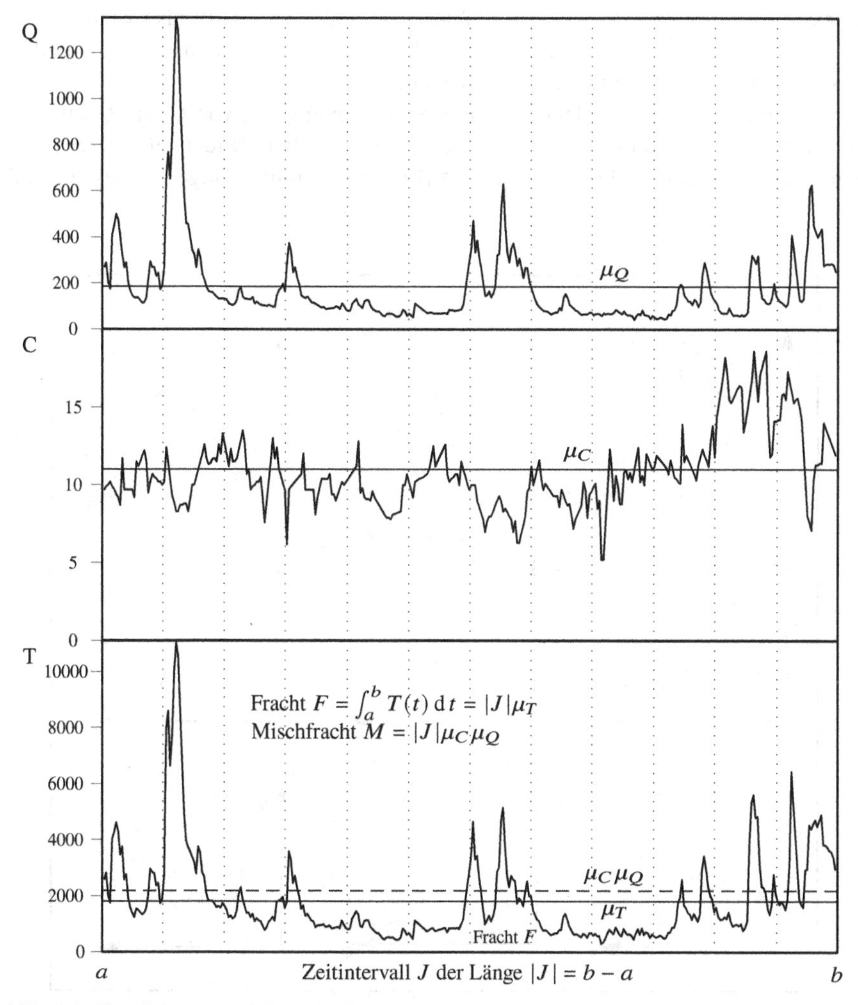

Abb. 9.1 Ganglinien von Abfluss Q, Konzentration C und Transport $T = C\,Q$ sowie die Fracht F als Fläche unter der T-Ganglinie bzw. μ_T-Linie und Mischfracht $M = \mu_C\mu_Q$

Fundamental für die weiteren Untersuchungen ist der Zusammenhang der Fracht F und der Mischfracht M. Nach Definition der Intervall-Kovarianz σ_{CQ} ergibt sich unmittelbar die folgende Aussage:

Satz 1 Für die Fracht F und die Mischfracht M eines Wasserinhaltsstoffes an einem Fließgewässerquerschnitt in einem Zeitintervall J der Länge $|J|$ gilt der Zusammenhang

$$F = M + |J|\sigma_{CQ},$$

wobei σ_{CQ} die Intervall-Kovarianz von der Konzentration C des Inhaltsstoffes und dem Abfluss Q bezeichnet. □

Da σ_{CQ} ein Maß für die Stärke des *linearen* Zusammenhangs von C und Q im Intervall J ist, stimmen F und M genau dann überein, wenn dort überhaupt kein linearer Zusammenhang zwischen C und Q besteht ($\sigma_{CQ} = 0$), also wenn C und Q *linear unabhängig* sind. Andere rein nichtlineare Zusammenhänge von C und Q stören also die Gleichheit von F und M nicht.

Abb. 9.2 zeigt verschiedene Zusammenhangsdiagramme von C und Q im Zeitintervall $J = [a, b]$ unterschiedlich starker positiver (obere Bilder), negativer (mittlere Bilder) und rein nichtlinearer (untere Bilder) Zusammenhänge. Dargestellt sind

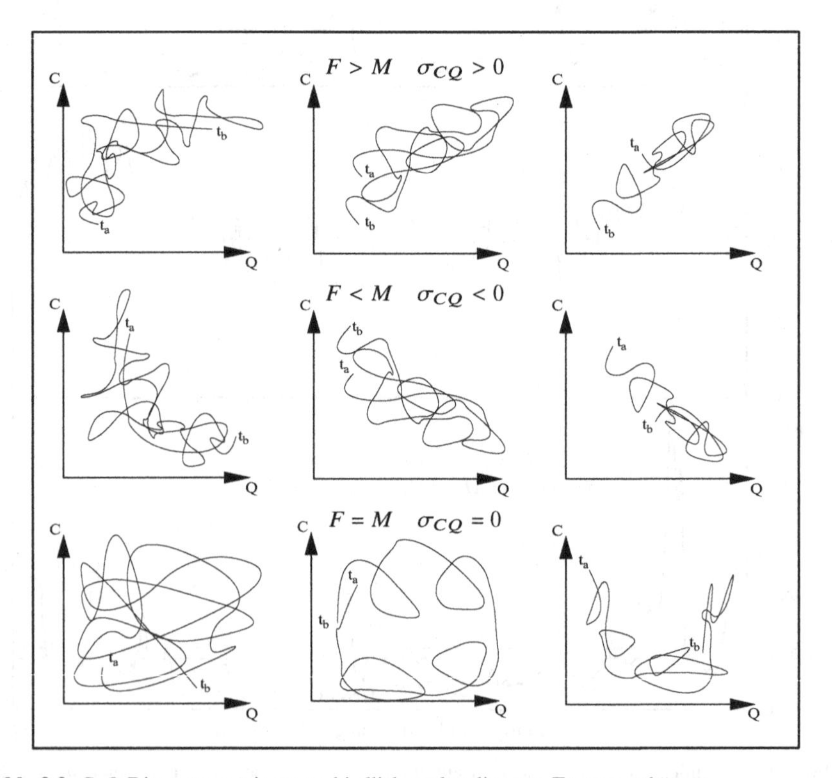

Abb. 9.2 C-Q-Diagramme mit unterschiedlich starken linearen Zusammenhängen

jeweils die Wege, die die Punktepaare $(Q(t), C(t))$ von $a = t_a$ bis $b = t_b$ im Q-C-Koordinatensystem zurücklegen.

Da es in der Regel praktisch nicht möglich ist, die Messgrößen C und Q kontinuierlich in der Zeit t zu erfassen, sind zur empirischen Bestimmung der Fracht F Approximationen erforderlich. Im wesentlichen gibt es zwei grundsätzlich unterschiedliche Strategien, die *Mischprobenstrategie*, die zwar lückenlose, jedoch gemittelte Konzentrationswerte liefert, und die *Stichprobenstrategie*, die zu lückenhaften, dafür aber originären Konzentrationswerten führt.

Mischprobendaten

Das Gesamtintervall J wird in Teilintervalle J_i mit $i = 1, \ldots, n$ eingeteilt, die so genannten *Messintervalle*, üblicherweise gleich groß gewählt. In den Messintervallen wird dem Fließgewässer jeweils eine (zeitproportionale) Mischprobe entnommen, d. h. in kleinen zeitlichen äquidistanten Abständen über J_i werden Wasserproben gleichen Volumens entnommen und zu einer gemeinsamen Probe vereinigt. Dieses Vorgehen heißt *Mischprobenstrategie*. Als Resultat ergibt sich, von den chemisch-analytischen Problemen abgesehen, jeweils der Intervall-Mittelwert $C_i = \mu_C^{(i)}$ in J_i.

Voraussetzung ist, dass die Abflussdaten $Q(t)$ "quasi-kontinuierlich" vorliegen bzw. jeweils der Intervall-Mittelwert $Q_i = \mu_Q^{(i)}$ in J_i bekannt ist. Damit kann in J_i die individuelle Mischfracht $M_i = |J_i| C_i Q_i$ berechnet werden, siehe Abb. 9.3.

Definition (Mischprobenfracht) Das betrachtete Zeitintervall J sei zerlegt in die Teilintervalle J_i der Längen $|J_i|$ mit den Teil-Mischfrachten $M_i = |J_i| C_i Q_i$, wobei $C_i = \mu_C^{(i)}$ und $Q_i = \mu_Q^{(i)}$, $i = 1, \ldots, n$, die Teilintervall-Mittelwerte sind. Dann heißt

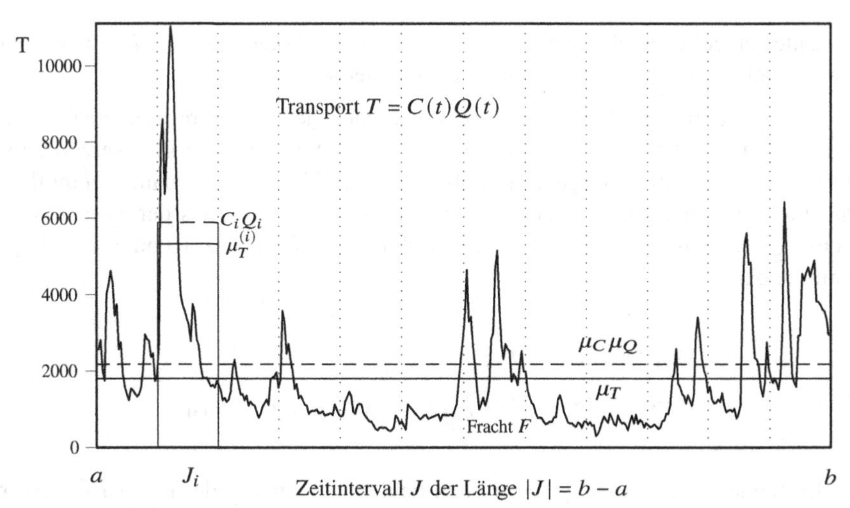

Abb. 9.3 Frachtberechnung aus den Teilfrachten $F_i = |J_i| \mu_T^{(i)}$ bzw. aus den Teil-Mischfrachten $M_i = |J_i| C_i Q_i$ in J_i für $i = 1, \ldots, n$.

die nach der Mischprobenstrategie ermittelte Fracht

$$F_M = \sum_{i=1}^{n} M_i = \sum_{i=1}^{n} |J_i| C_i Q_i \quad \textit{Mischprobenfracht.}$$ □

Der Wert F_M stimmt aber nicht mit der eigentlich gesuchten Fracht F überein. Aufgrund der Gleichung $F_i = M_i + |J_i|\,\sigma_{CQ}^{(i)}$ nach Satz 1 mit der Fracht F_i, der Mischfracht M_i und der Intervall-Kovarianz $\sigma_{CQ}^{(i)}$ in J_i sowie $F = \sum_{i=1}^{n} F_i$ ergibt sich:

Satz 2 Für die Fracht F und die Mischprobenfracht F_M gilt der Zusammenhang

$$F = F_M + |J|\sigma_{CQ,\text{int}} \quad \text{mit} \quad \sigma_{CQ,\text{int}} = \frac{1}{|J|}\sum_{i=1}^{n} |J_i|\sigma_{CQ}^{(i)}.$$ □

Aus der Zerlegungsformel $\sigma_{CQ} = \sigma_{CQ,\text{int}} + \sigma_{CQ,\text{ext}}$ der Kovarianz folgt:

Folgerung (1) Für die Fracht F, die Mischprobenfracht F_M und die Mischfracht M in einem Zeitintervall J gilt der Zusammenhang

$$F = F_M + |J|\sigma_{CQ,\text{int}} \quad \text{und} \quad F_M = M + |J|\sigma_{CQ,\text{ext}}\,.$$

Die Mischprobenfracht F_M stimmt also mit der Fracht F bereits genau dann überein, wenn die interne Intervall-Kovarianz $\sigma_{CQ,\text{int}}$ gleich Null ist, also wenn sich im Mittel die einzelnen Messintervall-Kovarianzen $\sigma_{CQ}^{(i)}$ aufheben.

(2) Die üblicherweise auftretenden Relationen sind

$$F > F_M \text{ und } F_M > M \text{ für } \sigma_{CQ,\text{int}} > 0,\ \ \sigma_{CQ,\text{ext}} > 0 \quad (\text{also } \sigma_{CQ} > 0),$$
$$F < F_M \text{ und } F_M < M \text{ für } \sigma_{CQ,\text{int}} < 0,\ \ \sigma_{CQ,\text{ext}} < 0 \quad (\text{also } \sigma_{CQ} < 0).$$

Unterschiedliche Relationen wie $F > F_M$, $F_M < M$ oder $F < F_M$, $F_M > M$ sind zwar möglich, treten jedoch in der Praxis seltener auf.

(3) Die Mischfracht M und die Fracht F_M nach der Mischprobenstrategie sind feste, nicht zufällige Größen. Ihre Varianzen sind Null, aber sie sind verzerrt. Im Vergleich mit Schätzungen der Fracht über zufällige Stichproben ist daher der mittlere quadratische Fehler MSE geeignet, der sich zusammensetzt aus der Varianz und dem Verzerrungsquadrat (siehe auch Abschn. 5.2). Nach Satz 1 und Satz 2 folgt unmittelbar

$$\text{MSE}(F_M, F) = |J|^2\sigma_{CQ,\text{int}}^2,$$
$$\text{MSE}(M, F) = |J|^2\sigma_{CQ}^2 = |J|^2(\sigma_{CQ,\text{int}} + \sigma_{CQ,\text{ext}})^2.$$

Im Sinne des mittleren quadratischen Fehlers ist daher in der Regel F_M besser als M. Nur wenn $\sigma_{CQ,\text{int}}$ und $\sigma_{CQ,\text{ext}}$ unterschiedliches Vorzeichen haben, kann M besser als F_M sein. □

Stichprobendaten

Werden zu einzelnen ausgewählten Zeitpunkten t_i aus J_i für $i = 1, \ldots, n$ Wasserproben entnommen und analysiert, dann liegt eine *Stichprobenstrategie* vor. Stammen die Zeitpunkte t_i aus geeignet festgelegten Messintervallen J_i, die eine Zerlegung von J darstellen, so dass $F_i = \int_{J_i} C(t)Q(t)\,dt \approx |J_i|C(t_i)Q(t_i)$, $i = 1, \ldots, n$, gilt, dann ist die Frachtschätzung durch die Hochrechnung des mittleren Transports $\overline{T}$, also durch

$$F_S = |J|\overline{T} \quad \text{mit} \quad \overline{T} = \sum_{i=1}^{n} g_i\, C(t_i)Q(t_i)\,, \quad g_i = \frac{|J_i|}{|J|}\,, \quad i = 1, \ldots, n$$

recht genau für die Fracht $F = \sum_{i=1}^{n} F_i$, vgl. Abb. 9.4.

Um jedoch $F_i \approx |J_i|C(t_i)Q(t_i)$ zu erreichen, insbesondere bei größeren Teilintervallen, müssten im Prinzip Konzentration und Abfluss ständig beobachtet werden. Rein theoretisch existiert (mindestens) ein Zeitpunkt t_i aus J_i, so dass $F_i = |J_i|C(t_i)Q(t_i)$ gilt (Mittelwertsatz der Integralrechnung).

Die praktische Umsetzung einer derartigen so genannten *bewussten Auswahl* (Abschn. 5.1) wäre sehr personal- und zeitaufwändig sowie stoffabhängig. Daher wird die bewusste Auswahl im allgemeinen nicht realisierbar sein und hier nicht weiter verfolgt. Außerdem ließe sich der Fehler nicht abschätzen.

Realistisch gesehen sind die Beobachtungs-Zeitpunkte mehr oder weniger zufällig festgelegt. Sind sie nach einer *rein zufälligen Zeit-Stichprobe* (Abschn. 5.3) ausgewählt, dann gilt nach Satz 2 (2) im Abschn. 5.3 $\mathrm{E}(F_S) = F$ und $\mathrm{Var}(F_S) = |J|^2 \frac{1}{n}\sigma_T^2$ mit $T = CQ$.

Wegen $\sigma_T^2 \approx \mu_C^2\sigma_Q^2 + 2\mu_C\mu_Q\sigma_{CQ} + \mu_Q^2\sigma_C^2$ nach Abschn. 5.3 Satz 2 gilt

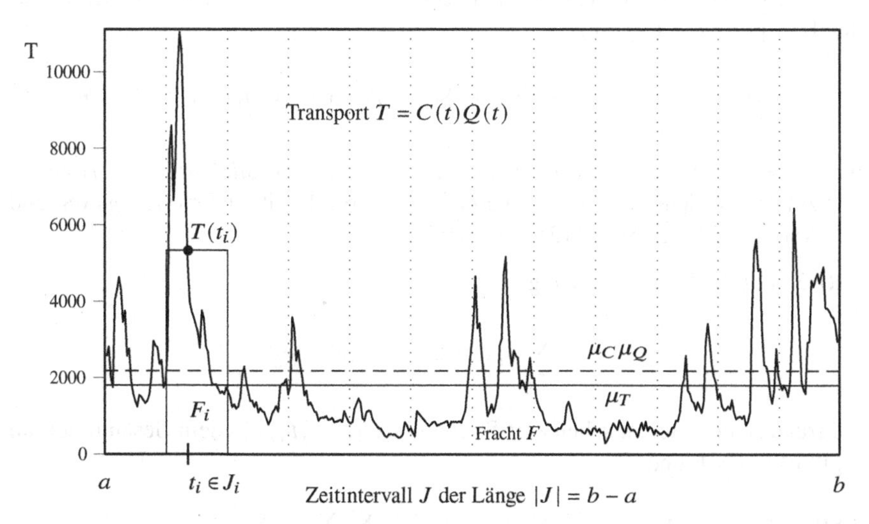

Abb. 9.4 Frachtberechnung aus Stichprobenwerten $T(t_i) = C(t_i)Q(t_i)$ und ihren Teilhochrechnungen $|J_i|T(t_i)$ für die Teilfracht F_i, $i = 1, \ldots, n$.

$$\mathrm{MSE}(F_S, F) = |J|^2 \frac{1}{n} \sigma_T^2 \approx |J|^2 \frac{1}{n} (\mu_C^2 \sigma_Q^2 + 2\mu_C \mu_Q \sigma_{CQ} + \mu_Q^2 \sigma_C^2) .$$

Je mehr die Transportganglinie von einer Konstanten abweicht, desto ungenauer ist die Schätzung. Im Vergleich mit der Mischfracht M und der Mischprobenfracht F_M fällt der Schätzer F_S im quadratischen Mittel in der Regel noch schlechter aus.

Deshalb ist es sinnvoll, vorab eine Einteilung in Messintervalle, genannt *Schichten* J_i, $i = 1, \ldots, m$ (Abschn. 5.4), so vorzunehmen, dass innerhalb eines Teilintervalls die Transportganglinie möglichst wenig schwankt. Dann werden unabhängig in jedem Teilintervall jeweils n_i Zeitpunkte mit $\sum_{i=1}^m n_i = n$ rein zufällig für die Probennahmen bestimmt. Der Schätzer F_S ist dann nach wie vor erwartungstreu und nunmehr ist nach Satz 2 (2) in Abschn. 5.4 $\mathrm{Var}(F_S) = \sum_{i=1}^m |J_i|^2 \frac{1}{n_i} \sigma_{T,\mathrm{int}}^{(i)2}$ und damit

$$\mathrm{MSE}(F_S, F) = \sum_{i=1}^m |J_i|^2 \frac{1}{n_i} \sigma_T^{(i)2} \approx \sum_{i=1}^m |J_i|^2 \frac{1}{n_i} (\mu_C^{(i)2} \sigma_Q^{(i)2} + 2\mu_C^{(i)} \mu_Q^{(i)} \sigma_{CQ}^{(i)} + \mu_Q^{(i)2} \sigma_C^{(i)2}).$$

Für kleine Teilintervall-Varianzen $\sigma_T^{(i)2}$ wird die Schätzunsicherheit gegenüber der reinen Zufallsauswahl verringert. Aber auch diese *geschichtete Zeit-Stichprobe* ist stoffabhängig und damit schwierig, in die Praxis umzusetzen, da im Prinzip die Transportganglinie kontinuierlich überwacht werden müsste.

Von besonderem Interesse ist hier die bevorzugt verwendete *systematische Zeit-Stichprobe* (Abschn. 5.5), bei der jeweils nur ein Zeitpunkt t_i aus gleich langen Messintervallen J_i ausgewählt wird und zwar stets im gleichen Abstand $h = |J_i| = \frac{1}{n}|J|$, d. h. $t_i = t_1 + (i-1)h$ für $i = 1, \ldots, n$. Zufällig ist dabei also nur der erste Zeitpunkt t_1 aus J_1.

Der auf das Gesamtintervall J hochgerechnete empirische Intervall-Mittelwert des Transports $T = CQ$, also

$$F_S = |J|\,\overline{T} \quad \text{mit} \quad \overline{T} = \frac{1}{n} \sum_{i=1}^n T(t_i)\,, \quad T(t_i) = C(t_i)Q(t_i)\,, \quad i = 1, \ldots, n$$

heißt *Frachtschätzung aufgrund einer systematischen Zeit-Stichprobe*. Da t_1 aus J_1 rein zufällig gewählt wird, ist F_S eine Zufallsvariable. Für ihren Erwartungswert und ihre Varianz gilt, vgl. Satz 2 (2) in Abschn. 5.5

Satz 3 Für die Frachtschätzung

$$F_S = |J| \sum_{i=1}^n g_i\, C(t_i)Q(t_i) \quad \text{mit} \quad g_i = \frac{1}{n}$$

aufgrund einer systematischen Zeit-Stichprobe $(t_1, \ldots, t_n)$ aus dem Gesamtintervall J gilt $\mathrm{E}(F_S) = F$ und

$$\mathrm{MSE}(F_S, F) = \mathrm{Var}(F_S) = |J|^2 \overline{\sigma}_T^{(\bullet\bullet)} = |J|^2 \frac{1}{n^2} \sum_{i=1}^n \sum_{k=1}^n \sigma_T^{(ik)}$$

$$= |J|^2 \frac{1}{n^2}\left(\sum_{i=1}^{n} \sigma_T^{(i)2} + \sum_{i\neq k}^{n}\sum^{n} \sigma_T^{(ik)}\right) \approx \begin{cases} |J|^2 \frac{1}{n}\sigma^2_{T,\text{int}} & \text{für} \sum\sum_{i\neq k} \sigma_T^{(ik)} \approx 0 \\ |J|^2 \frac{1}{n}\sigma_T^2 & \text{für} \frac{1}{n}\sum\sum_{i\neq k}\sigma_T^{(ik)} \approx \sigma^2_{T,\text{ext}}, \end{cases}$$

vgl. Satz in Abschn. 3.2. □

Die Varianz entspricht näherungsweise der einer geschichteten Zeit-Stichprobe mit $n_i = 1$, wenn sich die Kreuzkovarianzen $\sigma_T^{(ik)}$ gegeneinander aufheben oder der einer rein zufälligen Zeit-Stichprobe, wenn die mit n gemittelten Kreuzkovarianzen die externe Varianz widerspiegeln.

Ein Stichprobenschätzer F_S wird damit in der Regel schlechtere Ergebnisse liefern als die Fracht F_M nach der Mischprobenstrategie, weil die Varianz von F_S meist größer ist als das Verzerrungsquadrat von F_M. Dieser Vergleich wird dem Problem jedoch nicht gerecht, weil für die Mischprobenfracht F_M die gesamte Abflussganglinie $Q(t)$ bekannt bzw. zumindest die Teil-Mittelwerte $\mu_Q^{(i)}$ in den Messintervallen gegeben sein müssen. Daher ist es sinnvoll, zum Vergleich nur Stichprobenschätzer heranzuziehen, die diese Vorinformation ebenfalls nutzen. Unzählige Möglichkeiten stehen zur Verfügung, derartige Schätzer zu kreieren.

Vor der Entwicklung einiger geeigneter Lösungen ist zu klären, mit welcher Genauigkeit die *quasi-kontinuierlichen* Daten (Abtastrate) vorliegen müssen.

9.3 Frachtberechnung bei Einteilung in Messintervalle

Erhobene Daten werden als *quasi-kontinuierlich* angesehen, wenn die Messintervalle J_i für $i = 1, \ldots, n$ im Gesamtintervall J bei der Misch- oder Stichprobenstrategie *genügend klein* sind in dem Sinne, dass die Mischprobenfracht F_M oder Stichprobenfracht F_S nahezu exakt für die Fracht F ist. Die folgenden Betrachtungen beziehen sich auf die Berechnung von *Jahresfrachten* in Fließgewässern, d. h. J hat die Länge eines Jahres. Der besseren Unterteilbarkeit wegen ist hier $|J| = 364$ d mit der Einheit Tag d. Für die Umrechnung in die Einheit Sekunde s gilt

$$|J| = 364\,\text{d} \quad \text{mit} \quad \text{d} = 24 \cdot 60 \cdot 60\,\text{s} = 24 \cdot 3600\,\text{s} = 86\,400\,\text{s}.$$

Anderen Zeitintervallen sind die Ergebnisse entsprechend anzupassen. Diskutiert wird, wie groß die einzelnen gleichlangen Messintervalle J_i für $i = 1, \ldots, n$ sein müssen, damit der mittlere quadratische Fehler $\text{MSE}(F_M, F)$ bzw. $\text{MSE}(F_S, F)$ vernachlässigbar ist und die Mischprobenfracht F_M bzw. Stichprobenschätzung F_S sehr gut die Fracht ermitteln.

Stundenintervalle

Bei der Berechnung von Jahresfrachten können Konzentration C und Abfluss Q innerhalb einer 1/4, 1/2 oder ganzen Stunde J_i als konstant angesehen werden. Deshalb gilt dort $\sigma_{CQ}^{(i)} = 0$ und damit $\sigma_{CQ,\text{int}} = \frac{1}{n}\sum_{i=1}^{n}\sigma_{CQ}^{(i)} = 0$. Bezeichnen $C_i = C(t_i)$ und

$Q_i = Q(t_i)$ die (konstanten) Stundenwerte von Konzentration und Abfluss, dann gilt nach Satz 2 und Definition der Stichprobenfracht F_S für $n = 24 \cdot 364 = 8736$

$$F = F_M = \sum_{i=1}^{n} |J_i| C_i Q_i = \sum_{i=1}^{n} |J_i| C(t_i) Q(t_i) = F_S \quad \text{mit} \quad |J_i| = 3600\,\text{s},$$

d. h. Misch- und Stichprobenstratagie führen (theoretisch) zum gleichen Ergebnis. Eine (höchstens) stündliche Beprobung aufgrund von Misch- oder Stichproben gilt daher als eine quasi-kontinuierliche Beprobung zur Frachtberechnung für einen längeren Zeitraum (von mindestens mehreren Monaten).

Tagesintervalle

Bei einer Jahresfrachtberechnung aus Tagesdaten kann nicht mehr davon ausgegangen werden, dass Konzentration C und Abfluss Q innerhalb eines Tages (nahezu) konstant sind. Vielmehr muss mit größerer Dynamik und bei bestimmten Stoffen mit typischen periodischen Tagesschwankungen gerechnet werden, siehe auch Symader (1988) sowie Symader und Strunk (1991). Für die verschiedenen Szenarien haben Hebbel und Steuer (2007) gezeigt, dass dennoch die Frachtberechnung gemäß F_M oder F_S aus Tagesdaten über einen Zeitraum von mindestens mehreren Monaten recht genau ist, da sich die Fehler in der Summe die Einzelfrachten $|J|_i C_i Q_i$ bzw. $|J_i| C(t_i) Q(t_i)$ gegenseitig ausgleichen. Der Gesamtfehler lag in den untersuchten Beispielen im Promillebereich. Bei den Stichprobendaten sollte der Zeitpunkt t_i an einem Tag so gewählt sein, dass der ermittelte Wert dem Tagesmittelwert nahe kommt und nicht eine Extremsituation abbildet. Unter Beachtung dieser Besonderheiten können auch tägliche Daten (in den Rechenbeispielen $n = 364$) als quasi-kontinuierliche Beprobung zur Frachtberechnung für einen längeren Zeitraum von mindestens mehreren Monaten nach

$$F_M = \sum_{i=1}^{n} |J_i| C_i Q_i \approx \sum_{i=1}^{n} |J_i| C(t_i) Q(t_i) = F_S \quad \text{mit} \quad |J_i| = 24 \times 3600 = 86400\,\text{s},$$

angesehen werden mit den Tagesmittelwerten C_i (Mischproben), Q_i bzw. Tageseinzelwerten $C(t_i)$, $Q(t_i)$. In Hebbel und Steuer (2007) lagen für Chlorid der Messstelle Bimmen (Rhein) zusätzlich echte Tagesmischproben vor. Im Vergleich mit den rechnerischen Tagesmittelmittelwerten treten Abweichungen von bis zu 20% auf. Die echten Tagesmischproben können demnach erhebliche Fehler gegenüber den rechnerischen Tagesmittelwerten aufweisen.

Mehrwöchentliche Intervalleinteilung

Bei einer gröberen, ggf. ungleichen Jahresintervalleinteilung gilt wiederum nach dem fundamentalen Zusammenhang von Fracht und Mischfracht (Satz 1) in einem Teilintervall J_i der Länge $|J_i|$

$$F_i = M_i + |J_i|\sigma_{CQ}^{(i)} \text{ mit } M_i = |J_i|C_iQ_i, \ \sigma_{CQ}^{(i)} = \frac{1}{|J_i|}\int_{J_i}(C(t) - C_i)(Q(t) - Q_i)\,\mathrm{d}t$$

und den Teilintervall-Mittelwerten $C_i = \mu_C^{(i)}, Q_i = \mu_Q^{(i)}$ für $i = 1 \dots, n$. Die Summation über i ergibt dann die Gleichung (Satz 2)

$$F = F_M + |J|\sigma_{CQ,\text{int}} \text{ mit } F = \sum_{i=1}^{n} F_i, \ F_M = \sum_{i=1}^{n} M_i, \ |J|\sigma_{CQ,\text{int}} = \sum_{i=1}^{n} |J_i|\sigma_{CQ}^{(i)}.$$

Nunmehr kann im allgemeinen nicht mehr davon ausgegangen werden, dass die individuellen Kovarianzen $\sigma_{CQ}^{(i)}$ verschwinden bzw. F_i und M_i übereinstimmen. Auch in der Summe werden sich die individuellen Kovarianzen nicht mehr aufheben, so dass mit einer größeren Verzerrung von

$$F_M = \sum_{i=1}^{n} |J_i|C_iQ_i \quad \text{zur Ermittlung der Fracht } F$$

mit den Teilintervall-Mittelwerten $C_i = \mu_C^{(i)}, Q_i = \mu_Q^{(i)}$ gerechnet werden muss. Für den mittleren quadratischen Fehler von F_M im Vergleich zu F, der nur aus dem Verzerrungsquadrat $(F_M - F)^2$ besteht, gilt

$$\text{MSE}(F_M, F) = |J|^2\sigma_{CQ,\text{int}}^2 \quad \text{mit} \quad |J|\sigma_{CQ,\text{int}} = \sum_{i=1}^{n} |J_i|\sigma_{CQ}^{(i)}.$$

Demnach ist die Verzerrung immer dann klein, wenn es keine bzw. keine gleichgerichteten linearen Zusammenhänge von C und Q in den Messintervallen gibt, so dass sie sich in der Summe aufheben. Bei einem stärkeren linearen Zusammenhang von C und Q im Gesamtintervall, z. B. bei einem Verdünnungs- oder Ausschwemmungseffekt, wird die Verzerrung größer ausfallen.

Als Alternative bietet sich auf den ersten Blick der unverzerrte Stichprobenschätzer F_S aus dem Teil Stichprobendaten von Abschn. 9.2 an, der jedoch eine möglicherweise nicht unerhebliche Varianz aufweist. Für den Stichprobenschätzer

$$F_S = |J|\frac{1}{n}\sum_{i=1}^{n} C(t_i)Q(t_i) = |J|\,\overline{T} \quad \text{als Schätzer für die Fracht } F$$

gilt im Fall einer systematischen Stichprobe

$$\text{MSE}(F_S, F) = |J|^2\overline{\sigma}_T^{(\bullet\bullet)} \approx |J|^2\frac{1}{n}\sigma_T^2$$

mit der Intervall-Varianz $\sigma_T^2 \approx \mu_C^2\sigma_Q^2 + 2\mu_C\mu_Q\sigma_{CQ} + \mu_Q^2\sigma_C^2$ des Transports, insbesondere in Abhängigkeit von den Intervall-Varianzen σ_C^2, σ_Q^2 von Konzentration C und Abfluss Q. Nur bei konstantem Transport T, also bei inversem Zusammenhang $C = a/Q$ von C und Q im Gesamtintervall, wird die Varianz klein. Das trifft aber in der Praxis kaum zu.

Für den Fall, dass die interne Gebiets-Kovarianz $\sigma_{CQ,\text{int}}$ nahe Null liegt, ist theoretisch die Mischprobenfracht die bessere Alternative als der Stichprobenschätzer, es sei denn, die Transportwerte schwanken nur geringfügig um eine Konstante. Beispielrechnungen in Hebbel und Steuer (2007) geben einen Eindruck über die Größenordnungen der Fehler in Abhängigkeit der Teilintervall-Länge von 7, 14 bzw. 28 Tagen, so dass n entsprechend 52, 26 oder 13 bei einer Intervall-Länge von 364 Tagen beträgt. Die Halbierung der Messintervall-Länge führt zu einer deutlichen Verkleinerung mit mehr als nur die Hälfte des mittleren quadratischen Fehlers.

Eine Verbesserung der Situation ist dann möglich, wenn auch der Stichprobenschätzer die Vorinformation der (quasi-)kontinuierlichen Abflussganglinie Q und die Abhängigkeit mit der Konzentration C ausnutzt, wobei speziell die Gebiets-Kovarianzen σ_{CQ} und $\sigma_{CQ,\mathrm{int}}$ von Interesse sind, die ein Maß für die linearen Zusammenhänge im betrachteten Intervall J darstellen. Daher werden besondere Modelle der Art

$$C = f(Q) = a \pm \frac{b}{Q^k} \quad \text{bzw.} \quad T = CQ = aQ \pm \frac{b}{Q^{k-1}}, \quad k \geq 1 \quad (a > 0, b > 0)$$

mit einem speziellen Funktionstyp f keine Vorteile mit sich bringen. Anders stellt sich die Situation dar, wenn explizit die Zeit t in ein Modell, dann der Art $C = f(Q, t)$, einfließt.

9.4 Frachtschätzungen bei Vorinformation

In diesem Abschnitt werden geeignete Stichprobenschätzer gesucht, die ebenso wie die Mischprobenfracht auf (quasi-)kontinuierliche Abflussdaten Q zurückgreift. Die systematische Stichprobe steht dabei im Vordergrund, weil die Gewässer ganz überwiegend nach dieser Strategie überwacht werden. Die in der Literatur verwendeten Schätzformeln bilden die Grundlage für Erweiterungen, so dass der approximative mittlere quadratische Fehler geringer ausfallen kann. Diese modifizierten Schätzer werden dann an typischen Beispielen aus dem Datenmaterial angewendet, das bereits in Schreiber und Krauß-Kalweit (1999), Hilden (2003) sowie in Hebbel und Steuer (2007) und Hebbel (2009) Gegenstand der Untersuchungen war, um die Vergleichbarkeit zu gewährleisten. Der Datensatz mit 212 Jahresganglinien (Tagesmittelwerte) verschiedener Konzentrationen an drei Messstellen wurde seinerzeit freundlicherweise von der Bundesanstalt für Gewässerkunde, Koblenz zur Verfügung gestellt.

Das betrachtete Zeitintervall J der Länge $|J|$ wird in n gleichlange Teilintervalle J_i der Längen $|J_i| = |J|/n$ zerlegt und systematisch hinsichtlich der Stoff-Konzentration C beprobt. Der Abfluss Q sowie ggf. weitere problemrelevante Messgrößen $X_1, \ldots, X_m$ seien (quasi-)kontinuierlich beobachtbar bzw. zumindest seien ihre theoretischen Intervall-Maßzahlen bekannt, soweit sie benötigt werden und im Abschn. 9.2 nochmals zusammengefasst sind. Beispielsweise bezeichnen gemäß Kap. 3 mit der Transportgröße $T = CQ$ die Werte μ_C, μ_Q, μ_T bzw. $\overline{C}, \overline{Q}, \overline{T}$ die theoretischen bzw. empirischen Intervall-Mittelwerte von Konzentration C, Abfluss Q und Transport T. Die Werte σ_C^2, σ_Q^2, σ_T^2 stellen ihre theoretischen Intervall-Varianzen dar und σ_{CQ} ist die Intervall-Kovarianz von C, Q.

Einfache Frachtschätzer

In Erinnerung der Zusammenhänge von der Fracht $F = |J|\mu_T$, der Mischfracht $M = |J|\mu_C\mu_Q$ und der Mischprobenfracht $F_M = |J|\frac{1}{n}\sum_i \mu_C^{(i)}\mu_Q^{(i)}$ in der Form

$$F = M + |J|\sigma_{CQ}\,, \quad F = F_M + |J|\sigma_{CQ,\text{int}}\,, \quad \sigma_{CQ} = \sigma_{CQ,\text{int}} + \sigma_{CQ,\text{ext}} = \mu_T - \mu_C\mu_Q$$

bringen die Momentenschätzer

$$\widehat{M} = |J|\overline{C}\mu_Q \quad \text{mit} \quad \mathrm{E}(\widehat{M}) = M\,,$$
$$\widehat{F}_M = |J|\frac{1}{n}\sum_i C(t_i)\mu_Q^{(i)}\,, \quad C(t_i) \in J_i\,,\ i = 1,\ldots,n \quad \text{mit} \quad \mathrm{E}(\widehat{F}_M) = F_M$$

nur in Sonderfällen erkennbare Vorteile im Vergleich mit der Mischprobenfracht F_M oder dem nach Satz 2 (2) aus Abschn. 5.5 besten koquadratischen erwartungstreuen Schätzer $F_S = |J|\overline{T}$, BQUE für F, wobei

$$F_S = |J|\big(\overline{C}\,\overline{Q} + S^*_{CQ}\big)\,, \qquad S^*_{CQ} = \overline{T} - \overline{C}\,\overline{Q}$$
$$= |J|\big(\overline{C}\mu_Q + S^{(\mu_Q)}_{CQ}\big)\,, \qquad S^{(\mu_Q)}_{CQ} = \overline{T} - \overline{C}\,\mu_Q \quad \text{BLQUE für } \sigma_{CQ}$$

und $\mathrm{MSE}(F_S, F) = |J|^2\overline{\sigma}_T^{(\bullet\bullet)} \approx |J|^2\frac{1}{n}\sigma_T^2$ mit $\sigma_T^2 \approx \mu_C^2\sigma_Q^2 + 2\mu_C\mu_Q\sigma_{CQ} + \mu_Q^2\sigma_C^2$.

Nach Abschn. 5.5 Satz 2 (1) ist $\mathrm{E}(\widehat{M}) = |J|\,\mathrm{E}(\overline{C})\mu_Q = |J|\mu_C\mu_Q = M$ und

$$\mathrm{Var}(\widehat{M}) = |J|^2\mu_Q^2\,\mathrm{Var}(\overline{C}) = |J|^2\mu_Q^2\overline{\sigma}_C^{(\bullet\bullet)}\,.$$

Mit dortigem Satz 1 (1) gilt $\mathrm{E}(\widehat{F}_M) = |J|\frac{1}{n}\sum_i \mathrm{E}(C(t_i))\mu_Q^{(i)} = |J|\frac{1}{n}\sum_i \mu_C^{(i)}\mu_Q^{(i)} = F_M$ und

$$\mathrm{Var}(\widehat{F}_M) = |J|^2\frac{1}{n^2}\sum_i\sum_j \mu_Q^{(i)}\mu_Q^{(j)}\sigma_C^{(ij)}\,.$$

Diese Schätzer sind allenfalls dann geeignet, wenn die Verzerrungen gering ausfallen, also wenn $\sigma_{CQ} \approx 0$ bzw. $\sigma_{CQ,\text{int}} \approx 0$ gilt. In diesem Spezialfall ist $F \approx M$ bzw. $F \approx F_M$, so dass die Schätzer brauchbar sein könnten. Steht die Mischprobenfracht F_M zur Verfügung, ist sie in dieser Situation die bessere Alternative.

Ein weiterer sehr einfach zu ermittelnder Momentenschätzer für die Fracht mit Vorinformation ergibt sich aus der Darstellung $F = |J|\mu_T = |J|(\mu_C\mu_Q + \sigma_{CQ})$, indem μ_C und σ_{CQ} durch ihre empirischen Momente $\overline{C}$ und S^*_{CQ} ersetzt werden.

$$\widehat{F}_{S1} = |J|\big(\overline{C}\mu_Q + S^*_{CQ}\big) = |J|\big(\overline{T} - \overline{C}(\overline{Q} - \mu_Q)\big)\,, \quad S^*_{CQ} = \overline{T} - \overline{C}\,\overline{Q}\,.$$

Dieser Schätzer ist gegenüber dem besten linear koquadratischen erwartungstreuen Stichprobenschätzer $F_S = |J|\overline{T} = |J|(\overline{C}\,\overline{Q} + S^*_{CQ})$ leicht verzerrt für F, hat aber möglicherweise eine kleinere Varianz, weil die Unsicherheit bezüglich Q entfällt, vgl. Abschn. 5.5, speziell Anmerkung zu Satz 3.

C-Q-modellbasierte Frachtschätzer

Die meisten Schätzer für die Fracht $F = |J|\mu_T$ mit dem Transport $T = CQ$ orientieren sich wieder an der Darstellung $\mu_T = \mu_C\mu_Q + \sigma_{CQ}$ mit den Intervall-Mittelwerten μ_C, μ_Q und der Intervall-Kovarianz σ_{CQ}. Ein geeigneter Schätzer für die Fracht F hat die Form $\widehat{F} = |J|(\overline{C}\mu_Q + \widehat{\sigma}_{CQ})$ mit dem empirischen Intervall-Mittelwert $\overline{C}$ für die Konzentration und einem geeigneten Schätzer für die Intervall-Kovarianz σ_{CQ} von Konzentration und Abfluss. Der berechtigte Wunsch, ein so genanntes "Omnibusverfahren", also eine Methode, die auf möglichst viele Fälle anwendbar ist, bereitzustellen, wird nicht zu erfüllen sein. Die konzipierten Frachtschätzer mit Vorinformation sind immer auf eine individuelle Situation zugeschnitten. An der Problemstellung ist bereits zu erkennen, dass für den Fall $\sigma_{CQ} \approx 0$ auch ein noch so gut ausgetüftelter Schätzer $\widehat{\sigma}_{CQ}$ keine großen Vorteile mit sich bringen kann.

Verwendet werden die in Abschn. 5.5 entwickelten Schätzer bei Vorinformation über eine Messgröße. Wie bereits unter dem Punkt Verhältnis- und Regressionsschätzer ausführlich dargestellt, kommt es theoretisch auch nicht darauf an, ein besonderes C-Q-Modell der Art $C = f(Q)$ mit einen gesondert ausgewählten Funktionstyp f, unabhängig von t, zu kreieren, weil nur der lineare Zusammenhang von Stoff-Konzentration C und Abfluss Q bei der Berechnung des Transports bzw. der Fracht wesentlich ist.

Die Konzentration C kann in einem Modell $C = \alpha + \beta Q + U$ in einen linearen Teil $\widehat{C} = \alpha + \beta Q$ und in einen mit Q intervall-unkorrelierten Teil U aufgeteilt werden, der bei der Berechnung von σ_{CQ} sowie μ_T bzw. der Fracht $F = |J|\mu_T$ herausfällt. Bereits aus den Pseudo-Konzentrationen $\widehat{C}$ bzw. Pseudo-Transporten $\widehat{T} = \widehat{C}Q$ lässt sich die Fracht exakt berechnen, vgl. Abschn. 5.5, Verhältnis- und Regressionsschätzer. Die dort entwickelten Schätzer führen speziell für $Y = C$, $X = Q$ und $Z = T = CQ$, hochgerechnet auf das Intervall J der Länge $|J|$, mit den empirischen Intervall-Mittelwerten $\overline{C}$, $\overline{Q}$, $\overline{T}$ von Konzentration C, Abfluss Q und Transport T sowie dem theoretischen Intervall-Mittelwert μ_Q vom Abfluss zu unterschiedlichen Frachtschätzern.

Verhältnisschätzer für die Fracht $F = |J|\mu_T$ sind definiert durch

$$\widehat{F}^{(V)} = |J|\,\overline{T}\frac{\mu_Q}{\overline{Q}} = |J|\big(\overline{C}\mu_Q + S^*_{CQ}\frac{\mu_Q}{\overline{Q}}\big) \quad \text{mit} \quad S^*_{CQ} = \overline{T} - \overline{C}\,\overline{Q},$$

$$\widehat{F}^{(V_2)} = |J|\big(\overline{C}\mu_Q + S^{(\mu_Q)}_{CQ}\frac{\mu_Q}{\overline{Q}}\big) \quad \text{mit} \quad S^{(\mu_Q)}_{CQ} = \overline{T} - \overline{C}\mu_Q \ \text{ statt } S^*_{CQ}$$

$$= |J|\Big(\overline{T}\frac{\mu_Q}{\overline{Q}} + \big(1 - \frac{\mu_Q}{\overline{Q}}\big)\overline{C}\mu_Q\Big).$$

Der erweiterte Frachtschätzer $\widehat{F}^{(V_2)}$ ist eine Linearkombination der beiden Schätzer $\widehat{F}^{(V)}$ und $\widehat{M} = |J|\,\overline{C}\mu_Q$ in Anlehnung an den Satz (Minimum MSE) aus Abschn. 5.2, wobei der zweite Schätzer $\widehat{M}$ dann geeignet ist, wenn $\sigma_{CQ} \approx 0$. Der (einfache) Schätzer $\widehat{F}^{(V)}$ wird von OSPAR (Oslo-Paris-Convention) in den (RID) Principles empfohlen, siehe INPUT (2000). Als Arbeitsmodell kann den Schätzern für $t \in J$ das T-Q-Modell

$$T(t) = \alpha Q(t) + V(t) \;\text{ bzw. }\; T(t) = \mu_Q C(t) + \alpha Q(t) + V(t)\,, \;\; \mu_V = 0\,, \;\; \sigma_{QV} \approx 0$$

zugrunde gelegt werden. Aus $\mu_V = 0$ folgt $\mu_T = \alpha\mu_Q$ bzw. $\mu_T = \mu_C\mu_Q + \alpha\mu_Q$. Damit ist $\alpha = \mu_T/\mu_Q$ bzw. $\alpha = \sigma_{CQ}/\mu_Q$, wobei $\sigma_{CQ} = \mu_T - \mu_C\mu_Q$. Die Beobachtungsgleichungen liefern dann über den Ansatz $\overline{V} = 0$ die Momentenschätzer

$$\widehat{\alpha} = \frac{\overline{T}}{\overline{Q}}\,, \;\; \widehat{\mu}_T = \widehat{\alpha}\mu_Q \quad \text{bzw.} \quad \widehat{\alpha} = \frac{S_{CQ}^{(\mu_Q)}}{\overline{Q}}\,, \;\; \widehat{\mu}_T = \overline{C}\mu_Q + \widehat{\alpha}\mu_Q\,.$$

Die Schätzer sind geeignet, wenn ansatzgemäß $\sigma_{TQ} \gg 0$ und $\sigma_{CQ} \leq 0$.

Regressionsschätzer für die Fracht $F = |J|\mu_T$ sind definiert durch

$$\widehat{F}^{(R)} = |J|\Big(\overline{C}\mu_Q + S_{CQ}^{*}\frac{\sigma_Q^{(\overline{Q})2}}{S_Q^{*2}}\Big) \;\text{ mit }\; \sigma_Q^{(\overline{Q})2} = \mu_{Q^2} - \mu_Q\overline{Q}\,, \;\; S_Q^{*2} = \overline{Q^2} - \overline{Q}^2,$$

$$\begin{aligned}\widehat{F}^{(R_2)} &= |J|\Big(\overline{C}\mu_Q + S_{CQ}^{(\mu_Q)}\frac{\sigma_Q^2}{S_Q^{(\mu_Q)2}}\Big) \;\text{ mit }\; \sigma_Q^2 = \mu_{Q^2} - \mu_Q^2\,, \;\; S_Q^{(\mu_Q)2} = \overline{Q^2} - \overline{Q}\mu_Q \\ &= |J|\Big(\overline{T}\frac{\sigma_Q^2}{S_Q^{(\mu_Q)2}} + \big(1 - \frac{\sigma_Q^2}{S_Q^{(\mu_Q)2}}\big)\overline{C}\mu_Q\Big)\,.\end{aligned}$$

Die Regressionsschätzer unterscheiden sich formal von den Verhältnisschätzern lediglich in der Wahl des "Korrekturfaktors". Das Mittelwertverhältnis $\mu_Q/\overline{Q}$ wird durch das Varianzverhältnis $\sigma_Q^2/S_Q^{(\mu_Q)2}$ ersetzt. Ein geeignetes Arbeitsmodell ist im Unterschied zu den Verhältnisschätzern das C-Q-Modell

$$C(t) = \alpha + \beta Q(t) + U(t)\,, \;\; t \in J \;\text{ mit }\; \mu_U = 0\,, \;\; \sigma_{QU} = 0\,.$$

Aus den Nebenbedingungen und $\sigma_{CQ} = \mu_{CQ} - \mu_C\mu_Q$, $\sigma_Q^2 = \mu_{Q^2} - \mu_Q^2$ folgt

$$\mu_C = \alpha + \beta\mu_Q\,, \;\; \mu_{CQ} = \alpha\mu_Q + \beta\mu_{Q^2} = \mu_C\mu_Q + \beta\mu_Q^2 \quad \text{bzw.} \quad \beta = \frac{\sigma_{CQ}}{\sigma_Q^2}\,.$$

Werden α und β durch die "empirisch-theoretischen" Momente

$$\widehat{\alpha} = \overline{C} - \widehat{\beta}\,\overline{Q}\,, \;\; \widehat{\beta} = \frac{S_{CQ}^{*}}{S_Q^{*2}} \quad \text{bzw.} \quad \widehat{\alpha} = \overline{C} - \widehat{\beta}\mu_Q\,, \;\; \widehat{\beta} = \frac{S_{CQ}^{(\mu_Q)}}{S_Q^{(\mu_Q)2}}$$

ersetzt, ergeben sich die dargestellten Frachtschätzer. Auch eine Linearkombination von $\widehat{F}^{(V_2)}$ und $\widehat{F}^{(R_2)}$ im Sinne von Satz (Minimum MSE) ist möglich.

Der *Verhältnis-Regressionschätzer* für die Fracht $F = |J|\mu_T$ ist mit der Hilfsgröße

$$C_Q = C - \frac{\mu_Q}{Q} C\,, \quad \overline{C_Q} = \overline{C} - \mu_Q \overline{C/Q}\,, \quad S_{C_Q Q}^{(\mu_Q)} = \overline{C_Q Q} - \overline{C_Q}\mu_Q = S_{CQ}^{(\mu_Q)} - \overline{C_Q}\mu_Q$$

sowie obigen Bezeichnungen definiert durch

$$\begin{aligned}
\widehat{F}^{(VR)} &= \lambda \widehat{F}^{(R_2)} + (1-\lambda)\widehat{F}^{(V_2)} \quad \text{mit} \quad \lambda = \frac{S_{C_Q Q}^{(\mu_Q)}}{S_{CQ}^{(\mu_Q)}}\,, \quad 1-\lambda = \frac{S_{CQ}^{(\mu_Q)} - S_{C_Q Q}^{(\mu_Q)}}{S_{CQ}^{(\mu_Q)}} \\
&= |J|\Big(\overline{C}\mu_Q + \big(S_{CQ}^{(\mu_Q)} - S_{C_Q Q}^{(\mu_Q)}\big)\frac{\mu_Q}{\overline{Q}} + S_{C_Q Q}^{(\mu_Q)} \frac{\sigma_Q^2}{S_Q^{(\mu_Q)2}}\Big) \\
&= |J|\Big(\overline{C}\mu_Q + \overline{C_Q}\mu_Q \frac{\mu_Q}{\overline{Q}} + \big(S_{CQ}^{(\mu_Q)} - \overline{C_Q}\mu_Q\big)\frac{\sigma_Q^2}{S_Q^{(\mu_Q)2}}\Big)\,.
\end{aligned}$$

Als Arbeitsmodell kann das von Verhältnis- und Regressionsschätzer 2 vereinigte Modell

$$C_Q(t) = \alpha + \beta Q(t) + U(t)\,, \quad \text{mit} \quad \mu_U = 0\,, \quad \sigma_{QU} = 0$$

bzw. mit $T = CQ$ und $V = QU$

$$T(t) = \mu_Q C(t) + \alpha Q(t) + \beta Q^2(t) + V(t)\,, \quad \text{mit} \quad \mu_V = \sigma_{QU} = 0$$

angesehen werden.

Modellschätzer

Die Situation der Verhältnis- und Regressionsschätzer kann verallgemeinert werden, indem die Einflussgröße Q durch mehrere Einflussgrößen $X_1, \ldots, X_m$ ergänzt bzw. ersetzt wird. Diese Einflussgrößen müssen ebenfalls (quasi-)kontinuierlich beobachtbar bzw. die benötigten Momente gegeben sein. Als Einflussgrößen können auch mathematische Funktionen auftreten wie Polynome (zur Beschreibung von Trends) oder trigonometrische Funktionen (zur Beschreibung wiederkehrender Zyklen).

Das Arbeitsmodell mit den Einflussgrößen $X_1, \ldots, X_m$ in einem inhomogenen linearen Modell lautet dann

$$C(t) = \alpha + \sum_{j=1}^{m} X_j(t)\beta_j + U(t) = \alpha + \mathbf{x}(t)'\boldsymbol{\beta} + U(t)\,, \quad \mathbf{x}(t) = \begin{pmatrix} X_1(t) \\ \vdots \\ X_m(t) \end{pmatrix}, \quad \boldsymbol{\beta} = \begin{pmatrix} \beta_1 \\ \vdots \\ \beta_m \end{pmatrix}$$

für $t \in J$. Die theoretischen Kleinst-Quadrate Schätzer $\widetilde{\alpha} = \mu_C - \boldsymbol{\mu}_{\mathbf{x}}'\widetilde{\boldsymbol{\beta}}$, $\widetilde{\boldsymbol{\beta}} = \Sigma_{\mathbf{xx}}^{-1}\sigma_{\mathbf{x}C}$ mit

$$\boldsymbol{\mu}_{\mathbf{x}} = \begin{pmatrix} \mu_{X_1} \\ \vdots \\ \mu_{X_m} \end{pmatrix}, \quad \sigma_{\mathbf{x}C} = \begin{pmatrix} \sigma_{X_1 C} \\ \vdots \\ \sigma_{X_m C} \end{pmatrix}, \quad \Sigma_{\mathbf{xx}} = \begin{pmatrix} \sigma_{X_1 X_1} & \cdots & \sigma_{X_1 X_m} \\ \vdots & & \vdots \\ \sigma_{X_m X_1} & \cdots & \sigma_{X_m X_m} \end{pmatrix}$$

können dann wieder durch verschiedene Momentenschätzer ersetzt werden, beispielsweise durch die empirischen Kleinst-Quadrate-Schätzer

$$\widehat{\alpha} = \overline{C} - \overline{\mathbf{x}}'\widehat{\boldsymbol{\beta}}, \quad \widehat{\boldsymbol{\beta}} = S_{\mathbf{xx}}^{*-1} S_{\mathbf{x}C}^{*}$$

mit

$$\overline{\mathbf{x}} = \begin{pmatrix} \overline{X}_1 \\ \vdots \\ \overline{X}_m \end{pmatrix}, \quad S_{\mathbf{x}C}^{*} = \begin{pmatrix} S_{X_1 C}^{*} \\ \vdots \\ S_{X_m C}^{*} \end{pmatrix}, \quad S_{\mathbf{xx}}^{*} = \begin{pmatrix} S_{X_1 X_1}^{*} & \cdots & S_{X_1 X_m}^{*} \\ \vdots & & \vdots \\ S_{X_m X_1}^{*} & \cdots & S_{X_m X_m}^{*} \end{pmatrix}.$$

Dabei werden die theoretischen Intervall-Mittelwerte (μ), -Varianzen und -Kovarianzen (σ) durch ihre empirischen Momente ersetzt. Alternativ können sie auch durch die empirisch-theoretischen Momente wie bei den Regressionsschätzern ersetzt werden. Mit

$$\widehat{C}(t) = \widehat{\alpha} + \mathbf{x}(t)'\widehat{\boldsymbol{\beta}} = \overline{C} + \big(\mathbf{x}(t) - \overline{\mathbf{x}}\big)'\widehat{\boldsymbol{\beta}}, \quad t \in J$$

ergibt sich nach Multiplikation mit $Q(t)$ und Integration

$$\widehat{F}^{(LM)} = |J| \int_J \widehat{C}(t) Q(t) \mathrm{d}t = |J| \big(\overline{C}\mu_Q + \sigma_{\mathbf{x}Q}^{(\overline{x})\prime} S_{\mathbf{xx}}^{*-1} S_{\mathbf{x}C}^{*}\big), \quad \sigma_{\mathbf{x}Q}^{(\overline{x})} = \boldsymbol{\mu}_{\mathbf{x}Q} - \overline{\mathbf{x}}\mu_Q .$$

Für den Spezialfall $\mathbf{x} = Q$ ergibt sich der Regressionsschätzer $\widehat{F}^{(R)}$.

Ein *LM-Schätzer* für die Fracht $F = |J|\mu_T$ nach einem inhomogenen linearen Modell mit den (quasi-)kontinuierlich beobachtbaren Einflussgrößen $X_1, \ldots, X_m$ ist definiert durch

$$\widehat{F}^{(LM)} = |J| \big(\overline{C}\mu_Q + \sigma_{\mathbf{x}Q}^{(\overline{x})\prime} S_{\mathbf{xx}}^{*-1} S_{\mathbf{x}C}^{*}\big) \quad \text{mit} \quad \sigma_{\mathbf{x}Q}^{(\overline{x})} = \boldsymbol{\mu}_{\mathbf{x}Q} - \overline{\mathbf{x}}\mu_Q$$

und

$$\overline{\mathbf{x}} = \begin{pmatrix} \overline{X}_1 \\ \vdots \\ \overline{X}_m \end{pmatrix}, \quad \boldsymbol{\mu}_{\mathbf{x}Q} = \begin{pmatrix} \mu_{X_1 Q} \\ \vdots \\ \mu_{X_m Q} \end{pmatrix}, \quad S_{\mathbf{x}C}^{*} = \begin{pmatrix} S_{X_1 C}^{*} \\ \vdots \\ S_{X_m C}^{*} \end{pmatrix}, \quad S_{\mathbf{xx}}^{*} = \begin{pmatrix} S_{X_1 X_1}^{*} & \cdots & S_{X_1 X_m}^{*} \\ \vdots & & \vdots \\ S_{X_m X_1}^{*} & \cdots & S_{X_m X_m}^{*} \end{pmatrix}.$$

Verwendet sind dabei die üblichen Bezeichnungen für die theoretischen und empirischen Intervall-Momente.

Als Einflussgrößen kommen auch mathematische Funktionen in Betracht. Zum Beispiel kann in der Konzentration C eine Jahresschwankung oder ein Wochengang durch $X_1(t) = \cos \lambda t$, $X_2(t) = \sin \lambda t$ mit $\lambda = 2\pi/365$ bzw. $\lambda = 2\pi/7$ berücksichtigt werden.

9.5 Beispiele für empirische Frachtberechnungen

Zur Demonstration der Wirkungsweise der unterschiedlichen Schätzer werden Datenreihen mit unterschiedlichen Relationen bezüglich der Fracht F, Mischprobenfracht

F_M und Mischfracht M aufgegriffen. Die Beispiele stammen aus dem umfangreichen Datensatz von 212 (quasi-)kontinuierlichen Jahresganglinien (Tagesmittelwerte) verschiedener Messgrößen an den Messstellen Bimmen und Mainz am Rhein sowie Palzem an der Mosel aus der Literatur, vgl. Hilden (2003) sowie Hebbel und Steuer (2007).

Der Einfachheit halber werden zur Frachtberechnung die ersten 364 Tage eines jeden Jahres herangezogen. Das Gesamtintervall J der Länge $|J| = 364$ Tage wird dann eingeteilt in $n = 13, 26$ bzw. 52 Teilintervalle J_i der gleichen Längen $|J_i| = m$ mit $m = 28, 14$ bzw. 7 Tage ($m\,n = 364$):

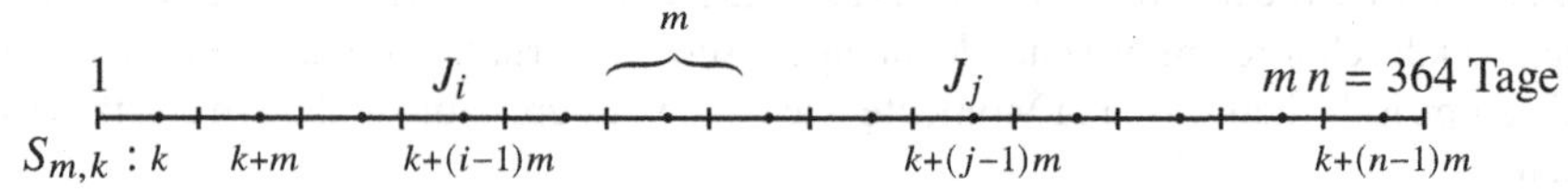

1 J_i $\overbrace{\qquad}^{m}$ J_j $m\,n = 364$ Tage

$S_{m,k}$: k $k{+}m$ $k{+}(i{-}1)m$ $k{+}(j{-}1)m$ $k{+}(n{-}1)m$

Die Tab. 9.1 enthält die jeweiligen Zeitstichprobenpäne der systematischen Auswahl der Beobachtungszeitpunkte mit ihren (gleichwahrscheinlichen) Realisierungen. Für die in der Praxis typische 14-tägige Variante werden jeweils die Frachtschätzung F_M nach der Mischprobenstrategie und alle 14 Realisierungen des Frachtschätzers F_S sowie der Frachtschätzer $\widehat{F}$ mit Vorinformation nach der systematischen Zeitstichprobe berechnet und mit der (wahren) Fracht F verglichen.

Die Fracht F wird dabei (approximativ) aus den vorliegenden Tagesmittelwerten C_t, Q_t und $T_t = C_t Q_t$, $t = 1, \dots, 364$ (1 d = 86400 s , 1000 kg = 10^6 g) nach

$$F = 0,0864{\times}364\,\mu_T \overset{(\approx)}{=} 0,0864 \sum_{t=1}^{364} C_t Q_t \text{ in } 1000\,\text{kg} \quad \text{mit} \quad \mu_T \overset{(\approx)}{=} \frac{1}{364} \sum_{t=1}^{364} C_t Q_t\,.$$

berechnet. Die Fracht F_M nach der rechnerischen Mischprobenstrategie (Mittel über je $m = 14$ aufeinander folgende Werte aus J_i, $i = 1, \dots, n = 26$) ist gegeben durch

$$F_M = 0,0864\,m \sum_{i=1}^{n} \mu_C^{(i)} \mu_Q^{(i)} \text{ in } 1000\,\text{kg mit } \mu_C^{(i)} \overset{(\approx)}{=} \frac{1}{m} \sum_{t \in J_i}^{(14)} C_t\,, \quad \mu_Q^{(i)} \overset{(\approx)}{=} \frac{1}{m} \sum_{t \in J_i}^{(14)} Q_t\,.$$

Die Mischfracht M ist definiert durch

$$M = 0,0864{\times}364\,\mu_C \mu_Q \text{ in } 1000\,\text{kg} \quad \text{mit} \quad \mu_C \overset{(\approx)}{=} \frac{1}{364} \sum_{t=1}^{364} C_t\,, \quad \mu_Q \overset{(\approx)}{=} \frac{1}{364} \sum_{t=1}^{364} Q_t\,.$$

Tabelle 9.1 Die verschiedenen Zeitstichprobenpläne S28, S14 und S7 im Detail.

k		$k+28(i-1)$, $i = 1, \dots, 13$: J_1	J_2	$\dots$	J_{13}
1	$S_{28,1}$	1	29	$\dots$	337
2	$S_{28,2}$	2	30	$\dots$	338
$\vdots$	$\vdots$	$\vdots$	$\vdots$		$\vdots$
28	$S_{28,28}$	28	56	$\dots$	364

k		$k+14(i-1)$, $i = 1, \dots, 26$: J_1	J_2	$\dots$	J_{26}
1	$S_{14,1}$	1	15	$\dots$	351
2	$S_{14,2}$	2	16	$\dots$	352
$\vdots$	$\vdots$	$\vdots$	$\vdots$		$\vdots$
14	$S_{14,14}$	14	28	$\dots$	364

k		$k+7(i-1)$, $i = 1, \dots, 52$: J_1	J_2	$\dots$	J_{52}
1	$S_{7,1}$	1	8	$\dots$	358
2	$S_{7,2}$	2	9	$\dots$	359
$\vdots$	$\vdots$	$\vdots$	$\vdots$		$\vdots$
7	$S_{7,7}$	7	14	$\dots$	364

Die Stichprobenfracht F_S berechnet sich nach

$$F_S = 0,0864{\times}364\,\overline{T} \text{ in } 1000\,\text{kg}, \quad \overline{T} = \frac{1}{n}\overset{(26)}{\sum_{t\in S_{14,k}}} C_t Q_t \quad (\text{real } k=14 \text{ versch. Werte}).$$

Die Werte F, F_M und M sowie die 14 Realisierungen von F_S werden dann verglichen mit den 14 Realisierungen einer Frachtschätzung $\widehat{F}$ mit Vorinformation, aufgelistet in den Tabellen 9.2 und 9.3. Die Ergebnisse für die 7- oder 28-tägige systematische Stichprobe bleiben im relativen Vergleich untereinander in etwa gleich. Nur der mittlere quadratische Fehler wird bei Verdoppelung von m mindestens halbiert.

Für ausgewählte typische Beispiele werden die Größen

$$F\,,\ F_M\,,\ M \quad \text{und} \quad \widehat{F}_{S1}\,,\ \widehat{F}^{(V)}\,,\ \widehat{F}^{(V2)} \quad \text{sowie} \quad \widehat{F}^{(R)}\,,\ \widehat{F}^{(R2)}\,,\ \widehat{F}^{(VR)}$$

berechnet und in Grafiken dargestellt. Bezüglich der Frachtschätzer werden jeweils alle gleich wahrscheinlichen $k = 14$ möglichen Realisierungen gemäß Tabelle 9.1 berechnet und als Zeitreihengrafik in der Reihenfolge von 1 bis 14 ausgegeben.

Der Wochengang in der Messgröße CL schlägt sich in den Realisierungen der Frachtschätzer als Schwingung mit der Periode 7 in den 14 Einzelwerten nieder, vgl. Abbildung 2.7. Dieser externe Einfluss wird über ein erweitertes Modell aus den Frachtschätzern herausgerechnet.

Tabelle 9.2 Modifizierter Stichproben-Frachtschätzer und Verhältnis-Frachtschätzer.

$$\widehat{F}_{S1} = |J|\big(\overline{C}\mu_Q + S^*_{CQ}\big) = |J|\big(\overline{T} - \overline{C}(\overline{Q} - \mu_Q)\big), \quad |J| = 0,0864{\times}364\,,$$

$$\widehat{F}^{(V)} = |J|\,\overline{T}\frac{\mu_Q}{\overline{Q}} = |J|\big(\overline{C}\mu_Q + S^*_{CQ}\frac{\mu_Q}{\overline{Q}}\big)\,,$$

$$\widehat{F}^{(V_2)} = |J|\big(\overline{C}\mu_Q + S^{(\mu_Q)}_{CQ}\frac{\mu_Q}{\overline{Q}}\big) = |J|\Big(\overline{T}\frac{\mu_Q}{\overline{Q}} + (1 - \frac{\mu_Q}{\overline{Q}})\overline{C}\mu_Q\Big)\,.$$

$$S^*_{CQ} = \overline{T} - \overline{C}\,\overline{Q}\,, \quad S^{(\mu_Q)}_{CQ} = \overline{T} - \overline{C}\mu_Q \quad \text{Schätzer für} \quad \sigma_{CQ} = \mu_{CQ} - \mu_C\mu_Q\,.$$

Tabelle 9.3 Regressions-Frachtschätzer und Kombination mit Verhältnis-Frachtschätzer.

$$\widehat{F}^{(R)} = |J|\big(\overline{C}\mu_Q + S^*_{CQ}\frac{\sigma^{(\overline{Q})2}_Q}{S^{*2}_Q}\big)\,, \quad |J| = 0,0864{\times}364\,,$$

$$\widehat{F}^{(R_2)} = |J|\big(\overline{C}\mu_Q + S^{(\mu_Q)}_{CQ}\frac{\sigma^2_Q}{S^{(\mu_Q)2}_Q}\big) = |J|\Big(\overline{T}\frac{\sigma^2_Q}{S^{(\mu_Q)2}_Q} + (1 - \frac{\sigma^2_Q}{S^{(\mu_Q)2}_Q})\overline{C}\mu_Q\Big)\,.$$

$$\widehat{F}^{(VR)} = |J|\Big(\overline{C}\mu_Q + \overline{C_Q}\mu_Q\frac{\mu_Q}{\overline{Q}} + (S^{(\mu_Q)}_{CQ} - \overline{C_Q}\mu_Q)\frac{\sigma^2_Q}{S^{(\mu_Q)2}_Q}\Big)\,, \quad \overline{C_Q} = \overline{C} - \mu_Q\overline{(C/Q)}\,,$$

$$\sigma^{(\overline{Q})2}_Q = \mu_{Q^2} - \mu_Q\overline{Q}\,, \quad S^{*2}_Q = \overline{Q^2} - \overline{Q}^2\,, \quad S^{(\mu_Q)2}_Q = \overline{Q^2} - \overline{Q}\mu_Q \quad \text{Schätzer für} \quad \sigma^2_Q = \mu_{Q^2} - \mu^2_Q\,.$$

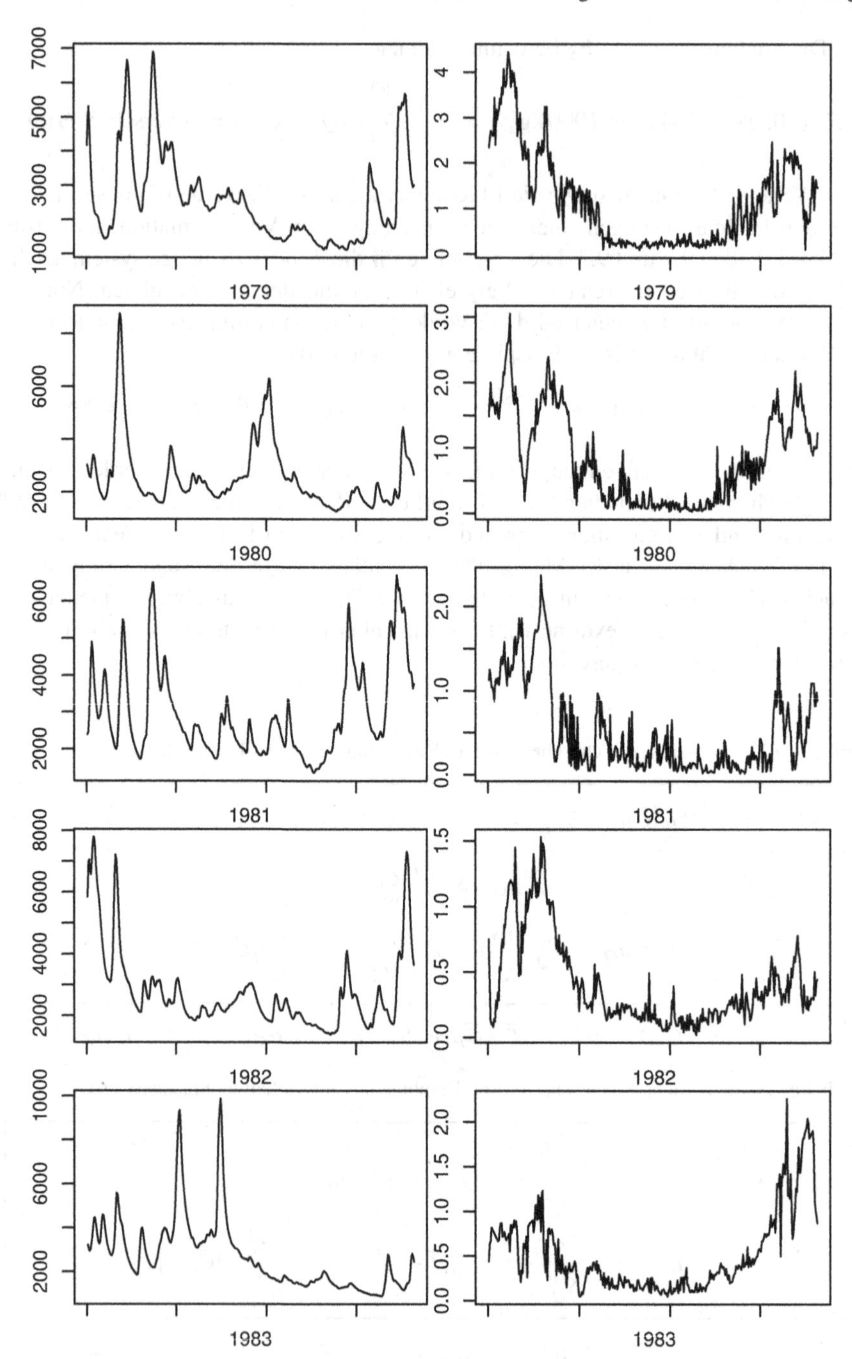

Abb. 9.5 Ganglinien der Tagesmittelwerte vom Abfluss Q (links) und Ammonium NH4 (rechts) in den Jahren 1979 - 1983 an der Messstation Bimmen (Rhein).

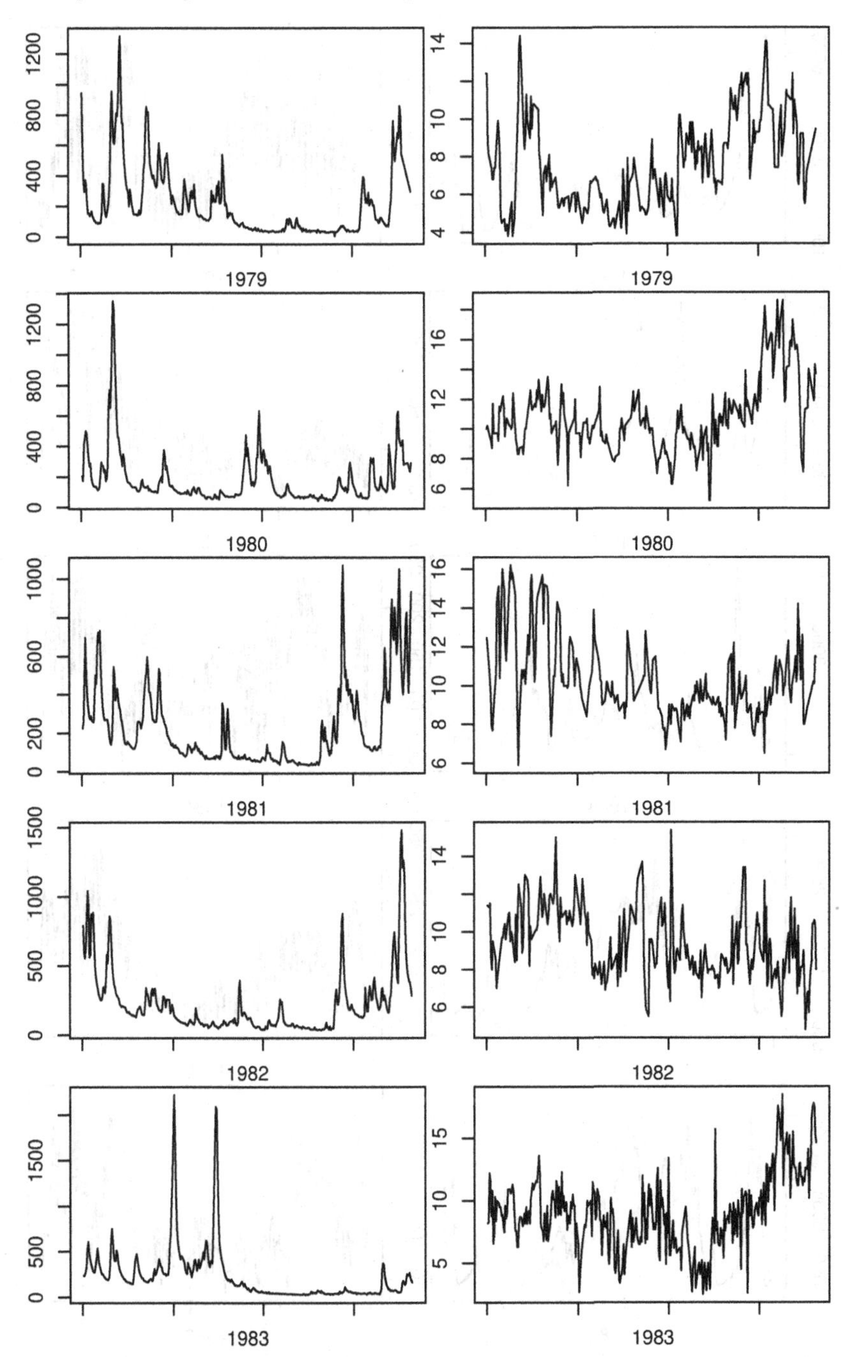

Abb. 9.6 Ganglinien der Tagesmittelwerte vom Abfluss Q (links) und Nitrat NO3 (rechts) in den Jahren 1979 - 1983 an der Messstation Palzem (Mosel).

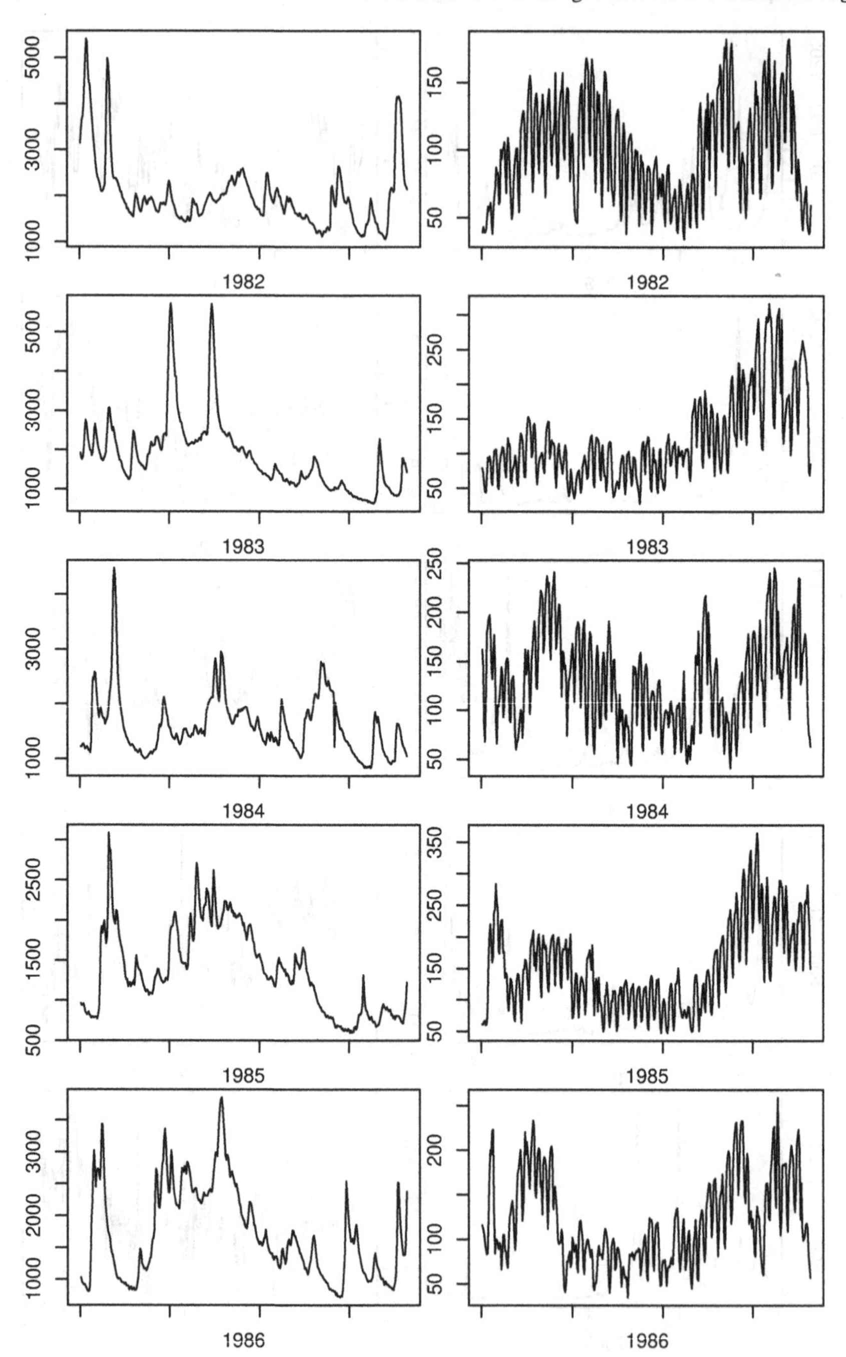

Abb. 9.7 Ganglinien der Tagesmittelwerte vom Abfluss Q (links) und Chlorid CL (rechts), mit ausgeprägtem Wochengang, in den Jahren 1982 - 1986 an der Messstelle Mainz (Rhein).

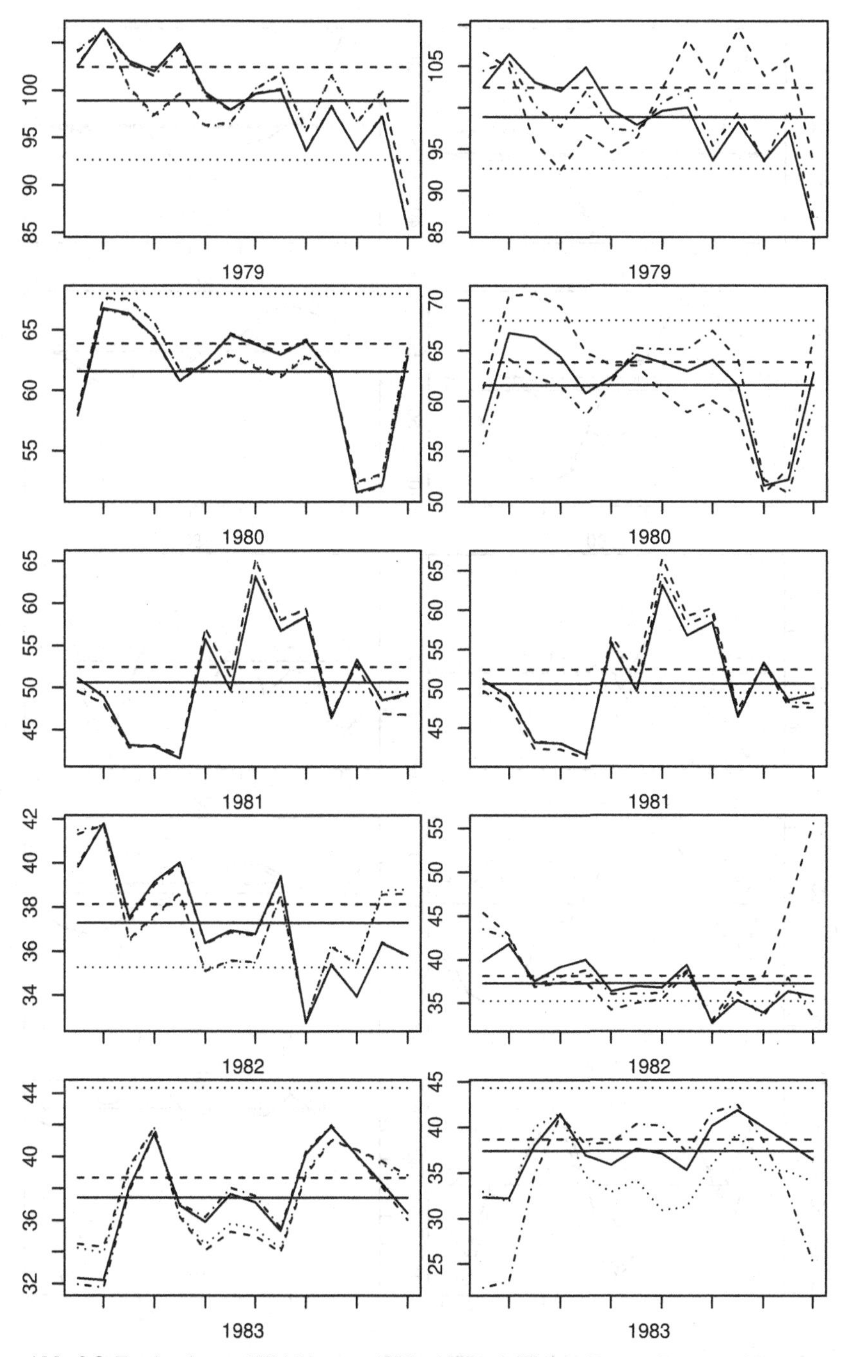

Abb. 9.8 Frachtschätzer NH4 Bimmen 1979 - 1983 mit Werten F —— F_M – – – M · · · · ·
l: F_S —— F_{S1} – – – F^V · · · · · F^{V2} –·–·– r: F_S —— F^{VR} – – – F^R · · · · · F^{R2} –·–·–

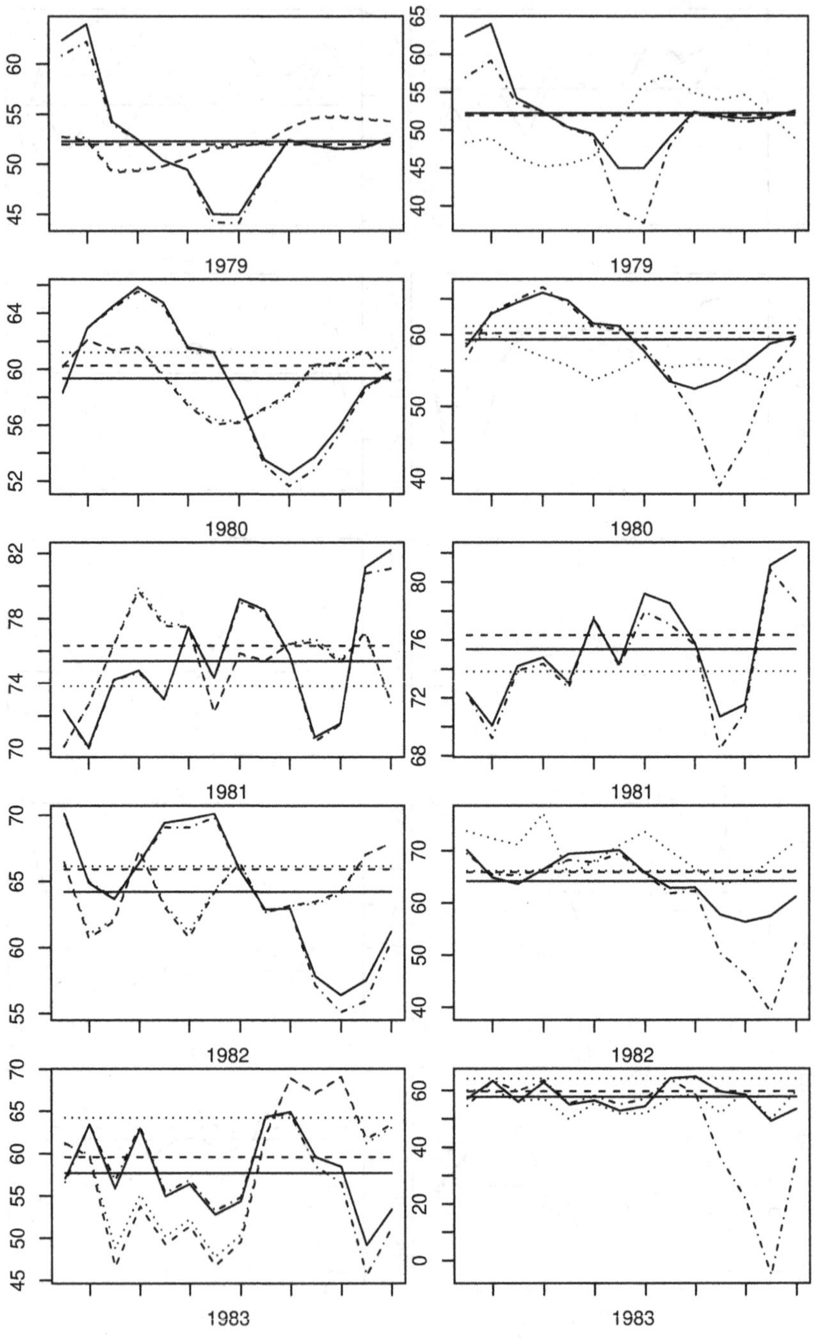

Abb. 9.9 Frachtschätzer NO3 Palzem 1979 - 1983 mit Werten F —— F_M – – – M · · · · · ·
l: F_S —— F_{S1} – – – F^V · · · · · F^{V2} – · – · –   r: F_S —— F^{VR} – – – F^R · · · · · F^{R2} – · – · –

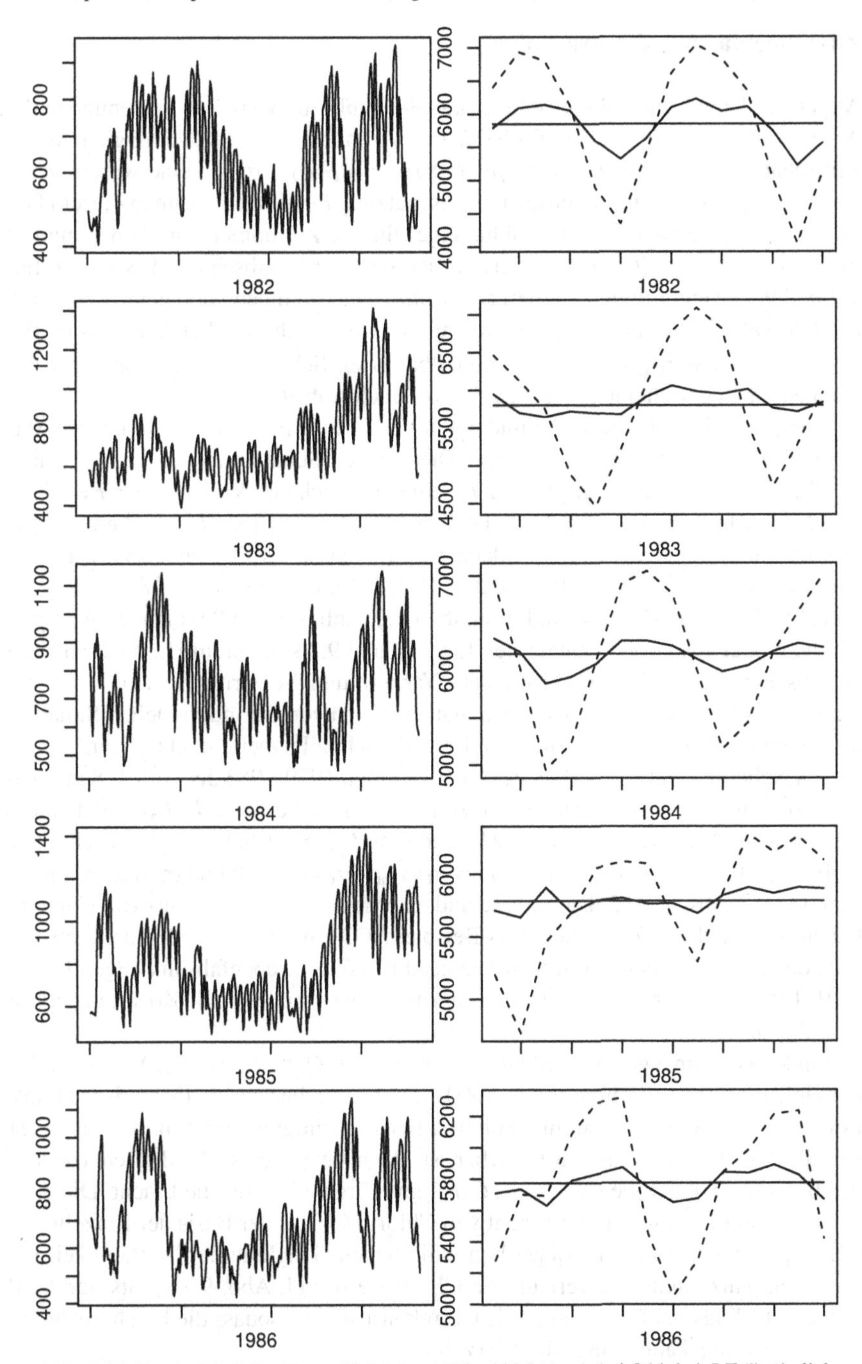

Abb. 9.10 Fracht-Modellschätzer CL Mainz 1982 - 1986 (r) mit Leitfähigkeit LF (l), ähnlich zu CL, vgl. Abb. 9.7, im Vergleich mit dem Schätzer F^{VR} – –– und dem Wert F ——.

Zusammenfassung der Ergebnisse

Allgemein kann festgehalten werden, dass der Einbezug von C-Q-Beziehungen der Art $C = f(Q)$, also $C(t) = f(Q(t))$, $t \in J$, ohne explizite Abhängigkeit von t, zur Schätzung der Fracht $F = |J|\mu_T$ mit $\mu_T = \mu_C\mu_Q + \sigma_{CQ}$ keine wesentlichen Vorteile gegenüber der Stichprobenfrachtschätzung F_S bringen. Denn in diesem Fall ist nur der (im Prinzip von t unabhängige) lineare Zusammenhang von C und Q maßgeblich, vgl. C-Q-modellbasierte Frachtschätzer in Abschn. 9.4, speziell Tab. 9.2 und 9.3. Wenn folglich ein derartiger linearer Zusammenhang, gemessen durch die Intervall-Kovarianz σ_{CQ}, sehr gering ist, kann auch eine Schätzung vom Typ $\widehat{F} = |J|(\overline{C}\mu_Q + \widehat{\sigma}_{CQ})$ mit einer modellbasierten Schätzung $\widehat{\sigma}_{CQ}$ von σ_{CQ} das Problem nicht entscheidend lösen, vgl. dazu auch Abb. 9.2.

Die Beispiele in den Abb. 9.8 und 9.9 in Verbindung mit den Ganglinien der Abb. 9.5 und 9.6 bestätigen diese Aussage. Die meisten Schätzer F_{S1}, $F^{(V)}$, $F^{(V_2)}$ und $F^{(VR)}$, $F^{(R)}$, $F^{(R_2)}$ haben gegenüber F_S eine vergleichbare Varianz. Nur F_{S1}, $F^{(V)}$ und $F^{(R_2)}$ schneiden für NO3 1989-1980 in Abb. 9.9 besser als F_S ab. Andererseits gibt es aber auch Schätzer, die schlechtere Ergebnisse als F_S aufweisen. Das sind hier die Schätzer $F^{(R)}$ 1979-1982 und $F^{(VR)}$ 1983 für NH4 sowie $F^{(VR)}$ 1979-1983 und $F^{(R)}$ 1981 für NO3 und sind deshalb in den Abb. 9.8 und 9.9 nicht eingetragen.

Die modellbasierten Schätzer der Tab. 9.2 und 9.3 können im Hinblick auf ihre statistischen Eigenschaften (MSE, also Varianz und Verzerrung) nicht eindeutig klassifiziert werden. Die Güte eines Schätzers hängt von der individuellen Situation ab und eine solche spezielle Situation ist auch nicht allgemein beschreibbar.

Als Nebenresultat ist im Beispiel NH4 Bimmen 1979-1983 der Abb. 9.8 mit den zugehörigen Ganglinien in Abb. 9.5 anzumerken, dass die Werte F, F_M und M nicht die typische Ordnung $F < F_M < M$ oder $F > F_M > M$ haben, vgl. Abschn. 9.2. Teilweise ist $M < F < F_M$, d. h. $\sigma_{CQ} = \sigma_{CQ,\text{int}} + \sigma_{CQ,\text{ext}} > 0$ und $\sigma_{CQ,\text{int}} < 0$ nach Satz 1 und 2 Abschn. 9.2. Die interne und externe Intervall-Kovarianz von C und Q haben verschiedene Vorzeichen. Das Beispiel NO3 Palzem 1979-1983 der Abb. 9.9 mit den entsprechenden Verlaufskurven in Abb. 9.6 weist ebenfalls in einigen Jahren (z. B. 1981) Vorzeichen-verschiedene interne und externe Intervall-Kovarianzen von C und Q auf.

Finden sich hingegen Modelle der Art $C(t) = f(Q(t), X_1(t), \ldots, X_m(t))$ in Abhängigkeit weiterer Einflussgrößen $X_1(t), \ldots, X_m(t)$, die auch mathematische Funktionen in t sein können, also mit expliziter Berücksichtigung der Zeit t, sodass $C(t)$ für alle $t \in J$ sehr gut rekonstruierbar ist, dann liefern diese Modellschätzer auf der Basis der Stichprobe $C(t_1), \ldots, C(t_n)$ gute Ergebnisse für die Fracht. Die Abb. 9.10 zeigt ein Beispiel für die Fracht von Chlorid CL auf der Basis der Einzelwerte $\mathrm{CL}(t_1), \ldots, \mathrm{CL}(t_n)$ und der quasi-kontinuierlichen Ganglinie der Leitfähigkeit LF, die einen ganz ähnlichen Verlauf wie CL aufweist, vgl. Abb. 9.7 rechts und 9.10 links. Mit LF lässt sich die Ganglinie CL rekonstruieren, sodass die Fracht recht gut ermittelt werden kann, wie Abb. 9.10 zeigt.

Erfolg versprechende Frachtschätzer sind demnach in der Klasse der echten Modellschätzer zu finden, vgl. LM-Modellschätzer in Abschn. 9.4, die die Abhängigkeit von der Zeit t explizit berücksichtigen.

9.6 Standardisierte (normierte) Frachten

Beim Vergleich von Stofffrachten mehrerer aufeinander folgender (gleich langer) Zeiträume J ist zu beachten, dass die Fracht vom Abfluss abhängt und somit den direkten Vergleich erschwert. Änderungen in der Fracht könnten allein bereits auf verschiedene Abflussverhalten (niederschlagsreiche oder niederschlagsarme Zeiträume) zurückzuführen sein. Damit beim Vergleich dieser Einfluss ausgeschaltet wird, muss in der Zeitreihe der Frachten auf ein einheitliches (durchschnittliches) Abflussverhalten abgestellt werden. Wegen der Abhängigkeit der Konzentration C vom Abfluss Q ändert sich auch die Konzentration, wenn der Abfluss Q durchgängig durch einen standardisierten Abfluss ersetzt wird.

Die Standardisierung aus der Wirtschaftsstatistik von Warenkörben mit Waren i in bestimmten Mengen q_{ti} und Preisen p_{ti} in der Periode t kann nicht ohne weiteres übernommen werden. Bei einem reinen Preisvergleich der Warenkörbe sind die unterschiedlichen Mengenschemata störend. Deshalb wird bei der Berechnung des jeweiligen Warenkorbwertes $V_t = \sum_i q_{ti} p_{ti}$ für alle Perioden t ein gemeinsames Mengenschema, beispielsweise der Basisperiode $t = 0$, zu Grunde gelegt. Dann ist $V_{0t} = \sum_i q_{0i} p_{ti}$ der fiktive Wert des jeweiligen Warenkorbes, der allein auf die Preisunterschiede zurückzuführen ist, weil in der Regel die Preise und Mengen unabhängig sind (vom Sonderfall der Mengenrabatte abgesehen).

Für Frachten $F_J = \int_J C_J(t) Q_J(t)\,\mathrm{d}t$ aus verschiedenen Perioden J ist diese Vorgehensweise nicht unmittelbar übertragbar, weil üblicherweise Abhängigkeiten zwischen der Konzentration C_J und dem Abfluss Q_J bestehen, die zu berücksichtigen sind. Die verschiedenen Möglichkeiten hängen davon ab, ob die Daten (quasi-) kontinuierlich oder als Misch- oder Stichproben vorliegen und werden deshalb getrennt behandelt.

(Quasi-)kontinuierliche Daten

In der Theorie besteht die Aufgabe darin, die Frachten

$$F_J = \int_J C_J(t) Q_J(t)\,\mathrm{d}t = |J| \mu_{T_J}\,, \quad T_J = C_J Q_J$$

für die verschiedenen Zeiträume $J = 1, \ldots, p$ auf einen einheitlichen Abfluss $Q(t)$ umzurechnen, d. h. zu *standardisieren* bzw. zu *normieren*. Beispielsweise könnte das mittlere Abflussregime $Q(t) = \frac{1}{p} \sum_J Q_J(t)$ oder ein "normales" Abflussverhalten Q in den Zeiträumen $1, \ldots, p$ als Referenz gewählt werden. Für eine schlüssige theoretische Definition abflussstandardisierter Frachten kann wieder ausgenutzt werden, dass die Fracht F_J auch aus den *Pseudo-Konzentrationswerten*

$$\widetilde{C}_J(t) = \mu_{C_J} + \big(Q_J(t) - \mu_{Q_J}\big)\beta_J\,, \quad t \in J \quad \text{mit} \quad \beta_J = \frac{\sigma_{C_J Q_J}}{\sigma^2_{Q_J}},$$

$$\sigma_{C_J Q_J} = \mu_{T_J} - \mu_{C_J}\mu_{Q_J}\,, \quad \sigma^2_{Q_J} = \mu_{Q_J^2} - \mu^2_{Q_J}$$

berechnet werden kann, denn

$$\int_J \widetilde{C}_J(t)Q_J(t)\,\mathrm{d}t = \mu_{C_J}\int_J Q_J(t)\,\mathrm{d}t + \beta_J\int_J \big(Q_J(t)-\mu_{Q_J}\big)Q_J(t)\,\mathrm{d}t$$
$$= |J|\big(\mu_{C_J}\mu_{Q_J} + \beta_J\sigma^2_{Q_J}\big) = |J|\big(\mu_{C_J}\mu_{Q_J} + \sigma_{C_JQ_J}\big) = |J|\mu_{T_J} = F_J\,.$$

Nun werden die Pseudo-Konzentrationswerte auf einen einheitlichen Abfluss Q umgerechnet durch

$$\widetilde{C}_{QJ}(t) = \mu_{C_J} + \big(Q(t)-\mu_{Q_J}\big)\beta_J\,,\quad t\in J\,.$$

Mit diesen standardisierten Pseudo-Konzentrationswerten ergibt sich die auf Q

Regressions-standardisierte Fracht

$$F^{\mathrm{Rst}}_{QJ} = \int_J \widetilde{C}_{QJ}(t)Q(t)\,\mathrm{d}t \quad \text{mit} \quad \widetilde{C}_{QJ}(t) = \mu_{C_J} + \big(Q(t)-\mu_{Q_J}\big)\frac{\sigma_{C_JQ_J}}{\sigma^2_{Q_J}}$$
$$= |J|\Big(\mu_{C_J}\mu_Q + \sigma_{C_JQ_J}\frac{\sigma_Q^{(\mu_{Q_J})2}}{\sigma^2_{Q_J}}\Big),\quad \sigma_Q^{(\mu_{Q_J})2} = \mu_{Q^2} - \mu_Q\mu_{Q_J} = \sigma^2_Q - \mu_Q(\mu_{Q_J}-\mu_Q)\,.$$

Wegen $\sigma_{C_JQ_J} = \mu_{T_J} - \mu_{C_J}\mu_{Q_J}$ mit $T_J = C_JQ_J$ gilt im Vergleich mit der individuellen Fracht $F_J = |J|\mu_{T_J} = |J|(\mu_{C_J}\mu_{Q_J} + \sigma_{C_JQ_J})$ der Zusammenhang

$$F^{\mathrm{Rst}}_{QJ} = F_J + |J|\big(\mu_{C_J}(\mu_Q - \mu_{Q_J}) + \beta_J(\sigma_Q^{(\mu_{Q_J})2} - \sigma^2_{Q_J})\big).$$

Aus $\sigma_Q^{(\mu_{Q_J})2} - \sigma^2_{Q_J} = \mu_{Q^2} - \mu_Q\mu_{Q_J} - (\mu_{Q_J^2} - \mu^2_{Q_J}) = \mu_{Q^2} - \mu_{Q_J^2} - \mu_{Q_J}(\mu_Q - \mu_{Q_J})$ folgt

$$F^{\mathrm{Rst}}_{QJ} = F_J + |J|\big(\mu_{C_J}(\mu_Q - \mu_{Q_J}) + \beta_J(\mu_{Q^2} - \mu_{Q_J^2}) - \beta_J\mu_{Q_J}(\mu_Q - \mu_{Q_J})\big)$$
$$= F_J + |J|\big(\alpha_J(\mu_Q - \mu_{Q_J}) + \beta_J(\mu_{Q^2} - \mu_{Q_J^2})\big),\quad \alpha_J = \mu_{C_J} - \beta_J\mu_{Q_J}\,.$$

Die Regressions-standardisierte Fracht besitzt demnach die folgenden theoretischen Eigenschaften:

- Eine Normierung mit sich selbst, also mit dem eigenen Abfluss $Q = Q_J$ lässt die Fracht F_J unverändert.
- Besteht im Intervall J kein linearer Zusammenhang zwischen C_J und Q_J, Q, d. h. ist $\sigma_{C_JQ_J} = \sigma_{C_JQ} = 0$, dann resultiert die *einfach standardisierte Fracht* Est

$$F^{\mathrm{Est}}_{QJ} = \int_J C_J(t)Q(t)\,\mathrm{d}t = |J|\mu_{C_JQ} \quad \text{speziell mit} \quad \mu_{C_JQ} = \mu_{C_J}\mu_Q\,.$$

- Für $\beta > 0$ ($\sigma_{C_JQ_J} > 0$) gilt

$$\mu_Q > \mu_{Q_J} \;\; (\mu_{Q^2} > \mu_{Q_J^2}) \;\; \Rightarrow \;\; F_{QJ}^{\mathrm{Rst}} > F_J$$
$$\mu_Q < \mu_{Q_J} \;\; (\mu_{Q^2} < \mu_{Q_J^2}) \;\; \Rightarrow \;\; F_{QJ}^{\mathrm{Rst}} < F_J .$$

- Für $\beta < 0$ ($\sigma_{C_J Q_J} < 0$) gilt

$$\mu_Q > \mu_{Q_J} \;\; (\mu_{Q^2} > \mu_{Q_J^2}) \;\; \Rightarrow \;\; F_{QJ}^{\mathrm{Rst}} \lessgtr F_J$$
$$\mu_Q < \mu_{Q_J} \;\; (\mu_{Q^2} < \mu_{Q_J^2}) \;\; \Rightarrow \;\; F_{QJ}^{\mathrm{Rst}} \gtrless F_J ,$$

d. h. eine Entscheidung über den Größenvergleich von F_{QJ}^{Rst} und F_J ist nicht eindeutig möglich.

Alle diese Eigenschaften sind sinnvolle Eigenschaften, die von einer "guten" Frachtnormierung erwartet werden können.

Ein andere Möglichkeit der Standardisierung basiert auf den Transportwerten $T_J = C_J Q_J$ und dem speziellen Transportmodell

$$T_J(t) = \alpha_J Q_J(t) + V_J(t) , \quad t \in J \quad \text{mit} \quad \mu_{V_J} = 0 .$$

Dabei wird angenommen, dass der Transport im Wesentlichen proportional zum Abfluss ist. Für Konzentrationen, die bei steigendem Abfluss zunehmen (Auswaschungseffekt), ist dieser Ansatz weniger geeignet, weil für diese Situation der zugehörige Transport überproportional zum Abfluss ist. In dem unterstellten Sonderfall gilt für die Fracht

$$F_J = \int_J T_J(t)\,\mathrm{d}t = |J| \alpha_J \mu_{Q_J} .$$

Wird im jeweiligen Transportmodell der individuelle Abfluss Q_J durch einen Standardabfluss Q ersetzt, ergibt sich mit $|J|\alpha = F_J / \mu_{Q_J}$ und $F_{QJ}^{\mathrm{Vst}} = |J| \alpha_J \mu_Q$ die

Verhältnis-standardisierte Fracht

$$F_{QJ}^{\mathrm{Vst}} = F_J \frac{\mu_Q}{\mu_{Q_J}} = |J| \big(\mu_{C_J} \mu_Q + \sigma_{C_J Q_J} \frac{\mu_Q}{\mu_{Q_J}}\big) \quad \text{mit} \quad F_J = \int_J C_J(t) Q_J(t)\,\mathrm{d}t = |J| (\mu_{C_J} \mu_{Q_J} + \sigma_{C_J Q_J}) .$$

Diese Standardisierung ist modellgemäß dann geeignet, wenn

$$C_J(t) = \alpha_J + \frac{V_J(t)}{Q_J(t)} , \quad t \in J ,$$

also wenn zwischen C_J und Q_J eher ein inverser Zusammenhang ($\sigma_{C_J Q_J} < 0$) besteht. Im Unterschied zur vierten Eigenschaft der R-Standardisierung gilt hier

$$\mu_Q > \mu_{Q_J} \;\; \Rightarrow \;\; F_{QJ}^{\mathrm{Vst}} > F_J$$
$$\mu_Q < \mu_{Q_J} \;\; \Rightarrow \;\; F_{QJ}^{\mathrm{Vst}} < F_J .$$

Tabelle 9.4 Fracht in 1000 kg von Ammonium NH4, Bimmen (Rhein) 1979 - 1983, verhältnis- und regressionsstandardisiert mit $\mu_Q = 2716.7$, $\mu_{Q^2} = 9195078$ bzw. $\sigma_Q^2 = 1814451$, berechnet aus der mittleren Abflussganglinie der fünf Jahre.

	1979	1980	1981	1982	1983
F_J	98.9	61.6	50.7	37.3	37.4
μ_{Q_J}	2571.8	2575.9	2970.5	2778.9	2676.7
$FVst$	104.5	64.9	46.3	36.5	38.0
μ_{C_J}	1.1456	0.8391	0.5295	0.4034	0.5267
μ_{Q_J}	2571.8	2575.9	2970.5	2778.9	2676.7
$\sigma^2_{Q_J}$	1650891	1534115	1512399	1738320	2568872
$\sigma_{C_J Q_J}$	198.36	-203.95	37.851	64.747	-219.92
$FRst$	106.2	62.5	46.1	36.4	39.8

Tabelle 9.5 Fracht in 1000 kg von Nitrat NO3, Palzem (Mosel) 1979 - 1983, verhältnis- und regressionsstandardisiert mit $\mu_Q = 215,24$, $\mu_{Q^2} = 99962,5$ bzw. $\sigma_Q^2 = 53633$, berechnet aus der mittleren Abflussganglinie der fünf Jahre.

	1979	1980	1981	1982	1983
F_J	52,3	59,4	75,4	64,2	57,7
μ_{Q_J}	215,39	179,57	227,25	222,30	227,14
$FVst$	52,2	71,2	71,4	62,2	54,7
μ_{C_J}	7,672	10,838	10,329	9,463	8,989
μ_{Q_J}	215,39	179,57	227,25	222,30	227,14
$\sigma^2_{Q_J}$	48889,8	29498,5	42689,8	53935,9	89950,3
$\sigma_{C_J Q_J}$	9,082	-58,700	49,378	-62,013	-207,41
$FRst$	52,2	69,5	71,8	62,2	57,1

Beispiel Für die Beispiele Ammonium NH4 an der Messstelle Bimmen (Rhein) und Nitrat NO3 an der Messstelle Palzem (Mosel) in den Jahren 1979 - 1983, vgl. Abschn. 9.5, werden die Frachten verhältnis- und regressionsstandardisiert.

Als Bezugsabflussganglinie wird in beiden Fällen jeweils die mittlere Abflussganglinie $Q(t) = \frac{1}{5} \sum_J Q_J(t)$ der fünf Jahre gewählt. Die zur Standardisierung benötigten Daten sind in den Tab. 9.4 und 9.5 angegeben. Während für die Verhältnis-Standardisierung nur μ_Q benötigt wird, muss für die Regressions-Standardisierung zusätzlich σ_Q^2 bzw. $\mu_{Q^2} = \sigma_Q^2 + \mu_Q^2$ berechnet werden.

Die beiden Standardisierungsarten liefern etwas unterschiedliche Ergebnisse bei gleicher Richtung gegenüber dem individuellen Frachtwert F_J gemäß der theoretischen Eigenschaften einer Standardisierung. □

Die Frage ist, wie sich die Theorie der Frachtnormierung für (quasi-)kontinuierliche Daten in die Praxis der verschiedenen Probenahmestrategien übertragen lässt.

Mischprobendaten

Die Frachtschätzung nach der Mischprobenstrategie in einem Zeitintervall J der Länge $|J|$, zerlegt in die Teilintervalle J_i der Längen $|J_i|, i = 1, \ldots, n$, ist im Abschn.

9.2 definiert als

$$F_{JM} = \sum_i |J_i| C_{J_i} Q_{J_i}\,, \quad \mu_{C_J} = \frac{1}{|J|}\sum_i |J_i| C_{J_i}\,, \;\; \mu_{Q_J} = \frac{1}{|J|}\sum_i |J_i| Q_{J_i}\,,$$

wobei $C_{J_i} \approx \mu_C^{(J_i)}$ die Werte der Mischproben und $Q_{J_i} = \mu_Q^{(J_i)}$ die mittleren Abflüsse in $J_i, i = 1, \ldots, n$, sind. Für eine Standardisierung der Mischprobenfrachten F_{JM} aus mehreren Zeiträumen $J = 1, \ldots, p$ wird vorausgesetzt, dass die Intervallzerlegungen in den verschiedenen Zeitintervallen J identisch sind.

Analog zum (quasi-)kontinuierlichen Fall können die Konzentrationswerte C_{J_i} durch die *Pseudo-Konzentrationswerte*

$$\widetilde{C}_{J_i} = \mu_{C_J} + (Q_{J_i} - \mu_{Q_J})\beta_J \quad \text{mit} \quad \beta_J = \frac{\sigma_{C_J Q_J,\text{ext}}}{\sigma^2_{Q_J,\text{ext}}}\,, \qquad i = 1, \ldots, n$$

ersetzt werden, ohne dass sich der Wert F_{JM} ändert, wobei

$$\sigma_{C_J Q_J,\text{ext}} = \frac{1}{|J|}\sum_i |J_i|(C_{J_i} - \mu_{C_J})(Q_{J_i} - \mu_{Q_J}) = \frac{1}{|J|}\sum_i |J_i| C_{J_i} Q_{J_i} - \mu_{C_J}\mu_{Q_J}\,,$$

$$\sigma^2_{Q_J,\text{ext}} = \frac{1}{|J|}\sum_i |J_i|(Q_{J_i} - \mu_{Q_J})^2 = \frac{1}{|J|}\sum_i |J_i| Q^2_{J_i} - \mu^2_{Q_J}\,,$$

denn

$$\sum_i |J_i| \widetilde{C}_{J_i} Q_{J_i} = |J|(\mu_{C_J}\mu_{Q_J} + \beta_J \sigma^2_{Q_J,\text{ext}}) = |J|(\mu_{C_J}\mu_{Q_J} + \sigma_{C_J Q_J,\text{ext}})$$

$$= \sum_i |J_i| C_{J_i} Q_{J_i} = F_{JM}\,.$$

Aus diesen Pseudo-Konzentrationswerten ergibt sich die auf einen einheitlichen Abfluss Q mit $Q_i = \mu_Q^{(i)}, i = 1, \ldots, n$, umgerechnete

Regressions-standardisierte Mischprobenfracht

$$F^{\text{Rst}}_{QJM} = \sum_i |J_i| \widetilde{C}_{QJ_i} Q_i \quad \text{mit} \quad \widetilde{C}_{QJ_i} = \mu_{C_J} + (Q_i - \mu_{Q_J})\frac{\sigma_{C_J Q_J,\text{ext}}}{\sigma^2_{Q_J,\text{ext}}}$$

$$= |J|\left(\mu_{C_J}\mu_Q + \sigma_{C_J Q_J,\text{ext}}\frac{\sigma^{(\mu_{Q_J})2}_{Q,\text{ext}}}{\sigma^2_{Q_J,\text{ext}}}\right), \quad \sigma^{(\mu_{Q_J})2}_{Q,\text{ext}} = \mu_{Q^2} - \mu_Q\mu_{Q_J}\,.$$

Unter der Annahme, dass die mittleren Transportwerte $T_{J_i} = C_{J_i} Q_{J_i}$ im Wesentlichen proportional zu den mittleren Abflusswerten Q_{J_i} sind, also

$$T_{J_i} = \alpha_J Q_{J_i} + V_{J_i}\,, \;\; i = 1, \ldots, n \quad \text{mit} \quad \mu_{V_J} = \frac{1}{|J|}\sum_i |J_i| V_{J_i} = 0\,,$$

$$F_{JM} = \sum_i |J_i| T_{J_i} = |J|\alpha_J \mu_{Q_J}\,, \quad |J|\alpha_J = \frac{F_{JM}}{\mu_{Q_J}}$$

gilt, kann auch die

Verhältnis-standardisierte Mischprobenfracht

$$F^{\mathrm{Vst}}_{QJM} = F_{JM}\frac{\mu_Q}{\mu_{Q_J}} \quad \text{mit} \quad F_{JM} = \sum_i |J_i| C_{J_i} Q_{J_i} = |J|\big(\mu_{C_J}\mu_{Q_J} + \sigma_{C_J Q_J,\mathrm{ext}}\big)$$

Anwendung finden. Dabei wird in dem Transportmodell der individuelle Abfluss Q_J durch den Standardabfluss Q, also Q_{J_i} durch Q_i ersetzt, so dass

$$F^{\mathrm{Vst}}_{QJM} = \alpha_J \sum_i Q_i = |J|\alpha_J \mu_Q = F_{JM}\frac{\mu_Q}{\mu_{G_J}}\,.$$

Stichprobendaten

Die Frachtschätzung nach der Stichprobenstrategie in einem Zeitintervall J der Länge $|J|$, zerlegt in die Teilintervalle J_i mit Messstelle $t_i \in J_i, i = 1, \ldots, n$, ist im Abschnitt 9.2 definiert als

$$F_{JS} = \sum_i |J_i| C_J(t_i) Q_J(t_i)\,, \quad \overline{C}_J = \frac{1}{|J|}\sum_i |J_i| C_J(t_i)\,, \quad \overline{Q}_J = \frac{1}{|J|}\sum_i |J_i| Q_J(t_i)\,,$$

wobei $C_J(t_i)$, $Q_J(t_i)$ die Messwerte an den ausgewählten Stellen $t_i \in J_i$ sind.

Mit den Pseudo-Konzentrationswerten

$$\widetilde{C}_J(t_i) = \overline{C}_J + \big(Q_J(t_i) - \overline{Q}_J\big)\beta_J \quad \text{mit} \quad \beta_J = \frac{s_{C_J Q_J}}{s^2_{Q_J}}\,, \quad i = 1, \ldots, n\,,$$

wobei

$$s_{C_J Q_J} = \frac{1}{|J|}\sum_i |J_i|\big(C_J(t_i) - \overline{C}_J\big)\big(Q_J(t_i) - \overline{Q}_J\big) = \frac{1}{|J|}\sum_i |J_i| C_J(t_i) Q_J(t_i) - \overline{C}_J\overline{Q}_J$$

$$s^2_{Q_J} = \frac{1}{|J|}\sum_i |J_i|\big(Q_J(t_i) - \overline{Q}_J\big)^2 = \frac{1}{|J|}\sum_i |J_i| Q^2_J(t_i) - \overline{Q}^2_J,$$

anstelle der Originalwerte $C_J(t_i)$ lässt sich ebenfalls die Stichprobenfracht berechnen, denn

$$\sum_i |J_i|\widetilde{C}_J(t_i) Q_J(t_i) = |J|(\overline{C}_J\overline{Q}_J + \beta_J s^2_{Q_J}) = |J|(\overline{C}_J\overline{Q}_J + s_{C_J Q_J}) = |J| F_{JS}\,.$$

Werden in den Pseudo-Konzentrationswerten $\widetilde{C}_J(t_i)$ die individuellen Abflusswerte $Q_J(t_i)$ durch die Werte $Q(t_i)$ eines Standardabflusses Q ersetzt, dann ergibt sich die mit Q

Regressions-standardisierte Stichprobenfracht

$$F^{\mathrm{Rst}}_{QJS} = \sum_i |J_i|\widetilde{C}_{QJ}(t_i) Q(t_i) \quad \text{mit} \quad \widetilde{C}_{QJ}(t_i) = \overline{C}_J + \big(Q(t_i) - \overline{Q}_J\big)\frac{s_{C_J Q_J}}{s^2_{Q_J}}$$

$$= |J|\left(\overline{C}_J\overline{Q} + s_{C_J Q_J}\frac{s_Q^{(\overline{Q}_J)2}}{s^2_{Q_J}}\right), \quad s_Q^{(\overline{Q}_J)2} = \overline{Q^2} - \overline{Q}\,\overline{Q}_J\,.$$

Aus dem Sonderfall, dass für die Transportwerte $T_J(t_i) = C_J(t_i)Q_J(t_i)$ das Modell

$$T_J(t_i) = \alpha_J Q_J(t_i) + V_J(t_i) \quad \text{mit} \quad \overline{V}_J = 0\,, \quad i = 1, \ldots, n\,,$$

also $\overline{T}_J = \alpha_J \overline{Q}_J$ gilt, resultiert die

Verhältnis-standardisierte Stichprobenfracht

$$F_{QJS}^{\text{Vst}} = F_{JS}\frac{\overline{Q}}{\overline{Q}_J} \quad \text{mit} \quad F_{JS} = \sum_i |J_i| C_J(t_i) Q_J(t_i)\,,$$

wenn wieder im Transportmodell die individuellen Abflüsse Q_J durch einen Standardabfluss Q ersetzt werden.

Systematische Stichprobendaten mit Vorinformation

Bei vergleichbaren systematischen Zeit-Stichproben in den Intervallen $J = 1, \ldots, p$ der gleichen Längen $|J|$ bezüglich der Konzentration C_J und (quasi-)kontinuierlich beobachten Abflüssen Q_J können die in Abschn. 9.4 entwickelten Schätzer modellkonform standardisiert werden. Alle Frachtschätzer mit der Vorinformation (quasi-) kontinuierlicher Abflüsse Q_J sind von der Form

$$\widehat{F}_J^{(\bullet)} = |J|\big(\overline{C}\mu_{Q_J} + \widehat{\sigma}_{C_J Q_J}^{(\bullet)}\big)\,, \quad \bullet = R,\ R_2,\ V,\ V_2 \text{ oder } VR$$

mit Schätzungen $\widehat{\sigma}_{C_J Q_J}^{(\bullet)}$ für die jeweiligen Gebiets-Kovarianzen $\sigma_{C_J Q_J}$ über die unterschiedlichen Arbeitsmodelle je nach $\bullet$-Version. Die Standardisierung der Frachten bezüglich eines Standardabflusses Q verläuft immer nach dem gleichen Muster. In dem individuell geschätzten Arbeitsmodell eines Jahres J wird dann der spezielle Abfluss Q_J durch den gewählten Standardabfluss Q ersetzt. Zu jedem Wert $Q(t)$ ergibt im betreffenden geschätzten Modell der zugehörige standardisierte Transportwert $T_{QJ}^{(\bullet)}(t)$. Die standardisierte Fracht berechnet sich dann aus

$$\widehat{F}_{QJ}^{(\bullet)\text{st}} = \int_J T_{QJ}^{(\bullet)}(t)\,\mathrm{d}t \quad \text{bzw.} \quad \widehat{F}_{QJ}^{(\bullet)\text{st}} = |J|\widehat{\mu}_{T_{QJ}^{(\bullet)}}\,.$$

- Die standardisierte Version der Verhältnisschätzer

$$\widehat{F}_J^{(V)} = |J|\,\overline{T}_J\frac{\mu_{Q_J}}{\overline{Q}_J} = |J|\big(\overline{C}_J\mu_{Q_J} + S_{C_J Q_J}^{*}\frac{\mu_{Q_J}}{\overline{Q}_J}\big) \text{ mit } S_{C_J Q_J}^{*} = \overline{T}_J - \overline{C}_J\,\overline{Q}_J$$

berechnet sich aus

$$T_{QJ}^{(V)}(t) = \widehat{\alpha}_J Q(t)\,, \quad t \in J \quad \text{mit} \quad \widehat{\alpha}_J = \frac{\overline{T}_J}{\overline{Q}_J}$$

zu der Formel

$$\widehat{F}_{QJ}^{(V)\mathrm{st}} = \int_J T_{QJ}^{(V)}(t)\,\mathrm{d}t = |J|\widehat{\alpha}_J\mu_Q = |J|\overline{T}_J\frac{\mu_Q}{\overline{Q}_J} = \widehat{F}_J^{(V)}\frac{\mu_Q}{\mu_{Q_J}}.$$

- Die standardisierte Version der Verhältnisschätzer 2

$$\widehat{F}_J^{(V_2)} = |J|\big(\overline{C}_J\mu_{Q_J} + S_{C_JQ_J}^{(\mu_{Q_J})}\frac{\mu_{Q_J}}{\overline{Q}_J}\big) \text{ mit } S_{C_JQ_J}^{(\mu_{Q_J})} = \overline{T}_J - \overline{C}_J\,\mu_{Q_J}$$

berechnet sich aus

$$\widehat{\mu}_{T_{QJ}^{(V_2)}} = \overline{C}_J\mu_Q + \widehat{\alpha}_J\mu_Q \quad \text{mit} \quad \widehat{\alpha}_J = \frac{S_{C_JQ_J}^{(\mu_{Q_J})}}{\overline{Q}_J}.$$

Das Ergebnis ist

$$\widehat{F}_{QJ}^{(V_2)\mathrm{st}} = |J|\widehat{\mu}_{T_{QJ}^{(V_2)}} = |J|\big(\overline{C}_J\mu_Q + \frac{S_{C_JQ_J}^{(\mu_{Q_J})}}{\overline{Q}_J}\mu_Q\big) = \widehat{F}_J^{(V_2)}\frac{\mu_Q}{\mu_{Q_J}}$$

mit dem gleichen Korrekturfaktor wie zuvor und wie auch bei der theoretischen Verhältnis-Standardisierung.

- Die standardisierte Version der Regressionsschätzer

$$\widehat{F}_J^{(R)} = |J|\big(\overline{C}_J\mu_{Q_J} + S_{C_JQ_J}^{*}\frac{\sigma_{Q_J}^{(\overline{Q}_J)2}}{S_{Q_J}^{*2}}\big) \text{ mit } \sigma_{Q_J}^{(\overline{Q}_J)2} = \mu_{Q_J^2} - \mu_{Q_J}\overline{Q}_J,\ \ S_{Q_J}^{*2} = \overline{Q_J^2} - \overline{Q}_J^2$$

berechnet sich aus

$$\widehat{C}_{Q_J}(t) = \overline{C}_J + \widehat{\beta}_J\big(Q(t) - \overline{Q}_J\big) \quad \text{mit} \quad \widehat{\beta}_J = \frac{S_{C_JQ_J}^{*}}{S_{Q_J}^{*2}}$$

zu

$$\begin{aligned}\widehat{F}_{QJ}^{(R)\mathrm{st}} &= \int_J \widehat{C}_{Q_J}(t)Q(t)\mathrm{d}t = |J|\big(\overline{C}_J\mu_Q + \widehat{\beta}_J\sigma_Q^{(\overline{Q}_J)2}\big) = |J|\Big(\overline{C}_J\mu_Q + S_{C_JQ_J}^{*}\frac{\sigma_Q^{(\overline{Q}_J)2}}{S_{Q_J}^{*2}}\Big)\\ &= |J|\Big(\overline{C}_J\mu_{Q_J}\frac{\mu_Q}{\mu_{Q_J}} + S_{C_JQ_J}^{*}\frac{\sigma_{Q_J}^{(\overline{Q}_J)2}}{S_{Q_J}^{*2}}\frac{\sigma_Q^{(\overline{Q}_J)2}}{\sigma_{Q_J}^{(\overline{Q}_J)2}}\Big).\end{aligned}$$

Die beiden Summanden in $\widehat{F}_{QJ}^{(R)\mathrm{st}}$ erhalten die unterschiedlichen Korrekturfaktoren μ_Q/μ_{Q_J} und $\sigma_Q^{(\overline{Q}_J)2}/\sigma_{Q_J}^{(\overline{Q}_J)2}$.

- Die standardisierten Regressionsschätzer 2 von

$$\widehat{F}_J^{(R_2)} = |J|\big(\overline{C}_J\mu_{Q_J} + S_{C_JQ_J}^{(\mu_{Q_J})}\frac{\sigma_{Q_J}^2}{S_{Q_J}^{(\mu_{Q_J})2}}\big) \text{ mit } \sigma_{Q_J}^2 = \mu_{Q_J^2} - \mu_{Q_J}^2,\ \ S_{Q_J}^{(\mu_{Q_J})2} = \overline{Q_J^2} - \overline{Q}_J\mu_{Q_J}$$

berechnen sich analog zu

$$\widehat{F}_{QJ}^{(R_2)\mathrm{st}} = |J|\Big(\overline{C}_J\mu_{Q_J}\frac{\mu_Q}{\mu_{Q_J}} + S_{C_JQ_J}^{(\mu_{Q_J})}\frac{\sigma_{Q_J}^2}{S_{Q_J}^{(\mu_{Q_J})2}}\frac{\sigma_Q^{(\mu_{Q_J})2}}{\sigma_{Q_J}^2}\Big) \text{ mit } \sigma_Q^{(\mu_{Q_J})2} = \mu_{Q^2} - \mu_{Q_J}\mu_Q.$$

- Der Verhältnis-Regressionsschätzer $\widehat{F}^{(VR)}$ lässt sich in Kombination von $\widehat{F}^{(V_2)}$ und $\widehat{F}^{(R_2)}$ entsprechend standardisieren.

Teil IV
Splinefunktionen und Komponentenmodelle

Komponentenmodelle haben eine lange Tradition. Sie wurden ursprünglich in den Wirtschaftswissenschaften zur Ermittlung von unbeobachtbaren Komponenten wie Trend (Trend-Konjunktur) und Saison für diskrete und äquidistante Zeitreihen entwickelt. Im Vordergrund stehen zwei verschiedene Vorgehensweisen. Zum einen werden Modelle direkt im Zeitbereich entworfen. Die früher zur Beschreibung der Komponenten verwendeten Polynome und trigonometrischen Funktionen werden im verallgemeinerten Berliner Verfahren durch Splinefunktionen ersetzt und in einem eigenen Kapitel behandelt. Auf der anderen Seite stehen Modelle, die im Frequenzbereich mit Filtern arbeiten, um die Saisonfrequenzen zu erfassen (Saisonermittlung) oder zu unterdrücken (Saisonbereinigung). Diese Ansätze werden auf (quasi-)kontinuierliche Messreihen aus den verschiedensten Anwendungsbereichen erweitert. Gemeinsamer Ausgangspunkt ist dabei, dass die betrachteten Messreihen unterscheidbare Komponenten enthalten, die sich in Bezug auf den Untersuchungszeitraum als längerfristig bzw. als zyklisch (unregelmäßig wiederkehrend) interpretieren lassen. Derartige, im Prinzip zeitkontinuierliche Reihen treten beispielsweise in den Umweltwissenschaften oder auch in den Finanzwissenschaften (Chartanalyse) auf.

Kapitel 10
Splinefunktionen

Zusammenfassung Splinefunktionen haben ihren Ursprung in der Approximationstheorie. Gesucht sind "krümmungsarme" (glatte) Funktionen, die möglichst gut durch vorgegebene Punkte verlaufen und im Grenzfall interpolieren. Die hervorragenden Eigenschaften derartiger Funktionen waren dann Wegbereiter für viele Anwendungsgebiete. Stellvertretend für die große Vielfalt von Splinefunktionen, insbesondere von Differentialsplines, werden Polynomsplines, Exponentialsplines und trigonometrische Splines vorgestellt. Zudem wird jeweils die Lösung des zugehörigen Approximationsproblems angegeben.

10.1 Vorbemerkungen

Die Theorie der Splinefunktionen hat sich ursprünglich im Rahmen der Approximationstheorie entwickelt. Als der eigentliche Begründer der Splinetheorie wird Schoenberg (1946) angesehen. Die große Zahl von Veröffentlichungen zu diesem Thema unterstreicht die Bedeutung der Splinefunktionen sowohl in der Theorie als auch in der Praxis. Stellvertretend für die Vielzahl an Literatur seinen Schumaker (2007) und Böhmer (1974) genannt.

Durch ihre hervorragenden Eigenschaften haben sich Splines dann schnell den Zugang zu vielen Anwendungsbereichen verschafft. In den Wirtschafts- und Finanzwissenschaften treten sie im Zusammenhang mit Analyse- und Prognosemodellen, ökonometrischen Lagverteilungen oder Dichte- und Kernschätzern auf. Für die Natur- und Umweltwissenschaften sind Splinefunktionen ein nützliches Hilfsmittel zur Beschreibung von biometrischen Wachstumskurven, Analyse medizinischer Verlaufskurven, Glättung geophysikalischer Messdatenreihen oder zum Aufspüren von Ressourcen. Überall dort, wo eine möglicherweise fehlerbehaftete Datenreihe, eine Zeitreihe, eine Messreihe, eine Verlaufskurve oder eine Ganglinie durch eine geeignete krümmungsarme Funktion charakterisiert werden soll, bieten sich Splines an. Auf der einen Seite ist wünschenswert, dass sich die Funktion der Beobachtungsreihe gut anpasst oder sogar interpoliert. Andererseits soll die Funktion aber

H. Hebbel und D. Steuer, *Kontinuierliche Messgrößen und Stichprobenstrategien in Raum und Zeit*, https://doi.org/10.1007/978-3-662-65638-9_10

auch genügend "glatt" sein. In der Regel sind Anpassung und Glattheit konkurrierende Forderungen, zwischen denen ein Kompromiss gefunden werden muss. Die Frage, warum nicht Polynome, Exponentialfunktionen oder trigonometrische Funktionen zur Problemlösung herangezogen werden, beantworten die folgenden Zugänge zu Splinefunktionen.

Konstruktive Methode

Anfangs wurden Splines als ein Instrument zur Lösung des Interpolationsproblems entdeckt. Ein Intervall $[a, b] \subset \mathbb{R}$ sei durch die "Knoten" t_k, $k = 1, \ldots, n$ in $a < t_1 < \ldots < t_n < b$ zerlegt. Gesucht wird eine geeignete, einfach darstellbare "glatte" Funktion, die an den Stellen t_k die vorgegebenen Werte y_k annimmt. Das Interpolationspolynom vom Grad $n - 1$

$$p(t) = \sum_{k=1}^{n} y_k \frac{\prod_{\substack{j=1 \\ j \neq k}}^{n} (t - t_j)}{\prod_{\substack{j=1 \\ j \neq k}}^{n} (t_k - t_j)} \qquad (\textit{Lagrangesches Interpolationspolynom})$$

erweist sich in vielen Fällen als ungeeignet, da es insbesondere am Rand stark ausschlägt. Polynome (trigonometrische Funktionen oder Exponentialfunktionen) sind für das Problem der Interpolation (oder Approximation) zu "starr", da sie durch den Verlauf "im Kleinen" vollständig bestimmt sind. Flexiblere Funktionen müssen gefunden werden. So wird seit langem bei der numerischen Integration die Interpolation durch einen Polygonzug (Polynomspline ersten Grades) verwendet. Für die Datenanalyse ist ein Polygonzug oft nicht "glatt" genug. Es sollten keine "Knickstellen" auftreten. Wird in jedem Teilintervall eine Parabel gewählt und an den Knoten Differenzierbarkeit gefordert, ergibt sich ein Polynomspline zweiten Grades. Allgemein ist ein Polynomspline p-ten Grades eine aus Polynomen p-ten Grades stückweise zusammengesetzte Funktion, die im gesamten Definitionsbereich $[a, b]$ m mal stetig differenzierbar ist, meist wird $m = p - 1$ gewählt. Statt Polynomen können in den einzelnen Teilintervallen auch trigonometrische Funktionen oder Exponentialfunktionen gewählt werden. Auf diese Weise entstehen trigonometrische Splinefunktionen oder Exponentialsplines. Diese konstruktive Methode führt durch die Forderung der (mehrfachen) Differenzierbarkeit an den Knoten zu zahlreichen Nebenbedingungen an die Koeffizienten der Funktionen im jeweiligen Teilbereich, so dass eine gewünschte einfache Darstellung der Funktion nicht direkt erkennbar ist.

Optimierende Methode

Ein anderer Zugang, Splines zu konstruieren, wird über ein Optimierungsproblem gefunden. Ein Spline, zu Deutsch eine Straklatte, wird seit langer Zeit im Schiffsbau dazu verwendet, den Verlauf der quer zu den Spanten anzubringenden Planken zu bestimmen.

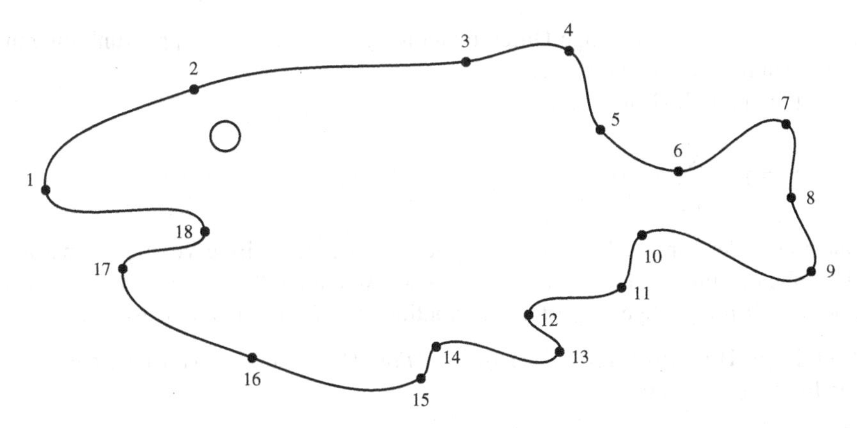

Abb. 10.1 Interpolation von Punkten durch eine "glatte" Kurve.

Eine Straklatte, ein Stab aus homogenem elastischen Material, wird so in die einzelnen Lagerungen t_k eingespannt und in die gewünschten Endstellungen y_k gezogen, dass die gesamte Biegeenergie $E \approx c\int_a^b (f''(t))^2 \mathrm{d}\, t$ bezüglich der Biegelinie f des Stabes minimal unter allen zwei mal stetig differenzierbaren Funktionen g ist mit $g(t_k) = y_k$, $k = 1, \ldots, n$. Die Straklatte weist damit keine unnötigen Krümmungen auf. Das mathematische Extremalproblem hat eine eindeutige Lösung, und diese ist ein natürlicher kubischer Spline, d. h. ein Polynomspline dritten Grades mit der Eigenschaft, vor dem ersten und nach dem letzten Knoten linear zu verlaufen, also dort besonders "glatt" zu sein.

Ein natürlicher Polynomspline vom Grad $2p - 1$ ist ein Polynomspline vom Grad $2p - 1$, der in den Randintervallen Polynome höchstens dem Grad $p - 1$ hat, $p \in \mathbb{N} \setminus \{0\}$.

Eine vergleichbare Aufgabe besteht darin, durchnummerierte Punkte so zu verbinden, dass der verborgene Gegenstand erkannt werden kann. Intuitiv wird man keine Geraden zur Punkteverbindung wählen, sondern eine Kurve, deren Krümmung sich stetig ändert. Im einfachsten Fall ergeben sich kubische Splines, vgl. Abb. 10.1.

10.2 Differentialsplines (T-Splines)

Im Folgenden sei

$C_m[a, b]$ der lineare Raum der bis zur Ordnung $m \in \mathbb{N}$ stetig differenzierbaren (reell oder komplexwertigen) Funktionen auf dem Intervall $[a, b] \subset \mathbb{R}$.

Das Intervall $[a, b] \subset \mathbb{R}$ wird durch die n Knoten t_k, $k = 1, \ldots, n$ aufgeteilt in $a < t_1 < \ldots < t_n < b$. Ein Polynomspline $s(t)$ p-ten Grades ist im Abschnitt 10.1 nach der konstruktiven Methode definiert als eine aus Polynomen p-ten Grades stückweise zusammengesetzte Funktion, die im gesamten Intervall $[a, b]$ dann $p - 1$ mal stetig differenzierbar ist, d. h. es gilt $s \in C_{p-1}[a, b]$ und $\mathrm{D}^{p-1}s$ ist offenbar ein Polygonzug. Nochmalige Differentiation ergibt dann eine Treppenfunktion mit Sprüngen in den Knoten $t_1, \ldots, t_n$.

Folglich gilt die Darstellung

$$\mathrm{D}^p s(t) = \gamma_0 + \sum_{k=1}^{n} \gamma_k H(t - t_k) \quad \text{mit} \quad H(t-s) = \begin{cases} 1 & t > s \\ 0 & t \leq s \end{cases}, \quad a < s < b\,, \quad t \in [a,b]$$

und reell- oder komplexwertigen Koeffizienten $\gamma_0, \ldots, \gamma_n$. Eine Verallgemeinerung der Polynomsplines ist unter Verwendung der Ableitung $\frac{\mathrm{d}}{\mathrm{d}t} H(t-s)$ der *Heaviside-Funktion H* im verallgemeinerten (distributionellen) Sinne am einfachsten.

Definition (Diracfunktion) Die *Diracfunktion (Diracdistribution)* ist definiert über die Integralbeziehung

$$\int_{[a,b]} x(t)\, \delta(t-s)\, \mathrm{d}t = x(s) \quad \text{für alle geeigneten Funktionen } x \in C_0[a,b],$$

so dass $\mathrm{D}x$ in $[a, b]$ integrierbar ist. □

Die Idee ist, dass für den Integral-Ausdruck

$$\int_{[a,b]} \big(\mathrm{D}x(t)\big)\, H(t-s)\, \mathrm{d}t = \int_{(s,b]} \mathrm{D}x(t)\, \mathrm{d}t = x(b) - x(s) \quad \text{für} \quad a < s < b$$

die Regel der partiellen Integration anwendbar ist, denn

$$\int_{[a,b]} \big(\mathrm{D}x(t)\big)\, H(t-s)\, \mathrm{d}t = x(t)H(t-s)\big|_a^b - \int_{[a,b]} x(t) \underbrace{\mathrm{D}H(t-s)}_{\delta(t-s)}\, \mathrm{d}t = x(b) - x(s)\,.$$

Mit der Diracfunktion gilt dann für einen Polynomspline p-ter Ordnung

$$\mathrm{D}^{p+1} s(t) = \sum_{k=1}^{n} \gamma_k \delta(t - t_k)\,, \quad t \in [a,b], \quad a < t_1 < \ldots, < t_n < b\,.$$

In dieser Form ist eine Verallgemeinerung auf der Basis der konstruktiven Methode leicht möglich. Der einfache Differentialoperator D^{p+1} wird durch einen allgemeinen linearen Differentialoperator wie folgt ersetzt.

Allgemeine Differentialoperatoren T

Definition ((natürliche) T-Splines) Seien $C_m[a,b]$ der lineare Raum der bis zur Ordnung $m \in \mathbb{N}$ stetig differenzierbaren (reell- oder komplexwertigen) Funktionen auf $[a,b] \subset \mathbb{R}$, $a < t_1 < \ldots, t_n < b$ und $\mathbb{K} = \mathbb{R}$ oder $\mathbb{C}$ sowie

$$T = \sum_{j=0}^{p} a_j \mathrm{D}^j \quad \text{und} \quad T^* = \sum_{j=0}^{p} (-1)^j \mathrm{D}^j (a_j\, \cdot) \quad \text{mit} \quad \mathrm{D} = \frac{\mathrm{d}}{\mathrm{d}t}$$

ein allgemeiner linearer Differentialoperator und sein (formal) adjungierter der Ordnung p ($p \geq 2$) mit Koeffizienten $a_j \in C_\infty[a,b]$, $j = 0, \dots, p$, und δ die Diracfunktion. An die Stelle $\cdot$ ist die anzuwendende Funktion zu setzen.

(1) Der lineare Raum

$$S_T[a, t_1, \dots, t_n, b] = \{s \in C_{p-2}[a,b] \mid Ts(t) = \sum_{k=1}^{n} \gamma_k \delta(t - t_k), \ \ \gamma_k \in \mathbb{K}\}$$

heißt Raum der T-Splines in $[a,b]$ mit den Knoten $t_1, \dots, t_n$.

(2) Der lineare Raum

$$NS_T[a, t_1, \dots, t_n, b] = \{s \in S_{T^*T}[a, t_1, \dots, t_n, b] \mid Ts(t) = 0, \ \ t \in [a, t_1] \cup [t_n, b]\}$$

heißt Raum der natürlichen T-Splines in $[a,b]$ mit den Knoten $t_1, \dots, t_n$. Damit gilt

$$T^*Ts(t) = \sum_{k=1}^{n} \gamma_k \delta(t - t_k) \quad \text{mit} \quad Ts(t) = 0 \ \text{ für } \ t \in [a, t_1] \cup [t_n, b]\,. \qquad \square$$

Für $T = D^p$ ergibt sich der Spezialfall der Polynomsplines vom Grad $p-1$ bzw. der natürlichen Polynomsplines vom Grad $2p-1$.

Eine Verallgemeinerung auf "mehrfache" Knoten t_k der Vielfachheiten q_k ist möglich, wenn

$$Tx(t) = \sum_{k=1}^{n} \sum_{l=1}^{q_k - 1} \gamma_{kl} \delta^{(l)}(t - t_k)$$

gesetzt wird, vgl. Hebbel (1981). Zur Definition der Ableitungen $\delta^{(l)}$ der Diracdistribution δ wäre jedoch ein tieferer Einstieg in die Theorie der Distributionen notwendig. Deshalb wird hier nur die in der Praxis ganz überwiegend verwendete Situation der einfachen Knoten betrachtet.

Werden zur Beurteilung der Glattheit und der Anpassung allgemeine lineare Operatoren in linearen Räumem (Hilberträumen) herangezogen, dann können Splines auch abstrakt in Hilberträumen mit Zusammenhängen zu Pseudoinversen definiert werden, siehe Hebbel (1978), Delvos (1979).

Durch die Verwendung der Diracfunktion kann die Theorie auf mehrdimensionale Splines übertragen werden, vgl. auch Hämmerlin und Hoffmann (1994).

Satz 1 (Darstellungssatz) (1) Ein T-Spline $s \in S_T[a, t_1, \dots, t_n]$ lässt sich eindeutig darstellen in der Form

$$s(t) = s_0(t) + \sum_{k=1}^{n} \gamma_k g_k(t) \ \text{ mit } \ \gamma_k \in \mathbb{K}, \ \ k = 1, \dots, n, \quad t \in [a,b]\,,$$

wobei s_0 eine beliebige Lösung der homogenen Differentialgleichung $Ts_0(t) = 0$ und g_k eine spezielle Lösung der inhomogenen Differentialgleichung $Tg_k(t) = \delta(t - t_k)$ ist, $k = 1, \dots, n$.

(2) Ein natürlicher T-Spline $s \in NS_T[a, t_1, \dots, t_n, b]$ lässt sich eindeutig darstellen in der Form

$$s(t) = s_0(t) + \sum_{k=1}^{n} \gamma_k g_k(t), \quad t \in [a,b] \text{ mit } Ts(t) = 0 \text{ für } t \in [a,t_1] \cup [t_n, b]$$

und $\gamma_k \in \mathbb{K}$, $k = 1, \ldots, n$, wobei s_0 eine beliebige Lösung der homogenen Differentialgleichung $T^*Ts_0(t) = 0$ und g_k eine spezielle Lösung der inhomogenen Differentialgleichung $T^*Tg_k(t) = \delta(t - t_k)$ ist, $k = 1, \ldots, n$. □

Beweis (1) Nach Definition ist die Differentialgleichung $Ts(t) = \sum_{k=1}^{n} \gamma_k \delta(t - t_k)$ zu lösen. Da die Differenz zweier beliebiger Lösungen stets eine Lösung der homogenen Differentialgleichung $Ts = 0$ ist, hat s damit die Form $s = s_0 + s_1$, wobei s_0 die allgemeine Lösung der homogenen Differentialgleichung und s_1 eine spezielle Lösung der vorgegebenen (inhomogenen) Differentialgleichung ist. Für $s_1(t) = \sum_{k=1}^{n} \gamma_k g_k(t)$ folgt $Ts_1(t) = \sum_{k=1}^{n} \gamma_k T g_k(t) = \sum_{k=1}^{n} \gamma_k \delta(t - t_k)$, so dass s_1 eine Lösung der inhomogenen Differentialgleichung ist.

(2) Die Aussage folgt unmittelbar aus (1). □

Auch auf der Basis der optimierenden Methode ist eine entsprechende Verallgemeinerung unter Verwendung eines allgemeinen Differentialoperators T möglich. Dazu seien

$L_2[a,b]$ der lineare Raum der (Lebesque-) quadratintegrierbaren (reell oder komplexwertigen) Funktionen auf dem Intervall $[a,b] \subset \mathbb{R}$,

vgl. Bemerkung in Abschnitt 3.1, sowie

$$H_{p2}[a,b] = \{x \in C_{p-1}[a,b] \mid \mathrm{D}^p x \in L_2[a,b]\}\,, \text{ d.h. } \int_{[a,b]} |\mathrm{D}^p x(t)|^2 \mathrm{d}t \text{ existiert}.$$

Definition (Interpolations- und Ausgleichs-T-Splines) Seien $A : H_{p2}[a,b] \to \mathbb{R}_n$ die durch $Ax = \big(x(t_1) \cdots x(t_n)\big)'$ für $x \in H_{p2}[a,b]$ mit $a < t_1 < \ldots < t_n < b$ definierte Abbildung, $\mathbf{y} \in \mathbb{R}_n$ und

$$T = \sum_{j=0}^{p} a_j \mathrm{D}^j \quad \text{mit (formal) adjungiertem } T^* = \sum_{j=0}^{p} (-1)^j \mathrm{D}^j (a_j \cdot)$$

ein allgemeiner linearer Differentialoperator mit Koeffizienten $a_j \in \mathbb{C}_\infty[a,b]$ für $j = 0, \ldots, p$.

(1) Eine Funktion $s \in H_{p2}[a,b]$ mit $As = \mathbf{y}$ und der Eigenschaft

$$\int_{[a,b]} |Ts(t)|^2 \mathrm{d}t = \min_{\substack{x \in H_{p2}[a,b] \\ Ax = \mathbf{y}}} \int_{[a,b]} |Tx(t)|^2 \mathrm{d}t$$

heißt ein *Interpolationsspline* zu $\mathbf{y} \in \mathbb{R}_n$ bezüglich (T, A).

(2) Eine Funktion $s \in H_{p2}[a,b]$ mit der Eigenschaft

$$\int_{[a,b]} |Ts(t)|^2 \mathrm{d}t + \lambda |As - \mathbf{y}|^2 = \min_{x \in H_{p2}[a,b]} \left(\int_{[a,b]} |Tx(t)|^2 \mathrm{d}t + \lambda |Ax - \mathbf{y}|^2 \right)$$

heißt ein *Ausgleichsspline* zu $\mathbf{y} \in \mathbb{R}_n$ bezüglich (T, A) und $\lambda \in \mathbb{R}_+$. Im Grenzfall $\lambda \to \infty$ ergibt sich ein Interpolationsspline. □

Nun wird gezeigt, dass zu jedem $\mathbf{y} \in \mathbb{R}_n$ stets Interpolations- und Ausgleichssplines existieren und darüber hinaus natürliche T-Splines aus $NS_T[a, t_1, \ldots, t_n, b]$ sind.

Satz 2 (Spline-Orthogonalitätsrelation) In obiger Situation seien $x \in H_{p2}[a, b]$ und $s \in NS_T[a, t_1, \ldots, t_n]$. Dann gilt die *Orthogonalitätsrelation*

$$\int_{[a,b]} \big(Tx(t)\big)\big(Ts(t)\big)\mathrm{d}t = \sum_{k=1}^{n} \gamma_k x(t_k) = (Ax)'\boldsymbol{\gamma}, \quad \boldsymbol{\gamma} = (\gamma_1 \cdots \gamma_n)',$$

wobei die Koeffizienten γ_k aus der nach Definition für s geltenden Darstellung

$$T^*Ts(t) = \sum_{k=1}^{n} \gamma_k \delta(t - t_k) \quad \text{mit} \quad Ts(t) = 0 \text{ für } t \in [a, t_1] \cup [t_n, b]$$

stammen. □

Beweis Mit $v = Ts$ gilt

$$\int_{[a,b]} (Tx)v\,\mathrm{d}t = \int_{[a,b]} \sum_{j=0}^{p} a_j(\mathrm{D}^j x)v\,\mathrm{d}t = \sum_{j=0}^{p} \int_{[a,b]} (\mathrm{D}^j x)a_j v\,\mathrm{d}t\,.$$

Mehrfache partielle Integration liefert

$$\begin{aligned}\int (\mathrm{D}^j x)a_j v\,\mathrm{d}t &= (\mathrm{D}^{j-1}x)a_j v - \int (\mathrm{D}^{j-1}x)(\mathrm{D}a_j v)\,\mathrm{d}t \\ &= (\mathrm{D}^{j-1}x)a_j v - (\mathrm{D}^{j-2}x)(\mathrm{D}a_j v) + \int (\mathrm{D}^{j-2}x)(\mathrm{D}^2 a_j v)\,\mathrm{d}t \\ &\;\;\vdots \\ &= \sum_{m=0}^{j-1}(-1)^m(\mathrm{D}^{j-m-1}x)(\mathrm{D}^m a_j v) + (-1)^j \int x(\mathrm{D}^j a_j v)\,\mathrm{d}t\end{aligned}$$

Damit ist

$$\begin{aligned}&\int_{[a,b]} \big(Tx(t)\big)\big(Ts(t)\big)\mathrm{d}t \\ &= \sum_{j=0}^{p}\sum_{m=0}^{j-1}(-1)^m\big(\mathrm{D}^{j-m-1}x(t)\big)\big(\mathrm{D}^m a_j(t)Ts(t)\Big|_a^b + \int_{[a,b]} x(t) \underbrace{\sum_{j=0}^{p}(-1)^j \mathrm{D}^j a_j(t)\,Ts(t)}_{T^*}\,\mathrm{d}t \\ &= \sum_{k=1}^{n} \gamma_k \int_{[a,b]} x(t)\,\delta(t - t_k) = \sum_{k=1}^{n} \gamma_k x(t_k)\,,\end{aligned}$$

da definitionsgemäß $T^*Ts(t) = \sum_{k=1}^{n} \gamma_k\,\delta(t - t_k)$ mit $Ts(t) = 0$ für $t \in [a, t_1] \cup [t_n, b]$. □

Satz 3 (Spline-Charakterisierungssatz) Ein Spline $s \in NS_T[a, t_1, \ldots, t_n, b]$, d. h.

$$T^*Ts(t) = \sum_{k=1}^{n} \gamma_k \delta(t - t_k) \quad \text{bzw.} \quad s(t) = s_0(t) + \sum_{k=1}^{n} \gamma_k g_k(t)\,, \quad t \in [a, b]$$

mit $Ts(t) = 0$ für $t \in [a, t_1] \cup [t_n, b]$ und $T^*Ts_0(t) = 0$, $T^*Tg_k(t) = \delta(t - t_k)$, $k = 1, \ldots, n$, ist eine Lösung der obigen Optimierungsaufgabe

$$\int_{[a,b]} |Ts(t)|^2 \mathrm{d}t + \lambda |As - \mathbf{y}|^2 = \min_{x \in H_{p2}[a,b]} \left(\int_{[a,b]} |Tx(t)|^2 \mathrm{d}t + \lambda |Ax - \mathbf{y}|^2 \right),$$

wenn

$$As + \frac{1}{\lambda}\gamma = \mathbf{y} \quad \text{mit} \quad \gamma = \big(\gamma_1 \cdots \gamma_n\big)'$$

gilt, wobei $As = \big(s(t_t) \cdots s(t_n)\big)'$ von γ abhängt und $As = \mathbf{y}$ für $1/\lambda \to 0$ folgt. □

Beweis Zur Konstruktion einer Lösung des Optimierungsproblems ist eine abkürzende Schreibweise hilfreich. Für $x, y \in L_2[a,b]$ wird

$$\langle x, y \rangle = \int_{[a,b]} x(t)\overline{y(t)}\,\mathrm{d}t = \overline{\langle y, x \rangle} \quad \text{und} \quad \|x\|^2 = \langle x, x \rangle = \int_{[a,b]} |x(t)|^2 \mathrm{d}t$$

geschrieben. Der Querstrich bedeutet konjugiert komplex und für eine komplexe Zahl $z \in \mathbb{C}$ ist $z + \overline{z} = 2\mathrm{Re}(z)$, wobei Re den Realteil bezeichnet.

Dann gilt für $s, x \in H_{p2}[a,b]$ und $z = x - s$

$$\begin{aligned}
&\int_{[a,b]} |Tx(t)|^2 \mathrm{d}t + \lambda |Ax - \mathbf{y}|^2 = \|Tx\|^2 + \lambda |Ax - \mathbf{y}|^2 = \|Tz + Ts\|^2 + \lambda |Az + As - \mathbf{y}|^2 \\
&= \|Tz\|^2 + \|Ts\|^2 + 2\,\mathrm{Re}\langle Tz, Ts \rangle + \lambda\big(|Az|^2 + |As - \mathbf{y}|^2 + 2\,\mathrm{Re}(Az)'(\overline{As - \mathbf{y}})\big) \\
&= \|Tz\|^2 + \lambda |Az|^2 + \|Ts\|^2 + \lambda(|As - \mathbf{y}|^2) + 2\,\mathrm{Re}\big(\langle Tz, Ts \rangle + \lambda (Az)'(\overline{As - \mathbf{y}})\big) \\
&\geq \|Ts\|^2 + \lambda(|As - \mathbf{y}|^2),
\end{aligned}$$

wenn

$$\mathrm{Re}\big(\langle Tz, Ts \rangle + \lambda (Az)'(\overline{As - \mathbf{y}})\big) = 0 \quad \text{für alle} \quad z \in H_{p2}[a,b].$$

Für jedes $s \in NS_T[a, t_1, \ldots, t_n, b]$ in der Darstellung

$$T^*Ts(t) = \sum_{k=1}^{n} \gamma_k \delta(t - t_k) \quad \text{mit} \quad Ts(t) = 0 \ \text{ für } \ t \in [a, t_1] \cup [t_n, b]$$

gilt nach Satz 2 speziell die Orthogonalitäts-Relation

$$\mathrm{Re}(\langle Tz, Ts \rangle) = \mathrm{Re}((Az)'\overline{\gamma}) \quad \text{mit} \quad \gamma = (\gamma_1 \cdots \gamma_n)' \quad \text{für alle} \quad z \in H_{p2}[a,b].$$

Damit folgt

$$\mathrm{Re}\big((Az)'(\overline{\gamma} + \lambda(\overline{As - \mathbf{y}}))\big) = 0 \ \text{ für alle } \ z \in H_{p2}[a,b], \ \text{ d.h. } \ \gamma + \lambda(As - \mathbf{y}) = 0.$$ □

Differentialoperatoren T mit konstanten Koeffizienten

Für den Fall konstanter reeller Koeffizienten a_j im Differentialoperator T ist eine explizite Darstellung der T-Splines einschließlich der Interpolations- und Ausgleichssplines möglich. Bevor die Lösungen der zugehörigen Differentialgleichungen angegeben werden können, müssen noch einige Hilfsmittel bereitgestellt werden, siehe beispielsweise Liverman (1964, S. 23 ff).

Satz 4 (Faktorisierung und Zerlegung der Identität) Sei $T = \sum_{j=0}^{p} a_j \mathrm{D}^j$, $\mathrm{D} = \frac{\mathrm{d}}{\mathrm{d}t}$, ein linearer Differentialoperator der Ordnung p mit konstanten Koeffizienten $a_j \in \mathbb{R}$, $j = 0, \ldots, p$, $a_p \neq 0$.

(1) Sind ω_j die reellen bzw. paarweise konjugiert komplexen Nullstellen mit den Vielfachheiten q_j, $j = 0, \ldots, q$, $\sum_{j=0}^{q} q_j = p$, des charakteristischen Polynoms

$$P(\omega) = \sum_{j=0}^{p} a_j\, \omega^j, \quad \text{d.h.} \quad P(\omega) = a_p \prod_{j=0}^{q} (\omega - \omega_j)^{q_j}$$

dann gilt die *Faktorisierung*

$$T = a_p \prod_{j=0}^{q} (\mathrm{D} - \omega_j \mathrm{I})^{q_j}.$$

(2) Sind a_{jh} die Koeffizienten der Partialbruchzerlegung von $\frac{1}{P(\omega)}$, $h = 1, \ldots, q_j$, $j = 0, \ldots, q$, d. h.

$$\frac{1}{P(\omega)} = \sum_{j=0}^{q} \sum_{h=1}^{q_j} \frac{a_{jh}}{(\omega - \omega_j)^h} \quad \text{für} \quad \omega \in \mathbb{C} \setminus \{\omega_0, \ldots, \omega_q\},$$

dann gilt die *Zerlegung des Identitätsoperators*

$$\mathrm{I} = a_p \sum_{j=0}^{q} \sum_{h=1}^{q_j} a_{jh} (\mathrm{D} - \omega_j \mathrm{I})^{q_j - h} \prod_{\substack{l=0 \\ l \neq j}}^{q} (\mathrm{D} - \omega_l \mathrm{I})^{q_l}.$$ □

Beweis (1) Es genügt zu zeigen, dass gilt

$$T = (\mathrm{D} - \omega_0 \mathrm{I}) \sum_{j=0}^{p-1} b_j \mathrm{D}^j, \quad \text{falls} \quad P(\omega) = (\omega - \omega_0) \sum_{j=0}^{p-1} b_j \omega^j.$$

Aus der Polynomgleichung folgt durch Koeffizientenvergleich

$$a_0 = -\omega_0 b_0, \; a_j = -\omega_0 b_j + b_{j-1} \;\text{ für }\; j = 1, \ldots, p-1, \; a_p = b_{p-1}.$$

Also ist für alle geeigneten Funktionen x

$$\begin{aligned}(\mathrm{D} - \omega_0 \mathrm{I}) \sum_{j=0}^{p-1} b_j \mathrm{D}^j x &= \sum_{j=0}^{p-1} b_j D^{j+1} x - \sum_{j=0}^{p-1} \omega_0 b_j \mathrm{D}^j x \\ &= -\omega_0 b_0 x + \sum_{j=1}^{p-1} (b_{j-1} - \omega_0 b_j) \mathrm{D}^j x + b_{p-1} \mathrm{D}^p x = \sum_{j=0}^{p} a_j \mathrm{D}^j x = Tx.\end{aligned}$$

(2) Aus der Partialbruchzerlegung folgt

$$\sum_{j=0}^{q} \sum_{h=1}^{q_j} a_{jh} \frac{P(\omega)}{(\omega - \omega_j)^h} = a_p \sum_{j=0}^{q} \sum_{h=1}^{q_j} a_{jh} \prod_{\substack{l=0 \\ l \neq j}}^{q} (\omega - \omega_l)^{q_l} (\omega - \omega_j)^{q_j - h} = 1, \quad \omega \in \mathbb{C}.$$

Wird das folgende Operatorpolynom "ausmultipliziert", was nach Teil (1) des Beweises erlaubt ist und nach Potenzen von D geordnet, so gilt

$$\sum_{j=0}^{q} \sum_{h=1}^{q_j} a_{jh} \prod_{\substack{l=0 \\ l \neq j}}^{q} (\mathrm{D} - \omega_l \mathrm{I})^{q_l} (\mathrm{D} - \omega_j \mathrm{I})^{q_j - h} = \sum_{j=0}^{p-1} c_j \mathrm{D}^j.$$

Die Auswertung des entsprechenden algebraischen Polynoms liefert nach der gleichen Prozedur

$$\sum_{j=0}^{q}\sum_{h=1}^{q_j} a_{jh}\prod_{\substack{l=0\\l\neq j}}^{q}(\omega-\omega_l)^{q_l}(\omega-\omega_j)^{q_j-h}=\sum_{j=0}^{p-1}c_j\omega^j.$$

mit denselben Koeffizienten c_j. Wegen $\sum_{j=0}^{p-1} c_j\omega^j = 1$ ist aber $c_j = 0$ für alle $j = 1, \dots, p-1$ und $c_0 = 1$. Damit ist $\sum_{j=0}^{p-1} c_j \mathrm{D}^j = \mathrm{I}$. □

Bemerkung (Berechnung der Partialbruchkoeffizienten)

(1) Wird die Produktregel $(\prod_{j=0}^{q} u_j)' = \sum_{j=0}^{q} u_j' \prod_{\substack{l=0\\l\neq j}} u_l$ auf $P(\omega)$ angewendet, dann folgt

$$P'(\omega)=a_p\sum_{j=0}^{q}q_j(\omega-\omega_j)^{q_j-1}\prod_{\substack{l=0\\l\neq j}}(\omega-\omega_l)^{q_l}=P(\omega)\sum_{j=0}^{q}q_j(\omega-\omega_j)^{-1}.$$

Damit gilt

$$\Big(\frac{1}{P(\omega)}\Big)'=-\frac{P'(\omega)}{P^2(\omega)}=-\frac{1}{P(\omega)}\sum_{j=0}^{q}q_j(\omega-\omega_j)^{-1}$$

und

$$\begin{aligned}\Big(\frac{1}{P(\omega)}\Big)^{(h)}&=-\Big(\frac{1}{P(\omega)}\sum_{j=0}^{q}q_j(\omega-\omega_j)^{-1}\Big)^{(h-1)}\\&=-\sum_{m=0}^{h-1}\binom{h-1}{m}\Big(\frac{1}{P(\omega)}\Big)^{(h-m-1)}(-1)^m m!\sum_{j=0}^{q}(\omega-\omega_j)^{-m-1},\end{aligned}$$

woraus die Rekursionsformel

$$\frac{1}{h!}\Big(\frac{1}{P(\omega)}\Big)^{(h)}=\frac{1}{h}\sum_{m=1}^{h}\frac{1}{(h-m)!}\Big(\frac{1}{P(\omega)}\Big)^{(h-m)}\sum_{j=0}^{q}q_j(\omega_j-\omega)^{-m},\quad h=1,2,\dots$$

folgt.

(2) Zur Berechnung der Koeffizienten a_{jh} können beide Seiten der Partialbruchzerlegung von $\frac{1}{P(\omega)}$ mit $(\omega-\omega_j)^{q_j}$ multipliziert und $(q_j - h)$ mal bezüglich ω differenziert werden. Aus $\omega\to\omega_j$ folgt dann

$$a_{jh}=\frac{1}{(q_j-h)!}\Big[\Big(\frac{1}{P_j(\omega)}\Big)^{(q_j-h)}\Big]_{\omega=\omega_j}\quad\text{mit}\quad P_j(\omega)=a_p\prod_{\substack{l=0\\l\neq j}}^{q}(\omega-\omega_l)^{q_l}$$

für $h = 1, \dots, q_j$, $j = 0, \dots, q$. In rekursiver Berechnung ergibt sich nach der zuvor abgeleiteten Formel

$$a_{j,q_j-h}=\frac{1}{h}\sum_{m=1}^{h}a_{j,q_j-h+m}\sum_{\substack{l=0\\l\neq j}}^{q}\frac{q_l}{(\omega_l-\omega_j)^m},\quad h=1,\dots,q_j-1$$

mit

$$a_{j,q_j}=\frac{1}{a_p\prod_{\substack{l=0\\l\neq j}}^{q}(\omega_j-\omega_l)^{q_l}},\quad j=0,\dots,q.$$ □

Satz 5 (Shift-Relation) Für eine beliebige geeignete Funktion x und $p\in\mathbb{N}\setminus\{0\}$, $\omega\in\mathbb{C}$, gilt die *Shift-Relation*

$$(\mathrm{D}-\omega\mathrm{I})^p x(t)=\mathrm{e}^{\omega t}\mathrm{D}^p\big(\mathrm{e}^{-\omega t}x(t)\big).$$ □

Beweis Für $p = 1$ ist die Aussage richtig, denn

$$e^{\omega t}\mathrm{D}\big(e^{-\omega t}x(t)\big) = e^{\omega t}\big(-\omega e^{-\omega t}x(t) + e^{-\omega t}\mathrm{D}x(t)\big) = (\mathrm{D}-\omega\mathrm{I})x(t)\,.$$

Die Behauptung sei für ein $p \in \mathbb{N}\setminus\{0\}$ bewiesen. Dann gilt sie auch für $p+1$, denn

$$\begin{aligned}(\mathrm{D}-\omega\mathrm{I})^{p+1}x(t) &= (\mathrm{D}-\omega\mathrm{I})(\mathrm{D}-\omega\mathrm{I})^{p}x(t) = (\mathrm{D}-\omega\mathrm{I})\big[e^{\omega t}\mathrm{D}^{p}\big(e^{-\omega t}x(t)\big)\big]\\ &= \mathrm{D}\big[e^{\omega t}\mathrm{D}^{p}\big(e^{-\omega t}x(t)\big)\big] - \omega e^{\omega t}\mathrm{D}^{p}\big(e^{-\omega t}x(t)\big)\\ &= \omega e^{\omega t}\mathrm{D}^{p}\big(e^{-\omega t}x(t)\big) + e^{\omega t}\mathrm{D}^{p+1}\big(e^{-\omega t}x(t)\big) - \omega e^{\omega t}\mathrm{D}^{p}\big(e^{-\omega t}x(t)\big)\\ &= e^{\omega t}\mathrm{D}^{p+1}\big(e^{-\omega t}x(t)\big)\,.\end{aligned}$$

□

Satz 6 (Explizite Spline-Darstellung) Sei gemäß Satz 4

$$T = a_p\prod_{j=0}^{q}(\mathrm{D}-\omega_j\mathrm{I})^{q_j}$$

ein Differentialoperator der Ordnung $p = \sum_{j=0}^{q} q_j$ mit konstanten reellen Koeffizienten in faktorisierter Form.

(1) Ein T-Spline $s \in S_T[a, t_1, \dots, t_n, b]$ lässt sich eindeutig darstellen in der Form

$$s(t) = \sum_{j=0}^{q}\sum_{h=1}^{q_j}\beta_{jh}t^{h-1}e^{\omega_j t} + \sum_{k=1}^{n}\gamma_k g_{t_k}(t)$$

mit

$$g_{t_k}(t) = \sum_{j=0}^{q}\sum_{h=1}^{q_j}a_{jh}\frac{(t-t_k)_+^{h-1}}{(h-1)!}e^{\omega_j(t-t_k)}\,,\quad k=1,\dots,n\,,\quad t\in[a,b]\,.$$

Dabei sind β_{jh} entsprechend ω_j reell oder paarweise konjugiert komplex und sonst beliebig, a_{jh} die Partialbruchkoeffizienten nach Bemerkung zu Satz 4 und $(t-t_k)_+^{h-1}$ die *abgeschnittenen Potenzfunktionen* mit $(t-t_k)_+^{h-1} = (t-t_k)^{h-1}$ für $t > t_k$ und 0 für $t \le t_k$, $h = 1,\dots,q_j$, $j = 0,\dots,q$.

(2 a) Ein natürlicher T-Spline $s \in NS_T[a, t_1, \dots, t_n, b]$ mit $\omega_0 = 0$ lässt sich eindeutig darstellen in der Form

$$s(t) = \sum_{j=0}^{q}\sum_{h=1}^{q_j}\beta_{jh}t^{h-1}e^{\omega_j t} + \sum_{k=1}^{n}\gamma_k g_{t_k}(t) \;\text{ mit }\; \sum_{k=1}^{n}\gamma_k t_k^{h-1}e^{\omega_j t_k} = 0\,,$$

wobei β_{jh} wie unter (1), $j = 0,\dots,q$, $h = 1,\dots,q_j$ und

$$g_{t_k}(t) = \sum_{h=1}^{q_0}b_{0,2h}\frac{(t-t_k)_+^{2h-1}}{(2h-1)!} + \sum_{j=1}^{r}\sum_{h=1}^{r_j}b_{jh}\frac{(t-t_k)_+^{h-1}}{(h-1)!}\big(e^{\nu_j(t-t_k)} + (-1)^h e^{-\nu_j(t-t_k)}\big)$$

für $k = 1,\dots,n$. Der Operator

$$T^*T = a_p^2\prod_{j=0}^{q}(-\mathrm{D}-\omega_j\mathrm{I})^{q_j}(\mathrm{D}-\omega_j)^{q_j} = (-1)^p a_p^2\mathrm{D}^{2q_0}\prod_{j=1}^{r}(\mathrm{D}-\nu_j\mathrm{I})^{r_j}(\mathrm{D}+\nu_j\mathrm{I})^{r_j}$$

ist so faktorisiert, dass $\nu_j^2 \neq 0$ paarweise verschieden für $j = 1, \ldots, r$ sind. Die Koeffizienten in g_{t_k} berechnen sich für $h = 1, \ldots, q_0 - 1$ rekursiv nach

$$b_{0,2q_0-2h} = \frac{1}{h} \sum_{m=1}^{h} b_{0,2q_0-2h+2m} \sum_{l=1}^{r} \frac{r_l}{\nu_l^{2m}}, \quad b_{0,2q_0} = \frac{1}{(-1)^{q_0} a_p^2 \prod_{l=1}^{r} \nu_l^{2r_l}}$$

und für $h = 1, \ldots, r_j - 1$

$$b_{j,r_j-h} = \frac{1}{h} \sum_{m=1}^{h} b_{j,r_j-h+m} (-1)^m \Big(\frac{2^{m+1} q_0 + r_j}{(2\nu_j)^m} + \sum_{\substack{l=1 \\ l \neq j}}^{r} r_l \Big(\frac{1}{(\nu_j + \nu_l)^m} + \frac{1}{(\nu_j - \nu_l)^m} \Big) \Big),$$

$$b_{j,r_j} = \frac{1}{(-1)^p a_p^2 2^{r_j} \nu_j^{2q_0+r_j} \prod_{\substack{l=1 \\ l \neq j}}^{r} (\nu_j^2 - \nu_l^2)^{r_l}}, \quad j = 1, \ldots, r, \quad \sum_{\emptyset} \cdot = 0, \quad \prod_{\emptyset} \cdot = 1 .$$

(2 b) Ein natürlicher T-Spline $s \in NS_T[a, t_1, \ldots, t_n, b]$ mit $T = a_p \prod_{j=1}^{q} (\mathrm{D} - \omega_j \mathrm{I})^{q_j}$ und $\omega_j \neq 0$ für $j = 1, \ldots, q$ lässt sich eindeutig darstellen in der Form

$$s(t) = \sum_{j=1}^{q} \sum_{h=1}^{q_j} \beta_{jh} t^{h-1} \mathrm{e}^{\omega_j t} + \sum_{k=1}^{n} \gamma_k g_{t_k}(t) \quad \text{mit} \quad \sum_{k=1}^{n} \gamma_k t_k^{h-1} \mathrm{e}^{\omega_j t_k} = 0 ,$$

wobei β_{jh} wie unter (1), $j = 1, \ldots, q$, $h = 1, \ldots, q_j$ und

$$g_{t_k}(t) = \sum_{j=1}^{r} \sum_{h=1}^{r_j} b_{jh} \frac{(t - t_k)_+^{h-1}}{(h-1)!} \big(\mathrm{e}^{\nu_j (t - t_k)} + (-1)^h \mathrm{e}^{-\nu_j (t - t_k)} \big) \quad \text{für } k = 1, \ldots, n .$$

Der Operator

$$T^* T = a_p^2 \prod_{j=1}^{q} (-\mathrm{D} - \omega_j \mathrm{I})^{q_j} (\mathrm{D} - \omega_j)^{q_j} = (-1)^p a_p^2 \prod_{j=1}^{r} (\mathrm{D} - \nu_j \mathrm{I})^{r_j} (\mathrm{D} + \nu_j \mathrm{I})^{r_j}$$

ist so faktorisiert, dass $\nu_j^2 \neq 0$ paarweise verschieden für $j = 1, \ldots, r$ sind. Die Koeffizienten in g_{t_k} berechnen sich für $h = 1, \ldots, r_j - 1$ rekursiv nach

$$b_{j,r_j-h} = \frac{1}{h} \sum_{m=1}^{h} b_{j,r_j-h+m} (-1)^m \Big(\frac{r_j}{(2\nu_j)^m} + \sum_{\substack{l=1 \\ l \neq j}}^{r} r_l \Big(\frac{1}{(\nu_j + \nu_l)^m} + \frac{1}{(\nu_j - \nu_l)^m} \Big) \Big),$$

$$b_{j,r_j} = \frac{1}{(-1)^p a_p^2 (2\nu_j)^{r_j} \prod_{\substack{l=1 \\ l \neq j}}^{r} (\nu_j^2 - \nu_l^2)^{r_l}}, \quad j = 1, \ldots, r, \quad \sum_{\emptyset} \cdot = 0, \quad \prod_{\emptyset} \cdot = 1 . \qquad \square$$

Beweis (1) Nach Definition ist die Differentialgleichung

$$Ts(t) = \sum_{k=1}^{n} \gamma_k \delta(t - t_k)$$

zu lösen. Da die Differenz zweier beliebiger Lösungen stets eine Lösung der homogenen Differentialgleichung $Ts = 0$ ist, hat s damit die Form $s = s_0 + s_1$, wobei s_0 die allgemeine Lösung der homogenen Differentialgleichung und s_1 eine spezielle Lösung der vorgegebenen (inhomogenen) Differentialgleichung ist.

Nun ist

$$s_0(t) = \sum_{j=0}^{q} P_{q_j-1}(t)\mathrm{e}^{\omega_j t} \quad \text{mit} \quad P_{q_j-1}(t) = \sum_{h=1}^{q_j} \beta_{jh} t^{h-1}$$

die allgemeine Lösung der Differentialgleichung $Ts = 0$ und s_0 ist reellwertig, falls β_{jh} entsprechend ω_j reell oder paarweise konjugiert komplex gewählt wird:

Einerseits gilt

$$Ts_0(t) = \sum_{j=0}^{q} T\big(P_{q_j-1}(t)\mathrm{e}^{\omega_j t}\big) = a_p \sum_{j=0}^{q} \prod_{\substack{l=0 \\ l\neq j}}^{q} (\mathrm{D}-\omega_l \mathrm{I})^{q_l}(\mathrm{D}-\omega_j \mathrm{I})^{q_j}\big(P_{q_j-1}(t)\mathrm{e}^{\omega_j t}\big)$$

und nach Satz 5 (Shift-Relation) ist

$$(\mathrm{D}-\omega_j \mathrm{I})^{q_j}\big(P_{q_j-1}(t)\mathrm{e}^{\omega_j t}\big) = \mathrm{e}^{\omega_j t}\mathrm{D}^{q_j}\big(\mathrm{e}^{-\omega_j t}P_{q_j-1}(t)\mathrm{e}^{\omega_j t}\big) = \mathrm{e}^{\omega_j t}\mathrm{D}^{q_j}\big(P_{q_j-1}(t)\big) = 0\,,$$

also $Ts_0(t) = 0$. Ist umgekehrt s eine Lösung von $Ts = 0$, so folgt für alle j, h

$$(\mathrm{D}-\omega_j \mathrm{I})^{h} \prod_{\substack{l=0 \\ l\neq j}}^{q} (\mathrm{D}-\omega_l \mathrm{I})^{q_l}(\mathrm{D}-\omega_j \mathrm{I})^{q_j-h} s(t) = 0$$

und die Shift-Relation liefert

$$\mathrm{e}^{\omega_j t}\mathrm{D}^{h}\Big(\mathrm{e}^{-\omega_j t} \prod_{\substack{l=0 \\ l\neq j}}^{q} (\mathrm{D}-\omega_l \mathrm{I})^{q_l}(\mathrm{D}-\omega_j \mathrm{I})^{q_j-h} s(t)\Big) = 0\,.$$

Daraus folgt, dass die Funktion in der Klammer ein Polynom höchstens vom Grad $h-1$, also

$$\prod_{\substack{l=0 \\ l\neq j}}^{q} (\mathrm{D}-\omega_l \mathrm{I})^{q_l}(\mathrm{D}-\omega_j \mathrm{I})^{q_j-h} s(t) = P_{h-1}(t)\mathrm{e}^{\omega_j t}$$

ist. Multiplikation mit den Koeffizienten a_{jh} und Summation über j, h zeigt, dass unter Anwendung der Zerlegung der Identität nach Satz 4 folgt

$$s(t) = \sum_{j=0}^{q}\sum_{h=1}^{q_j} a_{jh} P_{h-1}(t)\mathrm{e}^{\omega_j t} = \sum_{j=0}^{q} P_{q_j-1}(t)\mathrm{e}^{\omega_j t}.$$

Damit hat jede Lösung s von $Ts = 0$ die angegebene Gestalt s_0.

Im Hinblick auf eine spezielle Lösung der vorgelegten Differentialgleichung gilt

$$Tg_{t_k}(t) = a_p \sum_{j=0}^{q}\sum_{h=1}^{q_j} a_{jh} \prod_{\substack{l=0 \\ l\neq j}}^{q} (\mathrm{D}-\omega_l \mathrm{I})^{q_l}(\mathrm{D}-\omega_j \mathrm{I})^{q_j-h}(\mathrm{D}-\omega_j \mathrm{I})^{h}\frac{(t-s)_+^{h-1}}{(h-1)!}\mathrm{e}^{\omega_j(t-t_k)}$$

für $k = 1, \ldots, n$ und nach der Shift-Relation

$$\begin{aligned}(\mathrm{D}-\omega_j \mathrm{I})^{h}\frac{(t-t_k)_+^{h-1}}{(h-1)!}\mathrm{e}^{\omega_j(t-t_k)} &= (\mathrm{D}-\omega_j \mathrm{I})\mathrm{e}^{\omega_j t}\mathrm{D}^{h-1}\frac{(t-t_k)_+^{h-1}}{(h-1)!}\mathrm{e}^{-\omega_j t_k}\\ &= (\mathrm{D}-\omega_j \mathrm{I})(t-t_k)_+^0\mathrm{e}^{\omega_j(t-t_k)} = \delta(t-t_k)\mathrm{e}^{\omega_j(t-t_k)}\\ &= \delta(t-t_k)\,,\end{aligned}$$

da $\mathrm{e}^{\omega_j(t-t_k)} = 1$ für $t = t_k$. Mit der Zerlegung der Identität aus Satz 4 folgt dann $Tg_{t_k}(t) = \delta(t-t_k)$. Damit ist $x_1(t) = \sum_{k=1}^{n}\gamma_k g_{t_k}(t)$ eine spezielle Lösung der gegebenen Differentialgleichung und Teil (1) bewiesen.

(2 a) Nach Definition ist die Differentialgleichung

$$T^*Ts(t) = \sum_{k=1}^{n} \gamma_k \delta(t - t_k)$$

mit

$$T^*T = a_p^2 \prod_{j=0}^{q} (-\mathrm{D} - \omega_j \mathrm{I})^{q_j} (\mathrm{D} - \omega_j \mathrm{I})^{q_j} = (-1)^p a_p^2 \mathrm{D}^{2q_0} \prod_{j=1}^{r} (\mathrm{D} - \nu_j \mathrm{I})^{r_j} (\mathrm{D} + \nu_j \mathrm{I})^{r_j}$$

so faktorisiert, dass ν_j^2 paarweise verschieden sind, $j = 1, \ldots, r$, zu lösen. Zusätzlich muss die Nebenbedingung $Ts(t) = 0$ für $t \in [a, t_1] \cup [t_n, b]$ beachtet werden. Nach (1) gilt dann unter Berücksichtigung von $Ts(t) = 0$ für $t \in [a, t_1]$

$$s(t) = \sum_{j=0}^{q} \sum_{h=1}^{q_j} \beta_{jh} t^{h-1} \mathrm{e}^{\omega_j t} + \sum_{k=1}^{n} \gamma_k g_{t_k}(t) \text{ mit } Ts(t) = 0 \text{ für } t \in [t_n, b],$$

wobei β_{jh} wie unter (1) und

$$g_{t_k}(t) = \sum_{h=1}^{2q_0} b_{0h} \frac{(t - t_k)_+^{h-1}}{(h-1)!} + \sum_{j=1}^{r} \sum_{h=1}^{r_j} \frac{(t - t_k)_+^{h-1}}{(h-1)!} \left(b_{jh} \mathrm{e}^{\nu_j (t - t_k)} + b_{jh}^* \mathrm{e}^{-\nu_j (t - t_k)}\right),$$

wobei die Koeffizienten b_{0h}, b_{jh}, b_{jh}^* aus der Partialbruchzerlegung

$$\frac{1}{(-1)^p a_p^2 \omega^{2q_0} \prod_{j=1}^{r} (\omega - \nu_j)^{r_j} (\omega + \nu_j)^{r_j}} = \sum_{h=1}^{2q_0} \frac{b_{0h}}{\omega^h} + \sum_{j=1}^{r} \sum_{h=1}^{r_j} \left(\frac{b_{jh}}{(\omega - \nu_j)^h} + \frac{b_{jh}^*}{(\omega + \nu_j)^h}\right)$$

stammen und nach Bemerkung 2 zu Satz 4 rekursiv berechnet werden durch, $h = 1, \ldots, 2q_0 - 1$,

$$b_{0,2q_0-h} = \frac{1}{h} \sum_{m=1}^{h} b_{0,2q_0-h+m} \sum_{l=1}^{r} \left(\frac{r_l}{\nu_l^m} + \frac{r_l}{(-\nu_l)^m}\right) = \frac{2}{h} \sum_{\substack{m=1 \\ m \text{ gerade}}}^{h} b_{0,2q_0-h+m} \sum_{l=1}^{r} \frac{r_l}{\nu_l^m}$$

$$b_{0,2q_0} = \frac{1}{(-1)^p a_p^2 \prod_{l=1}^{r} (-\nu_l)^{r_l} \nu_l^{r_l}}$$

bzw. wegen $b_{0,2q_0-1} = 0$, $b_{0,2q_0-3} = 0, \ldots$, d. h. $b_{0,2q_0-h} = 0$ für ungerades h (ersetzte deshalb h durch $2h$)

$$b_{0,2q_0-2h} = \frac{1}{h} \sum_{\substack{m=1 \\ m \text{ gerade}}}^{2h} b_{0,2q_0-2h+m} \sum_{l=1}^{r} \frac{r_l}{\nu_l^m} = \frac{1}{h} \sum_{m=1}^{h} b_{0,2q_0-2h+2m} \sum_{l=1}^{r} \frac{r_l}{\nu_l^{2m}}$$

$$b_{0,2q_0} = \frac{1}{(-1)^p a_p^2 \prod_{l=1}^{r} \nu_l^{2r_l}}$$

sowie, $h = 1, \ldots, r_j - 1$,

$$b_{j,r_j-h} = \frac{1}{h} \sum_{m=1}^{h} b_{j,r_j-h+m} \left(\frac{2q_0}{(-\nu_j)^m} + \sum_{\substack{l=1 \\ l \neq j}}^{r} \left(\frac{r_l}{(\nu_l - \nu_j)^m} + \frac{r_l}{(-\nu_l - \nu_j)^m}\right) + \frac{r_j}{(-2\nu_j)^m}\right)$$

$$= \frac{1}{h} \sum_{m=1}^{h} b_{j,r_j-h+m} (-1)^m \left(\frac{2^{m+1} q_0 + r_j}{(2\nu_j)^m} + \sum_{\substack{l=1 \\ l \neq j}}^{r} r_l \left(\frac{1}{(\nu_j + \nu_l)^m} + \frac{1}{(\nu_j - \nu_l)^m}\right)\right)$$

mit, $j = 1, \ldots, r$,

$$b_{j,r_j} = \frac{1}{(-1)^p a_p^2 \nu_j^{2q_0} \prod_{\substack{l=1\\l\neq j}}^r (\nu_j - \nu_l)^{r_l} (\nu_j + \nu_l)^{r_l} (2\nu_j)^{r_j}} = \frac{1}{(-1)^p a_p^2 2^{r_j} \nu_j^{2q_0+r_j} \prod_{\substack{l=1\\l\neq j}}^r (\nu_j^2 - \nu_l^2)^{r_l}}$$

und analog

$$\begin{aligned} b^*_{j,r_j-h} &= \frac{1}{h} \sum_{m=1}^h b^*_{j,r_j-h+m} \Big(\frac{2q_0}{\nu_j^m} + \sum_{\substack{l=1\\l\neq j}}^r \big(\frac{r_l}{(\nu_l+\nu_j)^m} + \frac{r_l}{(-\nu_l+\nu_j)^m} \big) + \frac{r_j}{(2\nu_j)^m} \Big) \\ &= \frac{1}{h} \sum_{m=1}^h b^*_{j,r_j-h+m} \Big(\frac{2^{m+1} q_0 + r_j}{(2\nu_j)^m} + \sum_{\substack{l=1\\l\neq j}}^r r_l \big(\frac{1}{(\nu_j+\nu_l)^m} + \frac{1}{(\nu_j-\nu_l)^m} \big) \Big) \end{aligned}$$

mit

$$\begin{aligned} b^*_{j,r_j} &= \frac{1}{(-1)^p a_p^2 (-\nu_j)^{2q_0} \prod_{\substack{l=1\\l\neq j}}^r (-\nu_j - \nu_l)^{r_l} (-\nu_j + \nu_l)^{r_l} (-2\nu_j)^{r_j}} \\ &= \frac{(-1)^{r_j}}{(-1)^p a_p^2 2^{r_j} \nu_j^{2q_0+r_j} \prod_{\substack{l=1\\l\neq j}}^r (\nu_j^2 - \nu_l^2)^{r_l}} = (-1)^{r_j} b_{j,r_j}\,, \quad j = 1, \ldots, r\,, \end{aligned}$$

woraus $b^*_{j,r_j-h} = (-1)^{r_j-h} b_{j,r_j-h}$, $h = 1, \ldots, r_j$, $j = 1, \ldots, r$ folgt.

Schließlich muss noch $s(t)$ die Bedingung $Ts(t) = \sum_{k=1}^n \gamma_k g_{t_k}(t) = 0$ für $t \in [t_n, b]$ erfüllen. Wegen $T^*Tg_{t_k}(t) = \delta(t - t_k)$ mit $g_{t_k}(t) = 0$ für $t \leq t_k$, $k = 1, \ldots, n$, gilt die Darstellung

$$Tg_{t_k}(t) = \sum_{j=0}^q \sum_{h=1}^{q_j} a^*_{jh} \frac{(t-t_k)_+^{h-1}}{(h-1)!} \mathrm{e}^{-\omega_j(t-t_k)}$$

mit Koeffizienten aus der Partialbruchdarstellung

$$\frac{1}{(-1)^p a_p \prod_{j=0}^q (\omega + \omega_j)^{q_j}} = \sum_{j=0}^q \sum_{h=1}^{q_j} \frac{a^*_{jh}}{(\omega + \omega_j)^h}\,.$$

Folglich ist $Ts(t) = 0$ für $t \in [t_n, b]$ äquivalent zu

$$\sum_{k=1}^n \gamma_k \sum_{j=0}^q \sum_{h=1}^{q_j} a^*_{jh} \frac{(t-t_k)^{h-1}}{(h-1)!} \mathrm{e}^{-\omega_j(t-t_k)} = 0 \quad \text{für} \quad t \in [t_n, b]\,.$$

Mit

$$\begin{aligned} \sum_{h=1}^{q_j} a^*_{jh} \frac{(t-t_k)^{h-1}}{(h-1)!} &= \sum_{h=1}^{q_j} \sum_{m=1}^h \frac{a^*_{jh}}{(h-1)!} \binom{h-1}{m-1} (-t_k)^{m-1} t^{h-m} \\ &= \sum_{m=1}^{q_j} \frac{1}{(m-1)!} \sum_{h=m}^{q_j} \frac{a^*_{jh}}{(h-m)!} (-t_k)^{m-1} t^{h-m} = \sum_{m=1}^{q_j} P_{q_j-m}(t) t_k^{m-1}\,, \end{aligned}$$

wobei

$$a^*_{jq_j} = \frac{1}{(-1)^p a_p \prod_{\substack{l=0\\l\neq j}}^q (-\omega_j + \omega_l)^{q_l}} \neq 0$$

und demzufolge $P_{q_j-m}(t) = \frac{(-1)^{m-1}}{(m-1)!} \sum_{h=m}^{q_j} \frac{a^*_{jh}}{(h-m)!} t^{h-m}$ ein Polynom vom Grad $q_j - m$ ist für $j = 0, \ldots, q$, ergibt sich

$$\sum_{j=0}^q \sum_{m=1}^{q_j} \Big(\sum_{k=1}^n \gamma_k t_k^{m-1} \mathrm{e}^{\omega_j t_k} \Big) P_{q_j-m}(t) \mathrm{e}^{-\omega_j t} = 0 \quad \text{für} \quad t \in [t_n, b]\,.$$

Also muss (ersetze m durch h)

$$\sum_{k=1}^{n} \gamma_k t_k^{h-1} e^{\omega_j t_k} = 0 \quad \text{für} \quad h = 1, \ldots, q_j\,, \quad j = 0, \ldots, q$$

gelten.

(2 b) Die Darstellung ergibt sich unmittelbar aus (2 a) durch Streichen der entsprechenden Terme bezüglich des Indexes $j = 0$, d. h. bezüglich des Faktors $(\mathrm{D} - \omega_0 \mathrm{I})^{q_0}$, $\omega_0 = 0$. □

Folgerung In der Situation von Satz 6 ist ein Ausgleichsspline zu $\mathbf{y} \in \mathbb{R}_n$ bezüglich (T, A) mit $\lambda \in \mathbb{R}_+$ gegeben durch

$$s(t) = \sum_{j=c}^{q} \sum_{h=1}^{q_j} \beta_{jh} f_{jh}(t) + \sum_{k=1}^{n} \gamma_k g_{t_k}(t) \quad \text{mit} \quad f_{jh}(t) = t^{h-1} e^{\omega_j t}\,, \quad t \in [a, b]$$

mit der Nebenbedingung

$$\sum_{k=1}^{n} \gamma_k f_{jh}(t_k) = 0\,, \quad h = 1, \ldots, q_j\,, \quad j = c, \ldots, q$$

und die Funktionen g_{t_k} sind wahlweise in (2a) mit $c = 0$ oder in (2b) mit $c = 1$ definiert. Die Koeffizienten berechnen sich gemäß Satz 3 nach

$$As + \frac{1}{\lambda}\gamma = \mathbf{y}\,, \quad As = \big(s(t_1) \cdots s(t_n) \big)'\,, \quad \gamma = \big(\gamma_1 \cdots \gamma_n \big)'\,.$$

In Vektor- Matrixschreibweise für $j = a, \ldots, q$ mit

$$\boldsymbol{\beta}_j = \begin{pmatrix} \beta_{j1} \\ \vdots \\ \beta_{jq_j} \end{pmatrix}, \quad \mathbf{f}_j(t) = \begin{pmatrix} f_{j1}(t) \\ \vdots \\ f_{jq_j}(t) \end{pmatrix}, \quad \boldsymbol{\beta} = \begin{pmatrix} \boldsymbol{\beta}_c \\ \vdots \\ \boldsymbol{\beta}_q \end{pmatrix}, \quad \mathbf{f}(t) = \begin{pmatrix} \mathbf{f}_c(t) \\ \vdots \\ \mathbf{f}_q(t) \end{pmatrix}, \quad \mathbf{g}(t) = \begin{pmatrix} g_{t_1}(t) \\ \vdots \\ g_{t_n}(t) \end{pmatrix}$$

ist

$$s(t) = \mathbf{f}(t)'\boldsymbol{\beta} + \mathbf{g}(t)'\boldsymbol{\gamma} \quad \text{mit} \quad \big(f_{jh}(t_1) \cdots f_{jh}(t_n) \big)'\boldsymbol{\gamma} = 0$$

für $h = 1, \ldots, q_j$, $j = a, \ldots, q$.

Speziell für $t = t_1, \ldots, t_n$ ergibt sich

$$\begin{pmatrix} s(t_1) \\ \vdots \\ s(t_n) \end{pmatrix} = \begin{pmatrix} \mathbf{f}(t_1)' \\ \vdots \\ \mathbf{f}(t_n)' \end{pmatrix} \boldsymbol{\beta} + \begin{pmatrix} \mathbf{g}(t_1)' \\ \vdots \\ \mathbf{g}(t_n)' \end{pmatrix} \boldsymbol{\gamma} \quad \text{mit} \quad F'\boldsymbol{\gamma} = 0\,.$$
$$\mathbf{s} \;=\; F\boldsymbol{\beta} \;+\; G\boldsymbol{\gamma}$$

Damit ist die zu lösende Gleichung $As + \frac{1}{\lambda}\gamma = \mathbf{y}$ mit $As = \mathbf{s}$, der Einheitsmatrix I und der Nullmatrix 0 unter der gegebenen Nebenbedingung äquivalent zu

$$\begin{aligned} F\boldsymbol{\beta} + (G + \tfrac{1}{\lambda}\mathrm{I})\boldsymbol{\gamma} &= \mathbf{y} \\ F'\boldsymbol{\gamma} &= 0 \end{aligned} \quad \text{bzw.} \quad \begin{pmatrix} 0 & F' \\ F & G + \frac{1}{\lambda}\mathrm{I} \end{pmatrix} \begin{pmatrix} \boldsymbol{\beta} \\ \boldsymbol{\gamma} \end{pmatrix} = \begin{pmatrix} 0 \\ \mathbf{y} \end{pmatrix}.$$

Ist die geteilte Matrix regulär, d. h. hat F vollen Spaltenrang, dann gibt es genau eine Lösung. Zu beachten ist, dass $H = G + \frac{1}{\lambda}\mathrm{I}$ wegen der "Plus"-Funktionen eine untere Dreiecksmatrix ist und auf der Diagonalen die Werte $\frac{1}{\lambda}$ hat.

Zur Vermeidung numerischer Probleme bei der Inversion der geteilten Matrix unter Verwendung der Inversen von H kann zuvor die Gleichung mit

$$\begin{pmatrix} 0 & F' \\ F & \mathrm{I} \end{pmatrix}^{-1} = \begin{pmatrix} -(F'F)^{-1} & (F'F)^{-1}F' \\ F(F'F)^{-1} & \mathrm{I} - F(F'F)^{-1}F' \end{pmatrix}$$

multipliziert werden. Dann ist

$$\begin{pmatrix} \mathrm{I} & -(F'F)^{-1}F'(\mathrm{I}-H) \\ 0 & F(F'F)^{-1}F' + (\mathrm{I} - F(F'F)^{-1}F')H \end{pmatrix} \begin{pmatrix} \boldsymbol{\beta} \\ \boldsymbol{\gamma} \end{pmatrix} = \begin{pmatrix} (F'F)^{-1}F'\mathbf{y} \\ (\mathrm{I} - F(F'F)^{-1}F')\mathbf{y} \end{pmatrix}$$

und mit

$$B^* = (F'F)^{-1}F', \quad A^* = \mathrm{I} - F(F'F)^{-1}F' = \mathrm{I} - FB^*$$

ergibt sich

$$\boldsymbol{\gamma} = (FB^* + A^*H)^{-1}A^*\mathbf{y}, \quad \boldsymbol{\beta} = B^*\big(\mathbf{y} + (\mathrm{I}-H)\boldsymbol{\gamma}\big). \qquad \square$$

10.3 Spezielle T-Splines

Der in Abschnitt 10.2 verwendete allgemeine lineare Differentialoperator T mit konstanten reellen Koeffizienten wird nun auf verschiedene Arten spezialisiert, so dass Polynomsplines, trigonometrische Splines und Exponentialsplines resultieren. Dabei wird T in der faktorisierten Form

$$T = \prod_{j=0}^{q} (\mathrm{D} - \omega_j \mathrm{I})^{q_j} \quad \text{mit} \quad \sum_{j=0}^{q} q_j = p$$

eingesetzt und ω_j sowie q_j spezialisiert.

Polynomsplines

Ein Polynomspline vom Grad $p-1$ bzw. ein natürlicher Polynomspline vom Grad $2p-1$ ist ein T-Spline zum Differentialoperator $T = \mathrm{D}^p$ mit $p \in \mathbb{N} \setminus \{0\}$. Nach Satz 6 (1) lässt sich mit $q = 0$, $\omega_0 = 0$ und $q_0 = p$ ein Polynomspline darstellen durch

$$s(t) = \sum_{h=1}^{p} \beta_h t^{h-1} + \sum_{k=1}^{n} \gamma_k g_{t_k}(t) \text{ mit } g_{t_k}(t) = a_{0p} \frac{(t-t_k)_+^{p-1}}{(p-1)!}, \quad a_{0p} = 1.$$

Der Koeffizient $a_{0p} = 1$ ist einziger Partialbruchkoeffizient von $1/P(\omega) = a_{0p}/\omega^p$ zum charakteristischen Polynom $P(\omega) = \omega^p$ von $T = \mathrm{D}^p$, vgl. Satz 4.

Ein Polynomspline vom Grad $p-1$ ist gegeben durch

$$s(t)=\sum_{h=1}^{p}\beta_h t^{h-1}+\sum_{k=1}^{n}\gamma_k\frac{(t-t_k)_+^{p-1}}{(p-1)!}\,,\qquad t\in[a,b]\,.$$

Nach Satz 6 (2a) gilt für einen natürlichen Polynomspline die Darstellung

$$s(t)=\sum_{h=1}^{p}\beta_h t^{h-1}+\sum_{k=1}^{n}\gamma_k g_{t_k}(t)\ \text{ mit }\ g_{t_k}(t)=b_{0,2p}\frac{(t-t_k)^{2p-1}}{(2p-1)!}\,,\quad b_{0,2p}=(-1)^p$$

und $\sum_{k=1}^{n}\gamma_k t_k^{h-1}=0$ für $h=1,\ldots,p$. Der Koeffizient $b_{0,2p}=(-1)^p$ ist dabei der einzige Partialbruchkoeffizient in $1/P(\omega)=b_{0,2p}/\omega^{2p}$ zu $P(\omega)=(-1)^p\omega^{2p}$ als charakteristisches Polynom von $T^*T=(-1)^p\mathrm{D}^{2p}$.

Ein natürlicher Polynomspline vom Grad $2p-1$ ist gegeben durch

$$s(t)=\sum_{h=1}^{p}\beta_h t^{h-1}+\sum_{k=1}^{n}\gamma_k(-1)^p\frac{(t-t_k)^{2p-1}}{(2p-1)!}\ \text{ mit }\ \sum_{k=1}^{n}\gamma_k t_k^{h-1}=0\,,\ h=1,\ldots,p.$$

Nach der Folgerung zu Satz 6 ergibt sich unmittelbar der Ausgleichsspline.

Der entsprechende Ausgleichsspline zu $\mathbf{y}\in\mathbb{R}_n$ ist gegeben durch

$$s(t)=\begin{pmatrix}1 & t & \cdots & t^{p-1}\end{pmatrix}\boldsymbol{\beta}+\begin{pmatrix}g_{t_1}(t) & \cdots & g_{t_n}(t)\end{pmatrix}\boldsymbol{\gamma}\,,\qquad g_{t_k}(t)=(-1)^p\frac{(t-t_k)_+^{2p-1}}{(2p-1)!}$$

mit

$$\begin{pmatrix}0 & F'\\ F & H\end{pmatrix}\begin{pmatrix}\boldsymbol{\beta}\\ \boldsymbol{\gamma}\end{pmatrix}=\begin{pmatrix}0\\ \mathbf{y}\end{pmatrix},\quad F=\begin{pmatrix}1 & t_1 & \cdots & t_1^{p-1}\\ \vdots & \vdots & & \vdots\\ 1 & t_n & \cdots & t_n^{p-1}\end{pmatrix},\quad H=\begin{pmatrix}\frac{1}{\lambda} & & & \\ g_{t_2}(t_1) & \ddots & & 0\\ \vdots & & \ddots & \\ g_{t_n}(t_1) & \cdots & g_{t_n}(t_{n-1}) & \frac{1}{\lambda}\end{pmatrix}.$$

Mit jedem neuen Knoten wird in einem Polynomspline das bisherige Polynom in seinen Koeffizienten geeignet verändert. Die Abb. 10.2 zeigt den Polynomspline

$$s(t)=9+9t-6t^2+t^3-(t-3)_+^3-2(t-4)_+^3+6(t-6)_+^3-10(t-8)_+^3+9(t-9.5)_+^3$$

und gestrichelt die Verläufe ohne folgende "Plus"-Terme.

Bereits das Beispiel der Abb. 10.2 zeigt die große Flexibilität von Polynomsplines gegenüber reinen Polynomen. Der Kurvenverlauf kann mit einem weiteren Knoten der jeweiligen Situation leicht angepasst werden.

Polynomsplines sind zur Darstellung von lang- bis mittelfristigen Komponenten in einem Kurvenverlauf in Bezug auf die Gesamtlänge des betrachteten Intervalls

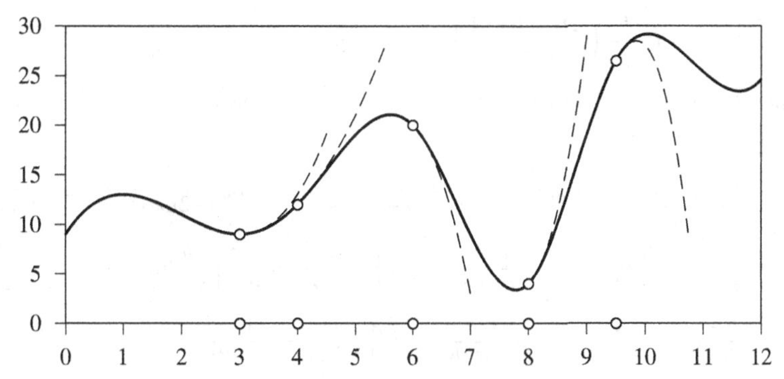

Abb. 10.2 Polynomspline mit Knoten an den Stellen 3, 4, 6, 8 und 9.5. Gestrichelt ist der Verlauf ohne weitere Zusatzterme in Form von "Plus"-Funktionen $c_k(t-t_k)_+^3$.

geeignet. Bei ökonomischen Zeitreihen dienen Polynomsplines zur Beschreibung von Trend- und Konjunkturverläufen, vgl. Kap. 11.

Exponentielle Polynomsplines

Ein exponentieller Polynomspline s ist ein T-Spline mit dem speziellen Differentialoperator $T = (\mathrm{D}-\omega_0\mathrm{I})^p$ mit $p \in \mathbb{N}\setminus\{0\}$ und $\omega_0 \in \mathbb{R}\setminus\{0\}$. Nach Satz 6 (1) gilt mit $q=0$, $q_0=p$ und $1/P(\omega) = 1/(\omega-\omega_0)^p$ mit dem einzigen Partialbruchkoeffizienten $a_{0p}=1$ die Darstellung

$$s(t) = \sum_{h=1}^{p} \beta_h t^{h-1} \mathrm{e}^{\omega_0 t} + \sum_{k=1}^{n} \gamma_k g_{t_k}(t)\,, \quad g_{t_k}(t) = a_{0p}\frac{(t-t_k)_+^{p-1}}{(p-1)!}\mathrm{e}^{\omega_0(t-t_k)}\,.$$

Ein exponentieller ω_0-Polynomspline vom Grad $p-1$ ist gegeben durch

$$s(t) = \sum_{h=1}^{p} \beta_h t^{h-1} \mathrm{e}^{\omega_0 t} + \sum_{k=1}^{n} \frac{(t-t_k)_+^{p-1}}{(p-1)!}\mathrm{e}^{\omega_0(t-t_k)}\,, \quad t \in [a,b]\,.$$

Für die natürliche Variante gilt nach Satz 6 (2b) mit $q=1$, $q_1=p$, $r=1$, $\nu_1=\omega_0$, also bezüglich $T^*T = (-1)^p(\mathrm{D}-\omega_0\mathrm{I})^p(\mathrm{D}+\omega_0\mathrm{I})^p$ mit dem zugehörigen charakteristischen Polynom $P(\omega) = (-1)^p(\omega-\omega_0)^p(\omega+\omega_0)^p$, die Partialbruchzerlegung

$$\frac{1}{P(\omega)} = \sum_{h=1}^{p}\left(\frac{b_{1h}}{(\omega-\omega_0)^h} + \frac{b_{1h}^*}{(\omega+\omega_0)^h}\right), \quad b_{1h}^* = (-1)^h b_{1h}\,,$$

wobei

$$b_{1,p-h} = \frac{p}{h}\sum_{m=1}^{h} b_{p-h+m}\frac{1}{(-2\omega_0)^m}\,, \quad h=1,\ldots,p-1 \ \text{ mit } \ b_p = \frac{1}{(-2\omega_0)^p}\,.$$

In rekursiver Auflösung ergibt sich (mit vollständiger Induktion)

$$b_h = \binom{2p-h-1}{p-1} \frac{1}{(-2\omega_0)^{2p-h}}, \quad h = 1, \ldots, p.$$

Induktionsbeweis Für $h = p$ ist die Behauptung richtig und sei bis $p - h$ bewiesen. Dann gilt sie auch für $p - h - 1$, denn

$$\begin{aligned} b_{p-h-1} &= \frac{p}{h+1} \sum_{m=1}^{h+1} b_{p-h-1+m} \frac{1}{(-2\omega_0)^m} = \frac{p}{h+1} \Big(\sum_{m=2}^{h+1} b_{p-h-1+m} \frac{1}{(-2\omega_0)^m} + b_{p-h} \frac{1}{(-2\omega_0)} \Big) \\ &= \frac{p}{h+1} \Big(\sum_{m=1}^{h} b_{p-h+m} \frac{1}{(-2\omega_0)^m} + b_{p-h} \Big) \frac{1}{(-2\omega_0)} = \frac{p}{h+1} \Big(\frac{h}{p} b_{p-h} + b_{p-h} \Big) \frac{1}{(-2\omega_0)} \\ &= \frac{h+p}{h+1} \binom{p+h-1}{p-1} \frac{1}{(-2\omega_0)^{p+h+1}} = \binom{p+h}{p-1} \frac{1}{(-2\omega_0)^{p+h+1}}. \end{aligned}$$

Damit hat der natürliche exponentielle ω_0-Polynomspline vom Grad $p-1$ die Darstellung

$$s(t) = \sum_{h=1}^{p} \beta_h t^{h-1} e^{\omega_0 t} + \sum_{k=1}^{n} \gamma_k g_{t_k}(t) \quad \text{mit} \quad \sum_{k=1}^{n} \gamma_k t_k^{h-1} e^{\omega_0 t_k} = 0, \quad h = 1, \ldots, p,$$

wobei

$$g_{t_k}(t) = \sum_{h=1}^{p} b_h \frac{(t-t_k)_+^{h-1}}{(h-1)!} \big(e^{\omega_0 (t-t_k)} + (-1)^h e^{-\omega_0 (t-t_k)} \big), \quad k = 1, \ldots, n.$$

In $g_{t_k}(t)$ treten die Hyperbelfunktionen $\cosh x = \frac{1}{2}(e^x + e^{-x})$, $\sinh x = \frac{1}{2}(e^x - e^{-x})$ wechselseitig auf. Der Ausgleichsspline ergibt sich aus der Folgerung zu Satz 6.

Ein natürlicher exponentieller ω_0-Polynomspline vom Grad $p - 1$ ist gegeben durch

$$s(t) = \sum_{h=1}^{p} \beta_h t^{h-1} e^{\omega_0 t} + \sum_{k=1}^{n} \gamma_k g_{t_k}(t) \ \text{mit} \ \sum_{k=1}^{n} \gamma_k t_k^{h-1} e^{\omega_0 t_k} = 0, \quad h = 1, \ldots, p$$

und

$$g_{t_k}(t) = \sum_{h=1}^{p} \binom{2p-h-1}{p-1} \frac{(t-t_k)_+^{h-1}}{(h-1)!} \frac{e^{\omega_0 (t-t_k)} + (-1)^h e^{-\omega_0 (t-t_k)}}{(-2\omega_0)^{2p-h}}, \quad k = 1, \ldots, n.$$

Der entsprechende Ausgleichsspline zu $\mathbf{y} \in \mathbb{R}_n$ ist gegeben durch

$$s(t) = \big(e^{\omega_0 t} \ t e^{\omega_0 t} \cdots t^{p-1} e^{\omega_0 t} \big) \boldsymbol{\beta} + \big(g_{t_1}(t) \cdots g_{t_n}(t) \big) \boldsymbol{\gamma}, \quad \begin{pmatrix} 0 & F' \\ F & H \end{pmatrix} \begin{pmatrix} \boldsymbol{\beta} \\ \boldsymbol{\gamma} \end{pmatrix} = \begin{pmatrix} 0 \\ \mathbf{y} \end{pmatrix}$$

mit

$$F = \begin{pmatrix} e^{\omega_0 t_1} & t_1 e^{\omega_0 t_1} & \ldots & t_1^{p-1} e^{\omega_0 t_1} \\ \vdots & \vdots & & \vdots \\ e^{\omega_0 t_n} & t_n e^{\omega_0 t_n} & \ldots & t_n^{p-1} e^{\omega_0 t_n} \end{pmatrix}, \quad H = \begin{pmatrix} \frac{1}{\lambda} & & & \\ g_{t_2}(t_1) & \ddots & & 0 \\ \vdots & & \ddots & \\ g_{t_n}(t_1) & \cdots & g_{t_n}(t_{n-1}) & \frac{1}{\lambda} \end{pmatrix},$$

wobei

$$g_{t_k}(t) = \sum_{h=1}^{p} \binom{2p-h-1}{p-1} \frac{(t-t_k)_+^{h-1}}{(h-1)!} \frac{e^{\omega_0 (t-t_k)} + (-1)^h e^{-\omega_0 (t-t_k)}}{(-2\omega_0)^{2p-h}}, \quad k = 1, \ldots, n.$$

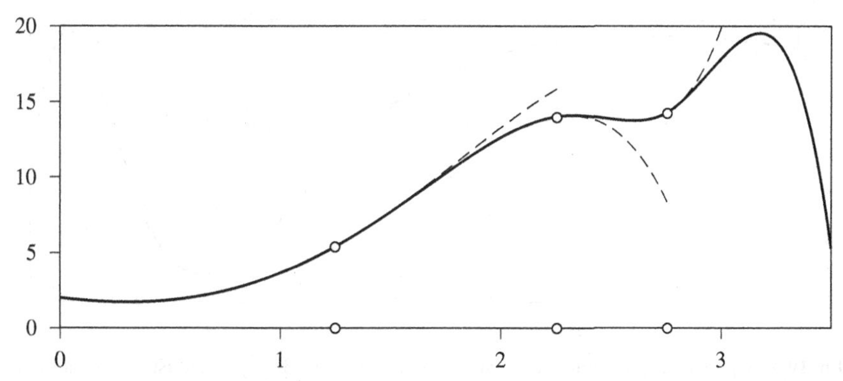

Abb. 10.3 Exponentieller Polynomspline mit Knoten an den Stellen 1.25, 2.25 und 2.75. Gestrichelt ist der Verlauf ohne zusätzliche "Plus"-Funktionen $c_k(t-t_k)_+^3 \mathrm{e}^{0.6(t-t_k)}$.

Die Abb. 10.3 zeigt den exponentiellen Polynomspline

$$s(t) = (2-3t+4t^2-t^3)\,\mathrm{e}^{0.6t} - (t-1.25)_+^3\,\mathrm{e}^{0.6(t-1.25)} + 35(t-2.25)_+^3\,\mathrm{e}^{0.6(t-2.25)} \\ -115(t-2.75)_+^3\,\mathrm{e}^{0.6(t-2.75)}.$$

Die exponentiellen Polynomsplines bzw. die folgenden Exponentialsplines oder Kombinationen davon sind zur Beschreibung biometrischer Wachstumsmodelle geeignet und können unterschiedliche Wachstumsphasen modellieren. Ein Anwendungsbeispiel zur Analyse von Jahrringen aus der Dendrologie ist beispielsweise in Heuer (1991) zu finden.

Exponentialsplines

Einem Exponentialspline liegt der Differentialoperator $T = \prod_{j=1}^{p}(\mathrm{D} - \omega_j \mathrm{I})$ mit paarweise verschiedenen $\omega_j \in \mathbb{R} \setminus \{0\}$ zu Grunde. Nach Satz 6 (1) ergibt sich mit $q_j = 1$ und den Koeffizienten a_j, $j = 1, \ldots, q = p$, der Partialbruchzerlegung von $1/P(\omega)$, wobei $P(\omega) = \prod_{j=1}^{p}(\omega - \omega_j)$ das charakteristische Polynom ist, die Darstellung

$$s(t) = \sum_{j=1}^{p} \beta_j \mathrm{e}^{\omega_j t} + \sum_{k=1}^{n} \gamma_k g_{t_k}(t) \quad \text{mit} \quad g_{t_k}(t) = \sum_{j=1}^{p} a_j (t-t_k)_+^0 \mathrm{e}^{\omega_j (t-t_k)}$$

und nach der Bemerkung zu Satz 4 gilt $a_j = 1/\prod_{l=1, l\neq j}^{p}(\omega_j - \omega_l)$, $j = 1, \ldots, q = p$.

Ein Exponentialspline ist gegeben durch

$$s(t) = \sum_{j=1}^{p} \beta_j \mathrm{e}^{\omega_j t} + \sum_{k=1}^{n} \gamma_k \sum_{j=1}^{p} \frac{1}{\prod_{\substack{l=1 \\ l\neq j}}^{p} (\omega_j - \omega_l)} (t-t_k)_+^0 \mathrm{e}^{\omega_j (t-t_k)}, \quad t \in [a,b]\,.$$

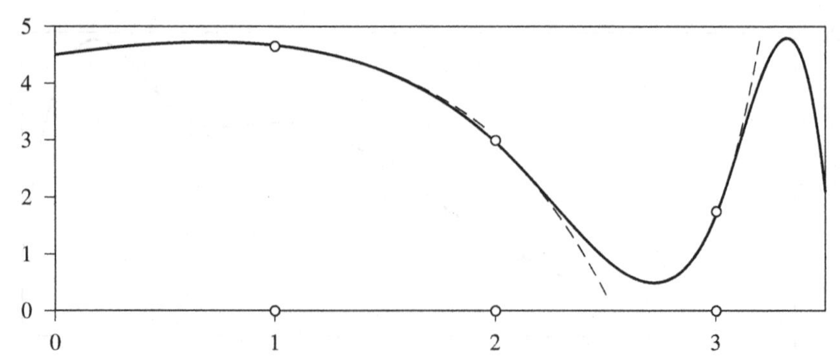

Abb. 10.4 Exponentialspline mit Knoten an den Stellen 1, 2 und 3. Gestrichelt ist der Verlauf ohne zusätzliche "Plus"-Funktions-Terme der Art $\gamma_k(t-k)_+^0(\cdots)$.

In der Abb. 10.4 ist der Exponentialspline

$$s(t) = 6.5\mathrm{e}^{0.3t} - \mathrm{e}^{0.5t} - \mathrm{e}^{0.9t} + \sum_{k=1}^{3} \gamma_k (t-k)_+^0 \Big(\frac{1}{0.12}\mathrm{e}^{0.3(t-k)} - \frac{1}{0.08}\mathrm{e}^{0.5(t-k)} + \frac{1}{0.24}\mathrm{e}^{0.9(t-k)} \Big)$$

mit $\gamma_1 = -0.125$, $\gamma_2 = 7.5$, $\gamma_3 = -160$ dargestellt.

Ein natürlicher Exponentialspline hat nach Satz 6 (2b) die Darstellung

$$s(t) = \sum_{j=1}^{p} \beta_j \mathrm{e}^{\omega_j t} + \sum_{k=1}^{n} \gamma_k g_{t_k}(t) \ \text{ mit } \ \sum_{k=1}^{n} \gamma_k \mathrm{e}^{\omega_j t_k}, \quad j = 1, \ldots, p$$

und

$$g_{t_k}(t) = \sum_{j=1}^{p} b_j (t-t_k)_+^0 \big(\mathrm{e}^{\omega_j (t-t_k)} - \mathrm{e}^{-\omega_j (t-t_k)} \big), \quad k = 1, \ldots, n .$$

Die Koeffizienten b_j werden für den Fall paarweise verschiedener ω_j^2 berechnet nach

$$b_j = \frac{1}{(-1)^p (2\omega_j) \prod_{\substack{l=1 \\ l \neq j}}^{p} (\omega_j^2 - \omega_l^2)}, \qquad j = 1, \ldots, p$$

und zwar als Koeffizienten der Partialbruchzerlegung von $1/P(\omega)$ für das charakteristische Polynom $P(\omega) = (-1)^p \prod_{j=1}^{p} (\omega - \omega_j)^p (\omega + \omega_j)^p$, ω_j^2 paarweise verschieden, vgl. Bemerkung zu Satz 4.

Mit $\sinh \omega_j (t - t_k) = \frac{1}{2} \big(\mathrm{e}^{\omega_j (t-t_k)} - \mathrm{e}^{-\omega_j (t-t_k)} \big)$ gilt dann die folgende Darstellung.

Ein natürlicher Exponentialspline ist für paarweise verschiedene ω_j^2 gegeben durch

$$s(t) = \sum_{j=1}^{p} \beta_j \mathrm{e}^{\omega_j t} + \sum_{k=1}^{n} \gamma_k g_{t_k}(t) \ \text{ mit } \ \sum_{k=1}^{n} \gamma_k \mathrm{e}^{\omega_j t_k}, \quad j = 1, \ldots, p$$

mit

$$g_{t_k}(t) = \sum_{j=1}^{p} \frac{(-1)^p}{\omega_j \prod_{\substack{l=1 \\ l \neq j}}^{p} (\omega_j^2 - \omega_l^2)} (t-t_k)_+^0 \sinh \omega_j (t - t_k), \quad k = 1, \ldots, n .$$

Der entsprechende Ausgleichsspline zu $\mathbf{y} \in \mathbb{R}_n$ ist gegeben durch

$$s(t) = \left(e^{\omega_1 t} \cdots e^{\omega_p t}\right)\boldsymbol{\beta} + \left(g_{t_1}(t) \cdots g_{t_n}(t)\right)\boldsymbol{\gamma} \text{ mit } \begin{pmatrix} 0 & F' \\ F & H \end{pmatrix}\begin{pmatrix} \boldsymbol{\beta} \\ \boldsymbol{\gamma} \end{pmatrix} = \begin{pmatrix} 0 \\ \mathbf{y} \end{pmatrix}$$

und

$$F = \begin{pmatrix} e^{\omega_1 t_1} & \dots & e^{\omega_p t_1} \\ \vdots & & \vdots \\ e^{\omega_1 t_n} & \dots & e^{\omega_p t_n} \end{pmatrix}, \quad H = \begin{pmatrix} \frac{1}{\lambda} & & & \\ g_{t_2}(t_1) & \ddots & & 0 \\ \vdots & & & \ddots \\ g_{t_n}(t_1) & \cdots & g_{t_n}(t_{n-1}) & \frac{1}{\lambda} \end{pmatrix}.$$

Für paarweise ω_j, $-\omega_j$ gilt $T = \prod_{j=1}^{p/2}(\mathrm{D} - \omega_j \mathrm{I})(\mathrm{D} + \omega_j \mathrm{I}) = \prod_{j=1}^{p/2}(\mathrm{D}^2 - \omega_j^2 \mathrm{I})$. Damit lässt sich nach Satz 6 (2b) ein natürlicher Exponentialspline darstellen durch

$$s(t) = \sum_{j=1}^{p/2}\left(\beta_{j1} e^{\omega_j t} + \beta_{j2} e^{-\omega_j t}\right) + \sum_{k=1}^{n} \gamma_k g_{t_k}(t), \quad \sum_{k=1}^{n} \gamma_k e^{\pm\omega_j t_k} = 0, \quad j = 1, \dots, p/2$$

mit

$$g_{t_k}(t) = \sum_{j=1}^{p/2}\Big(b_{j1}(t-t_k)_+^0 (e^{\omega_j(t-t_k)} - e^{-\omega_j(t-t_k)}) + b_{j2}(t-t_k)_+ (e^{\omega_j(t-t_k)} + e^{-\omega_j(t-t_k)})\Big),$$

wobei

$$T^*T = \prod_{j=1}^{p/2}(\mathrm{D}^2 - \omega_j^2 \mathrm{I})^2 \text{ mit } P(\omega) = \prod_{j=1}^{p/2}(\omega^2 - \omega_j^2)^2 = \prod_{j=1}^{p/2}(\omega - \omega_j)^2(\omega + \omega_j)^2.$$

Die Partialbruchkoeffizienten b_{j1}, b_{j2} von $1/P(\omega)$ berechnen sich nach Satz 6 (2b) ($v_j = \omega_j$, $r_j = 2$, $j = 1, \dots r = p/2$) aus

$$b_{j2} = \frac{1}{(2\omega_j)^2 \sum_{\substack{l=1 \\ l \neq j}}^{p/2} (\omega_j^2 - \omega_l^2)^2}$$

$$b_{j1} = -b_{j2}\Big(\frac{2}{2\omega_j} + \sum_{\substack{l=1 \\ l \neq j}}^{p/2} 2\big(\frac{1}{\omega_j + \omega_l} + \frac{1}{\omega_j - \omega_l}\big)\Big)$$

$$= -b_{2j}\Big(\frac{1}{\omega_j} + \sum_{\substack{l=1 \\ l \neq j}}^{p/2} \frac{4\omega_j}{\omega_j^2 - \omega_l^2}\Big).$$

Mit $\beta_{j1} = \frac{1}{2}(\alpha_j + \beta_j)$ und $\beta_{j2} = \frac{1}{2}(\alpha_j - \beta_j)$ sowie den Hyperbelfunktionen $\cosh \omega_j t = \frac{1}{2}(e^{\omega_j t} + e^{-\omega_j t})$ und $\sinh \omega_j t = \frac{1}{2}(e^{\omega_j t} - e^{-\omega_j t})$ folgt dann:

Ein natürlicher Exponentialspline mit paarweisen $\omega_j, -\omega_j, j = 1, \ldots, p/2$, ist gegeben durch

$$s(t) = \sum_{j=1}^{p/2} \left(\alpha_j \cosh \omega_j t + \beta_j \sinh \omega_j t\right) + \sum_{k=1}^{n} \gamma_k g_{t_k}(t), \quad \begin{array}{l} \sum_{k=1}^{n} \gamma_k \cosh \omega_j t_k = 0\,, \\ \sum_{k=1}^{n} \gamma_k \sinh \omega_j t_k = 0\,, \end{array}$$

$$g_{t_k}(t) = \sum_{j=1}^{p/2} b_j \Big(\Big(-\frac{1}{\omega_j} + \sum_{\substack{l=1\\l\neq j}}^{p/2} \frac{4\omega_j}{\omega_l^2 - \omega_j^2} \Big)(t - t_k)_+^0 \sinh \omega_j (t - t_k) + (t - t_k)_+ \cosh \omega_j (t - t_k) \Big)$$

$$b_j = \frac{1}{2\omega_j^2 \prod_{\substack{l=1\\l\neq j}}^{p/2} (\omega_l^2 - \omega_j^2)^2}, \quad j = 1, \ldots, p/2, \quad k = 1, \ldots, n.$$

Der entsprechende Ausgleichsspline ist gegeben durch

$$s(t) = \left(\cosh \omega_1 t \;\; \sinh \omega_1 t \cdots \cosh \omega_{p/2} t \;\; \sinh \omega_{p/2} t \right) \boldsymbol{\beta} + \left(g_{t_1}(t) \cdots g_{t_n}(t) \right) \boldsymbol{\gamma}$$

$$\begin{pmatrix} 0 & F' \\ F & H \end{pmatrix} \begin{pmatrix} \boldsymbol{\beta} \\ \boldsymbol{\gamma} \end{pmatrix} = \begin{pmatrix} 0 \\ \mathbf{y} \end{pmatrix},$$

$$F = \begin{pmatrix} \cosh \omega_1 t_1 & \sinh \omega_1 t_1 & \cdots & \cosh \omega_{p/2} t_1 & \sinh \omega_{p/2} t_1 \\ \vdots & \vdots & & \vdots & \vdots \\ \cosh \omega_1 t_n & \sinh \omega_1 t_n & \cdots & \cosh \omega_{p/2} t_n & \sinh \omega_{p/2} t_n \end{pmatrix}$$

$$\boldsymbol{\beta}' = \left(\alpha_1 \;\; \beta_1 \cdots \alpha_{p/2} \;\; \beta_{p/2} \right), \quad H = \begin{pmatrix} \frac{1}{\lambda} & & \\ g_{t_2}(t_1) & \ddots & 0 \\ \vdots & & \ddots \\ g_{t_n}(t_1) & \cdots & g_{t_n}(t_{n-1}) \;\; \frac{1}{\lambda} \end{pmatrix}.$$

Trigonometrische Splines

Einem trigonometrischen Spline ist der Differentialoperator $T = \prod_{j=1}^{p} (\mathrm{D}^2 + \omega_j^2 \mathrm{I})$ mit $(\mathrm{D}^2 + \omega_j^2 \mathrm{I}) = (\mathrm{D} - \mathrm{i}\, \omega_j \mathrm{I})(\mathrm{D} + \mathrm{i}\, \omega_j \mathrm{I})$ und paarweise verschiedenen $\omega_j^2 \in \mathbb{R} \setminus \{0\}$ zugeordnet, $j = 1, \ldots, p$. Nach Satz 6 (1) ergibt sich mit $q_j = 1$ sowie paarweisen ω_j und $-\omega_j$ die Darstellung

$$s(t) = \sum_{j=1}^{p} \left(\beta_{j1} \mathrm{e}^{\mathrm{i}\omega_j t} + \beta_{j2} \mathrm{e}^{-\mathrm{i}\omega_j t}\right) + \sum_{k=1}^{n} \gamma_k g_{t_k}(t), \quad t \in [a, b],$$

wobei β_{j1}, β_{j2} konjugiert komplex und

$$g_{t_k}(t) = \sum_{j=1}^{p} \left(a_{j1} (t - t_k)_+^0 \mathrm{e}^{\mathrm{i}\omega_j (t - t_k)} + a_{j2} (t - t_k)_+^0 \mathrm{e}^{-\mathrm{i}\omega_j (t - t_k)} \right).$$

Dabei sind a_{j1}, a_{j2} die Partialbruchkoeffizienten von

$$\frac{1}{P(\omega)} \quad \text{mit} \quad P(\omega) = \prod_{j=1}^{p} (\omega - \mathrm{i}\omega_j)(\omega + \mathrm{i}\omega_j) = \prod_{j=1}^{p} (\omega^2 + \omega_j^2),$$

nach Bemerkung zu Satz 4 gegeben durch

$$a_{j1} = \frac{1}{\prod_{\substack{l=1\\l\neq j}}^{p} (\mathrm{i}\omega_j - \mathrm{i}\omega_l) \prod_{l=1}^{p} (\mathrm{i}\omega_j + \mathrm{i}\omega_l)} = \frac{1}{\mathrm{i}2\omega_j \prod_{\substack{l=1\\l\neq j}}^{p} (\omega_l^2 - \omega_j^2)},$$

$$a_{j2} = \frac{1}{\prod_{l=1}^{p} (-\mathrm{i}\omega_j - \mathrm{i}\omega_l)} \prod_{\substack{l=1\\l\neq j}}^{p} (-\mathrm{i}\omega_j + \mathrm{i}\omega_l) = \frac{-1}{\mathrm{i}2\omega_j \prod_{\substack{l=1\\l\neq j}}^{p} (\omega_l^2 - \omega_j^2)}.$$

Mit $\beta_{j1} = \frac{1}{2}(\alpha_j - \mathrm{i}\beta_j)$, $\beta_{j2} = \frac{1}{2}(\alpha_j + \mathrm{i}\beta_j)$ und den trigonometrischen Funktionen $\cos\omega_j t = \frac{1}{2}(\mathrm{e}^{\mathrm{i}\omega_j t} + \mathrm{e}^{-\mathrm{i}\omega_j t})$, $\sin\omega_j t = \frac{1}{2\mathrm{i}}(\mathrm{e}^{\mathrm{i}\omega_j t} - \mathrm{e}^{-\mathrm{i}\omega_j t})$ ergibt sich die folgende Darstellung.

Ein trigonometrischer Spline ist gegeben durch

$$s(t) = \sum_{j=1}^{p} \left(\alpha_j \cos\omega_j t + \beta_j \sin\omega_j t\right) + \sum_{k=1}^{n} \gamma_k g_{t_k}(t), \quad t \in [a, b]$$

mit

$$g_{t_k}(t) = \sum_{j=1}^{p} \frac{1}{\omega_j \prod_{\substack{l=1\\l\neq j}}^{p} (\omega_l^2 - \omega_j^2)} (t - t_k)_+^0 \sin\omega_j (t - t_k), \quad k = 1, \ldots, n.$$

Die Abb. 10.5 zeigt den trigonometrischen Spline

$$s(t) = \sum_{j=1}^{3} (\alpha_j \cos\omega_j t + \beta_j \sin\omega_j) + 0.5\, g_{t_1}(t) + 0.5\, g_{t_2}(t)$$

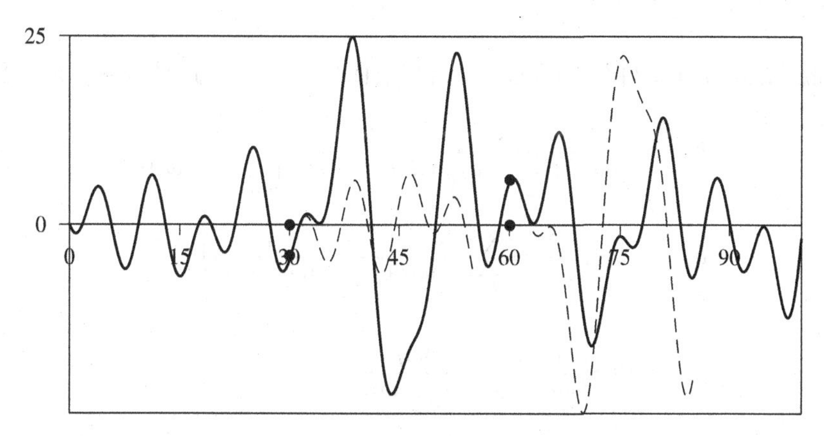

Abb. 10.5 Trigonometrischer Spline mit drei Frequenzen ω_j sowie zwei Knoten $t_1 = 30$ und $t_2 = 60$. Gestrichelt ist der Verlauf ohne zusätzliche "Plus"-Funktionen g_{t_1} bzw. g_{t_2}.

mit den beiden Knoten $t_1 = 30$, $t_2 = 60$ und

$$g_{t_1}(t) = \sum_{j=1}^{3} a_j (t-30)_+^0 \sin\omega_j(t-30) = \sum_{j=1}^{3} a_j \sin\omega_j(t-30)\,, \quad t > 30$$

$$g_{t_2}(t) = \sum_{j=1}^{3} a_j (t-60)_+^0 \sin\omega_j(t-60) = \sum_{j=1}^{3} a_j \sin\omega_j(t-60)\,, \quad t > 60$$

sowie

$$\begin{array}{llll} \alpha_1 = 1 & \beta_1 = 2 & \omega_1 = 0.3 & a_1 = 1/0.03456\,, \\ \alpha_2 = 3 & \beta_2 = -1 & \omega_2 = 0.5 & a_2 = -1/0.04480\,, \\ \alpha_3 = -4 & \beta_3 = -3 & \omega_3 = 0.9 & a_3 = 1/0.36288\,. \end{array}$$

Bei einem trigonometrischen Spline werden mit jedem neuen Knoten t_k nur die Amplituden α_j, β_j, nicht aber die Frequenzen ω_j, $j = 1, \ldots, p$, der Schwingungen geändert. Trigonometrische Splines sind daher zur Darstellung zyklischer (saisonaler) Verläufe hervorragend geeignet. Bezeichnet S die im Allgemeinen bekannte Periodenlänge, dann wird $\omega_j = \frac{2\pi}{S} j$ gewählt und (spätestens) nach einer Periodenlänge ein Knoten gesetzt. Damit entsteht eine in den Amplituden sehr variable zyklische Komponente. Auch das Beispiel in der Abb. 10.5 zeigt die große Flexibilität und Anpassungsfähigkeit trigonometrischer Splines zur Beschreibung "saisonaler" Verläufe.

Ein natürlicher trigonometrischer Spline hat nach Satz 6 (2b) die Darstellung

$$s(t) = \sum_{j=1}^{p} \left(\alpha_j \cos\omega_j t + \beta_j \sin\omega_j t\right) + \sum_{k=1}^{n} \gamma_k g_{t_k}(t) \quad \text{mit} \quad \begin{array}{l} \sum_{k=1}^{n} \gamma_k \cos\omega_j t_k = 0 \\ \sum_{k=1}^{n} \gamma_k \sin\omega_j t_k = 0 \end{array}$$

und

$$g_{t_k}(t) = \sum_{j=1}^{p} \Big(b_{j1}(t-t_k)_+^0 \big(\mathrm{e}^{\mathrm{i}\omega_j(t-t_k)} - \mathrm{e}^{-\mathrm{i}\omega_j(t-t_k)}\big) + b_{j2}(t-t_k)_+ \big(\mathrm{e}^{\mathrm{i}\omega_j(t-t_k)} + \mathrm{e}^{-\mathrm{i}\omega_j(t-t_k)}\big)\Big),$$

wobei wegen $T^*T = \prod_{j=1}^{p} (\mathrm{D}^2 + \omega_j^2 \mathrm{I})^2 = \prod_{j=1}^{p} (\mathrm{D} - \mathrm{i}\omega_j \mathrm{I})^2 (\mathrm{D} + \mathrm{i}\omega_j \mathrm{I})^2$, $(r = p, r_j = 2)$

$$b_{j2} = \frac{1}{(2\mathrm{i}\omega_j)^2 \prod_{\substack{l=1 \\ l \neq j}}^{p} (-\omega_j^2 - \omega_l^2)^2} = -\frac{1}{4\omega_j^2 \prod_{\substack{l=1 \\ l \neq j}}^{p} (\omega_l^2 - \omega_j^2)^2}$$

$$b_{j1} = -b_{j2} \Big(\frac{2}{2\mathrm{i}\omega_j} + \sum_{\substack{l=1 \\ l \neq j}}^{p} 2 \big(\frac{1}{\mathrm{i}\omega_j + \mathrm{i}\omega_l} + \frac{1}{\mathrm{i}\omega_j - \mathrm{i}\omega_l} \big) \Big)$$

$$= -b_{j2} \Big(\frac{1}{\mathrm{i}\omega_j} - \sum_{\substack{l=1 \\ l \neq j}}^{p} \frac{4\omega_j}{\mathrm{i}(\omega_l^2 - \omega_j^2)} \Big)$$

gilt. Damit ergibt sich die folgende Darstellung:

Ein natürlicher trigonometrischer Spline mit den Frequenzen ω_j ist gegeben durch

$$s(t) = \sum_{j=1}^{p} \left(\alpha_j \cos \omega_j t + \beta_j \sin \omega_j t\right) + \sum_{k=1}^{n} \gamma_k g_{t_k}(t) \quad \text{mit} \quad \begin{array}{l} \sum_{k=1}^{n} \gamma_k \cos \omega_j t_k = 0, \\ \sum_{k=1}^{n} \gamma_k \sin \omega_j t_k = 0, \end{array}$$

$$g_{t_k}(t) = \sum_{j=1}^{p} b_j \Big(\big(\frac{1}{\omega_j} - \sum_{\substack{l=1 \\ l \neq j}}^{p} \frac{4\omega_j}{\omega_l^2 - \omega_j^2} \big) (t-t_k)_+^0 \sin \omega_j (t-t_k) - (t-t_k)_+ \cos \omega_j (t-t_k) \Big)$$

$$b_j = \frac{1}{2\omega_j^2 \prod_{\substack{l=1 \\ l \neq j}}^{p} (\omega_l^2 - \omega_j^2)^2}, \quad j = 1, \ldots, p, \quad k = 1, \ldots, n.$$

Der entsprechende Ausgleichsspline ist gegeben durch

$$s(t) = \left(\cos \omega_1 t \;\; \sin \omega_1 t \; \cdots \; \cos \omega_p t \;\; \sin \omega_p t \right) \boldsymbol{\beta} + \left(g_{t_1}(t) \cdots g_{t_n}(t) \right) \boldsymbol{\gamma}$$

$$\begin{pmatrix} 0 & F' \\ F & H \end{pmatrix} \begin{pmatrix} \boldsymbol{\beta} \\ \boldsymbol{\gamma} \end{pmatrix} = \begin{pmatrix} 0 \\ \mathbf{y} \end{pmatrix}, \quad F = \begin{pmatrix} \cos \omega_1 t_1 & \sin \omega_1 t_1 & \cdots & \cos \omega_p t_1 & \sin \omega_p t_1 \\ \vdots & \vdots & & \vdots & \vdots \\ \cos \omega_1 t_n & \sin \omega_1 t_n & \cdots & \cos \omega_p t_n & \sin \omega_p t_n \end{pmatrix}$$

$$\boldsymbol{\beta}' = \left(\alpha_1 \;\; \beta_1 \; \cdots \; \alpha_{p/2} \;\; \beta_{p/2} \right), \quad H = \begin{pmatrix} \frac{1}{\lambda} & & & \\ g_{t_2}(t_1) & \ddots & & 0 \\ \vdots & & \ddots & \\ g_{t_n}(t_1) & \cdots & g_{t_n}(t_{n-1}) & \frac{1}{\lambda} \end{pmatrix}.$$

Kapitel 11
Verallgemeinertes Berliner Verfahren (VBV)

Zusammenfassung Das Verallgemeinerte Berliner Verfahren (VBV) ist eine vielseitige Methode, um verschiedene nichtbeobachtbare Komponenten in einer diskreten oder kontinuierlichen Messreihe zu extrahieren. Bei endlich vielen Beobachtungen müssen diese nicht notwendigerweise äquidistant sein. Für ökonomische Zeitreihen (meist Monats- oder Quartalsdaten) sind die interessierenden Komponenten Trend (Konjunktur) und Saison. Bei Finanzzeitreihen (meist Tagesdaten) ist eine längerfristige Komponente (Stützbereichslänge z. B. 201) und eine kürzerfristige Komponente (Stützbereichslänge etwa 41 – 61) von Interesse. In Messreihen aus dem Bereich der Umwelt (speziell Wassergüte) treten neben jahreszeitlich bedingten Schwankungen auch meist anthropogen verursachte Wochenzyklen, natürliche Tagesrhythmen oder auch Mondphasen bedingte Bewegungen auf. Das VBV liefert über Steuerparameter den individuellen Vorstellungen entsprechende Komponenten. Im Spezialfall ergeben sich Lösungen nach dem bekannten Berliner Verfahren (BV) in der Grundversion.

11.1 Übersicht

Die Zerlegung von Zeitreihen (insbesondere ökonomischen) in verschiedene Komponenten bzw. die Saisonbereinigung hat eine Jahrhundert lange Tradition. Um die Fragestellungen zu beantworten, wurden zahlreiche Methoden und Verfahren entwickelt. Als Beispiele seien genannt Census I, Census II, die Variante Census X-11, X-11-ARIMA, X-12-ARIMA (ab 1997) und X-13-ARIMA-SEATS (ab 2006) in Kombination mit RegARIMA und dem TRAMO (Time series Regression with ARIMA noise, Missing values and Outliers) bzw. SEATS (Signal Extraction in ARIMA Time Series) program, siehe z. B. Shiskin et al. (1967), Dagum (1980), Findley et al. (1998), Deutsche Bundesbank (1999), U. S. Census Bureau und Time Series Research Staff (2013), Ladiray und Quenneville (2001), Bell (1998), Gómez und Maravall (1998) sowie Maravall et al. (2015). In diese Gruppe von Verfahren, anfangs bestehend aus zahlreichen Arbeitsschritten und später modellbasiert formuliert,

H. Hebbel und D. Steuer, *Kontinuierliche Messgrößen und Stichprobenstrategien in Raum und Zeit*, https://doi.org/10.1007/978-3-662-65638-9_11

kann auch SABL, Seasonal Adjustment at Bell Laboratories, siehe Cleveland et al. (1982), eingeordnet werden.

Weitere beispielhafte Methoden sind das von Heiler entwickelte Berliner Verfahren in der aktuellen Version BV 4.1, siehe etwa Heiler (1969, 1970), Nullau u. a. (1969), Speth (2006), und die robuste datengesteuerte Version der Berliner Methode von Heiler und Feng (1996, 2004) sowie DAINTIES, entwickelt von der European Commission 1997 im Bestreben der Harmonisierung der EU Programme, siehe European Commission (1997).

Zu nennen sind ferner die modellbasierten zeitdiskreten Verfahren von Schlicht (1976), Pauly und Schlicht (1983), BAYSEA von Akaike, vgl. Akaike (1980) sowie Akaike und Ishiguro (1980), die Verallgemeinerung von Hebbel und Heiler (1987a), DECOMP, siehe Kitagawa (1985) und das Programmpaket STAMP (Structural Time Series Analyser, Modeller and Predictor), vgl. Koopman et al. (2010).

Auf die umfangreiche Literatur zu diesem Themenkreis kann nur ansatzweise verwiesen werden, siehe beispielsweise in Foldesi et al. (2007) oder Edel u. a. (1997). Alle Methoden und Verfahren, einschließlich der hier erwähnten, wurden viel und kontrovers diskutiert, insbesondere hinsichtlich ihrer Vor- und Nachteile. Die verschiedenen Ansichten resultieren aus unterschiedlichen Vorstellungen darüber, ob der Ansatz eher im Zeitbereich oder eher im Frequenzbereich erfolgen sollte, die extrahierten Komponenten subjektiv ruhig (glatt) bzw. flexibel genug sind, siehe beispielsweise Statistisches Bundesamt (2013), oder ob die Komponentenzerlegung oder die Saisonbereinigung das angestrebte Ziel ist.

In diesem Kapitel wird die Theorie des verallgemeinerten Berliner Verfahrens (VBV) und die Umsetzung in die Praxis behandelt, erstmal zusammenfassend dargestellt in Hebbel und Steuer (2015). Das VBV ist eine vielseitige Methode, sowohl kontinuierliche als diskrete Zeitreihen jeglicher Art in verschiedene Komponenten zu zerlegen. In zahlreichen Gesprächen und Diskussionen anlässlich von Arbeitssitzungen und Tagungen mit Fachvertretern aus den verschiedensten Institutionen (Statistisches Bundesamt, Bundesbank, Wirtschaftsforschungsinstitute, Umweltämter, Industrie, Universitäten) haben sich vier wesentliche Ziele herauskristallisiert.

Erstens ist ein Verfahren gesucht, das bei einer riesigen Flut zu analysierender Zeitreihen vollautomatisch abläuft, also ohne manuelle Eingriffe für Feinabstimmungszwecke auskommen kann *(Omnibusprinzip)*. Zweitens wird eine Methode benötigt, mit der auch zeitkontinuierliche Messgrößen, die ggf. nur in unregelmäßigen Zeitabständen beobachtet werden, behandelt werden können *(nichtäquidistante bzw. fehlende Daten)*, insbesondere der Umwelt und Technik. Drittens soll das Verfahren plausibel durch ein Modell begründet sein, damit die Resultate objektiv nachvollziehbar sind *(Modellforderung)*. Auf diese Weise wird die Diskussion auf die übergeordnete Ebene der Modellauswahl verlagert. Ist die Entscheidung zur Problemlösung auf dieses Modell gefallen, dann ergibt sich bei bekannter Parametereinstellung innerhalb des Modells stets das gleiche Resultat. Viertens wird ein einfach zu handhabendes Programm benötigt, mit dem problemlos die unterschiedlichsten Zeitreihen praktisch bearbeitet werden können *(Programmverfügbarkeit)*.

Während die ökonomischen Zeitreihen zumeist auf Ereignisgrößen basieren, also die zeitliche Abgrenzung jeweils über einen Zeitraum (Tag, Woche, Monat, Quartal) erfolgt und somit im wesentlichen lückenlose zeitäquidistante Daten geliefert werden, treten insbesondere im Bereich der Naturwissenschaft und Technik ganz überwiegend Bestandsgrößen auf und deren zeitliche Abgrenzung erfolgt durch die Festlegung eines Zeitpunktes. Demnach sind diese Zeitreihen im Prinzip zeitkontinuierlich, die jedoch häufig nur in unregelmäßigen Zeitabständen tatsächlich beobachtet werden. Insofern sind derartige Datenreihen äußerst lückenhaft, da sie die Bereiche zwischen zwei Beobachtungen überhaupt nicht erfassen.

Das verallgemeinerte Berliner Verfahren, das Anfang der achtziger Jahre entwickelt wurde und auf polynomischen und trigonometrischen Splinefunktionen basiert, siehe Hebbel (1982), ist geeignet, allen vier Zielen gleichermaßen gerecht zu werden. Die Idee, allgemein Splinefunktionen als Analyseinstrument für Zeitreihen einzusetzen, stammt von Heiler. Die Namensgebung der Methode hat maßgeblich Söll vom Statistischen Bundesamt Wiesbaden beeinflusst. Es hat sich gezeigt, dass die Grundversion des Berliner Verfahrens IV, das das Statistische Bundesamt bis zur EU-Harmonisierung standardmäßig zur Zeitreihenanalyse eingesetzt hat, ein Spezialfall dieses Konzeptes ist.

Mit der umfassenden Darstellung des verallgemeinerten Berliner Verfahrens in Hebbel und Steuer (2015) wird die Möglichkeit eröffnet, selbst Modifikationen an der Methode ohne größeren Aufwand vornehmen zu können. Dieses Kapitel orientiert sich an den Ausführungen in der genannten Arbeit, ergänzt durch das Kapitel 10 Splinefunktionen. Bisher existierten zwar etliche Abhandlungen zu der Thematik Glättung und Zerlegung von Zeitreihen mit Hilfe von Splines, beispielsweise Bieckmann (1987), Hebbel (1978, 1981, 1984, 1997), Hebbel und Heiler (1985, 1987b), Hebbel und Kuhlmeyer (1983), jedoch lag der Schwerpunkt ganz überwiegend auf dem Bereich der Glättung mit einem gemeinsamen Glattheitsparameter für Trend plus Saison.

Überdies wurde die Theorie zum Teil abstrakt in Banach- und Hilberträumen behandelt und die Glättung in geeigneten Funktionenräumen als ein Spezialfall abgeleitet. Erst ab 1997 wird die Zerlegungsvariante mit je einem Glattheitsparameter sowohl für den Trend als auch die Saison in praxisrelevanten Funktionenräumen behandelt, siehe Hebbel (2000a). Die eigentliche Lösung des Problems ist zwar angegeben, aber weitergehende Untersuchungen wurden nicht durchgeführt.

Insbesondere kann das VBV auch zur Chartanalyse bei Finanzdatenreihen eingesetzt werden. Die in der klassischen Charttechnik verwendeten gleitenden Durchschnitte über 200 Tage und zuweilen auch über etwa 40, 50 oder 90 Tage werden entgegen der statistischen Theorie (wegen der Phasenverschiebung) jeweils dem aktuellen Wert und nicht der Intervallmitte zugeordnet. Daher liegen diese Kurven immer neben der eigentlichen Datenreihe, so dass die Interpretation erschwert wird. Die meist freihändig eingezeichneten zahlreichen Linien und Formationen, alle mit Namen bedacht, lassen zuweilen einen methodischen Hintergrund nicht erkennen. Verwendet werden Bezeichnungen wie Trendkanal, Abwärtskanal, Widerstandslinie, Unterstützungslinie, Auffanglinie, Nackenlinie und "trendbestätigende Formationen", bezeichnet als Dreieck, Wimpel, Flagge, Kopf-Schulter, usw. Die gezeichneten Linien und Formationen sollen einen Hinweis auf Kaufsignale oder Verkaufssignale geben.

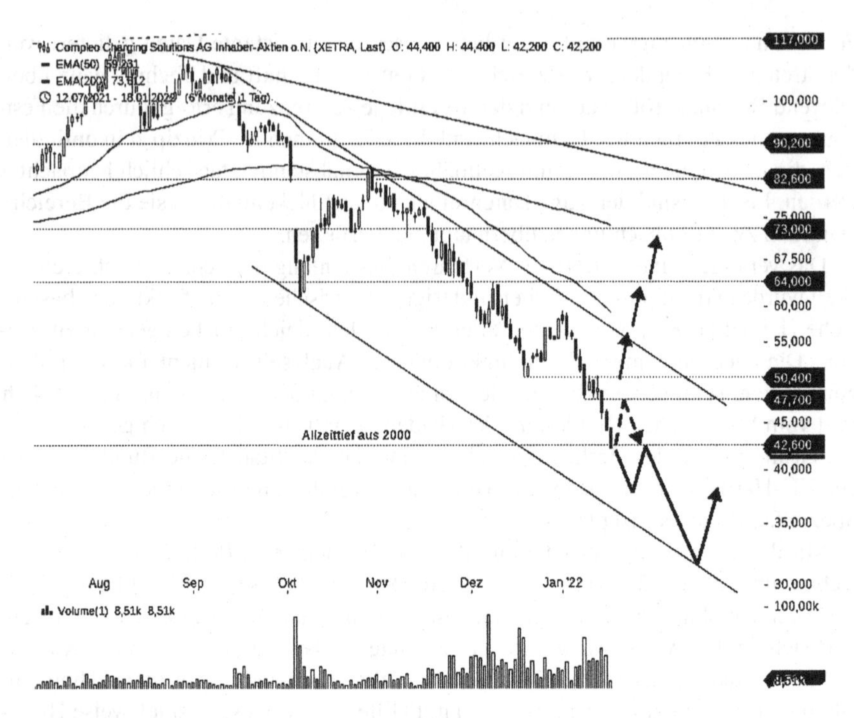

Abb. 11.1 Chartgrafik von GodmodeTrader 2022 - Autor: André Rain, Technischer Analyst und Trader, 18.01.2022.

Ein Beispiel dieser Technik mit zwei gleitenden Durchschnitten "EMA(50) und EMA(200)" zeigt die Abb. 11.1, entnommen aus Onvista (2022).

Für den aktuellen Rand einer Finanzdatenreihe ist eine qualifizierte zuverlässige Analyse wünschenswert (Trendrichtung, Tendenz als Veränderung der Trendrichtung). Diese leistet das VBV in der lokalen Version, bei der die gleitenden Durchschnitte zeitlich korrekt der Intervallmitte zugeordnet und bis zum Rand extrapoliert sind. Damit beschreiben diese beiden Komponenten den wesentlichen Verlauf der Ganglinie, so dass daraus mit zusätzlichem Fachwissen Prognosen abgeleitet werden können.

In anderen Bereichen aus den Umweltwissenschaften ist das VBV bereits erfolgreich eingesetzt, beispielsweise im Gewässergütebereich, vgl. Uhlig und Kuhbier (2001), oder in der Dendrologie (Jahrringanalyse), vgl. Heuer (1991).

11.2 Komponenten und Grundmodell

Die folgenden Komponentenbeschreibungen orientieren sich überwiegend an ökonomischen Zeitreihen. Für Umwelt- oder Finanzzeitreihen müssen sie sachgerecht entsprechend angepasst werden.

Bei ökonomischen Zeitreihen werden meist sechs verschiedene Komponenten unterstellt und zwar eine langfristige Entwicklung (Trend), eine Konjunktur (Zyklus), eine jahreszeitlich bedingte Schwankung (Saison) um den Trend-Zyklus, ein Kalendereffekt, ein nicht erklärbarer Rest und Extremwerte bzw. Ausreißer, siehe z. B. Heiler und Michels (1994, S. 331 ff). Die einzelnen Komponenten selbst sind nicht beobachtbar und im allgemeinen auch nicht ihre Ursachen- bzw. Einflussvariablen, durch die die Komponenten charakterisiert werden.

Komponenten einer (ökonomischen) Zeitreihe

Trend Der Trend erklärt sich durch das Wirken dauerhafter Einflüsse, die sich im Laufe der Zeit nur langsam und stetig verändern. Als langfristiger Einfluss wird unter anderem die natürliche Veränderung in der Bevölkerung, die Verbesserung der Produktionstechniken und die Wandlung des Ausbildungsniveaus angesehen.

Konjunktur Mit Konjunktur wird die mittelfristig alternierende Auf- und Abwärtsbewegung des wirtschaftlichen Lebens und insbesondere der Marktlage bezeichnet. Die Konjunkturphänomene, zu deren Erklärung die Vielfalt der Konjunkturtheorie herangezogen werden kann, schlagen sich in mehrjährlichen Schwankungen um den Trend nieder, die sich jedoch nicht regelmäßig wiederholen und deren Periodenlängen gewöhnlich zwischen 2 und 12 Jahren, schwerpunktmäßig bei 5 bis 7 Jahren liegen.

Saison Zu den jahreszeitlich bedingten Schwankungen werden alle (annähernd) regelmäßigen periodischen Schwankungen mit Periodenlängen bis zu einem Jahr gerechnet. Ursächlich für ihr Auftreten sind im wesentlichen wiederkehrende natürliche und institutionelle Einflüsse, die in diesem Sinne zyklisch wirken. Derartige natürliche Ursachen basieren insbesondere auf der Drehung der Erde um die Sonne mit einer Periode von 365,25 Tagen. Sie schlagen sich z. B. in den Größen wie Temperatur, Sonnenscheindauer, Niederschlagsmengen (allg. Witterung) nieder. Überlagert wird diese Jahresperiode von dem 24-Stunden-Rhythmus der Drehung der Erde um die eigene Achse (Tag-Nacht-Zyklus), was vornehmlich im Umweltbereich zu beachten ist. Seltener ist auch ein "Mondzyklus" (ca. 29 Tage) zu berücksichtigen (Koeffizient bei Ebbe und Flut). Zu den institutionellen Ursachen zählen beispielsweise amtlich wiederkehrende Termine wie etwa monatliche oder vierteljährliche Zins- und Steuertermine.

Kalender Neben den regelmäßigen jahreszeitlich bedingten Bewegungen treten Kalendereinflüsse auf. Dazu zählen die unterschiedliche Länge der Monate, die in einen Monat fallenden Werk- oder Arbeitstage bzw. Feiertage und Phänomene wie etwa umsatzstarke lange Samstage oder offene Wochenenden. Die Ausschaltung dieser Schwankungsursachen, soweit sie bekannt waren, geschah früher durch den Einsatz geeigneter Korrekturfaktoren (z. B. Umrechnung auf 30 Tage im Monat durch Multiplikation mit einem entsprechenden Faktor). Heutzutage wird die Korrektur zunehmend problematischer, da zum einen durch die Automatisierung über die Feiertage hinweg gearbeitet werden kann oder anderenorts zusätzlich zu den

Feiertagen in der Woche gänzlich der Betrieb zum "verlängerten Wochenende" stillsteht.

Rest In der Restkomponente werden alle irregulären Bewegungen zusammengefasst, die durch systematisch nicht erklärbare Einflüsse zustande kommen und nicht beständig in bestimmte Richtungen wirken. Dazu zählen insbesondere kurzfristige, unregelmäßige und unerwartete Einflüsse und Veränderungen wie etwa anormales Wetter, Erhebungsfehler, Messfehler und Fehlreaktionen.

Extremwerte, Ausreißer Als Extremwerte und Ausreißer werden erhebliche unregelmäßige Abweichungen bezeichnet, die auf außerordentliche, meist einmalige Ursachen zurückführbar sind. Zu nennen sind beispielsweise Einflüsse wie kurzfristige Streiks, Naturkatastrophen, unerwartete (politische) Veränderungen, Datenfehler. Zu unterscheiden sind additive und innovative Ausreißer, vgl. dazu auch Abb. 2.21 – 2.23.

- *Additive Ausreißer:* Nur zu einem isolierten Zeitpunkt tritt ein Wert auf, der weit außerhalb des sonst üblichen Geschehens liegt.
- *Innovative Ausreißer:* Zu einem Zeitpunkt tritt eine plötzliche erhebliche Veränderung ein, was sich in drei verschiedenen Situationen niederschlagen kann. Die Zeitreihe bleibt auf dem neuen Niveau (Niveauverschiebung), die Zeitreihe passt sich erst allmählich dem alten Niveau wieder an oder die Zeitreihe läuft "langsam aber sicher aus dem Ruder" bis zu einem möglichen "Crash".

Eine zusätzliche Problematik tritt auf, wenn die Ausreißer mehr oder weniger periodisch auftreten. Ursachen könnten jährlich unregelmäßig wiederkehrende Termine von Messen, Ausstellungen und Ferien sein.

Komponenten des Zerlegungsmodells

Für Variable und Messreihen aus dem Finanz-, Umwelt- und Technikbereich können die Beschreibungen der einzelnen Komponenten, die nachfolgend auf ökonomische Zeitreihen abgestimmt sind, abgewandelt übernommen werden. Zu klären ist lediglich, welches die natürliche Periodenlänge der "Saison", d. h. die Grundperiode ist. Daran orientieren sich dann die Begriffe Trend (langfristig) und Konjunktur (mittelfristig).

Zu bemerken ist, dass der Name Trend hier nicht mit Trendgerade gleichzusetzen ist. Insbesondere bei umweltrelevanten Fragestellungen kommt es immer wieder zu Missverständnissen über die Vorstellungen, was ein Trend ist. Daher sollte vor jeder Analyse eine Begriffsklärung erfolgen.

Das verallgemeinerte Berliner Verfahren geht von einer additiven Zusammensetzung der zu analysierenden Variablen durch vorzugsweise drei Komponenten aus. Bei einer multiplikativen Verknüpfung sind vor der Analyse die Daten zu logarithmieren.

Trend-Konjunktur (kurz: Trend) Gegen eine strikte Trennung der beiden Komponenten Trend und Konjunktur werden immer wieder Bedenken vorgebracht. Sie wäre streng genommen auch nur dann gerechtfertigt, wenn Trend und Konjunktur zwei disjunkte Gruppen von Ursachenvariablen hätten. Diese Annahme trifft aber in der Regel nicht zu. Daher werden meist die langfristigen und mittelfristigen konjunkturellen Einflüsse zusammengefasst und das Resultat wird zuweilen als *glatte Komponente* bezeichnet. Der Begriff glatte Komponente wird hier jedoch im Sinne von Glättung der Zeitreihe verstanden und ist demzufolge reserviert für die gemeinsame Komponente Trend plus Saison in nachfolgender Interpretation.

Trend und Konjunktur ist in der folgenden Beschreibung eine gemeinsame Komponente, die zudem einzelne innovative Ausreißer enthalten darf. Eine zusätzliche Trennung der Komponenten wäre aber ohne weiteres bereits im Ansatz möglich, vgl. Michel (2008). Insbesondere verbleiben auch *Niveauveränderungen* in dieser Komponente. Anschaulich gibt damit diese Konponente, die im folgenden abkürzend mit *Trend* bezeichnet wird, mittel- bis langfristig den *wesentlichen Verlauf* der Zeitreihe wieder.

Saison-Kalender (kurz: Saison) Wegen der bereits oben genannten Schwierigkeiten, die mit der Erfassung der Kalenderkomponenten verbunden sind, verzichtet das Statistische Bundesamt seit längerer Zeit auf eine Trennung dieser beiden Komponenten. Diesem Vorgehen wird hier gefolgt. Zusätzlich können in dieser Komponente auch periodische innovative Ausreißer enthalten sein. Damit wird zugelassen, dass das Muster dieser kurzerhand als *Saison* bezeichneten Komponente innerhalb einer Grundperiode unregelmäßig und von Periode zu Periode recht unterschiedlich ausfallen kann. Eine zusätzliche bzw. nachträgliche Trennung der Kalendereinflüsse bleibt unbenommen.

Rest-Extremwerte (kurz: Rest) In der dritten Komponente, der Einfachheit halber als *Rest* bezeichnet, werden sowohl alle irregulären Bewegungen als auch additive Ausreißer angesiedelt. Erweist sich ein Verfahren anfällig gegen derartige Ausreißer, so sollten entweder die Extremwerte vorher identifiziert und eliminiert werden (Extremwertbereinigung) oder "robustifizierte" Modellversionen eingesetzt werden, die eine solche Korrektur nicht benötigen.

Grundmodell

Nach der vorhergehenden Diskussion wird eine Zeitreihe $x(t)$ mit ggf. kontinuierlichem Zeitindex t aus einem Zeitintervall $[a, b]$ analysiert und insbesondere in die nichtbeobachtbaren wesentlichen und sachlogisch interpretierbaren Komponenten Trend (-Konjunktur) $x_1(t)$ sowie Saison (-Kalender) $x_2(t)$ additiv zerlegt bis auf einen (unwesentlichen, irregulären) unbeobachtbaren Rest $u(t)$, der additive Ausreißer enthalten kann.

Eine "ideale" Trendkomponente $\widetilde{x}_1(t)$ sei durch ein Polynom gegebenen Grades $p-1$ und eine "ideale" Saisonkomponente $\widetilde{x}_2(t)$ durch eine Linearkombination trigonometrischer Funktionen der (ggf. durch eine Voruntersuchung) ausgewählten (Kreis-)Frequenzen $\omega_j = 2\pi/S_j$ mit $S_j = S/n_j$ und $n_j \in \mathbb{N}$ für $j = 1, \ldots, q$ darstellbar. Dabei ist S die bekannte Grundperiode und S_j führt zu den ausgewählten sogenannten Oberwellen, die z. B. über eine geeignete vorweg geschaltete Fourieranalyse festgelegt werden könnten.

Demnach gilt die Darstellung

$$\widetilde{x}_1(t) = \sum_{j=0}^{p-1} a_j t^j \quad \text{und} \quad \widetilde{x}_2(t) = \sum_{j=1}^{q} (b_{1j} \cos \omega_j t + b_{2j} \sin \omega_j t), \quad t \in [a, b].$$

In der Praxis werden die Komponenten $x_1(t)$ und $x_2(t)$ jedoch nicht diese Idealform haben, sondern durch (zufällige) Störungen $u_1(t)$ und $u_2(t)$ additiv überlagert sein. Beobachtbar ist die Summe $x(t)$ der Komponenten lediglich zu den Zeitpunkten $t_1, \ldots, t_n$ innerhalb des Zeitintervalls $[a, b]$ (o. E. $a < t_1 < \ldots < t_n < b$) und zwar möglicherweise mit $\varepsilon_1, \ldots, \varepsilon_n$ additiv (mess)fehlerbehaftet. Die zugehörigen Messwerte seien mit $y_1, \ldots, y_n$ bezeichnet.

Damit ergibt sich das folgende *Grund- oder Arbeitsmodell*

$$\begin{aligned} x_1(t) &= \widetilde{x}_1(t) + u_1(t) \\ x_2(t) &= \widetilde{x}_2(t) + u_2(t) \end{aligned} \qquad t \in [a, b] \qquad \text{Zustandsgleichungen}$$

$$y_k = x_1(t_k) + x_2(t_k) + \varepsilon_k, \quad k = 1, \ldots, n \qquad \text{Beobachtungsgleichungen},$$

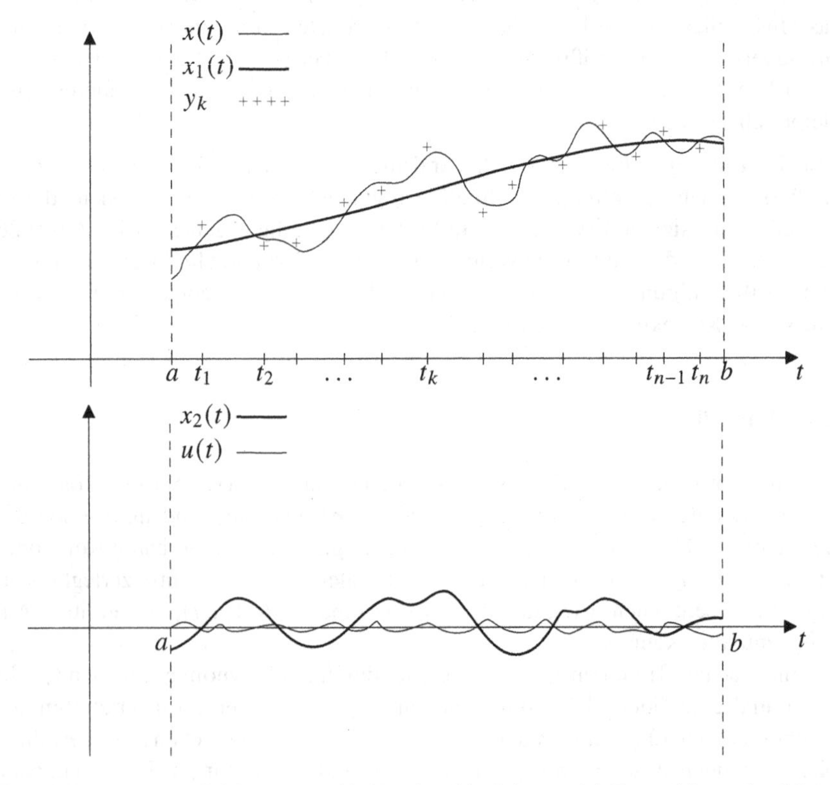

Abb. 11.2 Unbekannte Originalreihe $x(t)$, Trend $x_1(t)$, Saison $x_2(t)$, Rest $u(t)$, $t \in [a, b]$ und Beobachtungen y_k mit $k = 1, \ldots, n$.

vgl. Abb. 11.2.

Über ein geeignetes Schätzprinzip müssen nun die unbekannten Komponentenfunktionen x_1 und x_2 ermittelt werden.

11.3 Schätzprinzip und Lösungen

Gesucht sind geeignete Schätzungen $\widehat{x}_1(t)$, $\widehat{x}_2(t)$ für die unbeobachtbaren Komponenten $x_1(t)$, $x_2(t)$ und zwar Schätzungen zu allen Zeitpunkten im Intervall $[a, b]$ und nicht nur an den Beobachtungsstellen $t_1, \ldots, t_n$. Dabei soll die Trendlösung $\widehat{x}_1(t)$ den wesentlichen mittel- bis langfristigen Verlauf der Zeitreihe nachzeichnen, ohne jedoch zu unruhig aber auch nicht zu glatt zu sein. Die Saisonlösung $\widehat{x}_2(t)$ soll die wesentlichen Schwingungen innerhalb der Grundperiode S beinhalten und anpassungsfähig genug sein, um deutliche Musterveränderungen von Periode zu Periode zu erfassen. Auch hier sollten sowohl eine zu große Flexibilität als auch zu große Starrheit vermieden werden.

Konstruktion des Schätzprinzips

Zur jeweiligen Beurteilung der Glattheit (gegenüber der Flexibilität) der Trend- und Saisonkomponenten werden spezielle Glattheitsmaße (präziser Unglattheitsmaße bzw. Rauigkeitsmaße) wie folgt konstruiert:

Da durch mathematische Differentiation $\mathrm{D} = \frac{\mathrm{d}}{\mathrm{d}t}$ eines Polynoms der Grad um Eins sinkt, ist offenbar für den Trend $x_1(t)$ als Polynom vom Grade $p-1$ stets $\mathrm{D}^p x_1(t) = 0$. Umgekehrt ist auch jede Funktion $x_1(t)$ mit dieser Eigenschaft ein Polynom vom Grade $p-1$. Daher ist

$$Q_1(x_1) = \int_a^b |\mathrm{D}^p x_1(t)|^2 \,\mathrm{d}t \qquad \textit{Trendglattheitsmaß}$$

ein Maß für die Glattheit einer zur Trendbeschreibung gewählten adäquaten Funktion x_1. Für eine beliebige geeignete Funktion x_1 im Intervall $[a, b]$ ist $Q_1(x_1)$ genau dann Null, wenn x_1 dort ein Polynom vom Grade $p-1$, d. h. $x_1(t) = \sum_{j=0}^{p-1} a_j t^j$, also eine glatteste (ideale) Trendkomponente ist. Je größer der Wert Q_1 für eine Funktion x_1 in $[a, b]$ ausfällt, um so verschiedener ist dann x_1 von einem Polynom vom Grade $p-1$, der Idealvorstellung des Trends.

Zweimalige Differentiation der Funktionen $\cos\omega_j t$ und $\sin\omega_j t$ ergibt $-\omega_j^2\cos\omega_j t$ und $-\omega_j^2\sin\omega_j t$, so dass der Operator $\prod_{j=1}^{q}(\mathrm{D}^2 + \omega_j^2\mathrm{I})$ (I: Identitätsoperator) eine beliebige Linearkombination $x_2(t)$ aller Funktionen $\cos\omega_j t$ und $\sin\omega_j t$, $j = 1, \ldots, q$, verschwinden lässt, denn offenbar gilt

$$\begin{aligned}&(\mathrm{D}^2 + \omega_j^2\mathrm{I})(b_{1k}\cos\omega_k t + b_{2k}\sin\omega_k t) = \\ &\qquad = b_{1k}(\omega_j^2 - \omega_k^2)\cos\omega_k t + b_{2k}(\omega_j^2 - \omega_k^2)\sin\omega_k t \quad \text{für} \quad j, k = 1, \ldots, q\,,\end{aligned}$$

so dass im Fall $j = k$ die betreffende Schwingung annulliert wird. Damit ist zugleich die Vertauschbarkeit der Operatoren $\mathrm{D}^2 + \omega_j^2 \mathrm{I}$, $j = 1, \ldots, q$, bewiesen.

Gilt umgekehrt $\prod_{j=1}^{q} (\mathrm{D}^2 + \omega_j^2 \mathrm{I}) x_2(t) = 0$, dann ist die Funktion $x_2(t)$ eine Linearkombination der betrachteten trigonometrischen Funktionen. Folglich ist

$$Q_2(x_2) = \int_a^b \left| \prod_{j=1}^{q} (\mathrm{D}^2 + \omega_j^2 \mathrm{I}) x_2(t) \right|^2 \mathrm{d}t \qquad \textit{Saisonglattheitsmaß}$$

ein Maß für die Glattheit einer zur Saisonbeschreibung gewählten Funktion x_2. Für eine beliebige geeignete Funktion x_2 im Intervall $[a, b]$ ist $Q_2(x_2)$ genau dann Null, wenn x_2 dort eine Linearkombination der trigonometrischen Funktionen $\cos \omega_j t$ und $\sin \omega_j t$, $j = 1, \ldots, q$, d. h. $x_2(t) = \sum_{j=1}^{q} (b_{1j} \cos \omega_j t + b_{2j} \sin \omega_j t)$, also eine glatteste (ideale) Saisonkomponente ist. Je größer der Wert Q_2 für eine Funktion x_2 in $[a, b]$ ausfällt, um so verschiedener ist dann x_2 von der Idealvorstellung der Saison.

Die Güte der Anpassung von Trend plus Saison in den Beobachtungszeitpunkten an die Daten wird mit Hilfe des Kleinst-Quadrate-Kriteriums gemessen. Mit

$$Q(\mathbf{x}_1, \mathbf{x}_2; \mathbf{y}) = \sum_{k=1}^{n} |y_k - x_1(t_k) - x_2(t_k)|^2 \qquad \textit{Anpassungsmaß}$$

und den Vektoren

$$\mathbf{y} = \begin{pmatrix} y_1 \\ \vdots \\ y_n \end{pmatrix}, \quad \mathbf{x}_1 = \begin{pmatrix} x_1(t_1) \\ \vdots \\ x_1(t_n) \end{pmatrix}, \quad \mathbf{x}_2 = \begin{pmatrix} x_2(t_1) \\ \vdots \\ x_2(t_n) \end{pmatrix}$$

ist $Q(\mathbf{x}_1, \mathbf{x}_2; \mathbf{y}) = 0$ genau dann, wenn Trend plus Saison die Daten interpoliert, d. h. wenn $y_k = x_1(t_k) + x_2(t_k)$, $k = 1, \ldots, n$. In diesem Fall sind jedoch in aller Regel die "Figuren" von Trend und Saison zu unruhig. Daher sollte ein Kompromiss zwischen Glattheit und Anpassung gesucht werden. Dieser besteht darin, eine geeignet gewichtete Summe der Glattheitsmaße und des Anpassungsmaßes hinsichtlich der Trend- und Saisonfunktion zu minimieren, d. h.

$$\min_{x_1, x_2} \left(\lambda_1 Q_1(x_1) + \lambda_2 Q_2(x_2) + Q(\mathbf{x}_1, \mathbf{x}_2; \mathbf{y}) \right).$$

Trend bzw. Saison müssen Funktionen sein, deren p-te bzw. $(2q)$-te Ableitung (ggf. im verallgemeinerten Sinne) existiert und (Lebesgue-)quadratintegrierbar ist, die also aus dem so genannten Sobolevraum $H_{p2}[a, b]$ bzw. $H_{2q,2}[a, b]$ stammen.

Die *Steuerparameter* λ_1 und λ_2, die zunächst vorgegeben werden müssen, sind für die Glattheit von Trend- und Saisonmuster verantwortlich. Je größer ein Steuerparameter gewählt wird, um so glatter (im Sinne der obigen Maße) ist die entsprechende Komponente.

Das Minimum ändert sich nicht, wenn das zu minimierende Funktional mit einer Konstanten $c^2 \neq 0$ (Skalenfaktor) multipliziert wird:

$$\min_{x_1, x_2} \left(\lambda_1^* Q_1(x_1) + \lambda_2^* Q_2(x_2) + c^2 Q(\mathbf{x}_1, \mathbf{x}_2; \mathbf{y}) \right) \quad \text{mit} \quad \lambda_1^* = c^2 \lambda_1 , \ \ \lambda_2^* = c^2 \lambda_2 .$$

Mit $x_1^* = c\,x_1$, $x_2^* = c\,x_2$ und $\mathbf{y}^* = c\,\mathbf{y}$ sind die Operationen Skalierung und Schätzung offenbar vertauschbar (vgl. auch Lineariätseigenschaften im späteren Abschnitt Eigenschaften der Lösungen).

Ohne Einschränkung kann dann eine Nebenbedingung gewählt werden, beispielsweise

$$\lambda_1^* + \lambda_2^* = 1 \quad \text{mit} \quad \lambda_1^*, \lambda_2^* \in [0, 1]\,.$$

Für diesen Fall gilt

$$c^2 = \frac{1}{\lambda_1 + \lambda_2} \quad \text{und} \quad \lambda_1^* = \frac{\lambda_1}{\lambda_1 + \lambda_2}, \quad \lambda_2^* = \frac{\lambda_2}{\lambda_1 + \lambda_2}\,.$$

Das Minimum bleibt ebenfalls konstant für alle λ_1, λ_2 mit

$$\lambda_1\,\lambda_2 = 1\,, \quad \text{also für inverse } \lambda_1, \lambda_2 \quad \text{(auf einer Hyperbel).}$$

Wähle $c^2 = 1/(\lambda_1\,\lambda_2) = 1$. Dann ist $\lambda_1^* = 1/\lambda_2$ und $\lambda_2^* = 1/\lambda_1$.

Die Grenzfälle lassen sich schon jetzt direkt am Minimierungskriterium andiskutieren:

- Für $\lambda_1 \to 0$ und $\lambda_2 > 0$ fest wird im Optimierungsproblem das Minimum Null erreicht und zwar bei glattester Saison (d. h. $Q_2(x_2) = 0$) sowie Interpolation der Daten (d. h. $Q(\mathbf{x}_1, \mathbf{x}_2; \mathbf{y}) = 0$), die auf Kosten der Trendglattheit erfolgt. Die Lösungen bestehen also aus *flexibelstem Trend* und *glattester Saison*.
- Im Fall $\lambda_2 \to 0$ und $\lambda_1 > 0$ fest ergeben sich analog als Lösungen *glattester Trend* und *flexibelste Saison* (infolge der Interpolation der Daten durch Trend plus Saison).
- Gilt gleichzeitig $\lambda_1 \to \infty$ und $\lambda_2 \to \infty$, dann spielt im Minimierungskriterium die Güte der Anpassung schließlich keine Rolle mehr. Damit ergeben sich diejenigen glattesten Trend- und Saisonkurven, die die Daten im Sinne des Anpassungsmaßes am besten approximieren. Diese Situation ist gleichbedeutend mit einem (linearen) Regressionsmodell, bestehend aus polynomischen Trend und trigonometrischer Saison (der angegebenen Form), dessen Koeffizienten nach der Methode der kleinsten Quadrate geschätzt werden (Grundversion des Berliner Verfahrens IV, in modifizierter gleitender Form).

Zumindest die ersten beiden Grenzsituationen liefern im Allgemeinen keine zufriedenstellenden problemadäquaten Lösungen. Im ersten Fall wird der Trend viel zu unruhig ausfallen. In der zweiten Situation ist es die Saison, die zu flexibel ist. Bei der dritten Möglichkeit sind zwar sowohl Trend als auch Saison bestens glatt, aber die Anpassung an die Daten ist dann meist unbefriedigend. Die Auswahl der Steuerparameter muss daher mit großer Sorgfalt erfolgen. Im Spezialfall, dass im Grundmodell nur ein Polynom berücksichtigt wird, verwendet Wahba (1990) dazu die Kreuzvalidierung, dem Bootstrap verwandt.

Eine wesentliche Aufgabe besteht darin, ein "Optimum" zwischen der Kleinst-Quadrate-Lösung, d. h. der glattesten Lösung und der Interpolation, d. h. der in Trend oder Saison flexibelsten Lösung durch geeignete Festlegung der Steuerparameter zu finden. Es handelt sich hier also auch um ein *Kalibrierungsproblem*.

Wird in dem Anpassungsmaß anstelle der quadratischen "Verlustfunktion" eine sogenannte "ϱ–Funktion" gewählt, die Extremwerte weniger stark berücksichtigt, ergibt sich ein robustifiziertes Minimierungsprogramm, das jedoch allgemein nicht mehr analytisch lösbar ist (robuste Splinefunktionen).

Zur Charakterisierung der Lösung des Minimierungsproblems werden einige Bezeichnungen benötigt. Für beliebige, im Intervall $[a, b] \subset \mathbb{R}$ quadratintegrierbare (ggf. komplexwertige) Funktionen x, y sei abkürzend

$$\langle x, y\rangle = \int_a^b x(t)\,\overline{y(t)}\,\mathrm{d}t = \overline{\langle y, x\rangle} \quad \text{und} \quad \|x\|^2 = \langle x, x\rangle = \int_a^b |x(t)|^2\,\mathrm{d}t$$

geschrieben (der Querstrich bedeutet konjugiert komplex). Mit den Differentialoperatoren

$$T_1 = \mathrm{D}^p \quad \text{und} \quad T_2 = \prod_{j=1}^{q} (\mathrm{D}^2 + \omega_j^2 \mathrm{I})$$

hat dann das zu minimierende Funktional bei vorgegebenem Datenvektor $\mathbf{y} \in \mathbb{R}_n$ die Form

$$S(x_1, x_2; \mathbf{y}) = \lambda_1 \|T_1 x_1\|^2 + \lambda_2 \|T_2 x_2\|^2 + |\mathbf{y} - \mathbf{x}_1 - \mathbf{x}_2|^2 .$$

Seien nun

$$y_1 = x_1 - \widehat{x}_1 , \quad y_2 = x_2 - \widehat{x}_2 \quad \text{mit} \quad \widehat{x}_1 \in H_{p2}[a, b] , \ \widehat{x}_2 \in H_{2q,2}[a, b]$$

und $\widehat{x}_1$, $\widehat{x}_2$ beliebig gegeben. Dann folgt

$$\begin{aligned} S(x_1, x_2; \mathbf{y}) = \lambda_1 \langle T_1\widehat{x}_1 + T_1 y_1, T_1\widehat{x}_1 + T_1 y_1\rangle + \lambda_2 \langle T_2\widehat{x}_2 + T_2 y_2, T_2\widehat{x}_2 + T_2 y_2\rangle \\ + (\mathbf{y} - \widehat{\mathbf{x}}_1 - \widehat{\mathbf{x}}_2 - \mathbf{y}_1 - \mathbf{y}_2)'\overline{(\mathbf{y} - \widehat{\mathbf{x}}_1 - \widehat{\mathbf{x}}_2 - \mathbf{y}_1 - \mathbf{y}_2)} , \end{aligned}$$

wobei $\widehat{\mathbf{x}}_1, \widehat{\mathbf{x}}_2$ und $\mathbf{y}_1, \mathbf{y}_2$ (wie $\mathbf{x}_1, \mathbf{x}_2$) als Vektoren der jeweiligen Funktionswerte an den Beobachtungsstellen $t_1, \ldots, t_n$ definiert sind. Ausmultiplikation (der Integranden) ergibt

$$\begin{aligned} S(x_1, x_2; \mathbf{y}) = S(\widehat{x}_1, \widehat{x}_2; \mathbf{y}) + \lambda_1 \|T_1 y_1\|^2 + \lambda_2 \|T_2 y_2\|^2 + |\mathbf{y}_1 + \mathbf{y}_2|^2 \\ + 2\,\mathrm{Re}\big(\lambda_1 \langle T_1\widehat{x}_1, T_1 y_1\rangle + \lambda_2 \langle T_2\widehat{x}_2, T_2 y_2\rangle - (\mathbf{y} - \widehat{\mathbf{x}}_1 - \widehat{\mathbf{x}}_2)'\overline{(\mathbf{y}_1 + \mathbf{y}_2)}\big) , \end{aligned}$$

da für eine komplexe Zahl z stets $z + \overline{z} = 2\,\mathrm{Re}(z)$ (Re: Realteil) ist. Daraus leitet sich analog zu Satz 3 aus Abschnitt 10.2 unmittelbar der folgende Satz ab.

Satz 1 (Charakterisierungssatz) Die Funktionen $\widehat{x}_1$, $\widehat{x}_2$ bilden eine Lösung des Minimierungsproblems $\min_{x_1, x_2} S(x_1, x_2; \mathbf{y})$, d. h. es ist

$$S(x_1, x_2; \mathbf{y}) \geq S(\widehat{x}_1, \widehat{x}_2; \mathbf{y}) \quad \text{für alle} \quad x_1 \in H_{p2}[a, b] , \ x_2 \in H_{2q,2}[a, b]$$

genau dann, wenn

$$\begin{aligned} \mathrm{Re}\big(\lambda_1 \langle T_1\widehat{x}_1, T_1 y_1\rangle - (\mathbf{y} - \widehat{\mathbf{x}}_1 - \widehat{\mathbf{x}}_2)'\,\overline{\mathbf{y}}_1\big) = 0 \qquad & \text{für alle} \quad y_1 \in H_{p2}[a, b] \\ \mathrm{Re}\big(\lambda_2 \langle T_2\widehat{x}_2, T_2 y_2\rangle - (\mathbf{y} - \widehat{\mathbf{x}}_1 - \widehat{\mathbf{x}}_2)'\,\overline{\mathbf{y}}_2\big) = 0 \qquad & \phantom{\text{für alle}} \quad y_2 \in H_{2q,2}[a, b] . \end{aligned}$$

Sind $\widehat{x}_1^{(1)}, \widehat{x}_2^{(1)}$ und $\widehat{x}_1^{(2)}, \widehat{x}_2^{(2)}$ zwei Lösungen, so gilt der Zusammenhang

$$\begin{matrix} \widehat{x}_1^{(1)} = \widehat{x}_1^{(2)} + y_1 \\ \widehat{x}_2^{(1)} = \widehat{x}_2^{(2)} + y_2 \end{matrix} \quad \text{mit} \quad \begin{matrix} T_1\, y_1 = 0 \\ T_2\, y_2 = 0 \end{matrix} \quad \text{und} \quad \mathbf{y}_1 + \mathbf{y}_2 = 0\,,$$

d. h. y_1, y_2 ist Lösung von $\min_{x_1,x_2} S(x_1, x_2; 0)$. Eindeutigkeit liegt also genau dann vor, wenn für $y_1 \in H_{p2}[a,b]$, $y_2 \in H_{2q,2}[a,b]$ mit

$$T_1\, y_1 = 0\,, \quad T_2\, y_2 = 0 \quad \text{und} \quad \mathbf{y}_1 + \mathbf{y}_2 = 0 \quad \text{stets} \quad y_1 = 0\,, \quad y_2 = 0$$

folgt, d. h. wenn die Nullfunktionen einzige bestapproximierende Lösung zum Nullvektor ist. □

Aus diesem Charakterisierungssatz ergibt sich als unmittelbare Folgerung der

Satz 2 (Darstellungssatz) Sind w_{1k}, w_{2k} Lösung des obigen Minimierungsproblems hinsichtlich des Einheitsvektors $\mathbf{e}_k \in \mathbb{R}_n$, $k = 1, \ldots, n$, dann ist $\widehat{x}_1$, $\widehat{x}_2$, dargestellt durch

$$\widehat{x}_1(t) = \sum_{k=1}^{n} w_{1k}(t) y_k = \mathbf{w}_1(t)'\mathbf{y}\,, \quad \widehat{x}_2(t) = \sum_{k=1}^{n} w_{2k}(t) y_k = \mathbf{w}_2(t)'\mathbf{y}\,, \quad t \in [a,b]\,,$$

Lösung des Minimierungsproblems hinsichtlich des Datenvektors $\mathbf{y} = \sum_{k=1}^{n} y_k \mathbf{e}_k$ und charakterisiert durch

$$\begin{matrix} \lambda_1 \int_a^b T_1 y_1(t) \cdot \overline{T_1 w_{1k}(t)}\, \mathrm{d}t \overset{\mathrm{Re}}{=} \mathbf{y}_1'(\mathbf{e}_k - \overline{\mathbf{w}}_k) \\ \lambda_2 \int_a^b T_2 y_2(t) \cdot \overline{T_2 w_{2k}(t)}\, \mathrm{d}t \overset{\mathrm{Re}}{=} \mathbf{y}_2'(\mathbf{e}_k - \overline{\mathbf{w}}_k) \end{matrix} \quad \text{für alle} \quad \begin{matrix} y_1 \in H_{p2}[a,b] \\ y_2 \in H_{2q,2}[a,b]\,, \end{matrix}$$

mit $w_k = w_{1k} + w_{2k}$, d. h. vektoriell-matriziell

$$\begin{matrix} \lambda_1 \int_a^b T_1 y_1(t) \cdot \overline{T_1 \mathbf{w}_1(t)}'\, \mathrm{d}t \overset{\mathrm{Re}}{=} \mathbf{y}_1'(\mathrm{I} - \overline{W}) \\ \lambda_2 \int_a^b T_2 y_2(t) \cdot \overline{T_2 \mathbf{w}_2(t)}'\, \mathrm{d}t \overset{\mathrm{Re}}{=} \mathbf{y}_2'(\mathrm{I} - \overline{W}) \end{matrix} \quad \text{für alle} \quad \begin{matrix} y_1 \in H_{p2}[a,b] \\ y_2 \in H_{2q,2}[a,b] \end{matrix}$$

mit der Einheitsmatrix I, wobei

$$\mathbf{w}_1(t)' = \big(w_{11}(t) \cdots w_{1n}(t)\big)\,, \qquad \mathbf{w}_2(t)' = \big(w_{21}(t) \cdots w_{2n}(t)\big)$$

$$W_1 = \begin{pmatrix} \mathbf{w}_1(t_1)' \\ \vdots \\ \mathbf{w}_1(t_n)' \end{pmatrix}, \quad W_2 = \begin{pmatrix} \mathbf{w}_2(t_1)' \\ \vdots \\ \mathbf{w}_2(t_n)' \end{pmatrix} \quad \text{und} \quad W = W_1 + W_2\,.$$

Das Zeichen $\overset{\mathrm{Re}}{=}$ ist als Gleichheit im Realteil zu lesen und der Multiplikationspunkt trennt die Differentiation. □

Darstellung der Lösungen

Wie bereits einleitend angedeutet, sind die Lösungen $\widehat{x}_1$ und $\widehat{x}_2$ für Trend und Saison natürliche polynomielle und trigonometrische Splinefunktionen. Mit jedem Beobachtungszeitpunkt t_k werden das Polynom und die trigonometrische Funktion in den Koeffizienten durch die dort "abgeschnittenen" Zusatzfunktionen

$$g_1(t-t_k) = (t-t_k)^{2p-1}$$

$$g_2(t-t_k) = \sum_{j=1}^{q} b_j\big(a_j \sin\omega_j(t-t_k) - (t-t_k)\cos\omega_j(t-t_k)\big)$$

für $t > t_k$ und 0 für $t \le t_k$, $k = 1,\dots,n$, mit $\omega_j = \frac{2\pi}{S}n_j$, $n_j \in \mathbb{N}$, und

$$b_j = \frac{1}{2\omega_j^2 \prod_{\substack{i=1\\ i\neq j}}^{q}(\omega_i^2-\omega_j^2)^2}\,, \qquad a_j = \frac{1}{\omega_j} - 4\omega_j \sum_{\substack{i=1\\ i\neq j}}^{q} \frac{1}{\omega_i^2-\omega_j^2}\,, \qquad j = 1,\dots,q\,,$$

angemessen verändert, vgl. Abschn. 10.3 natürliche Polynomsplines und trigonometrische Splines. Als Lösungsansatz werden auch für die Gewichtsfunktionen w_{1k} und w_{2k} aus dem Darstellungssatz natürliche polynomielle und trigonometrische Splinefunktionen gewählt. In Vektor-Matrix-Schreibweise mit

$$\mathbf{f}_1(t)' = \begin{pmatrix} 1 & t & \dots & t^{p-1}\end{pmatrix}, \qquad \mathbf{g}_1(t)' = \begin{pmatrix} g_1(t-t_1) & \cdots & g_1(t-t_n)\end{pmatrix},$$

$$F_1 = \begin{pmatrix} 1 & t_1 & \dots & t_1^{p-1}\\ \vdots & \vdots & & \vdots\\ 1 & t_n & \dots & t_n^{p-1}\end{pmatrix}, \qquad G_1 = \begin{pmatrix} g_1(t_1-t_1) & \cdots & g_1(t_1-t_n)\\ \vdots & & \vdots\\ g_1(t_n-t_1) & \cdots & g_1(t_n-t_n)\end{pmatrix}$$

und

$$\mathbf{f}_2(t)' = \begin{pmatrix} \cos\omega_1 t & \sin\omega_1 t & \dots & \cos\omega_q t & \sin\omega_q t\end{pmatrix}$$

$$F_2 = \begin{pmatrix} \cos\omega_1 t_1 & \sin\omega_1 t_1 & \dots & \cos\omega_q t_1 & \sin\omega_q t_1\\ \vdots & \vdots & & \vdots & \vdots\\ \cos\omega_1 t_n & \sin\omega_1 t_n & \dots & \cos\omega_q t_n & \sin\omega_q t_n\end{pmatrix},$$

$$\mathbf{g}_2(t)' = \begin{pmatrix} g_2(t-t_1) & \dots & g_2(t-t_n)\end{pmatrix}$$

$$G_2 = \begin{pmatrix} g_2(t_1-t_1) & \dots & g_2(t_1-t_n)\\ \vdots & & \vdots\\ g_2(t_n-t_1) & \dots & g_2(t_n-t_n)\end{pmatrix}.$$

gelten dann die Darstellungen (mit gesuchten reellwertigen Koeffizientenmatrizen)

$$\mathbf{w}_1(t)' = \mathbf{f}_1(t)'B_1 + \mathbf{g}_1(t)'A_1\,,\ \text{speziell } W_1 = F_1B_1 + G_1A_1 \quad \text{mit} \quad F_1'A_1 = 0\,,$$

$$\mathbf{w}_2(t)' = \mathbf{f}_2(t)'B_2 + \mathbf{g}_2(t)'A_2\,,\ \text{speziell } W_2 = F_2B_2 + G_2A_2 \quad \text{mit} \quad F_2'A_2 = 0\,.$$

Die Nebenbedingungen für A_1 und A_2 sind typisch für natürliche Splinefunktionen (besondere Glattheit an den Rändern) und es gilt die

- *Spline-Orthogonalitätsrelation*

$$\begin{aligned} \int_a^b T_1 y_1(t) \cdot T_1 \mathbf{w}_1(t)' \,\mathrm{d}t &= \mathbf{y}_1' A_1 & & y_1 \in H_{p2}[a,b] \\ & & \text{für alle} & \\ \int_a^b T_2 y_2(t) \cdot T_2 \mathbf{w}_2(t)' \,\mathrm{d}t &= \mathbf{y}_2' A_2 & & y_2 \in H_{2q,2}[a,b]\,, \end{aligned}$$

vgl. Satz 2 in Abschn. 10.2. Der Multiplikationspunkt trennt die Differentiation. Nach dem Darstellungssatz 2 ist dann

$$\begin{aligned} \lambda_1 \mathbf{y}_1' A_1 &= \mathbf{y}_1' (\mathrm{I} - W) \\ \lambda_2 \mathbf{y}_2' A_2 &= \mathbf{y}_2' (\mathrm{I} - W) \end{aligned} \quad \text{bzw.} \quad A := \mathrm{I} - W = \lambda_1 A_1 = \lambda_2 A_2\,,$$

da $\mathbf{y}_1, \mathbf{y}_2$ beliebig. Folglich gilt

$$\begin{aligned} W_1 &= F_1 B_1 + \frac{1}{\lambda_1} G_1 A \\ W_2 &= F_2 B_2 + \frac{1}{\lambda_2} G_2 A \end{aligned} \quad \text{mit} \quad \begin{pmatrix} F_1' \\ F_2' \end{pmatrix} A = 0\,, \quad \begin{aligned} A' W_1 &= \frac{1}{\lambda_1} A' G_1 A \\ A' W_2 &= \frac{1}{\lambda_2} A' G_2 A \end{aligned}$$

und damit

$$\mathrm{I} - A = W = W_1 + W_2 = \begin{pmatrix} F_1 & F_2 \end{pmatrix} \begin{pmatrix} B_1 \\ B_2 \end{pmatrix} + \left(\frac{1}{\lambda_1} G_1 + \frac{1}{\lambda_2} G_2\right) A\,.$$

Nach diesen Ausführungen gilt der

Satz 3 (Lösungssatz) Die in den Daten linear homogenen Lösungen des Minimierungsproblems sind gegeben durch

$$\widehat{x}_1(t) = \mathbf{w}_1(t)'\mathbf{y}\,, \quad \widehat{x}_2(t) = \mathbf{w}_2(t)'\mathbf{y}\,,$$

wobei

$$\begin{aligned} \mathbf{w}_1(t)' &= \mathbf{f}_1(t)' B_1 + \frac{1}{\lambda_1} \mathbf{g}_1(t)' A = \left(\begin{pmatrix} \mathbf{f}_1(t)' & 0 \end{pmatrix} \;\; \frac{1}{\lambda_1} \mathbf{g}_1(t)' \right) \begin{pmatrix} B \\ A \end{pmatrix} \\ \mathbf{w}_2(t)' &= \mathbf{f}_2(t)' B_2 + \frac{1}{\lambda_2} \mathbf{g}_2(t)' A = \left(\begin{pmatrix} 0 & \mathbf{f}_2(t)' \end{pmatrix} \;\; \frac{1}{\lambda_2} \mathbf{g}_2(t)' \right) \begin{pmatrix} B \\ A \end{pmatrix} \end{aligned} \qquad B = \begin{pmatrix} B_1 \\ B_2 \end{pmatrix}$$

und die Matrizen B und A die Lösung sind von

$$\begin{pmatrix} 0 & F' \\ F & H \end{pmatrix} \begin{pmatrix} B \\ A \end{pmatrix} = \begin{pmatrix} 0 \\ \mathrm{I} \end{pmatrix} \quad \text{bzw.} \quad \begin{aligned} F'A &= 0 \\ FB + HA &= \mathrm{I} \end{aligned}$$

mit Einheitsmatrix I und

$$F = \begin{pmatrix} F_1 & F_2 \end{pmatrix}, \quad H = \mathrm{I} + \frac{1}{\lambda_1} G_1 + \frac{1}{\lambda_2} G_2\,. \qquad \square$$

Folgerung (1) Da die Matrizen G_1 und G_2 oberhalb und auf der Diagonalen nur Nullen enthalten, ist demzufolge H eine untere Dreiecksmatrix mit Einsen auf der Diagonalen.

Für die Gesamtlösung

$$\widehat{x}(t) = \widehat{x}_1(t) + \widehat{x}_2(t) \quad \text{gilt} \quad \widehat{x}(t) = \mathbf{w}(t)'\mathbf{y},$$

wobei

$$\begin{aligned} \mathbf{w}(t)' &= \mathbf{w}_1(t)' + \mathbf{w}_2(t)' \\ &= \left(\mathbf{f}(t)' \quad \frac{1}{\lambda_1}\mathbf{g}_1(t)' + \frac{1}{\lambda_2}\mathbf{g}_2(t)'\right)\begin{pmatrix} B \\ A \end{pmatrix}, \quad \mathbf{f}(t)' = \left(\mathbf{f}_1(t)' \quad \mathbf{f}_2(t)'\right). \end{aligned}$$

Speziell für $t = t_1, \ldots, t_n$ sind die Lösungen vektoriell gegeben durch

$$\widehat{\mathbf{x}}_1 = W_1\,\mathbf{y}, \quad \widehat{\mathbf{x}}_2 = W_2\,\mathbf{y} \quad \text{und} \quad \widehat{\mathbf{x}} = \widehat{\mathbf{x}}_1 + \widehat{\mathbf{x}}_2 = W\mathbf{y}$$

mit

$$\begin{aligned} W_1 &= F_1 B_1 + \frac{1}{\lambda_1} G_1 A = \left(\left(F_1 \;\; 0\right) \;\; \frac{1}{\lambda_1} G_1\right)\begin{pmatrix} B \\ A \end{pmatrix} \\ W_2 &= F_2 B_2 + \frac{1}{\lambda_2} G_2 A = \left(\left(0 \;\; F_2\right) \;\; \frac{1}{\lambda_2} G_2\right)\begin{pmatrix} B \\ A \end{pmatrix} \end{aligned} \qquad W = W_1 + W_2 = \mathrm{I} - A.$$

(2) Die theoretisch-empirische Restkomponente ist gegeben durch

$$\widehat{u}(t) = y(t) - \widehat{x}_1(t) - \widehat{x}_2(t) = y(t) - \widehat{x}(t) = y(t) - \mathbf{w}(t)'\mathbf{y}, \quad t \in [a, b].$$

Da aber von der theoretischen Messkurve $y(t)$ nur die Daten $y_1, \ldots, y_n$ zu den Zeitpunkten $t_1, \ldots, t_n$ vorhanden sind, können empirische Reste nur zu den Beobachtungszeitpunkten quantifiziert werden:

$$\widehat{u}(t_k) = y_k - \widehat{x}_1(t_k) - \widehat{x}_2(t_k), \quad k = 1, \ldots, n,$$

vektoriell

$$\widehat{\mathbf{u}} = \mathbf{y} - \widehat{\mathbf{x}}_1 - \widehat{\mathbf{x}}_2 = \mathbf{y} - \widehat{\mathbf{x}} = \mathbf{y} - W\mathbf{y} = (\mathrm{I} - W)\mathbf{y} = A\mathbf{y}.$$

Wegen $F'A = 0$ gilt insbesondere

$$F'\widehat{\mathbf{u}} = 0 \quad \text{und speziell} \quad \mathbf{1}'\widehat{\mathbf{u}} = 0 \quad \text{bzw.} \quad \mathbf{1}'\mathbf{y} = \mathbf{1}'\widehat{\mathbf{x}},$$

da F in der ersten Spalte den Einsenvektor **1** enthält, d. h. die Summe der empirischen Reste ist wie in einem Regressionsmodell mit Absolutglied gleich Null.

(3) Im Hinblick auf die lineare Unabhängigkeit der Spalten von F_2 ist insbesondere bei ganzzahligen Beobachtungszeitpunkten Vorsicht geboten (Alias-Effekt, vgl. Abb. 2.7). Zumindest in diesem Fall sollte

$$0 < \omega_j \leq \pi, \quad j = 1, \ldots, q$$

sein.

Bei Einbezug der Oberwelle π ist zu beachten, dass bei ganzzahligen Beobachtungszeitpunkten die letzte Spalte in F_2 nur aus Nullen besteht. In diesem Fall könnte im Saisonglattheitsmaß der Operator $\mathrm{D}^2 - \pi^2\mathrm{I} = (\mathrm{D} - \mathrm{i}\pi\mathrm{I})(\mathrm{D} + \mathrm{i}\pi\mathrm{I})$ ersetzt werden durch $\mathrm{D} - \mathrm{i}\pi\mathrm{I}$, der in $\mathbb{Z}$ die Funktion $\mathrm{e}^{\mathrm{i}\pi t} = \cos\pi t = (-1)^t$ annulliert. $\mathbf{f}_2(t)$ würde dann nur $\cos \pi t$ enthalten und nicht die Nullfunktion $\sin \pi t$. Entsprechend wäre $g_2(t - t_k)$ zu modifzieren, vgl. auch Hebbel (1997).

(4) (*Eindeutigkeit und Matrizeneigenschaften*) Das Gleichungssystem im Lösungssatz ist genau dann eindeutig lösbar, wenn F den vollen Spaltenrang $p+2q \leq n$ besitzt. In diesem Fall existiert genau eine Lösung des (Spline-)Optimierungsproblems. Für diese Situation gilt

$$\begin{pmatrix} 0 & F' \\ F & H \end{pmatrix}^{-1} = \begin{pmatrix} -(F'H^{-1}F)^{-1} & (F'H^{-1}F)^{-1}F'H^{-1} \\ H^{-1}F(F'H^{-1}F)^{-1} & H^{-1} - H^{-1}F(F'H^{-1}F)^{-1}F'H^{-1} \end{pmatrix}$$
$$= \begin{pmatrix} -D & B \\ C & A \end{pmatrix}$$

mit

$$\begin{aligned} D &= (F'H^{-1}F)^{-1} & C &= H^{-1}F(F'H^{-1}F)^{-1} = H^{-1}FD \\ B &= (F'H^{-1}F)^{-1}F'H^{-1}, & A &= H^{-1} - H^{-1}F(F'H^{-1}F)^{-1}F'H^{-1} = H^{-1}(\mathrm{I} - FB)\,. \end{aligned}$$

Es ergibt sich unmittelbar

$$\begin{matrix} F'C = \mathrm{I} & F'A = 0 \\ FD = HC & FB + HA = \mathrm{I} \end{matrix} \quad \text{und} \quad \begin{matrix} BF = \mathrm{I} & AF = 0 \\ DF' = BH & CF' + AH = \mathrm{I} \end{matrix}$$

sowie speziell

$$A'HA = A' \quad \text{bzw.} \quad A'H'A = A \quad \text{und} \quad AHA = A\,, \quad BHA = 0\,, \quad AHC = 0\,.$$

Insbesondere ist $AHAH = AH$ und $HAHA = HA$, also sind AH und HA idempotent (mit den Eigenwerten Null oder Eins).

(5) Die Inverse von

$$H = \mathrm{I} + G \quad \text{mit} \quad G = \frac{1}{\lambda_1}G_1 + \frac{1}{\lambda_2}G_2$$

kann beispielsweise berechnet werden durch $H^{-1} = \mathrm{I} + \sum_{k=1}^{n-1}(-G)^k$, denn es gilt $\left(\mathrm{I} + \sum_{k=1}^{n-1}(-G)^k\right)(\mathrm{I} + G) = \mathrm{I} - (-G)^n$ und $G^n = 0$, da sich mit jeder Potenz von G die Nulldiagonale um eine weitere Nebendiagonale nach unten verschiebt. Jedoch könnten bei der weiteren Berechnung von A nach der obigen Formel numerische Probleme auftreten, wenn λ_1, λ_2 klein sind, vgl. folgenden Punkt.

(6) In der Regel ohne numerische Probleme kann alternativ die Lösung des Gleichungssystems

$$\begin{pmatrix} 0 & F' \\ F & H \end{pmatrix}\begin{pmatrix} B \\ A \end{pmatrix} = \begin{pmatrix} 0 \\ \mathrm{I} \end{pmatrix} \quad \text{bzw.} \quad \left[\begin{pmatrix} 0 & F' \\ F & \mathrm{I} \end{pmatrix} + \begin{pmatrix} 0 & 0 \\ 0 & G \end{pmatrix}\right]\begin{pmatrix} B \\ A \end{pmatrix} = \begin{pmatrix} 0 \\ \mathrm{I} \end{pmatrix}$$

in Bezug zur glattesten Lösung nach BV (vgl. Punkt 0 unter Grenzfälle in diesem Abschnitt) dargestellt werden. Multiplikation mit

$$\begin{pmatrix} 0 & F' \\ F & \mathrm{I} \end{pmatrix}^{-1} = \begin{pmatrix} -(F'F)^{-1} & (F'F)^{-1}F' \\ F(F'F)^{-1} & \mathrm{I} - F(F'F)^{-1}F' \end{pmatrix} = \begin{pmatrix} -(F'F)^{-1} & B^* \\ B^{*\prime} & A^* \end{pmatrix},$$

wobei

$$B^* = (F'F)^{-1}F' \quad \text{und} \quad A^* = \mathrm{I} - F(F'F)^{-1}F' = \mathrm{I} - FB^*$$

mit der Eigenschaft $A^*A^* = A^*$, $B^*A^* = 0$, ergibt

$$\begin{pmatrix} \mathrm{I} & B^*G \\ 0 & \mathrm{I} + A^*G \end{pmatrix} \begin{pmatrix} B \\ A \end{pmatrix} = \begin{pmatrix} B^* \\ A^* \end{pmatrix} \quad \text{bzw.} \quad \begin{matrix} B = B^*(\mathrm{I} - GA) \\ (\mathrm{I} + A^*G)A = A^*, \quad \text{d.h. } A = A^*(\mathrm{I} - GA) \end{matrix}$$

also

$$A = (\mathrm{I} + A^*G)^{-1}A^* \quad \text{mit} \quad A^*A = AA^* = A\,.$$

(7) Wird für die Funktionen $g_1(t - t_k)$ und $g_2(t - t_k)$ eine "symmetrische" Form gewählt, so dass die Matrix H symmetrisch positiv definit ist, dann erweist sich die Schätzung der Komponenten als beste lineare Prognose in dem Grundmodell, wenn die Restprozesse spezielle Kovarianzstrukturen haben, vgl. Hebbel (2000a) und Michel (2008). □

Eigenschaften der Lösungen

Die ermittelten Lösungs-Komponenten haben interessante Eigenschaften und es ergeben sich etliche Folgerungen.

Linearitätseigenschaften Die Lösungen sind linear homogen in den Daten.

Bezeichnen

$$\widehat{x}_1^{(i)}(t) = \mathbf{w}_1(t)'\mathbf{y}^{(i)}, \quad \widehat{x}_2^{(i)}(t) = \mathbf{w}_2(t)'\mathbf{y}^{(i)}$$

Lösungen zu den beobachteten Einzelzeitreihen $\mathbf{y}^{(i)}$, $i = 1, \ldots, k$, dann sind die "aggregierten" Komponenten

$$\widehat{x}_1(t) = \sum_{i=1}^{k} a_i \widehat{x}_1^{(i)}(t) = \mathbf{w}_1(t)'\mathbf{y}, \qquad \widehat{x}_2(t) = \sum_{i=1}^{k} a_i \widehat{x}_2^{(i)}(t) = \mathbf{w}_2(t)'\mathbf{y}$$

Lösungen zu der "aggregierten" beobachteten Zeitreihe $\mathbf{y} = \sum_{i=1}^{k} a_i \mathbf{y}^{(i)}$.

Splineeigenschaften Die Lösungen

$$\begin{matrix} \widehat{x}_1(t) = \mathbf{w}_1(t)'\mathbf{y} \\ \widehat{x}_2(t) = \mathbf{w}_2(t)'\mathbf{y} \end{matrix} \quad \text{mit} \quad \begin{matrix} \mathbf{w}_1(t)' = \mathbf{f}_1(t)'B_1 + \frac{1}{\lambda_1}\,\mathbf{g}_1(t)'A \\ \mathbf{w}_2(t)' = \mathbf{f}_2(t)'B_2 + \frac{1}{\lambda_2}\,\mathbf{g}_2(t)'A \end{matrix}$$

sind (ebenso wie die Gewichtsfunktionen) natürliche Splinefunktionen.

Offenbar gilt die Darstellung

$$\begin{matrix} \widehat{x}_1(t) = \mathbf{f}_1(t)'\widehat{\beta}_1 + \frac{1}{\lambda_1}\,\mathbf{g}_1(t)'\widehat{\alpha} \\ \widehat{x}_2(t) = \mathbf{f}_2(t)'\widehat{\beta}_2 + \frac{1}{\lambda_2}\,\mathbf{g}_2(t)'\widehat{\alpha} \end{matrix} \quad \text{mit} \quad \begin{matrix} \widehat{\beta}_1 = B_1\mathbf{y} \\ \widehat{\beta}_2 = B_2\mathbf{y} \end{matrix} \quad \widehat{\beta} = \begin{pmatrix} \widehat{\beta}_1 \\ \widehat{\beta}_2 \end{pmatrix} = B\mathbf{y}\,, \quad \widehat{\alpha} = \widehat{\mathbf{u}} = A\mathbf{y}$$

und mit $F'\widehat{\alpha} = F'A\mathbf{y} = 0$, also $F_1'\widehat{\alpha} = 0$ und $F_2'\widehat{\alpha} = 0$, ist die notwendige und hinreichende Nebenbedingung der natürlichen Splines erfüllt, vgl. Kap. 10.3.

Wegen

$$\begin{pmatrix}\widehat{\beta}\\ \widehat{\alpha}\end{pmatrix}=\begin{pmatrix}B\\ A\end{pmatrix}\mathbf{y} \quad \text{und} \quad \begin{pmatrix}0 & F'\\ F & H\end{pmatrix}\begin{pmatrix}B\\ A\end{pmatrix}=\begin{pmatrix}0\\ \mathrm{I}\end{pmatrix}$$

sind die Koeffizienten Lösung von

$$\begin{pmatrix}0 & F'\\ F & H\end{pmatrix}\begin{pmatrix}\widehat{\beta}\\ \widehat{\alpha}\end{pmatrix}=\begin{pmatrix}0\\ \mathbf{y}\end{pmatrix}.$$

Gewichtseigenschaften Für die (Spline-)Gewichtsfunktionen

$$\begin{aligned}\mathbf{w}_1(t)' &= \Big(\big(\mathbf{f}_1(t)' \;\; 0\big) \;\; \tfrac{1}{\lambda_1}\mathbf{g}_1(t)'\Big)\begin{pmatrix}B\\ A\end{pmatrix}\\ \mathbf{w}_2(t)' &= \Big(\big(0 \;\; \mathbf{f}_2(t)'\big) \;\; \tfrac{1}{\lambda_2}\mathbf{g}_2(t)'\Big)\begin{pmatrix}B\\ A\end{pmatrix}\end{aligned} \quad \text{mit} \quad \begin{pmatrix}0 & F'\\ F & H\end{pmatrix}\begin{pmatrix}B\\ A\end{pmatrix}=\begin{pmatrix}0\\ \mathrm{I}\end{pmatrix}$$

gelten folgende Eigenschaften:

- *Nullpunktunabhängigkeit* Eine Verschiebung des Nullpunkts der Zeitachse nach $t_0 \in \mathbb{R}$ lässt die Gewichtsvektoren unverändert.

  Für die Transformation $t \longmapsto \widetilde{t} = t - t_0$ gilt $(t-t_0)^j = \sum_{i=0}^{j}\binom{j}{i}t^i(-t_0)^{j-i}$ und damit

$$\big(1 \;\; t-t_0 \;\cdots\; (t-t_0)^{p-1}\big) = \big(1 \;\; t \;\cdots\; t^{p-1}\big)\underbrace{\begin{pmatrix}1 & \binom{1}{0}(-t_0)^1 & \cdots & \binom{p-1}{0}(-t_0)^{p-1}\\ & 1 & \cdots & \binom{p-1}{1}(-t_0)^{p-1}\\ & \mathrm{O} & \ddots & \vdots\\ & & & 1\end{pmatrix}}_{M_1,\ \det M_1=1}$$

$$\mathbf{f}_1(\widetilde{t})' = \mathbf{f}_1(t)'M_1\,, \quad \text{speziell } \widetilde{F}_1 = F_1M_1$$

sowie

$$\big(\cos\omega_j(t-t_0) \;\; \sin\omega_j(t-t_0)\big) = \big(\cos\omega_j t \;\; \sin\omega_j t\big)\underbrace{\begin{pmatrix}\cos\omega_j t_0 & -\sin\omega_j t_0\\ \sin\omega_j t_0 & \cos\omega_j t_0\end{pmatrix}}_{M_{2j},\ \det M_{2j}=1}$$

und folglich

$$\begin{aligned}&\big(\cos\omega_1\widetilde{t} \;\; \sin\omega_1\widetilde{t} \;\cdots\; \cos\omega_q\widetilde{t} \;\; \sin\omega_q\widetilde{t}\big) =\\ &\qquad = \big(\cos\omega_1 t \;\; \sin\omega_1 t \;\cdots\; \cos\omega_q t \;\; \sin\omega_q t\big)\underbrace{\begin{pmatrix}M_{21} & & \mathrm{O}\\ & \ddots & \\ \mathrm{O} & & M_{2q}\end{pmatrix}}_{M_2,\ \det M_2=1}\end{aligned}$$

$$\mathbf{f}_2(\widetilde{t})' = \mathbf{f}_2(t)'M_2\,, \quad \text{speziell } \widetilde{F}_2 = F_2M_2\,.$$

Demnach ist

$$\widetilde{F} = \big(\widetilde{F}_1 \;\; \widetilde{F}_2\big) = \big(F_1 \;\; F_2\big)\underbrace{\begin{pmatrix}M_1 & 0\\ 0 & M_2\end{pmatrix}}_{M,\ \det M=1} = FM$$

und die Transformationsmatrix M "kürzt" sich aus den Gewichtsvektoren $\mathbf{w}_1(\widetilde{t})'$ und $\mathbf{w}_2(\widetilde{t})'$ heraus, so dass sie mit $\mathbf{w}_1(t)'$ und $\mathbf{w}_2(t)'$ übereinstimmen.

Bei der praktischen Berechnung der Gewichtszeilen $\mathbf{w}_1(t)'$, $\mathbf{w}_2(t)'$ kann die Eigenschaft ausgenutzt werden, um z. B. den Nullpunkt in die Mitte des Intervalls $[a, b]$ zu verlagern oder eine "gleitende" lokale Version des Verfahrens zu entwerfen.

• *Invarianz- und Summeneigenschaften* Weiterhin gilt

$$\begin{array}{lll} \mathbf{w}_1(t)'F = \begin{pmatrix}\mathbf{f}_1(t)' & 0\end{pmatrix} & W_1 F = \begin{pmatrix}F_1 & 0\end{pmatrix} & \\ & & WF = F\,. \\ \mathbf{w}_2(t)'F = \begin{pmatrix}0 & \mathbf{f}_2(t)'\end{pmatrix} & W_2 F = \begin{pmatrix}0 & F_2\end{pmatrix} & \end{array}$$

Da $\mathbf{f}_1(t)'$ an der ersten Stelle eine Eins und damit F in der ersten Spalte den Einsenvektor $\mathbf{1}$ hat, gilt insbesondere

$$\begin{array}{lll} \mathbf{w}_1(t)'\mathbf{1} = 1 & W_1\mathbf{1} = \mathbf{1} & \\ & & W\mathbf{1} = \mathbf{1}\,, \\ \mathbf{w}_2(t)'\mathbf{1} = 0 & W_2\mathbf{1} = 0 & \end{array}$$

d. h. die Summe der Trendgewichte ist stets Eins und die Summe der Saisongewichte stets Null.

• *Glattheitswerte* Werden im Punkt Spline-Orthogonalitätsrelation für y_1 bzw. y_2 speziell die Komponenten aus $\mathbf{w}_1$ bzw. $\mathbf{w}_2$ gewählt, so folgt in Matrixschreibweise (beachte die Symmetrie der "Glattheitsmatrizen")

$$\begin{array}{ll} \displaystyle\int_a^b T_1\mathbf{w}_1(t)\cdot T_1\mathbf{w}_1(t)'\,\mathrm{d}t = W_1'A_1 = \frac{1}{\lambda_1}W_1'A = \frac{1}{\lambda_1}A'W_1 & \\ & \text{und} \quad W'A = A'W\,, \\ \displaystyle\int_a^b T_2\mathbf{w}_2(t)\cdot T_2\mathbf{w}_2(t)'\,\mathrm{d}t = W_2'A_2 = \frac{1}{\lambda_2}W_2'A = \frac{1}{\lambda_2}A'W_2 & \end{array}$$

da $W = W_1 + W_2$. Der Multiplikationspunkt trennt die Differentiation.

• *Symmetrie- und Definitheitseigenschaften* Demnach sind die obigen "Glattheitsmatrizen" (vgl. Punkt Spline-Orthogonalitätsrelation)

$$W_1'A = \frac{1}{\lambda_1}A'G_1'A\,,\quad W_2'A = \frac{1}{\lambda_2}A'G_2'A\,,\quad W'A \ \text{ symmetrisch nicht negativ definit.}$$

Aus $W = \mathrm{I} - A$ folgt nach Multiplikation mit A bzw. A' jeweils $W'A = A - A'A$, $A'W = A' - A'A$ und damit $A = W'A + A'A = A'W + A'A = A'$, d. h.

$$A \quad \text{ist symmetrisch nicht negativ definit,}$$

da $W'A + A'A$ diese Eigenschaft besitzt. Damit ist auch W symmetrisch, denn es gilt $W = \mathrm{I} - A = \mathrm{I} - A' = W'$ und aus $0 \le \mathbf{z}'W'A\mathbf{z} = \mathbf{z}'W'(\mathrm{I} - W)\mathbf{z} = \mathbf{z}'W'\mathbf{z} - \mathbf{z}'W'W\mathbf{z}$, d. h. $\mathbf{z}'W\mathbf{z} \ge \mathbf{z}'W'W\mathbf{z} \ge 0$ für beliebige $\mathbf{z} \in \mathbb{R}_n$, folgt

$$W \quad \text{ist symmetrisch nicht negativ definit.}$$

• *Interpolationseigenschaft* Liegen die Daten $\mathbf{y}$ bereits auf einer glattesten Funktion von Polynom plus trigonometrischer Summe, ist also $\mathbf{y}$ von der Form

$$\mathbf{y} = F\beta\,, \quad \beta \text{ beliebig,}$$

dann gilt infolge der "Invarianzeigenschaft" der Gewichtsfunktionen

$$\widehat{x}_1(t) = \mathbf{w}_1(t)'\mathbf{y} = \mathbf{w}_1(t)'F\beta = \begin{pmatrix}\mathbf{f}_1(t)' & 0\end{pmatrix}\beta = \mathbf{f}_1(t)'\beta_1$$
$$\widehat{x}_2(t) = \mathbf{w}_2(t)'\mathbf{y} = \mathbf{w}_2(t)'F\beta = \begin{pmatrix}\mathbf{f}_2(t)' & 0\end{pmatrix}\beta = \mathbf{f}_2(t)'\beta_2\,.$$

Damit werden Trend- und Saisonfunktion vollständig rekonstruiert, unabhängig von der Wahl von λ_1, λ_2.

Glattheitswerte der Lösungen Die Lösungen $\widehat{x}_1(t) = \mathbf{w}_1(t)'\mathbf{y}$, $\widehat{x}_2(t) = \mathbf{w}_2(t)'\mathbf{y}$ haben die Glattheitswerte (vgl. Punkt Glattheitswerte unter Gewichtseigenschaften)

$$Q_1(\widehat{x}_1) = \int_a^b |T_1\widehat{x}_1(t)|^2 dt = \frac{1}{\lambda_1^2}\mathbf{y}'A'G_1'A\mathbf{y} = \frac{1}{\lambda_1}\mathbf{y}'W_1'A\mathbf{y} = \frac{1}{\lambda_1}\widehat{\mathbf{x}}_1'\widehat{\mathbf{u}} \geq 0\,,$$
$$Q_2(\hat{x}_2) = \int_a^b |T_2\widehat{x}_2(t)|^2 dt = \frac{1}{\lambda_2^2}\mathbf{y}'A'G_2'A\mathbf{y} = \frac{1}{\lambda_2}\mathbf{y}'W_2'A\mathbf{y} = \frac{1}{\lambda_2}\widehat{\mathbf{x}}_2'\widehat{\mathbf{u}} \geq 0\,.$$

Damit sind die Komponentenschätzungen an den Beobachtungszeitpunkten mit den empirischen Resten $\widehat{\mathbf{u}} = \mathbf{y} - \widehat{\mathbf{x}} = A\mathbf{y}$ stets nichtnegativ korreliert. Es gilt ferner

$$\lambda_1 Q_1(\widehat{x}_1) + \lambda_2 Q_2(\widehat{x}_2) = \mathbf{y}'W'A\mathbf{y} = \widehat{\mathbf{x}}'\widehat{\mathbf{u}} \geq 0\,, \qquad W = W_1 + W_2\,, \quad \widehat{\mathbf{x}} = \widehat{\mathbf{x}}_1 + \widehat{\mathbf{x}}_2$$
$$Q(\widehat{\mathbf{x}}_1, \widehat{\mathbf{x}}_2; \mathbf{y}) = |\mathbf{y} - \widehat{\mathbf{x}}_1' - \widehat{\mathbf{x}}_2|^2 = |\mathbf{y} - \widehat{\mathbf{x}}|^2 = |\widehat{\mathbf{u}}|^2 = \widehat{\mathbf{u}}'\widehat{\mathbf{u}} = \mathbf{y}'A'A\mathbf{y} \geq 0$$

und damit für das Minimum

$$S(\widehat{x}_1, \widehat{x}_2; \mathbf{y}) = \lambda_1 Q_1(\widehat{x}_1) + \lambda_2 Q_2(\widehat{x}_2) + Q(\widehat{\mathbf{x}}_1, \widehat{\mathbf{x}}_2; \mathbf{y}) = \widehat{\mathbf{x}}'\widehat{\mathbf{u}} + \widehat{\mathbf{u}}'\widehat{\mathbf{u}} = \mathbf{y}'\widehat{\mathbf{u}} = \mathbf{y}'A\mathbf{y}$$
$$= \mathbf{y}'\mathbf{y} - \mathbf{y}'W\mathbf{y} \leq \mathbf{y}'\mathbf{y}\,.$$

Die Glattheitswerte von $\widehat{x}_1$ und $\widehat{x}_2$ bleiben unverändert, wenn $\mathbf{y}$ durch $\mathbf{u}^* = A^*\mathbf{y}$ ersetzt wird, denn $AA^* = A$, vgl. Folgerung 6. In $\mathbf{w}_1(t)'A^*\mathbf{y}$ und $\mathbf{w}_2(t)'A^*\mathbf{y}$ fallen lediglich die "glatten" Teile heraus, die in den Glattheitsmaßen keine Rolle spielen. Ebenso verändern sich $\widehat{\mathbf{u}} = A\mathbf{y}$ und folglich $S(\widehat{x}_1, \widehat{x}_2; \mathbf{y})$ nicht, da $\widehat{\mathbf{u}} = A\mathbf{u}^*$.

Grenzfälle Die schon im Zusammenhang mit der Minimierungsaufgabe betrachteten Grenzsituationen können an dieser Stelle genauer untersucht werden. Zugrunde gelegt wird die (Spline-)Darstellung

$$\begin{aligned}\widehat{x}_1(t) &= \mathbf{f}_1(t)'\widehat{\beta}_1 + \frac{1}{\lambda_1}\mathbf{g}_1(t)'\widehat{\mathbf{u}}\\ \widehat{x}_2(t) &= \mathbf{f}_2(t)'\widehat{\beta}_2 + \frac{1}{\lambda_2}\mathbf{g}_2(t)'\widehat{\mathbf{u}}\end{aligned} \quad \text{mit} \quad \begin{pmatrix}0 & F'\\ F & H\end{pmatrix}\begin{pmatrix}\widehat{\beta}\\ \widehat{\mathbf{u}}\end{pmatrix} = \begin{pmatrix}0\\ \mathbf{y}\end{pmatrix}, \quad \widehat{\beta} = \begin{pmatrix}\widehat{\beta}_1\\ \widehat{\beta}_2\end{pmatrix}$$

und $\widehat{\beta} = B\mathbf{y}$, $\widehat{\mathbf{u}} = A\mathbf{y}$.

(0) $\lambda_1 \to \infty$, $\lambda_2 \to \infty$, *glattester Trend und glatteste Saison im Sinne bester Anpassung nach* $Q(\widehat{\mathbf{x}}_1, \widehat{\mathbf{x}}_2; \mathbf{y})$. Wegen

$$H = \mathrm{I} + \frac{1}{\lambda_1}G_1 + \frac{1}{\lambda_2}G_2 \to \mathrm{I}, \quad \begin{pmatrix} 0 & F' \\ F & H \end{pmatrix}\begin{pmatrix} \widehat{\beta} \\ \widehat{\mathbf{u}} \end{pmatrix} = \begin{pmatrix} 0 \\ \mathbf{y} \end{pmatrix} \to \begin{pmatrix} 0 & F' \\ F & \mathrm{I} \end{pmatrix}\begin{pmatrix} \widehat{\beta}^* \\ \widehat{\mathbf{u}}^* \end{pmatrix} = \begin{pmatrix} 0 \\ \mathbf{y} \end{pmatrix}$$

gilt

$$\widehat{x}_1(t) \to \mathbf{f}_1(t)'\widehat{\beta}_1^* =: \widehat{x}_1^*(t), \quad \widehat{x}_2(t) \to \mathbf{f}_2(t)'\widehat{\beta}_2^* =: \widehat{x}_2^*(t)$$

mit den Glattheitswerten

$$Q_1(\widehat{x}_1^*) = 0, \quad Q_2(\widehat{x}_2^*) = 0 \quad \text{and} \quad S(\widehat{x}_1^*, \widehat{x}_2^*; \mathbf{y}) = \mathbf{y}'\widehat{\mathbf{u}}^* = \widehat{\mathbf{u}}^{*\prime}\widehat{\mathbf{u}}^*.$$

Dabei ist

$$\begin{aligned} F'\widehat{\mathbf{u}}^* &= 0 \\ F\widehat{\beta}^* + \widehat{\mathbf{u}}^* &= \mathbf{y} \end{aligned} \quad \text{also} \quad F'F\widehat{\beta}^* = F'\mathbf{y}, \ \widehat{\beta}^* = (F'F)^{-1}F'\mathbf{y}, \ \widehat{\mathbf{u}}^* = \mathbf{y} - F\widehat{\beta}^*$$

der klassische Kleinst-Quadrate-Schätzer. Wegen dieser Eigenschaft ist das BV 4.1 in der Grundversion ein Spezialfall der hier vorgestellten Methode.

(1) $\lambda_1 \to 0$, $\lambda_2 > 0$ fest, *flexibelster Tend und glatteste Saison bei Interpolation.* Die Ergebnisse sind unabhängig von λ_2. Aus

$$\lambda_1 H = \lambda_1 \mathrm{I} + G_1 + \frac{\lambda_1}{\lambda_2}G_2 \to G_1, \quad \frac{1}{\lambda_1}\widehat{\mathbf{u}} \to \widehat{\alpha}^{(1)}, \quad \text{d.h.} \quad \widehat{\mathbf{u}} \to 0$$

$$\begin{pmatrix} 0 & F' \\ F & \lambda_1 H \end{pmatrix}\begin{pmatrix} \widehat{\beta} \\ \frac{1}{\lambda_1}\widehat{\mathbf{u}} \end{pmatrix} = \begin{pmatrix} 0 \\ \mathbf{y} \end{pmatrix} \to \begin{pmatrix} 0 & F' \\ F & G_1 \end{pmatrix}\begin{pmatrix} \widehat{\beta}^{(1)} \\ \widehat{\alpha}^{(1)} \end{pmatrix} = \begin{pmatrix} 0 \\ \mathbf{y} \end{pmatrix}$$

und Lösung des Gleichungssystems z. B. nach Folgerung 6 mit $(\mathrm{I} - G_1)$ anstelle G, wegen $G_1 = \mathrm{I} - (\mathrm{I} - G_1)$, folgt

$$\widehat{x}_1(t) \to \mathbf{f}_1(t)'\widehat{\beta}_1^{(1)} + \mathbf{g}_1(t)'\widehat{\alpha}^{(1)} =: \widehat{x}_1^{(1)}(t), \quad \widehat{x}_2(t) \to \mathbf{f}_2(t)'\widehat{\beta}_2^{(1)} =: \widehat{x}_2^{(1)}(t), \quad \widehat{\mathbf{u}}^{(1)} = 0$$

mit den den maximalen und minimalen Glattheitswerten

$$Q_1(\widehat{x}_1^{(1)}) = \widehat{\mathbf{x}}_1^{(1)\prime}\widehat{\alpha}^{(1)}, \quad Q_2(\widehat{x}_2^{(1)}) = 0 \quad \text{und} \quad \widehat{\mathbf{u}}^{(1)\prime}\widehat{\mathbf{u}}^{(1)} = 0, \quad S(\widehat{x}_1^{(1)}, \widehat{x}_2^{(1)}; \mathbf{y}) = 0.$$

(2) $\lambda_2 \to 0$, $\lambda_1 > 0$ fest, *glattester Trend und flexibelste Saison bei Interpolation.* Die Ergebnisse sind unabhängig von λ_1. Aus

$$\lambda_2 H = \lambda_2 \mathrm{I} + \frac{\lambda_2}{\lambda_1}G_1 + G_2 \to G_2, \quad \frac{1}{\lambda_2}\widehat{\mathbf{u}} \to \widehat{\alpha}^{(2)}, \quad \text{d.h.} \quad \widehat{\mathbf{u}} \to 0$$

$$\begin{pmatrix} 0 & F' \\ F & \lambda_2 H \end{pmatrix}\begin{pmatrix} \widehat{\beta} \\ \frac{1}{\lambda_2}\widehat{\mathbf{u}} \end{pmatrix} = \begin{pmatrix} 0 \\ \mathbf{y} \end{pmatrix} \to \begin{pmatrix} 0 & F' \\ F & G_2 \end{pmatrix}\begin{pmatrix} \widehat{\beta}^{(2)} \\ \widehat{\alpha}^{(2)} \end{pmatrix} = \begin{pmatrix} 0 \\ \mathbf{y} \end{pmatrix}$$

und Lösung des Gleichungssystems z. B. nach Folgerung 6 mit $(I - G_2)$ anstelle G, wegen $G_2 = I - (I - G_2)$, folgt

$$\widehat{x}_1(t) \to \mathbf{f}_1(t)'\widehat{\beta}_1^{(2)} =: \widehat{x}_1^{(2)}(t), \quad \widehat{x}_2(t) \to \mathbf{f}_2(t)'\widehat{\beta}_2^{(2)} + \mathbf{g}_2(t)'\widehat{\alpha}^{(2)} =: \widehat{x}_2^{(2)}(t), \quad \widehat{\mathbf{u}}^{(2)} = 0$$

mit den minimalen und maximalen Glattheitswerten

$$Q_1(\widehat{x}_1^{(2)}) = 0\,, \quad Q_2(\widehat{x}_2^{(2)}) = \widehat{\mathbf{x}}_2^{(2)\prime}\widehat{\alpha}^{(2)} \quad \text{und} \quad \widehat{\mathbf{u}}^{(2)\prime}\widehat{\mathbf{u}}^{(2)} = 0\,, \quad S(\widehat{x}_1^{(2)}, \widehat{x}_2^{(2)}; \mathbf{y}) = 0\,.$$

(3) $\lambda_1 \to \infty$, $\lambda_2 > 0$ fest, *glattester Trend.* Die Ergebnisse sind abhängig von λ_2. Wegen

$$H = \mathrm{I} + \frac{1}{\lambda_1}G_1 + \frac{1}{\lambda_2}G_2 \to \mathrm{I} + \frac{1}{\lambda_2}G_2$$

$$\begin{pmatrix} 0 & F' \\ F & H \end{pmatrix}\begin{pmatrix} \widehat{\beta} \\ \widehat{\mathbf{u}} \end{pmatrix} = \begin{pmatrix} 0 \\ \mathbf{y} \end{pmatrix} \to \begin{pmatrix} 0 & F' \\ F & \mathrm{I} + \frac{1}{\lambda_2}G_2 \end{pmatrix}\begin{pmatrix} \widehat{\beta}^{(3)} \\ \widehat{\mathbf{u}}^{(3)} \end{pmatrix} = \begin{pmatrix} 0 \\ \mathbf{y} \end{pmatrix}$$

und Lösung des Gleichungssystems, z. B. nach Folgerung 6 mit $-G = \frac{1}{\lambda_2}G_2$, gilt

$$\widehat{x}_1(t) \to \mathbf{f}_1(t)'\widehat{\beta}_1^{(3)} =: \widehat{x}_1^{(3)}(t)\,, \quad \widehat{x}_2(t) \to \mathbf{f}_2(t)'\widehat{\beta}_2^{(3)} + \frac{1}{\lambda_2}\mathbf{g}_2(t)'\widehat{\mathbf{u}}^{(3)} =: \widehat{x}_2^{(3)}(t)$$

mit den Glattheitswerten

$$Q_1(\widehat{x}_1^{(3)}) = 0\,, \ Q_2(\widehat{x}_2^{(3)}) = \frac{1}{\lambda_2}\widehat{\mathbf{x}}_2^{(3)\prime}\widehat{\mathbf{u}}^{(3)} \ \text{ und } \ \widehat{\mathbf{u}}^{(3)\prime}\widehat{\mathbf{u}}^{(3)}, \ S(\widehat{x}_1^{(3)}, \widehat{x}_2^{(3)}; \mathbf{y}) = \mathbf{y}'\widehat{\mathbf{u}}^{(3)}.$$

(4) $\lambda_2 \to \infty$, $\lambda_1 > 0$ fest, *glatteste Saison.* Die Ergebnisse sind abhängig von λ_1. Wegen

$$H = \mathrm{I} + \frac{1}{\lambda_1}G_1 + \frac{1}{\lambda_2}G_2 \to \mathrm{I} + \frac{1}{\lambda_1}G_1$$

$$\begin{pmatrix} 0 & F' \\ F & H \end{pmatrix}\begin{pmatrix} \widehat{\beta} \\ \widehat{\mathbf{u}} \end{pmatrix} = \begin{pmatrix} 0 \\ \mathbf{y} \end{pmatrix} \to \begin{pmatrix} 0 & F' \\ F & \mathrm{I} + \frac{1}{\lambda_1}G_1 \end{pmatrix}\begin{pmatrix} \widehat{\beta}^{(4)} \\ \widehat{\mathbf{u}}^{(4)} \end{pmatrix} = \begin{pmatrix} 0 \\ \mathbf{y} \end{pmatrix}$$

und Lösung des Gleichungssystems z. B. nach Folgerung 6 mit $-G = \frac{1}{\lambda_1}G_1$ gilt

$$\widehat{x}_1(t) \to \mathbf{f}_1(t)'\widehat{\beta}_1^{(4)} + \frac{1}{\lambda_1}\mathbf{g}_1(t)'\widehat{\mathbf{u}}^{(4)} =: \widehat{x}_1^{(4)}(t)\,, \quad \widehat{x}_2(t) \to \mathbf{f}_2(t)'\widehat{\beta}_2^{(4)} =: \widehat{x}_2^{(4)}(t)$$

mit den Glattheitswerten

$$Q_1(\widehat{x}_1^{(4)}) = \frac{1}{\lambda_1}\widehat{\mathbf{x}}_1^{(4)\prime}\widehat{\mathbf{u}}^{(4)}, \ Q_2(\widehat{x}_2^{(4)}) = 0 \ \text{ und } \ \widehat{\mathbf{u}}^{(4)\prime}\widehat{\mathbf{u}}^{(4)}, \ S(\widehat{x}_1^{(4)}, \widehat{x}_2^{(4)}; \mathbf{y}) = \mathbf{y}'\widehat{\mathbf{u}}^{(4)}.$$

Iterationseigenschaft Die Frage ist, wie sich das Verfahren bei der Anwendung auf die bereits "geglättete" Lösung $\widehat{\mathbf{x}} = \widehat{\mathbf{x}}_1 + \widehat{\mathbf{x}}_2$ statt $\mathbf{y}$ usw. verhält. Nach $m = 1, 2, \ldots$ Iterationsschritten ist dann mit den "Anfangswerten" $\widehat{x}_1^{(1)}(t) = \widehat{x}_1(t), \widehat{x}_2^{(1)}(t) = \widehat{x}_2(t)$ und $\widehat{\mathbf{x}}^{(0)} = \mathbf{y}$

$$\begin{aligned} \widehat{x}_1^{(m)}(t) &= \mathbf{w}_1(t)'\widehat{\mathbf{x}}^{(m-1)} & & & \lambda_1 Q_1(\widehat{x}_1^{(m)}) &= \widehat{\mathbf{x}}_1^{(m)\prime}\widehat{\mathbf{u}}^{(m)} \\ \widehat{x}_2^{(m)}(t) &= \mathbf{w}_2(t)'\widehat{\mathbf{x}}^{(m-1)} & & \text{mit} & \lambda_2 Q_2(\widehat{x}_2^{(m)}) &= \widehat{\mathbf{x}}_2^{(m)\prime}\widehat{\mathbf{u}}^{(m)} \\ \widehat{x}^{(m)}(t) &= \widehat{x}_1^{(m)}(t) + \widehat{x}_2^{(m)}(t) & & & \lambda_1 Q_1(\widehat{x}_1^{(m)}) + \lambda_2 Q_2(\widehat{x}_2^{(m)}) &= \widehat{\mathbf{x}}^{(m)\prime}\widehat{\mathbf{u}}^{(m)} \end{aligned}$$

und $\widehat{\mathbf{u}}^{(m)} = \widehat{\mathbf{x}}^{(m-1)} - \widehat{\mathbf{x}}^{(m)}$. Damit gilt

$$\widehat{x}_1^{(m)}(t) - \widehat{x}_1^{(m+1)}(t) = \mathbf{w}_1(t)'\widehat{\mathbf{u}}^{(m)}, \ \widehat{x}_2^{(m)}(t) - \widehat{x}_2^{(m+1)}(t) = \mathbf{w}_2(t)'\widehat{\mathbf{u}}^{(m)}, \ t \in [a, b]\,.$$

Nun ist infolge der Minimaleigenschaft leicht zu sehen, dass $\lim_{n\to\infty} |\widehat{\mathbf{u}}^{(m)}|^2 = 0$, also $\widehat{\mathbf{u}}^{(m)} \to 0$ konvergiert. Ist bereits im m-ten Schritt $\widehat{\mathbf{u}}^{(m)} = 0$ erreicht, so verändern sich die Lösungen nicht mehr und sie sind die glattesten Lösungen im Sinne des Verfahrens. Andernfalls konvergieren die Lösungen gegen die glattesten Lösungen in Sinne des Verfahrens, vgl. Hebbel (2000a) oder Bieckmann (1987, S. 57 ff).

Empirische Bestimmtheitsmaße Aus $\mathbf{y} = \widehat{\mathbf{x}} + \widehat{\mathbf{u}}$ und $\overline{\widehat{\mathbf{u}}} = 0$ (d. h. $\overline{\mathbf{y}} = \overline{\widehat{\mathbf{x}}}$) ergibt sich für die empirischen Kovarianzen bzw. Varianzen (für $\mathbf{x}, \mathbf{y} \in \mathbb{R}_n$ definiert durch $s_{\mathbf{xy}} = \frac{1}{n}\mathbf{x}'\mathbf{y} - \overline{\mathbf{x}}\,\overline{\mathbf{y}}$ und $s_{\mathbf{x}}^2 = s_{\mathbf{xx}}$, der Querstrich bedeutet arithmetischer Mittelwert)

$$\mathbf{y}'\mathbf{y} = \widehat{\mathbf{x}}'\widehat{\mathbf{x}} + \widehat{\mathbf{u}}'\widehat{\mathbf{u}} + 2\widehat{\mathbf{x}}'\widehat{\mathbf{u}} \qquad\qquad s_{\mathbf{y}}^2 = s_{\widehat{\mathbf{x}}}^2 + s_{\widehat{\mathbf{u}}}^2 + 2s_{\widehat{\mathbf{x}}\widehat{\mathbf{u}}}$$

$$1 = R_0^2 + \frac{\widehat{\mathbf{u}}'\widehat{\mathbf{u}}}{\mathbf{y}'\mathbf{y}} + 2\frac{\widehat{\mathbf{x}}'\widehat{\mathbf{u}}}{\mathbf{y}'\mathbf{y}} \qquad \text{bzw.} \qquad 1 = R^2 + \frac{s_{\widehat{\mathbf{u}}}^2}{s_{\mathbf{y}}^2} + 2\frac{s_{\widehat{\mathbf{x}}\widehat{\mathbf{u}}}}{s_{\mathbf{y}}^2}$$

mit den *"empirischen Bestimmtheitsmaßen"*

$$R_0^2 = \frac{\widehat{\mathbf{x}}'\widehat{\mathbf{x}}}{\mathbf{y}'\mathbf{y}}, \quad R^2 = \frac{s_{\widehat{\mathbf{x}}}^2}{s_{\mathbf{y}}^2} \quad \text{und} \quad 0 \le R^2 \le R_0^2 \le 1\,, \quad 0 \le \frac{\widehat{\mathbf{x}}'\widehat{\mathbf{u}}}{\mathbf{y}'\mathbf{y}} \le \frac{s_{\widehat{\mathbf{x}}\widehat{\mathbf{u}}}}{s_{\mathbf{y}}^2} < \frac{1}{2}\,.$$

- Für $R_0^2 = 1$ oder $R^2 = 1$ ist $\widehat{\mathbf{u}} = 0$, also $\widehat{\mathbf{x}}'\widehat{\mathbf{u}} = \lambda_1 Q_1(\widehat{x}_1) + \lambda_2 Q_2(\widehat{x}_2) = 0$. Damit liegt eine Interpolation der Daten durch eine glatteste Lösung (mit $T_1\widehat{x}_1 = 0$, $T_2\widehat{x}_2 = 0$) vor.

- Für $R^2 = 0$ bzw. $\widehat{\mathbf{x}} = \overline{\widehat{\mathbf{x}}}\mathbf{1} = \overline{\mathbf{y}}\mathbf{1}$ ist $s_{\widehat{\mathbf{u}}}^2 = s_{\mathbf{y}}^2$, $s_{\widehat{\mathbf{x}}\widehat{\mathbf{u}}} = 0$ bzw. $\lambda_1 Q_1(\widehat{x}_1) + \lambda_2 Q_2(\widehat{x}_2) = 0$. Also ist $\widehat{x}_1(t) = \overline{\mathbf{y}}$, $\widehat{x}_2(t) = 0$ eine Lösung (mit $T_1\widehat{x}_1 = 0$, $T_2\widehat{x}_2 = 0$, $\widehat{\mathbf{x}} = \overline{\mathbf{y}}\mathbf{1}$), "bestehend aus keinem Trend und keiner Saison".

Monotonieeigenschaften Zum Nachweis von Monotonieeigenschaften der Funktionen

$$Q_1(\widehat{x}_1; \lambda_1, \lambda_2)\,, \quad Q_2(\widehat{x}_2; \lambda_1, \lambda_2)\,, \quad Q(\widehat{\mathbf{x}}_1, \widehat{\mathbf{x}}_2; \mathbf{y}; \lambda_1, \lambda_2)\,, \quad \text{und} \quad S(\widehat{x}_1, \widehat{x}_2; \mathbf{y}; \lambda_1, \lambda_2)$$

werden die partiellen Ableitungen nach λ_1, λ_2 betrachtet. Mit der allgemeinen Matrix-Differentiationsregel

$$\frac{\mathrm{d}M^{-1}(x)}{\mathrm{d}x} = -M^{-1}(x)\frac{\mathrm{d}M(x)}{\mathrm{d}x}M^{-1}(x) \quad \text{und speziell} \quad \frac{\partial G}{\partial \lambda_i} = -\frac{1}{\lambda_i^2}G_i\,,$$

da $G = \frac{1}{\lambda_1}G_1 + \frac{1}{\lambda_2}G_2$, ist mit $A = (\mathrm{I} + A^*G)^{-1}A^*$ (vgl. Folgerung 6) für $i = 1, 2$

$$\frac{\partial A}{\partial \lambda_i} = -(\mathrm{I} + A^*G)^{-1}(-A^*\frac{1}{\lambda_i^2}G_i)(I + A^*G)^{-1}A^* = \frac{1}{\lambda_i^2}AG_iA = \frac{1}{\lambda_i}W_i'A = \frac{1}{\lambda_i}A'W_i\,.$$

Das Resultat ist die "Glattheitsmatrix" der Gewichtsfunktion $\mathbf{w}_i(t)$.

- Für das Minimum $S_0(\lambda_1, \lambda_2) = S(\widehat{x}_1, \widehat{x}_2; \mathbf{y}) = \lambda_1 Q_1(\widehat{x}_1) + \lambda_2 Q_2(\widehat{x}_2) + Q(\widehat{\mathbf{x}}_1, \widehat{\mathbf{x}}_2; \mathbf{y}) = \mathbf{y}'A\mathbf{y}$ gilt damit

$$\frac{\partial S(\widehat{x}_1, \widehat{x}_2; \mathbf{y})}{\partial \lambda_i} = \frac{1}{\lambda_i}\mathbf{y}'W_i'A\mathbf{y} = Q_i(\widehat{x}_i) \ge 0\,, \quad i = 1, 2\,.$$

Also ist $S_0(\lambda_1, \lambda_2)$ in beiden Richtungen λ_1, λ_2 monoton nicht abnehmend. Die Höhenlinien (Punkte mit konstantem Wert c für $S_0(\lambda_1, \lambda_2)$) stellen Hyperbeln dar, vgl. Unterabschnitt Konstruktion des Schätzprinzips.

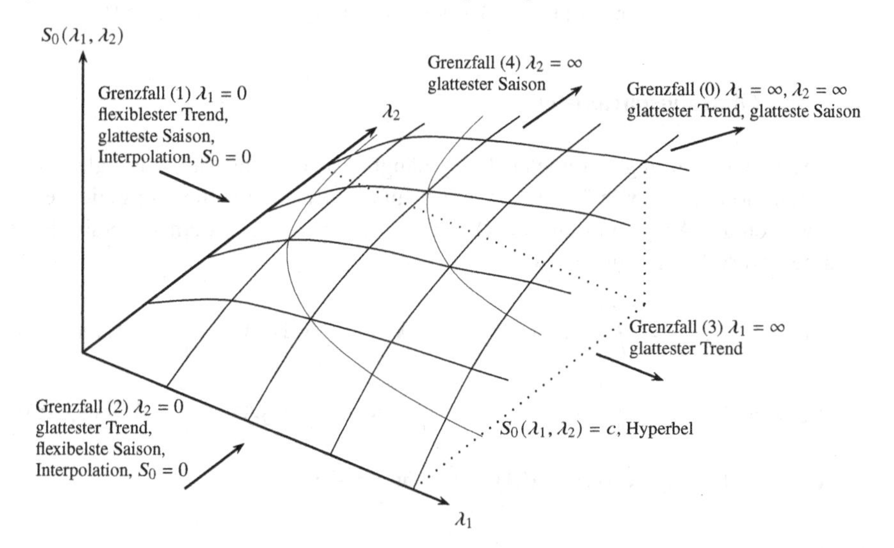

• Für das Anpassungsmaß $Q(\widehat{\mathbf{x}}_1, \widehat{\mathbf{x}}_2; \mathbf{y}; \lambda_1, \lambda_2) = \mathbf{y}'A'A\mathbf{y} = \widehat{\mathbf{u}}'\widehat{\mathbf{u}}$ gilt infolge der Symmetrie $A' = A$, $W_i'A = AW_i$ für $i = 1, 2$

$$\frac{\partial Q(\widehat{\mathbf{x}}_1, \widehat{\mathbf{x}}_2; \mathbf{y})}{\partial \lambda_i} = \mathbf{y}'\left(\frac{\partial A'}{\partial \lambda_i}A + A'\frac{\partial A}{\partial \lambda_i}\right)\mathbf{y} = \frac{2}{\lambda_i}\mathbf{y}'A'W_iA\mathbf{y} = \frac{2}{\lambda_i}\mathbf{y}'W_i'AA\mathbf{y} = \frac{2}{\lambda_i}\widehat{\mathbf{x}}_i'A\widehat{\mathbf{u}}.$$

Das Grenzverhalten entspricht dem von $S_0(\lambda_1, \lambda_2)$. Sowohl für $\lambda_1 = 0$ als auch für $\lambda_2 = 0$ ist $\widehat{\mathbf{u}} = 0$, also $Q(\widehat{\mathbf{x}}_1, \widehat{\mathbf{x}}_2; \mathbf{y}; \lambda_1, \lambda_2) = 0$ und maximal $\widehat{\mathbf{u}}^{*\prime}\widehat{\mathbf{u}}^*$ für den "Eckpunkt" $\lambda_1 = \infty, \lambda_2 = \infty$.

• Für $Q_i(\widehat{x}_i) = \frac{1}{\lambda_i^2}\mathbf{y}'A'G_i'A\mathbf{y}$ bzw. $\lambda_i Q_i(\widehat{x}_i) = \frac{1}{\lambda_i}\mathbf{y}'A'G_i'A\mathbf{y} = \widehat{\mathbf{x}}_i'\widehat{\mathbf{u}}$ gelten, infolge der Symmetrie, unter Anwendung von

$$\frac{\partial AG_1A}{\partial \lambda_i} = \frac{1}{\lambda_i}W_i'AG_1A + \frac{1}{\lambda_i}AG_1AW_i = 2\frac{\lambda_1}{\lambda_i}W_i'AW_1, \qquad \frac{\partial AG_2A}{\partial \lambda_i} = 2\frac{\lambda_2}{\lambda_i}W_i'AW_2$$

die Beziehungen

$$\frac{\partial \widehat{\mathbf{x}}_1'\widehat{\mathbf{u}}}{\partial \lambda_1} = -\frac{1}{\lambda_1}\widehat{\mathbf{x}}_1'\widehat{\mathbf{u}} + \frac{2}{\lambda_1}\widehat{\mathbf{x}}_1'A\widehat{\mathbf{x}}_1, \qquad \frac{\partial \widehat{\mathbf{x}}_1'\widehat{\mathbf{u}}}{\partial \lambda_2} = \frac{2}{\lambda_2}\widehat{\mathbf{x}}_1'A\widehat{\mathbf{x}}_2,$$
$$\frac{\partial \widehat{\mathbf{x}}_2'\widehat{\mathbf{u}}}{\partial \lambda_1} = \frac{2}{\lambda_1}\widehat{\mathbf{x}}_2'A\widehat{\mathbf{x}}_1, \qquad \frac{\partial \widehat{\mathbf{x}}_2'\widehat{\mathbf{u}}}{\partial \lambda_2} = -\frac{1}{\lambda_2}\widehat{\mathbf{x}}_2'\widehat{\mathbf{u}} + \frac{2}{\lambda_2}\widehat{\mathbf{x}}_2'A\widehat{\mathbf{x}}_2$$

und analog

$$\frac{\partial Q_1(\widehat{x}_1)}{\partial \lambda_1} = -\frac{2}{\lambda_1^2}\widehat{\mathbf{x}}_1'\widehat{\mathbf{u}} + \frac{2}{\lambda_1^2}\widehat{\mathbf{x}}_1'A\widehat{\mathbf{x}}_1, \qquad \frac{\partial Q_1(\widehat{x}_1)}{\partial \lambda_2} = \frac{2}{\lambda_1\lambda_2}\widehat{\mathbf{x}}_1'A\widehat{\mathbf{x}}_2,$$
$$\frac{\partial Q_2(\widehat{x}_2)}{\partial \lambda_1} = \frac{2}{\lambda_1\lambda_2}\widehat{\mathbf{x}}_2'A\widehat{\mathbf{x}}_1, \qquad \frac{\partial Q_2(\widehat{x}_2)}{\partial \lambda_2} = -\frac{2}{\lambda_2^2}\widehat{\mathbf{x}}_2'\widehat{\mathbf{u}} + \frac{2}{\lambda_2^2}\widehat{\mathbf{x}}_2'A\widehat{\mathbf{x}}_2.$$

Bezüglich der Grenzfälle (0) bis (4) gilt für die Glattheitswerte $Q_i(\widehat{x}_i)$

$$Q_1(\widehat{x}_1) = 0 \quad \text{für} \quad (2)\,\lambda_2 = 0 \text{ oder } (0), (3)\,\lambda_1 = \infty, \quad \text{sonst } \neq 0,$$
$$Q_2(\widehat{x}_2) = 0 \quad \text{für} \quad (1)\,\lambda_1 = 0 \text{ oder } (0), (4)\,\lambda_2 = \infty, \quad \text{sonst } \neq 0.$$

Wahl der Glättungsparameter

Die Wahl der Glättungsparameter λ_1, λ_2 hängt von der Frage ab, wie "glatt" die Trendfunktion $\widehat{x}_1$ und wie "glatt" die Saisonfunktion $\widehat{x}_2$ sein sollte, um gleichzeitig eine vertretbare Anpassung an die Daten zu erreichen. Nach dem Unterabschnitt Glattheitswerte der Lösungen ist

$$Q_1(\widehat{x}_1; \lambda_1, \lambda_2) = \int_a^b |T_1\widehat{x}_1(t)|^2\,dt = \frac{1}{\lambda_1}\widehat{\mathbf{x}}_1'\widehat{\mathbf{u}} = \frac{1}{\lambda_1}\mathbf{y}'W_1'A\mathbf{y} = \frac{1}{\lambda_1^2}\mathbf{y}'A'G_1'A\mathbf{y} \geq 0$$

$$Q_2(\widehat{x}_2; \lambda_1, \lambda_2) = \int_a^b |T_2\widehat{x}_2(t)|^2\,dt = \frac{1}{\lambda_2}\widehat{\mathbf{x}}_2'\widehat{\mathbf{u}} = \frac{1}{\lambda_2}\mathbf{y}'W_2'A\mathbf{y} = \frac{1}{\lambda_2^2}\mathbf{y}'A'G_2'A\mathbf{y} \geq 0$$

$$Q(\widehat{\mathbf{x}}_1, \widehat{\mathbf{x}}_2; \mathbf{y}; \lambda_1, \lambda_2) = \widehat{\mathbf{u}}'\widehat{\mathbf{u}} = \mathbf{y}'A'A\mathbf{y} \geq 0, \quad \widehat{\mathbf{u}} = \mathbf{y} - \widehat{\mathbf{x}}$$

sowie

$$\begin{aligned} S_0(\lambda_1, \lambda_2) := S(\widehat{x}_1, \widehat{x}_2; \mathbf{y}) &= \lambda_1\,Q_1(\widehat{x}_1) + \lambda_2\,Q_2(\widehat{x}_2) + Q(\widehat{\mathbf{x}}_1, \widehat{\mathbf{x}}_2; \mathbf{y}) \\ &= \widehat{\mathbf{x}}_1'\widehat{\mathbf{u}} + \widehat{\mathbf{x}}_2'\widehat{\mathbf{u}} + \widehat{\mathbf{u}}'\widehat{\mathbf{u}} = \widehat{\mathbf{x}}'\widehat{\mathbf{u}} + \widehat{\mathbf{u}}'\widehat{\mathbf{u}} = \mathbf{y}'\widehat{\mathbf{u}} = \mathbf{y}'\mathbf{y} - \widehat{\mathbf{x}}'\mathbf{y} \leq \mathbf{y}'\mathbf{y} \end{aligned}$$

bzw.

$$\mathbf{y}'\mathbf{y} = \widehat{\mathbf{x}}'\mathbf{y} + S(\widehat{x}_1, \widehat{x}_2; \mathbf{y}) = \widehat{\mathbf{x}}_1'\mathbf{y} + \widehat{\mathbf{x}}_2'\mathbf{y} + S(\widehat{x}_1, \widehat{x}_2; \mathbf{y}), \quad 1 = \frac{\widehat{\mathbf{x}}_1'\mathbf{y}}{\mathbf{y}'\mathbf{y}} + \frac{\widehat{\mathbf{x}}_2'\mathbf{y}}{\mathbf{y}'\mathbf{y}} + \frac{S(\widehat{x}_1, \widehat{x}_2; \mathbf{y})}{\mathbf{y}'\mathbf{y}}.$$

Zu beachten ist, dass die Matrix $A = A(\lambda_1, \lambda_2)$ von beiden Glättungsparametern abhängt. Wird einer der Glättungsparameter verändert, verändern sich beide Glattheitsmaße Q_1, Q_2 und auch das Anpassungsmaß Q. Die Erhöhung eines Glättungsparameters ist vergleichbar mit der Reduzierung des anderen. Es gibt unendlich viele Wertepaare (λ_1, λ_2) mit demselben Wert der Zielgröße $S_0(\lambda_1, \lambda_2)$. Daher wird eine analytische Bestimmung des "besten" Wertepaares kaum möglich sein. Die Beurteilung der Glattheit einer Komponente hängt vom speziellen Sachverhalt ab und kann meist nur subjektiv erfolgen.

Eine Möglichkeit ist, verschiedene Kombinationen (λ_1, λ_2) auszuprobieren und an Hand der Reste zu bewerten, ob die Trend- und Saisonschätzung nur noch (reines weißes) Rauschen hinterlassen hat.

Die verallgemeinerte Kreuzvalidierung

$$\min_{\lambda_1, \lambda_2} V(\lambda_1, \lambda_2) \quad \text{mit} \quad V = \frac{\widehat{\mathbf{u}}'\widehat{\mathbf{u}}}{\frac{1}{n}(\mathrm{sp}(A))^2}, \quad \widehat{\mathbf{u}} = A\mathbf{y}$$

führt in der Regel nicht zu befriedigenden Ergebnissen. Die Lösung neigt dazu, dass die Saisonkomponente zu flexibel (rau) ausfällt.

11.4 Gleitende Version und ARIMA-Bezug

Aus mehreren Gründen kann eine Abwandlung der zuvor beschriebenen Methode angebracht sein. Zum einen könnte es den Anwender stören, dass sich mit einem neuen Wert der Zeitreihe die geschätzten Komponenten in ihrem gesamten Verlauf (wenn auch nur theoretisch) verändern. Andererseits sind bei sehr langen Zeitreihen numerische Probleme bei der Inversion der Matrizen nicht ausgeschlossen.

Lokale gleitende Version

Im Folgenden wird der Weg eingeschlagen, der auch im BV 4.1 gewählt wird und der die Invarianz der Gewichtsvektoren gegenüber einer Verschiebung der Zeitachse ausnutzt. Es ist naheliegend, wie beim Berliner Verfahren, das Modell nicht für den gesamten möglichen Beobachtungszeitraum zu formulieren, sondern nur jeweils für einen kleineren *Stützbereich*, der über die Zeitachse "gleitet".

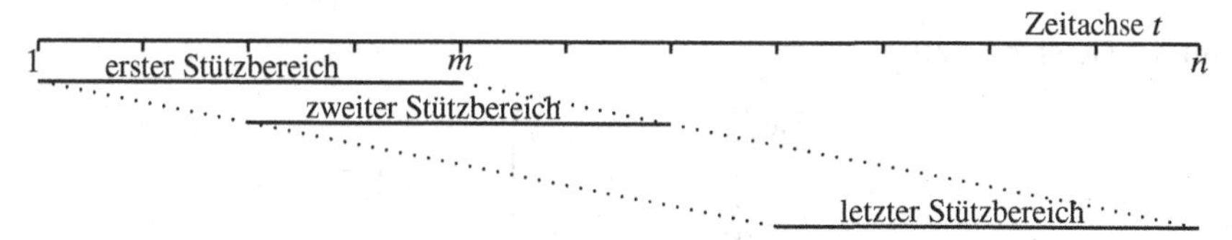

Zweckmäßigerweise wendet man dieses Verfahren bei *äquidistanten* Zeitreihendaten und *ungerader* Stützbereichslänge m an. Zunächst wird die Schätzung im ersten, dann im zweiten usw. und schließlich im letzten Stützbereich durchgeführt. Nach den Ausführungen im Abschnitt 11.2 müssen dazu die Gewichtsvektoren $\widehat{\mathbf{w}}_1(t)$ und $\widehat{\mathbf{w}}_2(t)$ bzw. die Gewichtsmatrizen W_1 und W_2 berechnet und mit dem jeweiligen Datenvektor aus dem zugehörigen Stützbereich multipliziert werden. Die Trend- und Saisonschätzung an den Beobachtungsstellen ist dann

$$\widehat{\mathbf{x}}_1 = W_1 y \quad \text{und} \quad \widehat{\mathbf{x}}_2 = W_2 y$$

im jeweiligen Stützbereich. Der Vorteil ist, dass die Gewichtsmatrizen infolge der Verschiebungsinvarianz nur einmal für einen Stützbereich berechnet werden müssen.

Nun gibt es jedoch bei dieser Vorgehensweise an jeder Stelle mehrere Schätzungen, im "mittleren" Bereich der Zeitreihe sogar m Möglichkeiten, weil m verschiedene Stützbereiche um eine Stelle t aus dem Gesamtzeitraum gelegt werden können. Rechnerisch bedeutet dies, dass eine beliebige Zeile aus der Gewichtsmatrix W_1 bzw. W_2 ausgewählt werden kann und mit dem Datenvektor des Stützbereichs zu multiplizieren ist. Damit stellt sich die Frage, welche Schätzung (d. h. welche Zeile der Gewichtsmatrix) zu empfehlen ist.

Nach der Filtertheorie ist es zweckmäßig, eine symmetrische Gewichtszeile zu verwenden. Auf diese Weise werden Phasenverschiebungen bei den Schwingungen vermieden. Eine symmetrische Gewichtszeile steht jedoch nur in der Mitte der entsprechenden Matrix W_1 bzw. W_2, vorausgesetzt m ist ungerade. Bei geradem m könnte das arithmetische Mittel beider mittleren Gewichtszeilen gewählt werden.

Zum Rande hin wird einfach zur nächsten Gewichtszeile übergegangen, so dass an den Rändern (der Länge $q = \frac{m-1}{2}$) die übliche Regressionsschätzung erfolgt (unterschiedliche Gewichtszeilen bei festem Datenvektor) und im mittleren Bereich die gleitende Schätzung (feste Gewichtszeile, d. h. Filter bei unterschiedlichen Datenvektoren, jeweils um eine Zeiteinheit verschoben).

Damit sieht die Schätzung von Trend ($i = 1$) und Saison ($i = 2$) (bei ungeradem m) im Zeitraum $t = 1, \ldots, n$ insgesamt folgendermaßen aus

$$\begin{pmatrix} \hat{x}_i(1) \\ \vdots \\ \hat{x}_i(q+1) \\ \vdots \\ \vdots \\ \hat{x}_i(n-q) \\ \vdots \\ \hat{x}_i(n) \end{pmatrix} = \begin{pmatrix} w^{(i)}_{-q,-q} & \cdots & w^{(i)}_{-q,q} & & & \\ \vdots & & \vdots & & & \\ w^{(i)}_{0,-q} & \cdots & w^{(i)}_{0,q} & & 0 & \\ & \ddots & & \ddots & & \\ & & \ddots & & \ddots & \\ & 0 & & w^{(i)}_{0,-q} & \cdots & w^{(i)}_{0,q} \\ & & & \vdots & & \vdots \\ & & & w^{(i)}_{q,-q} & \cdots & w^{(i)}_{q,q} \end{pmatrix} \begin{pmatrix} y_1 \\ \vdots \\ y_{q+1} \\ \vdots \\ \vdots \\ y_{n-q} \\ \vdots \\ y_n \end{pmatrix}$$

mit der Gewichtsmatrix

$$W_i = \begin{pmatrix} w^{(i)}_{-q,-q} & \cdots & w^{(i)}_{-q,q} \\ \vdots & & \vdots \\ w^{(i)}_{q,-q} & \cdots & w^{(i)}_{q,q} \end{pmatrix}, \quad i = 1, 2$$

bezüglich eines Stützbereichs der Länge $m = 2q + 1$.

Zur Wahl der Stützbereichslänge kann auf die Erfahrungen beim Berliner Verfahren zurückgegriffen werden. Nicht ganz konsequent ist dort die unterschiedliche Wahl der Stützbereichslängen für die verschiedenen Kompomenten (bei Monatsdaten beispielsweise 27 für den Trend und 47 für die Saison, vgl. Speth (2006) und die Vorgehensweise an den Rändern. An den Rändern können die Gewichtsvektoren nicht nach Filterkriterien ausgesucht werden, weil Filter nur in Zeiträumen und nicht in Zeitpukten definiert sind. Daher ist dort der Übergang zur "Regressionsschätzung" nach Modellkonstruktion naheliegend und sinnvoll. Empfohlen wird die Stützbereichslänge $m = 25$. Dann sind lediglich die letzten 12 Werte "vorläufig", da sich frühere Komponentenwerte bei neuen weiteren Daten nicht mehr ändern können.

Bezug zu ARIMA-Modellen

Das lokale gleitende verallgemeinerte Berliner Verfahren VBV für äquidistante Daten ist verwandt mit einem ARIMA$(p, d, q)(p_S, d_S, q_S)$-Modell

$$\phi_p(\mathrm{L})\Phi_{p_S}(\mathrm{L}^S)(\mathrm{I} - \mathrm{L})^d(\mathrm{I} - \mathrm{L}^S)^{d_S} x_t = \theta_q(\mathrm{L})\Theta_{q_S}(\mathrm{L}^S)\varepsilon_t\,, \quad t \in \mathbb{Z}$$

mit Polynomen ϕ_p, Φ_{p_S} und θ_q, Θ_{q_S} geringer Ordnung vom Lag- bzw. Backshift-Operator L, definiert durch $\mathrm{L}x_t = x_{t-1}, t \in \mathbb{Z}$, vgl. z. B. speziell Maravall et al. (2015) oder allgemein Shumway and Stoffer (2017). Die Differenzengleichungen

$$(\mathrm{I}-\mathrm{L})^d x_{1t} = u_{1t} \quad \text{und} \quad (\mathrm{I}-\mathrm{L}^S)^{d_S} x_{2t} = u_{2t}\,, \quad x_t = x_{1t} + x_{2t}\,, \quad t \in \mathbb{Z}$$

erinnern an die analogen Differentialgleichungen beim VBV. Die allgemeinen Lösungen der jeweiligen homogenen Differenzengleichungen stellen ebenfalls die ideale Trend- und Saisonkomponente dar.

Eine ideale Trendkomponente $\widetilde{x}_{1t} = \sum_{j=o}^{d-1} a_j t^j$ ist äquivalent zu

$$(\mathrm{I}-\mathrm{L})^d \widetilde{x}_{1t} = 0\,, \quad t \in \mathbb{Z}\,,$$

denn mit jeder Differenzenbildung $\nabla = \mathrm{I} - \mathrm{L}$ wird der Polynomgrad um Eins verringert, weil

$$(\mathrm{I}-\mathrm{L})(t^d) = t^d - (t-1)^d = P_{d-1}(t)\,, \quad t \in \mathbb{Z}\,.$$

Eine ideale Saisonkomponente $\widetilde{x}_{2t} = \sum_{k=1}^{r} (b_{1k} \cos \omega_k t + b_{2k} \sin \omega_k t)$ ist äquivalent zu

$$\prod_{k=1}^{r} (\mathrm{I} - (2\cos\omega_k)\mathrm{L} + \mathrm{L}^2)\widetilde{x}_{2t} = 0\,, \quad t \in \mathbb{Z}\,,$$

denn mit den Additionstheoremen ist leicht zu sehen, dass

$$(\mathrm{I} - 2\cos\omega_k \mathrm{L} + \mathrm{L}^2)(b_{1k} \cos\omega_k t + b_{2k} \sin\omega_k t) = 0\,, \quad t \in \mathbb{Z}$$

folgt (Umrechnung aller Summanden auf den Zeitpunkt $t-1$). Dabei gilt

$$\mathrm{I} - 2\cos\omega_k \mathrm{L} + \mathrm{L}^2 = (\mathrm{I} - e^{i\omega_k}\mathrm{L})(\mathrm{I} - e^{-i\omega_k}\mathrm{L})\,.$$

Nun gilt der Zusammenhang

$$\mathrm{I} - \mathrm{L}^S = \begin{cases} (\mathrm{I}-\mathrm{L}) \prod_{k=1}^{\frac{S-1}{2}} (\mathrm{I} - (2\cos\frac{2\pi}{S}k)\mathrm{L} + \mathrm{L}^2) & S \text{ ungerade} \\ (\mathrm{I}-\mathrm{L}) \prod_{k=1}^{\frac{S}{2}-1} (\mathrm{I} - (2\cos\frac{2\pi}{S}k)\mathrm{L} + \mathrm{L}^2)(\mathrm{I}+\mathrm{L}) & S \text{ gerade}\,, \end{cases}$$

der sich aus dem zu Satz 4 aus Abschn. 10.2 für Differentialoperatoren äquivalenten Faktorisierungssatz ableitet. Damit eliminiert der Saisonoperator $\nabla_S = \mathrm{I} - \mathrm{L}^S$ neben der Grundschwingung der Periode S auch alle Oberwellen der Perioden S/k, $k = 1, \ldots (S-1)/2|S/2$ und eine Konstante. Für die Oberwelle π ($k = S/2$) darf nur $(\mathrm{I}+\mathrm{L})$ und nicht $(\mathrm{I}+2\mathrm{L}+\mathrm{L}^2) = (\mathrm{I}+\mathrm{L})^2$ verwendet werden, weil $\sin \pi t = 0$ für $t \in \mathbb{Z}$ ist. Wegen

$$(\mathrm{I}-\mathrm{L})(\mathrm{I}+\mathrm{L}+\mathrm{L}^2+\ldots+\mathrm{L}^{S-1}) = \mathrm{I}-\mathrm{L}^S$$

gilt

$$\sum_{k=1}^{S-1} \mathrm{L}^k = \begin{cases} \prod_{k=1}^{\frac{S-1}{2}} (\mathrm{I} - (2\cos\frac{2\pi}{S}k)\mathrm{L} + \mathrm{L}^2) & S \text{ ungerade} \\ \prod_{k=1}^{\frac{S}{2}-1} (\mathrm{I} - (2\cos\frac{2\pi}{S}k)\mathrm{L} + \mathrm{L}^2)(\mathrm{I}+\mathrm{L}) & S \text{ gerade}\,, \end{cases}$$

Demnach sind die beiden Operatoren $(\mathrm{I}-\mathrm{L}^S)$ und $\sum_{k=1}^{S-1} \mathrm{L}^k$ bis auf den Faktor $(\mathrm{I}-\mathrm{L})$ identisch, d. h. $(\mathrm{I}-\mathrm{L}^S)$ eliminiert zusätzlich eine konstante Folge, die eigentlich zum Trend gehört. Insofern erscheint der ARIMA-Modell-Ansatz nicht effizient, da bereits $(\mathrm{I}-\mathrm{L})$ aus dem Trendoperator einen konstanten Verlauf annulliert. Außerdem werden in dem Ansatz alle Saisonfrequenzen einbezogen, auch wenn diese zur

Beschreibung der Zeitreihe gar nicht benötigt werden. Zweckmäßiger Weise sollte statt $(\mathrm{I}-\mathrm{L}^S)$ besser der individuelle Operator $\prod_{k=1}^{r}\left(\mathrm{I}-(2\cos\omega_k)\mathrm{L}+\mathrm{L}^2\right)$ eingesetzt werden, um nur die notwendigen Frequenzen einzubeziehen. Mit dem Einsatz dieses "sparsamen" Saisonoperators gehen nicht zu viele Beobachtungswerte am Anfang verloren.

Das verallgemeinerte Berliner Verfahren VBV in der lokalen Version verwendet deterministische lineare Systeme bzw. Filter mit einem klassischen Tiefpass- und Bandpassfilter und liefert dazu noch die Schätzung an den Rändern. Der obige ARIMA-Ansatz führt zu stochastischen linearen Systemen bzw. Filtern. Eine Alternative zum obigen ARIMA-Ansatz ist das direkte lineare Modell

$$x_t = \sum_{j=1}^{d} a_j t^j + \sum_{k=1}^{r}(b_{1k}\cos\omega_k t + b_{2k}\sin\omega_k t) + u_t\,, \quad t \in \mathbb{Z}$$

mit ARMA(p,q)-Resten. Die Schätzung verläuft mehrstufig. Eine erste Kleinst-Quadrate-Schätzung liefert die Reste $\widehat{u}_t$. Diesen empirischen Resten wird ein ARMA-(p,q)-Prozess angepasst und die Kovarianzstruktur ermittelt. Mit der Kovavarianzmatrix erfolgt eine so genannte Aitken-Schätzung.

11.5 Algorithmus und Programm in R

Das VBV ist in R, R Core Team (2022), programmiert und verfügbar unter http://r-forge.r-projct.org im Paket VBV. Für das VBV und die Abb. 11.3 - 11.7 wurden die Pakete ggplot2 Wickham (2016), quantmod, xts Ryan and Ulrich (2020a-b), zoo Zeileis and Grothendieck (2005) sowie ggpubr2 Kassambara (2020) benutzt.

Zur praktischen Vorgehensweise, eine Zeitreihe $y(t)$, beobachtet zu den Zeitpunkten $a \le t_1 < \ldots < t_n \le b$ aus dem Intervall $[a,b]$ mit den Werten $y_1,\ldots,y_n$ additiv in eine Trendkomponente $x_1(t)$ und eine Saisonkomponente $x_2(t)$ zu zerlegen, sind folgende Berechnungsschritte nach Abschn. 11.2 notwendig. Die Begriffe Trend und Saison sind je nach Anwendungsbereich in dem dort definierten Sinne zu verstehen (z. B. Langfristkomponente, Mittel- oder Kurzfrist(schwankungs)komponente).

Die Zeit $t \in [a,b]$ wird in bestimmten (natürlichen) Zeiteinheiten, die sich unmittelbar aus dem Problem ergeben (z. B. Sekunden, Minuten, Stunden, Tage, Wochen, Monate, Quartale), gemessen. Die Lösungen $\widehat{x}_1(t)$ und $\widehat{x}_2(t)$ für den Trend $x_1(t)$ und die Saison $x_2(t)$ zum Datenvektor $\mathbf{y}$ sind nach Abschn. 11.3 gegeben durch

$$\begin{aligned}\widehat{x}_1(t) &= \mathbf{w}_1(t)'\mathbf{y}\,,\\ \widehat{x}_2(t) &= \mathbf{w}_2(t)'\mathbf{y}\,,\end{aligned} \qquad \text{speziell} \quad \widehat{\mathbf{x}}_1 = \begin{pmatrix}\widehat{x}_1(t_1)\\ \vdots \\ \widehat{x}_1(t_n)\end{pmatrix} = W_1\mathbf{y}\,, \quad \widehat{\mathbf{x}}_2 = \begin{pmatrix}\widehat{x}_2(t_1)\\ \vdots \\ \widehat{x}_2(t_n)\end{pmatrix} = W_2\mathbf{y}$$

mit

$$\begin{aligned}\mathbf{w}_1(t)' &= \mathbf{f}_{10}(t)'B + \mathbf{g}_1(t)'A\\ \mathbf{w}_2(t)' &= \mathbf{f}_{02}(t)'B + \mathbf{g}_2(t)'A\end{aligned} \qquad \text{speziell} \quad W_1 = \begin{pmatrix}\mathbf{w}_1(t_1)'\\ \vdots \\ \mathbf{w}_1(t_n)'\end{pmatrix}, \quad W_2 = \begin{pmatrix}\mathbf{w}_2(t_1)'\\ \vdots \\ \mathbf{w}_2(t_n)'\end{pmatrix}.$$

Die Koeffizientenmatrizen B und A berechnen sich aus

$$B = B^*(\mathrm{I} - GA), \qquad B^* = (F'F)^{-1}F'$$
$$A = (\mathrm{I} + A^*G)^{-1}A^*, \quad A^* = \mathrm{I} - FB^*$$

mit

$$F = F_{10} + F_{02}, \quad F_{10} = \begin{pmatrix} \mathbf{f}_{10}(t_1)' \\ \vdots \\ \mathbf{f}_{10}(t_n)' \end{pmatrix}, \quad F_{02} = \begin{pmatrix} \mathbf{f}_{02}(t_1)' \\ \vdots \\ \mathbf{f}_{02}(t_n)' \end{pmatrix}.$$

$$G = \frac{1}{\lambda_1}G_1 + \frac{1}{\lambda_2}G_2, \quad G_1 = \begin{pmatrix} \mathbf{g}_1(t_1)' \\ \vdots \\ \mathbf{g}_1(t_n)' \end{pmatrix}, \quad G_2 = \begin{pmatrix} \mathbf{g}_2(t_1)' \\ \vdots \\ \mathbf{g}_2(t_n)' \end{pmatrix}$$

und

$$\begin{aligned} \mathbf{f}_{10}(t)' &= (1 \quad t \quad \cdots \quad t^{p-1} \quad 0 \quad 0 \quad \cdots \quad 0 \quad 0\;), \\ \mathbf{f}_{02}(t)' &= (0 \quad 0 \quad \cdots \quad 0 \quad \cos\omega_1 t \quad \sin\omega_1 t \quad \cdots \quad \cos\omega_q t \quad \sin\omega_q t), \end{aligned}$$
$$\mathbf{g}_1(t)' = \big(g_1(t-t_1) \cdots g_1(t-t_n)\big), \quad \mathbf{g}_2(t)' = \big(g_2(t-t_1) \cdots g_2(t-t_n)\big).$$

Die Funktionen $g_1(t-t_k)$ und $g_2(t-t_k)$ sind dabei definiert durch

$$g_1(t-t_k) = (t-t_k)^{2p-1}, \;\; g_2(t-t_k) = \sum_{j=1}^{q} a_j\big(b_j \sin\omega_j(t-t_k) - (t-t_k)\cos\omega_j(t-t_k)\big)$$

für $t > t_k$ und 0 für $t \leq t_k$, $k = 1, \ldots, n$, mit $\omega_j = \frac{2\pi}{S}n_j$, $n_j \in \mathbb{N}$,

$$a_j = \frac{1}{2\omega_j^2 \prod_{\substack{i=1\\i\neq j}}^{q}(\omega_i^2 - \omega_j^2)^2} = \frac{1}{2\overline{\omega}^{4q-2}\nu_j^2 \prod_{\substack{i=1\\i\neq j}}^{q}(\nu_i^2 - \nu_j^2)^2} = \frac{1}{2\overline{\omega}^{4q-2}}\widetilde{a}_j,$$

$$b_j = \frac{1}{\omega_j} - 4\omega_j \sum_{\substack{i=1\\i\neq j}}^{q} \frac{1}{\omega_i^2 - \omega_j^2} = \frac{1}{\overline{\omega}}\Big(\frac{1}{\nu_j} - 4\nu_j \sum_{\substack{i=1\\i\neq j}}^{q} \frac{1}{\nu_i^2 - \nu_j^2}\Big) = \frac{1}{\overline{\omega}}\widetilde{b}_j$$

und $\overline{n} = \frac{1}{q}\sum_{j=1}^{q} n_j$, $\nu_j = \frac{n_j}{\overline{n}}$, $\overline{\omega} = \frac{2\pi}{S}\overline{n}$ sowie

$$\widetilde{a}_j = \frac{1}{\big(\nu_j \prod_{\substack{i=1\\i\neq j}}^{q}(\nu_i^2 - \nu_j^2)\big)^2}, \quad \widetilde{b}_j = \frac{1}{\nu_j} - 4\nu_j \sum_{\substack{i=1\\i\neq j}}^{q} \frac{1}{\nu_i^2 - \nu_j^2}, \quad j = 1, \ldots, q.$$

Damit gilt

$$\begin{aligned} g_2(t-t_k) &= \frac{1}{2\overline{\omega}^{4q-1}} \sum_{j=1}^{q} \widetilde{a}_j\big(\widetilde{b}_j \sin\omega_j(t-t_k) - \overline{\omega}(t-t_k)\cos\omega_j(t-t_k)\big) \\ &= d\,\widetilde{g}_2(t-t_k) \quad \text{mit} \quad d = \frac{1}{2\overline{\omega}^{4q-1}}, \\ \widetilde{g}_2(t-t_k) &= \sum_{j=1}^{q} \widetilde{a}_j\big(\widetilde{b}_j \sin\omega_j(t-t_k) - \overline{\omega}(t-t_k)\cos\omega_j(t-t_k)\big) \end{aligned}$$

und folglich

$$\mathbf{g}_2(t)' = d\,\widetilde{\mathbf{g}}_2(t)', \quad \widetilde{\mathbf{g}}_2(t)' = \big(\widetilde{g}_2(t-t_1) \cdots \widetilde{g}_2(t-t_n)\big),$$

speziell

$$G_2 = d\,\widetilde{G}_2\,, \quad \widetilde{G}_2 = \begin{pmatrix} \widetilde{\mathbf{g}}_2(t_1)' \\ \vdots \\ \widetilde{\mathbf{g}}_2(t_n)' \end{pmatrix}, \quad G = \frac{1}{\lambda_1} G_1 + \frac{1}{\lambda_2} d\,\widetilde{G}_2\,.$$

Die einzelnen Berechnungsschritte erfolgen nun in umgekehrter Reihenfolge.

Parametervorgaben

Die möglichst als Variable zu behandelnden Parametervorgaben sind

- Beobachtungszeitpunkte $t_1, \ldots, t_n$ mit den Daten $y_1, \ldots, y_n$
- Trendordnung p, meist $p = 2$
- Saisonordnungen $n_1, \ldots, n_q \in \mathbb{N}$ zur Grundperiode $S \leq b - a$ (mit $n_j < \frac{S}{2}$), ergeben die "Saisonfrequenzen" $\omega_j = \frac{2\pi}{S} n_j$, $j = 1, \ldots, q$.
  Setze $\overline{n} = \frac{1}{q} \sum_{j=1}^{q} n_j$, $\overline{\omega} = \frac{2\pi}{S} \overline{n}$ und $d = \frac{1}{2\overline{\omega}^{4q-1}}$.
- Trendglattheitsparameter λ_1
- Saisonglattheitsparameter λ_2

Abgeschnittene Funktionen

- Trendglieder, in Abhängigkeit von p, t_k, mit 0 für $t \leq t_k$

$$g_1(t - t_k) = \left(t - t_k\right)^{2p-1}, \quad t > t_k\,.$$

- Saisonglieder, in Abhängigkeit von ω_j, t_k, mit 0 für $t \leq t_k$

$$\widetilde{g}_2(t - t_k) = \sum_{j=1}^{q} \widetilde{a}_j \Big(\widetilde{b}_j \sin \omega_j (t - t_k) - \overline{\omega}(t - t_k) \cos \omega_j (t - t_k)\Big), \quad t > t_k$$

mit

$$\widetilde{a}_j = \frac{1}{\left(\nu_j \prod_{\substack{i=1 \\ i \neq j}}^{q} (\nu_i^2 - \nu_j^2)\right)^2}, \quad \widetilde{b}_j = \frac{1}{\nu_j} - 4\nu_j \sum_{\substack{i=1 \\ i \neq j}}^{q} \frac{1}{\nu_i^2 - \nu_j^2} \quad \text{und} \quad \nu_j = \frac{n_j}{\overline{n}}\,.$$

Vektorfunktionen und Matrizen

Bereitstellung von

$$\mathbf{f}_{10}(t)' = (1 \;\; t \;\; \cdots \;\; t^{p-1} \quad 0 \quad 0 \;\; \cdots \;\; 0 \quad 0 \;), \; F_{10} = \begin{pmatrix} \mathbf{f}_{10}(t_1)' \\ \vdots \\ \mathbf{f}_{10}(t_n)' \end{pmatrix}$$

$$\mathbf{f}_{02}(t)' = (0 \;\; 0 \;\; \cdots \quad 0 \quad \cos \omega_1 t \;\; \sin \omega_1 t \;\; \cdots \;\; \cos \omega_q t \;\; \sin \omega_q t), \; F_{02} = \begin{pmatrix} \mathbf{f}_{02}(t_1)' \\ \vdots \\ \mathbf{f}_{02}(t_n)' \end{pmatrix}$$

und dabei können aufgrund der Nullpunktunabhängigkeit die Zeitpunkte t (und damit auch die Zeitpunkte $t_1, \ldots, t_n$) durch $\tilde{t} = t - t_0$ mit beliebigem t_0, z. B. $t_0 = \frac{1}{2}(a + b)$ oder $t_0 = \frac{1}{2}(t_1 + t_n)$ ersetzt werden,

$$\mathbf{g}_1(t)' = \left(g_1(t-t_1) \cdots g_1(t-t_n)\right), \quad G_1 = \begin{pmatrix} \mathbf{g}_1(t_1)' \\ \vdots \\ \mathbf{g}_1(t_n)' \end{pmatrix}$$

$$\widetilde{\mathbf{g}}_2(t)' = \left(\widetilde{g}_2(t-t_1) \cdots \widetilde{g}_2(t-t_n)\right), \quad \widetilde{G}_2 = \begin{pmatrix} \widetilde{\mathbf{g}}_2(t_1)' \\ \vdots \\ \widetilde{\mathbf{g}}_2(t_n)' \end{pmatrix}$$

und

$$\mathbf{g}_2(t)' = d\,\widetilde{\mathbf{g}}_2(t)', \quad F = F_{10} + F_{02}, \quad G = \frac{1}{\lambda_1} G_1 + \frac{1}{\lambda_2} d\,\widetilde{G}_2 .$$

Zwischenrechnungen

$B^* = (F'F)^{-1}F'$, $A^* = \mathrm{I} - FB^*$ ergeben $A = (\mathrm{I} + A^*G)^{-1}A^*$, $B = B^*(\mathrm{I} - GA)$.

Gewichtsvektorfunktionen und Gewichtsmatrizen

$$\begin{aligned} \mathbf{w}_1(t)' &= \mathbf{f}_{10}(t)'B + \mathbf{g}_1(t)'A \\ \mathbf{w}_2(t)' &= \mathbf{f}_{02}(t)'B + \mathbf{g}_2(t)'A \end{aligned} \quad \text{speziell} \quad W_1 = \begin{pmatrix} \mathbf{w}_1(t_1)' \\ \vdots \\ \mathbf{w}_1(t_n)' \end{pmatrix}, \quad W_2 = \begin{pmatrix} \mathbf{w}_2(t_1)' \\ \vdots \\ \mathbf{w}_2(t_n)' \end{pmatrix}$$

Lösungen zum Datenvektor

$$\begin{aligned} \widehat{x}_1(t) &= \mathbf{w}_1(t)'\mathbf{y} \\ \widehat{x}_2(t) &= \mathbf{w}_2(t)'\mathbf{y} \end{aligned} \quad \text{speziell} \quad \widehat{\mathbf{x}}_1 = \begin{pmatrix} \widehat{x}_1(t_1) \\ \vdots \\ \widehat{x}_1(t_n) \end{pmatrix} = W_1\mathbf{y}, \quad \widehat{\mathbf{x}}_2 = \begin{pmatrix} \widehat{x}_2(t_1) \\ \vdots \\ \widehat{x}_2(t_n) \end{pmatrix} = W_2\mathbf{y} .$$

11.6 Beispiele

Exemplarisch wird die Zerlegung von Zeitreihen an verschiedenen Beispielen aus den Natur-, Wirtschafts- und Finanzwissenschaften demonstriert. Die Finanzzeitreihen sind via quantmod, Ryan and Ulrich (2020a), am 6.4.2022 von Yahoo! Finance abgerufen.

Die Abb. 11.3 zeigt die Zerlegung der Zeitreihe vom monatlichen Bestand der Arbeitslosen Deutschlands im Zeitraum Januar 1989 bis März 2022. Die Daten sind von der Bundesagentur für Arbeit (2022) veröffentlicht. Der obere Teil zeigt die Zerlegung global mit mit $p = 2$, $S = 12$, $\lambda_1 = 100$, $\lambda_2 = 0,01$ und der untere die Zerlegung lokal mit einem Stützbereich der Länge $m = 31$ und $p = 2$, $S = 12$, $\lambda_1 = 6$, $\lambda_2 = 68$. Die Ergebnisse unterscheiden sich nur minimal. Infolge des kleineren λ_1 ist der Trend im unteren Teil etwas flexibler als im oberen Bild. Der negative Einfluss der COVID-19-Pandemie ab 2020 ist deutlich sichtbar, ist aber in 2022 zurückgegangen, obwohl die Infektionszahlen noch hoch sind. Das Saisonmuster ist in beiden Grafiken annähernd gleich. Auffällig ist, dass ab etwa 2010 die Amplituden der Saison abnehmen. Die typische "Sommerdelle" hat sich ab 2019 (mit Beginn der COVID-19 Epidemie) verlagert bzw. verändert.

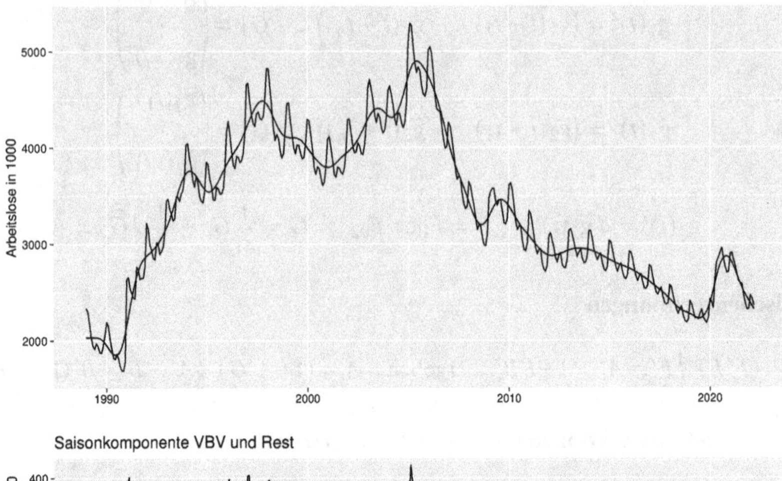

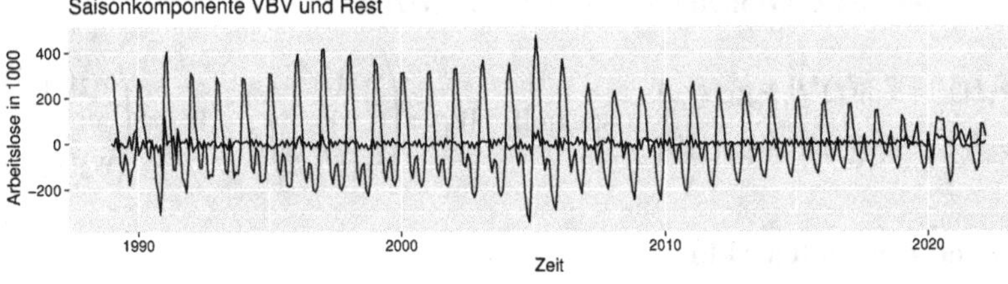

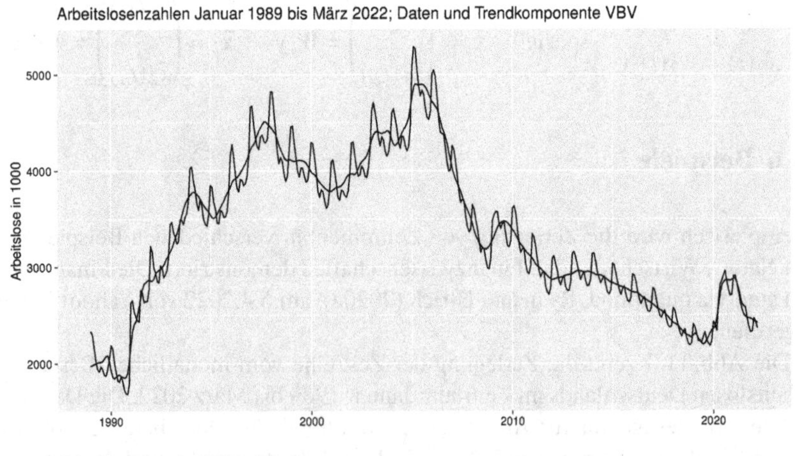

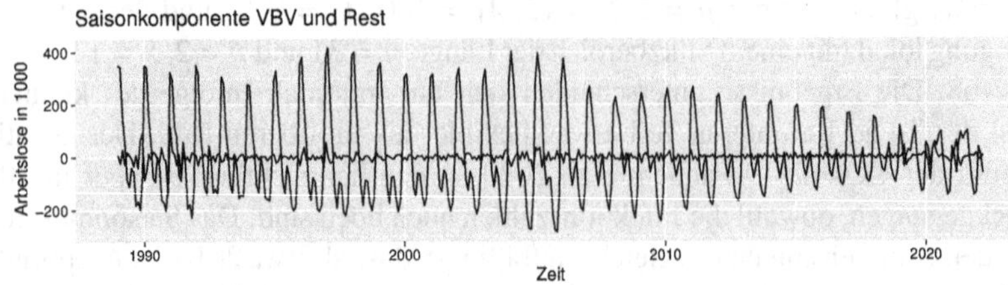

Abb. 11.3 Arbeitslose Deutschland Januar 1989 bis März 2022, zerlegt mit VBV in Trend und Saison, oben: global mit $p = 2$, $S = 12$, $\lambda_1 = 100$, $\lambda_2 = 0.01$, unten: lokal mit $m = 31$, $p = 2$, $S = 12$, $\lambda_1 = 6$, $\lambda_2 = 68$

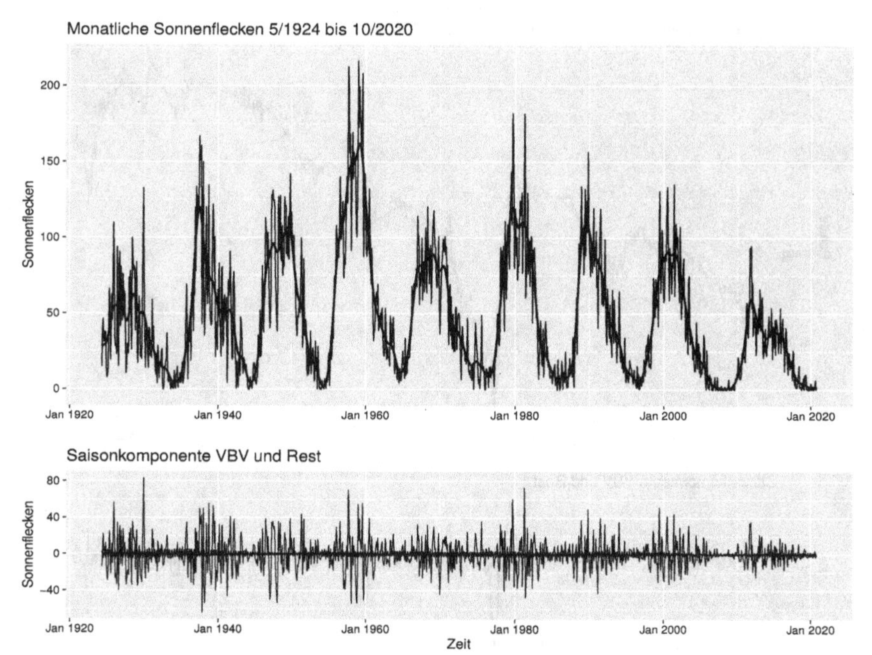

Abb. 11.4 Monatliche Sonnenflecken, globales Modell mit $p = 2$, $S = 24$ (2 Jahre) mit Oberwelle 12 (1 Jahr), $\lambda_1 = 1600$, $\lambda_2 = 10$

Die monatliche Zeitreihe der Sonnenflecken (sunspots) aus Abb. 11.4, hier von 5/1924 bis 10/2020, ist vom Royal Observatory of Belgium (2022) frei zur Verfügung gestellt (https://wwwbis.sidc.be/silso/INFO/snmtotcsv.php). Der sonnenmagnetische Aktivitätszyklus beträgt nahezu 11 Jahre. Gemessen wird die Anzahl der Sonnenflecken auf der Sonnenoberfläche seit 1749. Die Messgröße gilt als die längste (quasi-)kontinuierlich beobachtete Zeitreihe der Astrophysik. Die Sonnenaktivität ist in Bezug zum 11 Jahreszyklus durch zahlreiche hochfrequente Oberwellen, im Bild Peaks, geprägt. Deshalb wird der Grundzyklus im "Trend" belassen. In die "Saison" sind nur die "kurzzeitigen" Schwankungen von 1 - 2 Jahren aufgenommen.

Die Abb. 11.5 zeigt die Zerlegung der Schlusskurse des DAX Performance Index in Trend und "Saison" für den Zeitraum 2.1.2019 bis 5.4.2022. Im oberen Teil ist als Stützbereichslänge $m = 201$, im unteren Teil $m = 51$ gewählt, die typischen Längen für gleitende Durchschnitte in der Chartanalyse. Die "Saison" bezieht sich auf Zyklen, oben von 56 Tagen mit drei Oberwellen (28, 14, 7 Tage) und unten von 28 Tagen mit zwei Oberwellen (14, 7 Tage). Ein klares "Saisonmuster" ist nicht zu erwarten. Trotzdem ist bemerkenswert, dass sich stellenweise Zyklen unterschiedlicher Intensität und verschiedener Frequenzen einstellen. Der Trend zeigt am aktuellen Rand in beiden Fällen ($m = 201$, $m = 51$) nach oben, was als ein Signal für eine nachhaltige Erholung des DAX gewertet werden könnte, wenn sich die Randbedingungen nicht wesentlich ändern. Die Trendkurven sind hier einfacher zu interpretieren als die phasenverschobenen gleitenden Durchschnitte der Chartanalyse, die nur scheinbar aktuell sind und meist außerhalb des Kurvenverlaufs liegen.

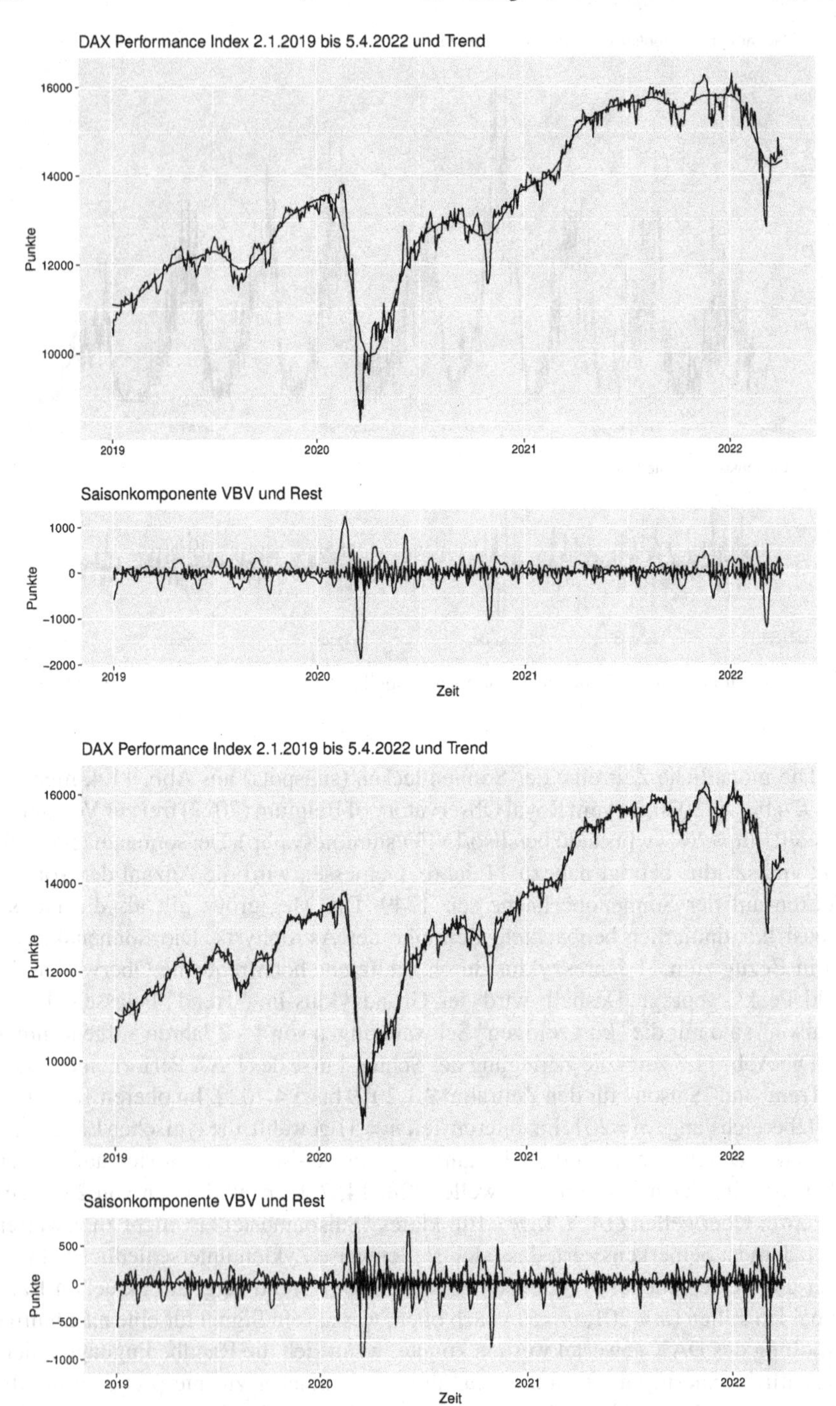

Abb. 11.5 Schlusskurse des DAX Performance Index, zerlegt in Trend und "Saison" für den Zeitraum vom 2.1.2019 bis 5.4.2022, oberer Teil: $m = 201$, $p = 2$, $S = 56$, $\lambda_1 = 50$, $\lambda_2 = 10$, unterer Teil: $m = 51$, $p = 2$, $S = 28$, $\lambda_1 = 10$, $\lambda_2 = 0.01$

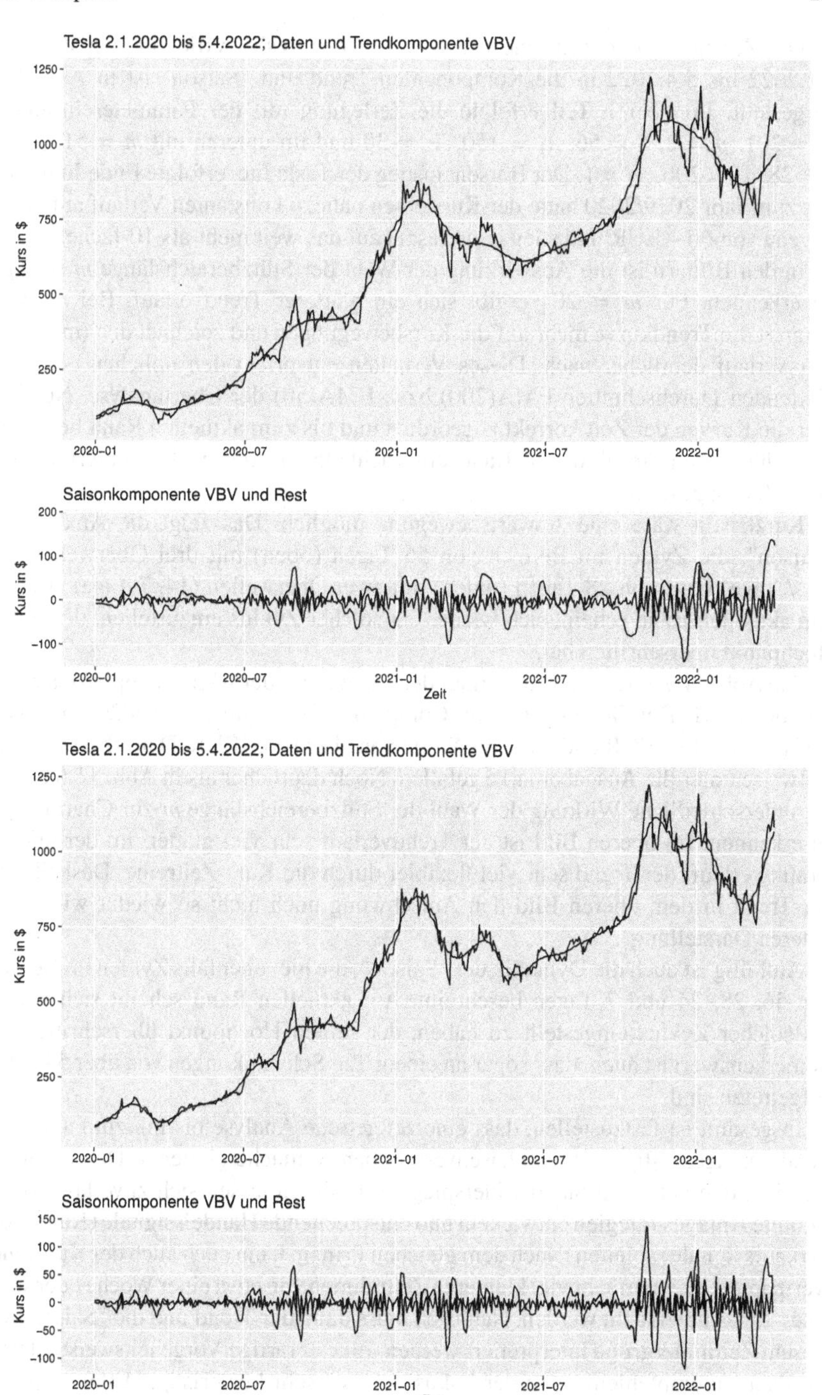

Abb. 11.6 Tesla Aktie, zerlegt in Trend und "Saison" für den Zeitraum vom 2.1.2020 bis 5.4.2022, oberer Teil: $m = 201$, $p = 2$, $S = 56$, $\lambda_1 = 150$, $\lambda_2 = 30$, unterer Teil: $m = 51$, $p = 2$, $S = 28$, $\lambda_1 = 200$, $\lambda_2 = 1$

Die Zerlegung der Zeitreihe (Tageswerte) der Tesla Aktie für den Zeitraum 2.1.2022 bis 5.4.2022 in die Komponenten Trend und "Saison" ist in Abb. 11.6 dargestellt. Im oberen Teil erfolgte die Zerlegung mit der Parametereinstellung $m = 201$, $p = 2$, $S = 56$, $\lambda_1 = 150$, $\lambda_2 = 30$ und im unteren mit $m = 51$, $p = 2$, $S = 28$, $\lambda_1 = 200$, $\lambda_2 = 1$. Der Börseneinstieg der Tasla Inc. erfolgte Ende Juni 2010. Bis zum Jahr 2019/2020 hatte der Kurs einen nahezu konstanten Verlauf auf einem Niveau von 60,– EUR und stieg dann rasant auf das weit mehr als 10-fache.

In den Bildern ist die Auswirkung der Wahl der Stützbereichslänge m sehr gut zu erkennen. Für $m = 201$ ergibt sich ein glatterer Trendverlauf. Bei $m = 51$ reagiert die Trendkurve mehr auf die Kursbewegungen und zeichnet den (mittleren) Kursverlauf deutlicher nach. Dieses Verhalten entspricht den üblichen einfachen gleitenden Durchschnitten EMA(200) bzw. EMA(50) der Chartanalyse. Nur sind hier die Kurven der Zeit korrekt zugeordnet und bis zum aktuellen Rand berechnet. Auch hier kann am aktuellen Rand ein nachhaltiger Anstieg konstatiert werden, längerfristig gesehen.

Kurzfristig wäre eine Abwärtsbewegung möglich. Das zeigt die Analyse der "Saison", die Zyklen im Bereich von 56 Tagen (oben) mit drei Oberwellen (28, 14, 7 Tage) bzw. von 28 Tagen (unten) mit zwei Oberwellen (14, 7 Tage) abbildet. Am aktuellen Rand scheint sich wieder ein solcher Zyklus einzustellen, der seinen Hochpunkt überschritten hat.

Die Abb. 11.7 zeigt den Kursverlauf der Tageswerte der Aktie Compleo Charging Solutions AG. Der Börsengang von Compleo erfolgte am 21.10.2020 mit einem Einstieg von 46,– EUR und erreichte Werte von über 100,– EUR. Danach ist der Kurs zeitweise unter die Ausgabemarke gefallen. Noch deutlicher als in Abb. 11.6 ist hier die unterschiedliche Wirkung der Wahl der Stützbereichslänge m zur Chartanalyse zu erkennen. Im oberen Bild ist der Trendverlauf sehr viel glatter. Im der unteren Grafik verläuft der Trend sehr viel flexibler durch die Kurs-Zeitreihe. Deshalb gibt der Trend in dem oberen Bild den Aufschwung noch nicht so wieder wie in der unteren Darstellung.

Auffällig ist auch die Dynamik der "Saison", die hier ebenfalls Zyklen im Bereich von 56, 28, 24 und 7 Tagen beschreibt. Am aktuellen Rand scheint sich wieder ein solcher Zyklus eingestellt zu haben, der seinen Hochpunkt überschritten hat. Bemerkenswert ist auch, dass sogar an einem Tag Schwankungen von über 5,– EUR aufgetreten sind.

Insgesamt ist festzustellen, dass eine zeitgetreue Analyse bis hin zum aktuellen Rand aussagekräftiger ist als phasenverschobene einfache gleitende Durchschnitte, die nicht den aktuellen Stand widerspiegeln. Dadurch lassen sich zuverlässiger bestimmte Anlagestrategien entwickeln und entsprechende Handelssignale (Kauf- oder Verkaufssignale) ableiten. Nach dem gleichen Prinzip kann auch auch der Kurs eines Wertpapiers in einem sehr viel kleineren Zeitrahmen von etwa einer Woche oder sogar eines Tages untersucht werden. Natürlich muss dann der Trend und die "Saison" vor diesem Zeithintergrund interpretiert werden. Eine derartige Vorgehensweise ist aber nur dann zu empfehlen, wenn der Fokus auf eine sehr kurzfristige Anlagestrategie ausgerichtet ist. Alle Prognosen stehen auch immer unter dem Vorbehalt, dass sich die Rahmenbedingungen nicht wesentlich ändern.

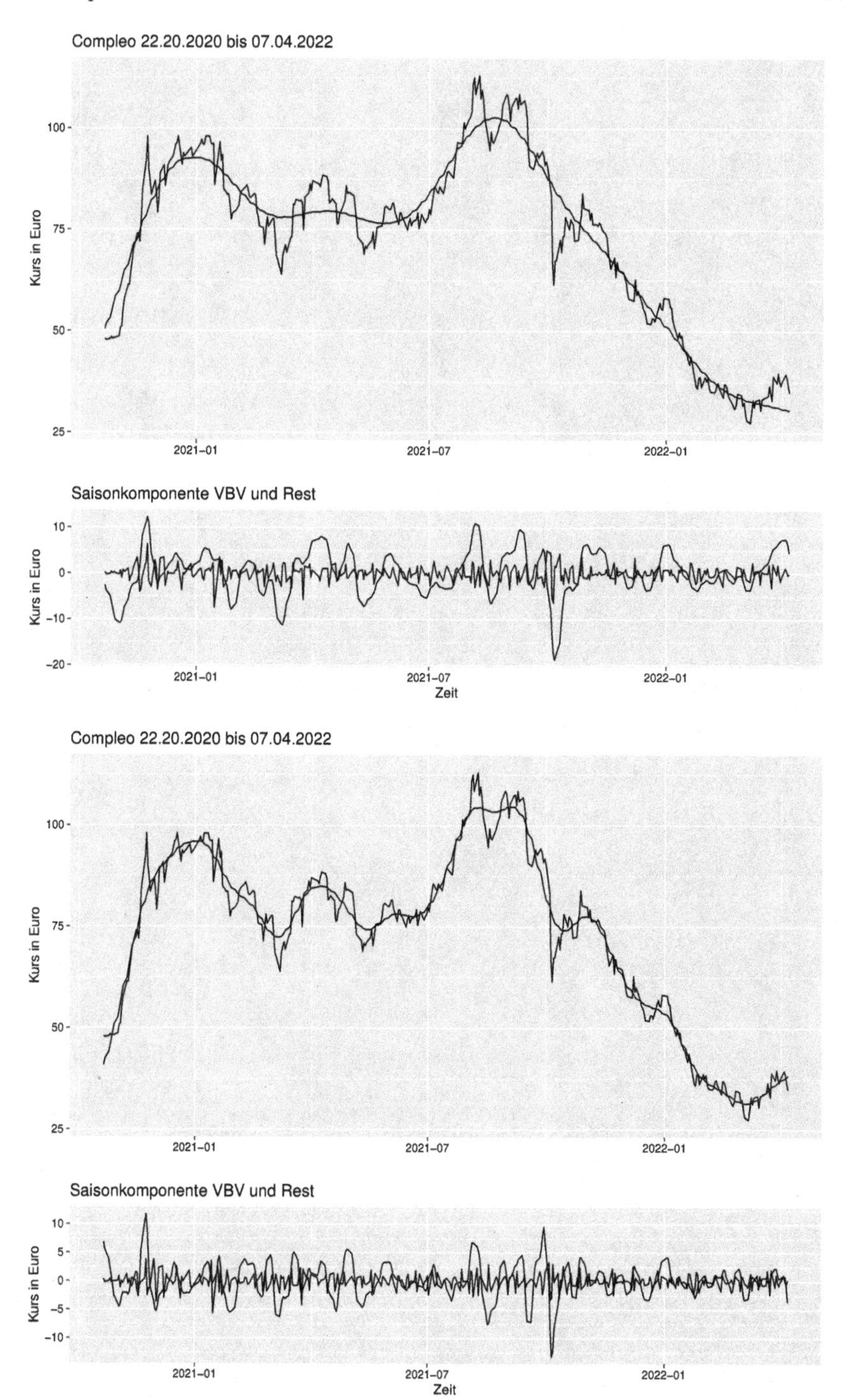

Abb. 11.7 Aktie der Compleo Charging Solutions AG, zerlegt in Trend und "Saison" für den Zeitraum vom 22.20.2020 bis 07.04.2022, oberer Teil: $m = 201$, $p = 2$, $S = 56$, $\lambda_1 = 200$, $\lambda_2 = 20$, unterer Teil: $m = 51$, $p = 2$, $S = 28$, $\lambda_1 = 100$, $\lambda_2 = 10$

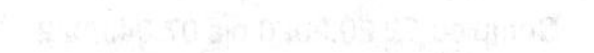

Literaturverzeichnis

ADM Arbeitskreis Deutscher Markt- und Sozialforschungsinstitute e. V. (2014). Stichprobenverfahren in der Umfrageforschung. Eine Darstellung für die Praxis. 2. Aufl. Springer VS.

Akaike, H. (1980). Seasonal adjustment by a bayesian modeling. *Journal of Time Series Analysis, 1*, 1–13.

Akaike, H. & Ishiguro, M. (1980). *BAYSEA, a bayesian seasonal adjustment program.* Computer Science Monographs (Vol.13). Tokyo: The Institute for Statistical Methods.

Arminger, G. (1979). Faktorenanalyse. Stuttgart: Teubner.

Banerjee, S., Carlin, B. P. & Gelfand, A. E. (2014). Hierarchical modeling and analysis for spatial data. 2nd Edition, Chapman & Hall.

Bell, W. R. (1998). An overview of regARIMA modeling. Research report. Statistical Research Division. U. S. Census Bureau.

Bieckmann, B. (1987). Ein allgemeines Modell zur Zeitreihenzerlegung. Diplomarbeit am Fachbereich Statistik, Universität Dortmund.

BfG, Bundesanstalt für Gewässerkunde. (2021). Kompendium Forschung und Entwicklung der BfG 2020/2021. Projekt 4.1.13 URSACHEN-Unsicherheiten bei der Bestimmung raumzeitlich variabler Stofffrachten in Fließgewässern. Koblenz: BfG.

BMEL. (2021). Bundesministerium für Ernährung und Landwirtschaft. Waldbericht der Bundesregierung 2021.
https://www.bmel.de/DE/themen/wald/wald-in-deutschland/waldbericht2021.html

BMUV. (2019). Bundesministerium für Umwelt, Naturschutz, nukleare Sicherheit und Verbraucherschutz. Nationales Luftreinhalteprogramm der Bundesrepublik Deutschland.
https://www.bmu.de/DL2258

Böhmer, K. (1974). Spline-Funktionen. Stuttgart: Teubner-Studienbücher.

Brilon, W. (2007). Modellierung von Dauerlinien und Ganglinien der Verkehrsnachfrage im Autobahnnetz. Forschungsbericht BR 889/10-1 Ruhr-Universität Bochum.

Brunswig, D. (2000). Die Immissionsanalyse gewässerkundlicher Monitoringdaten mit dem Simulationsmodell Transpos. Frachtberechnung, Frachtnormierung und Trendanalyse. In: G. Fehr (Hrsg.), *Nährstoffbilanzen für Flußeinzugsgebiete*. Ein Beitrag zur Umsetzung der EU-Wasserrahmenrichtlinie. Wiesbaden: Vieweg, 159–201.

Bundesagentur für Arbeit. (2022). Arbeitslosigkeit im Zeitverlauf. Datenstand März 2022 in Excel-Tabelle zr-alo-bl-dwolr-0-xlsx. Datei sdlfkslfd.xlsx, abgerufen am 3.4.2022.

Cleveland, W. S., Devlin, S. J. & Terpenning, I.J. (1982) The SABL seasonal and calendar adjustment procedures. In O. D. Anderson (Ed.), *Time Series Analysis: Theory and Practice* (Vol. 1, 539–564). Amsterdam: North-Holland.

Cochran, W. G. (1991). Sampling techniques. 3rd Ed. Wiley.

Cochran, W. G. (2013). Stichprobenverfahren. Reprint von 1972. Berlin, New York: De Gruyter.

Cressie, N. & Wikle, C. K. (2011). Statistics for spatio-temporal data. Wiley.

Dagum, E. B. (1980). The X-11-ARIMA Seasonal Adjustment Method. Technical Report 12-564E, Statistics Canada.

Deutsche Bundesbank. (1999). The changeover from the seasonal adjustment method Census X-11 to Census X-12-ARIMA. *Monthly Report, Deutsche Bundesbank*, 51(9), 39–50.

Delvos, F. J. (1979). Pseudoinversen und Splines in Hilberträumen. Habilitationsschrift. Universität Siegen.

Dieter, H. H. (2011). Grenzwerte, Leitwerte, Orientierungswerte, Maßnahmenwerte - Aktuelle Definitionen und Höchstwerte. Aktualisiete Fassung des Textes aus: Bundesgesundheitsbl 52 (2009) 1202-1206. Dessau-Roßlau: Umweltbundesamt.

DIN A 90. (2008). Deutsche Einheitsverfahren zur Wasser-, Abwasser- und Schlammuntersuchung – Allgemeine Angaben (Gruppe A) – Teil 90: Die Berechnung von Frachten in fließenden Wässern. Wiley-VCH, Beuth.

DIN SPEC 38402-100. (2017). Deutsche Einheitsverfahren zur Wasser-, Abwasser- und Schlammuntersuchung – Allgemeine Angaben (Gruppe A) – Teil 100: Prüfung auf Grenzwertverletzung unter Berücksichtigung der Messunsicherheit mittels statistischer und empirischer Methoden (A 100). Berlin: Beuth.

H. Hebbel und D. Steuer, *Kontinuierliche Messgrößen und Stichprobenstrategien in Raum und Zeit*, https://doi.org/10.1007/978-3-662-65638-9

DIN 38402-A 51. (2017). Deutsche Einheitsverfahren zur Wasser-, Abwasser- und Schlammuntersuchung – Allgemeine Angaben (Gruppe A) – Teil 51: Kalibrierung von Analysenverfahren – Lineare Kalibrierfunktion. Wiley-VHC, Beuth.

DIN EN ISO/IEC 17025. (2018). Allgemeine Anforderungen an die Kompetenz von Prüf- und Kalibrierlaboratorien. Berlin: Beuth.

Edel, K., Schäffer, K.-A. & Stier, W. (Eds.). (1997). *Analyse saisonaler Zeitreihen.* Heidelberg: Physica.

Eurachem / CITAC Guide. (2012). Quantifying uncertainty in analytical measurement. Third Edition. S. L. R. Ellison & A. Williams (Eds.). ISBN 978-0-948926-30-3. https://www.eurachem.org > pdf > QUAM2012_P1

Eurachem / CITAC Guide. (2019). Measurement uncertainty arising from sampling. A guide to methods and approaches. Second Edition. M. H Ramsey, S. L. R. Ellison & P. Rostron (Eds.). ISBN 978-0-948926-35-8. https://www.eurachem.org > UfS_2019_EN_P2

EU-Richtlinie 2000/60/EG vom 23. Oktober 2000 zur Schaffung eines Ordnungsrahmens für Maßnahmen der Gemeinschaft im Bereich der Wasserpolitik (Wasserrahmenrichtlinie WRRL). Amtsblatt der Europäischen Gemeinschaften I. 327 v. 22.12.2000.

EU-Richtlinie 2006/118/EG vom 12. Dezember 2006 zum Schutz des Grundwassers vor Verschmutzung und Verschlechterung (Grundwasserrichtlinie GWRL). Amtsblatt der Europäischen Union I. 372 vom 27.12.2006.

EU-Richtlinie 2008/50/EG vom 21. Mai 2008 über Luftqualität und saubere Luft in Europa (Luftqualitätsrichtlinie). Amtsblatt der Europäischen L 152 vom 11.06.2008.

EU-Richtlinie 2016/2284 vom 14. Dezember 2016 über die Reduktion der nationalen Emissionen bestimmter Luftschadstoffe (NEC-Richtlinie). Amtsblatt der Europäischen Union L 344 vom 17.12.2016.

EU-Richtlinie 2020/2184 vom 16. Dezember 2020 über die Qualität von Wasser für den menschlichen Gebrauch (Trinkwasserrichtlinie TWRL). Amtsblatt der Europäischen Union I. 435 vom 23.12.2020.

EU (2020) europarl.europa.eu 2020/2091(INI). Bericht über die Umsetzung der Luftqualitätsrichtlinien. https://www.europarl.europa.eu/doceo/document/A-9-2021-0037_DE.html

European Commission. (2006). The joint harmonised EU programme of business and consumer surveys (113–114), Special Report no 5, Annex A.2.

Fahrmeir, L., Heumann, C., Künstler, R., Pigeot, I. & Tutz, G. (2016). Statistik. Der Weg zur Datenanalyse. 8. Aufl. Berlin Heidelberg: Springer.

Fehr, G. (Hrsg.) (2000). Nährstoffbilanzen für Flußeinzugsgebiete. Ein Beitrag zur Umsetzung der EU-Wasserrahmenrichtlinie. Wiesbaden: Vieweg

Findley, D. F., Monsell, B. C., Bell, W.R., Otto, M. C. & Chen, B.-C. (1998). New capabilities and methods of the X-12-ARIMA seasonal adjustment program. *Journal of Business and Economic Statistics 16(2)*, 127–176.

Flussgebietsgemeinschaft Elbe. (2009). Hintergrundpapier zur Ableitung der überregionalen Bewirtschaftungsziele für die Oberflächengewässer im deutschen Teil der Flussgebietseinheit Elbe für den Belastungsschwerpunkt: Nährstoffe. https://www.fgg-elbe.de/hintergrunddokumente-bp1.html

Foldesi, E., Bauer, P., Horvath, B. & Urr, B. (2007). Seasonal adjustment methods and practices. European Commission Grant 10300.2005.021-2005.709, Budapest.

Fritsch, P., Hoch, W., Merkl, G., Otillinger, F., Rautenberg, J. & Weiß, M. (2014). Mutschmann/ Stimmelmayr Taschenbuch der Wasserversorgung. 16. Aufl. Springer Vieweg.

Fuchs, S., Behrendt, H., Hillenbrand, T. u. a. (2010). Berechnung von Stoffeinträgen in die Fließgewässer Deutschlands mit dem Modell MONERIS. Nährstoffe, Schwermetalle und Polyzyklische aromatische Kohlenwasserstoffe. Umweltbundesamt Texte 45/2010.

Geistefeldt, J., Homann, S. & Estel, A. (2017). Ermittlung der geeigneten Verkehrsnachfrage als Bemessungsgrundlage von Straßen. Berichte der Bundesanstalt für Straßenwesen. Heft V 293. Fachverlag NV in Carl Ed. Schünemann KG. https://bast.opus.hbz-nrw.de

GDZ. (2022). Geodatenzentrum des Bundesamtes für Kartographie und Geodäsie (BKG). https://gdz.bkg.bund.de

Gölz, E. & Schmidt, A. (Projektleiter) (2003): Bedeutung der Nebenflüsse für den Feststoffhaushalt der Elbe - Abschlussbericht. Koblenz: Bundesanstalt für Gewässerkunde, BfG-1382.

Gómez, V. & Maravall, A. (1998). Guide for using the program TRAMO and SEATS. Working Paper 9805, Research Department, Banco de Espãna.

Hämmerlin, G. & Hoffmann, K.-H. (1994). Numerische Mathematik. 4. Aufl. Berlin, Heidelberg: Springer.

Harman, H. H. & Jones, W. H. (1966). Faktor analysis by minimizing residuals (minres). *Psychometrica 31*, 361–368.

Hebbel, H. (1978). *Splines in linearen Räumen und Anwendungen in der Datenanalyse* (Dissertation). Universität Dortmund.

Hebbel, H. (1981). Exponentielle und trigonometrische Splinefunktionen. Forschungsbericht 1981/4 Fachbereich Statistik, Universität Dortmund.

Hebbel, H. (1982). Lineare Systeme, Analysen, Schätzungen und Prognosen (unter Verwendung von Splinefunktionen). Habilitationsschrift. Universität Dortmund.

Hebbel, H. (1984). Glättung von Zeitreihen über Zustandsraummodelle. Forschungsbericht 1984/17 Fachbereich Statistik, Universität Dortmund.

Hebbel, H. (1988). Multivariate statistische Analyse der Gütedaten im Gewässerüberwachungssystem Niedersachsen (unter Berücksichtigung ihrer sachlogischen, zeitlichen und räumlichen Struktur). Forschungsbericht für das Niedersächsische Landesamt für Wasserwirtschaft, Hildesheim.

Hebbel, H. (1997). Verallgemeinertes Berliner Verfahren VBV. In K. Edel, K.-A. Schäffer & W. Stier (Eds.), *Analyse saisonaler Zeitreihen* (83–93), Heidelberg: Physica.

Hebbel, H. (2000a). *Weiterentwicklung der Zeitreihenzerlegung nach dem Verallgemeinerten Berliner Verfahren (VBV).* Discussion Papers in Statistics and Quantitative Economics Nr. 90 (Eds. H. Hauptmann, W. Krumbholz). Universität der Bundeswehr Hamburg.

Hebbel, H. (2000b). *Theorie der Frachtberechnung und -standardisierung in der Wassergütewirtschaft - Entwurf von Zeitstichprobenplänen-.* Discussion Papers in Statistics and Quantitative Economics Nr. 91 (Eds. H. Hauptmann, W. Krumbholz). Universität der Bundeswehr Hamburg.

Hebbel, H. (2006). *Die systematische Stichprobe zur Schätzung zweiter Momente in kontinuierlichen Grundgesamtheiten.* Discussion Papers in Statistics and Quantitative Economics Nr. 118 (Eds. H. Hauptmann, W. Krumbholz). Universität der Bundeswehr Hamburg

Hebbel, H. (2009). Analyse "stetigkeitsbasierter" Methoden zur Bestimmung von Stofffrachten in Fließgewässern. *Umweltwissenschaften und Schadstoff-Forschung 21*, 527-538.

Hebbel, H., Heiler, S. (1985). Zeitreihenglättung in einem Fehler-in-den-Variablen-Modell. In G. Buttler, H. Dickmann, E. Helten & F. Vogel (Eds.), *Statistik zwischen Theorie und Praxis* (105–117). Festschrift für K-A Schäffer zur Vollendung seines 60. Lebensjahres. Göttingen: V& R.

Hebbel, H. & Heiler, S. (1987a). Trend and seasonal decomposition in discrete time. *Statistische Hefte, 28*, 133–158.

Hebbel, H. & Heiler, S. (1987b) Zeitreihenzerlegung über ein Optimalitätskriterium. *Allgemeines Statistisches Archiv, 71*, 305–318.

Hebbel, H. & Kuhlmeyer, N. (1983). Eine Weiterentwicklung von Heiler's Berliner Verfahren. Forschungsbericht 1983/9 Fachbereich Statistik. Universität Dortmund.

Hebbel, H. & Steuer, D. (2001). Sampling for Continuous (Space-time) Processes. In J. Kunert, G. Trenkler (Eds.), *Mathematical statistics with applications in biometry - Festschrift in honour of Prof. Dr. Siegfried Schach*, 277-291. Lohmar, Köln: Eul.

Hebbel, H. & Steuer, D. (2007) *Empirische Untersuchungen zur Berechnung von Frachten in Fließgewässern.* Discussion Papers in Statistics and Quantitative Economics Nr. 120 (Eds. Hauptmann H, Krumbholz W). Universität der Bundeswehr Hamburg.

Hebbel, H. & Steuer, D. (2015). Decomposition of time series using the generalised Berlin Method (VBV). In: J. Beran, Y. Feng & H. Hebbel (Eds.), *Empirical Economic and Financial Research, Theory, Methods and Practice*, 9–43. Cham, Heidelberg, New York, Dordrecht, London: Springer.

Heiler, S. (1969). Überlegungen zu einem statistischen Modell einer wirtschaftlichen Zeitreihe und einem daraus resultierenden Analyseverfahren. In B. Nullau, S. Heiler, P. Wäsch, B. Meisner & D. Filip (Eds.), *"Das Berliner Verahren" - Ein Beitrag zur Zeitreihenanalyse. DIW-Beiträge zur Strukturforschung* (Vol. 7, pp. 19-43). Berlin: Duncker & Humblot.

Heiler, S. (1970). Theoretische Grundlagen des " Berliner Verfahrens". In W. Wetzel (Ed.). *Neuere Entwicklungen auf dem Gebiet der Zeitreihenanalyse. Allgemeines Statistisches Archiv, Special Issue 1*, 67-93.

Heiler, S. & Feng, Y. (1996). Datengesteuerte Zerlegung saisonaler Zeitreihen. *IFO Studien: Zeitschrift für empirische Wirtschaftsforschung, 42*, 337-369.

Heiler, S. & Feng, Y. (2004.) A robust data-driven version of the Berlin Method. In R. Metz, M. Lösch & K. Edel (Eds.), *Zeitreihenanalyse in der empirischen Wirtschaftsforschung* (67–81). Festschrift für Winfried Stier zum 65. Geburtstag, Stuttgart: Lucius & Lucius.

Heiler. S. & Michels. P. (1994). *Deskriptive und Explorative Datenanalyse*. München, Wien: Oldenbourg.

Heininger, P. u. a. (2002). Ermittlung der gewässerseitigen Einträge von polyzyklischen Aromatischen Kohlenwasserstoffen (PAKs) in die Nordsee auf der Basis einer harmonisierten Methodik (internationales Pilotprojekt). Berlin: Umweltbundesamt, Texte 56/02, UBA-FB 000343

Heininger, P. et al. (2002): International Pilot Study for the determination of Riverine Inputs of Polycyclic Aromatic Hydrocarbons (PAHs) to the Maritime Atea on the basis of a harmonised mehodology - Final Report. Berlin: Umweltbundesamt, Texte 57/02, UBA-FB 000343e

Heuer, C. (1991). Ansätze zur simultanen Schätzung von Trend- und Klimaparametern in Jahrringreihen aus der Dendrologie. Diplomarbeit Fachbereich Statistik, Universität Dortmund.

Hilden, M. (Bearbeiter) (2003). Ermittlung von Stoff-Frachten in Fließgewässern - Probenahmestrategien und Berechnungsverfahren. (Hrsg. Länderarbeitsgemeinschaft Wasser LAWA, Arbeitskreis "Qualitative Hydrologie der Fließgewässer" (QHF)), Berlin: Kulturbuch-Verlag

IKSE, Internationale Kommission zum Schutz der Elbe. (2018). Strategie zur Minderung der Nährstoffeinträge in Gewässer in der internationalen Flussgebietseinheit Elbe. Magdeburg: IKSE. https://www.iste-mkol.org/themen/gewaesserguete/

INPUT. (2000). The comprehensive study on riverine inputs - (RID) Principles. Lisbon 17-21 January. INPUT 00/7/info.1-E.

ISO/IEC 17025. (2017). General requirements for the competence of calibration and testing laboratories. ISO (International Organization for Standardization), Geneva.

Kassambara, A. (2020). ggpubr: 'ggplot2' based publication ready plots. R package version 0.4.0. https://CRAN.R-project.org/package=ggpubr.

Keller, J. B. (1962). Factorization of matrices by least squares. *Biometrika 49*, 239-242.

Keller, M., Hilden, M. & Joost, M. (1997). Vergleich von Schätzmethoden für jährliche Stofffrachten am Beispiel des IKSR-Messprogrammes 1995. Koblenz: Bundesanstalt für Gewässerkunde, BfG-1078

Kirchhoff, P. (2002). Städtische Verkehrsplanung. Konzepte, Verfahren, Maßnahmen. Wiesbaden: Vieweg + Teubner.

Kitagawa, G. (1985). A smoothness priors-time varying AR coefficient modelling of nonstationary covariance time series. *The IEEE Transactions on Automatic Control, 30*, 48–56.

Klaus, Th., Vollmer, C., Werner, K., Lehmann, H. & Müschen, K. (2010). Energieziel 2050: 100% Strom aus erneuerbaren Quellen. UBA. https://umweltbundesamt.de/publikationenen/energieziel-2050

Klopp, R. (1986). Über die Ermittlung von Frachten in Fließgewässern. *Vom Wasser 66*, 149-158.

Kölle, W. (2017). Wasseranalysen - richtig beurteilt. Grundlagen, Parameter, Wassertypen, Inhaltsstoffe. Vierte Auflage. Wiley-VCH.

Koopman, S. J., Harvey, A. C., Doornik, J.A. & Shephard, N. (2010). *Structural time series analyser, modeller and predictor: STAMP 8.3*. London: Timberlake Consultants Ltd.

Kromrey, H. (2001). Empirische Sozialforschung. Stuttgart: Lucius & Lucius.

Ladiray, D. & Quenneville, B. (2001). *Seasonal adjustment with the X-11 method*. Lecture notes in statistics (Vol. 158). New York: Springer.

Lawley, D. N. & Maxwell, A. E. (1971). Factor Analysis as a statistical method. London: Butterworth.

Liverman, T. P. G. (1964). Generalized functions and direct operational methods. Volume I. Englewood Cliffs, N. Y.: Prentice-Hall.

LLUR SH (2014). Landesamt für Landwirtschaft, Umwelt und ländliche Räume Schleswig-Holstein. Nährstoffe in Gewässern Schleswig-Holsteins. Entwicklung und Bewirtschaftungsziele. Schriftenreihe LLUR SH-Gewässer, D 24.

LUBW (2017). Landesanstalt für Umwelt, Messungen und Naturschutz Baden-Württemberg. Messungen mit dem Feinstaubsensor SDS011. https://pd.lubw.de/90536

Maniak, U. (2016). Hydrologie und Wasserwirtschaft. 7. Auflage. Berlin, Heidelberg: Springer.

Maravall, A., López-Pavón, R. & Pérez-Cañete, D. (2015). Reliability of the automatic identification of ARIMA models in program TRAMO. In: J. Beran, Y. Feng & H. Hebbel (Eds.), *Empirical Economic and Financial Research, Theory, Methods and Practice*, 105–122. Cham, Heidelberg, New York, Dordrecht, London: Springer.

Marshall, A. W., Olkin, I. & Arnold, B. C. (2011). Inequalities: Theory of majorizazion and its applications. 2nd Edition. New York: Springer.

Michel, O. (2008). *Zeitreihenzerlegung mittels des mehrkomponentigen Verallgemeinerten Berliner Verfahrens* (Dissertation). Fachbereich Mathematik und Informatik, Universität Bremen.

Motero, J.-M., Fernández-Avilés, G. & Mateu, J. (2015). Spatial and spatio-temporal geostatistical modeling and kriging. Wiley Series in Probability and Statistics.

Müller, W. G. (2007). Collecting spatial data. Optimum design of experiments for random fields. Berlin, Heidelberg: Springer.

Noelle, E. (1963). Umfragen in der Massengesellschaft. Hamburg: Rowohlt.

Nürnberger, G. (2013). Approximation by spline functions. (Erstausgabe 1989). Berlin, Heidelberg, New York: Springer.

Nullau, B., Heiler, S., Wäsch, P., Meisner, B. & Filip, D. (1969). *Das "Berliner Verfahren" - Ein Beitrag zur Zeitreihenanalyse*. Deutsches Institut für Wirtschaftsforschung (DIW), Beiträge zur Strukturforschung (Vol. 7). Berlin: Duncker & Humblot.

Onvista. (2022). Compleo charging - eine ganz bittere Pille. https://www.onvista.de/news/compleo-charging-eine-ganz-bittere-pille-5102779725 vom 18.01.2022.

Pauly, R. & Schlicht, E. (1983). Desciptive seasonal adjustment by minimizing pertubations. *Empirica 1*, 15–28.

Press, S. J. (1971). Applied multivariate analysis. New York: Hold.

R Core Team. (2022). R: A language and environment for statistical conputing. R Foundation for Statistical Computing. Vienna, Austria. https://www.R-project.org/.

Richards, R. P. (1998): Estimation of pollutant loads in rivers and streams. A guidance document for NPS programs. Project Report prepared under Grant X998397-01-0, U.S. Environmental Protection Agency, Region VIII, Denver.

Royal Observatory of Belgium, Brussels. (2022). SILSO data/image. https://wwwbis.sidc.be/silso/datafiles.

Ryan, J. A. & Ulrich, J. M. (2020a). quantmod: Quantitative financial modelling framework. R package version 0.4.18. https://CRAN.R-project.org/package=quantmod.

Ryan, J. A. & Ulrich, J. M. (2020b). xts: eXtensible Time Series. R package version 0.12.1. https://CRAN.R-project.org/package=xts.

Schaefer, K. & Einax, J. W. (2010). Analytical and chemometric characterization of the Cruces River in South Chile. *Environmental Science and Pollution Research (ESPR) 17*, 115–123. Springer.

Schafmeister, M.-Th. (1999). Geostatistik für die hydrogeologische Praxis. Berlin, Heidelberg: Springer.

Schlicht, E. (1976). A seasonal adjustment principle and a seasonal adjustment method derived from this principle. *The Journal of the Acoustical Society of America, 76*, 374–378.

Schreiber, W. & Krauß-Kalweit, I. (1999). Frachten von Wasserinhaltsstoffen in Fließgewässern - Einfluss der Probenahmestrategie auf die Ermittlung. *Wasserwirtschaft 89*, 520–529.

Shiskin, J., Young, A. H. & Musgrave, J. C. (1967). The X-11 Variant of the Census Method II Seasonal Adjustment Programm. Technical Paper 15, U.S. Dept. of Commerce, Bureau of the Census.

Schoenberg, I. J. (1946). Contributions to the problem of approximation of equidistant data by analytic functions. *Quarterly of Applied Mathematics, 4*, 45–99, 112–141.

Schumaker, L. (2007). Spline functions: Basic theory. 3rd ed. Cambridge Mathematical Library.

Shumway, R. H. & Stoffer, D. S. (2017). Time series analysis and its applications. With R examples. Springer Texts in Statistics.

Speth. H.-Th. (2006). *The BV4.1 procedure for decomposing and saisonally adjusting economic time series*. Wiesbaden: Statistisches Bundesamt.

Stark, H. & Yang, Y. (1998). Vector space projektions. A numerical approach to signal and image processing, Neural Nets, and Optics. Wiley & Sons.

Statistisches Bundesamt. (2013). Volkswirtschaftliche Gesamtrechnungen. Fachserie 18 Reihe 1.3, 1. Vierteljahr 2013 Wiesbaden.

Stein, M. L. (1999). Interpolation of spatial data. New York: Springer Series in Statistics.

Steinebach, G. (1994). Zur Ermittlung von jährlichen Stofffrachten in großen Fließgewässern am Beispiel der IKSR-Zahlentafeln. Koblenz: Bundesanstalt für Gewässerkunde, BfG-0827

Symader, W. (1988). Zur Problematik der Frachtermittlung. *Vom Wasser 71*, 145–161.

Symader, W. & Strunk, N. (1991). Die zeitliche Dynamik des Schwebstofftransports und seine Bedeutung für die Gewässerbeschaffenheit. *Vom Wasser 77*, 159–169.

Trepel, M. & Kluge, W. (2002). Eignung von Modellen für die Umsetzung der EU-Wasserrahmenrichtlinie in Schleswig-Holstein. Endbericht für Landesamt für Natur und Umwelt des Landes Schleswig-Holstein, Abt. Gewässergüte. Ökologie-Zentrum an der Christian-Albrechts-Universität zu Kiel.

UBA. (2017). Umweltbundesamt. Gewässer in Deutschland: Zustand und Bewertung. https://www.umweltbundesamt.de/print/59528

UBA.(2019). Umweltbundesamt. Grundwasserbeschaffenheit. https://www.umweltbundesamt.de/print/11224

UBA. (2019a). Umweltbundesamt. Luftreinhaltung in der EU. https://www.umweltbundesamt.de/print/3253

UBA. (2020). Umweltbundesamt. Gebäudeklimatisierung. https://www.umweltbundesamt.de/print/12920

UBA. (2021). Umweltbundesamt. Wasserrahmenrichtlinie. https://www.umweltbundesamt.de/print/48448

UBA. (2021a). Umweltbundesamt. Häufige Fragen zum Klimawandel. https://www.umweltbundesamt.de/print/3200

UBA. (2021b). Umweltbundesamt. Feinstaub. https://www.umweltbundesamt.de/print/3225

Uhlig, S. & Kuhbier, P. (2001a). Methoden der Trendabschätzung zur Überprüfung von Reduktionszielen im Gewässerschutz. Berlin: Umweltbundesamt, Texte 49/01, UBA-FB 00204.

Uhlig, S. & Kuhbier, P. (2001b). Trend methods for the assessment of effectiveness of reduction measures in the water system. Federal Environmental Agency (Umwelbundesamt), Berlin: Umweltbundesamt, Texte 80/01, UBA-FB 00204/e.

U. S. Census Bureau, Time Series Research Staff. (2013). *X-13ARIMA-SEATS Reference Manual*. Statistical Research Division, U.S. Census Bureau, Washington, DC: Statistical Research Division, U. S. Census Bureau.

Viertl, R. (2003). Einführung in die Stochastik. Mit Elementen der Bayes-Statistik und der Analyse unscharfer Information. 3. Auflage. Wien: Springer.

Wackernagel, H. (2003). Multivariate Geostatistics. An Introduction with Applications. Berlin, Heidelberg: Springer.

Weber, E. (1974). Einführung in die Faktorenanalyse. Stuttgart: Fischer.

Whaba, G. (1990). Spline models for observational data. In *CBMS-NSF Regional Conference Series in Applied Mathematics*. Philadelphia: SIAM.

WHO global air quality guidelines. (2021). Particulate matter ($PM_{2.5}$ and PM_{10}), ozone, nitrogen dioxide, sulfur dioxide and carbon monoxide. World Health Organization. Bonn: WHO Europe Centre for Environment and Health. ISBN 978-92-4-003421-1 (print version). https://www.euro.who.int

Wickham, H. (2016). ggplot2: Elegant graphics for data analysis. New York: Springer.

Wolf, M. & Junge, H. (1959). Belastungskurven und Dauerlinien in der elektrischen Wirtschaft. Enzyklopädie der Energiewirtschaft. zweiter Band. Berlin, Heidelberg: Springer.

Zeileis, A. & Grothendieck, G. (2005). zoo: S3 infrastructure for regular and irregular time series. *Journal of Statistical Software, 14(6)*, 1-27.

Sachverzeichnis

H. Hebbel und D. Steuer, *Kontinuierliche Messgrößen und Stichprobenstrategien in Raum und Zeit*, https://doi.org/10.1007/978-3-662-65638-9

Printed in the United States
by Baker & Taylor Publisher Services

Printed in the United States
by Baker & Taylor Publisher Services